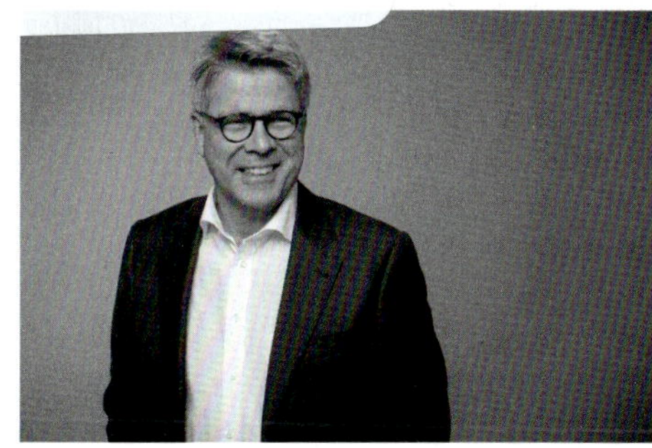

Liebe Leserin, lieber Leser

Das vorliegende Heft ist die aktualisierte und überarbeitete Neuauflage des Bestsellers unserer Reihe GEO WISSEN GESUNDHEIT. Es fasst alle wissenschaftlichen Erkenntnisse über die Ursachen und Behandlung von Rückenbeschwerden zusammen. Das Konzept wurde gemeinsam mit Medizinern erarbeitet; sämtliche Inhalte haben Fachärzte sowie die Verifikationsabteilung unserer Redaktion überprüft.

All das soll Ihnen erleichtern, auf Augenhöhe mit Ärzten zu kommunizieren. Denn noch nie war es so wichtig wie heute, Entscheidungen zur eigenen Gesundheit selbstverantwortlich treffen zu können – etwa wenn es, wie auf den folgenden 190 Seiten, um Rückenbeschwerden geht.

Wohl fast jeder von uns hat schon erlebt, dass es plötzlich im Kreuz oder Nacken zieht und kneift. Mal nach stundenlangem Sitzen oder Stehen, mal nach einem großen Wochenendeinkauf, mal bei einer falschen Bewegung.

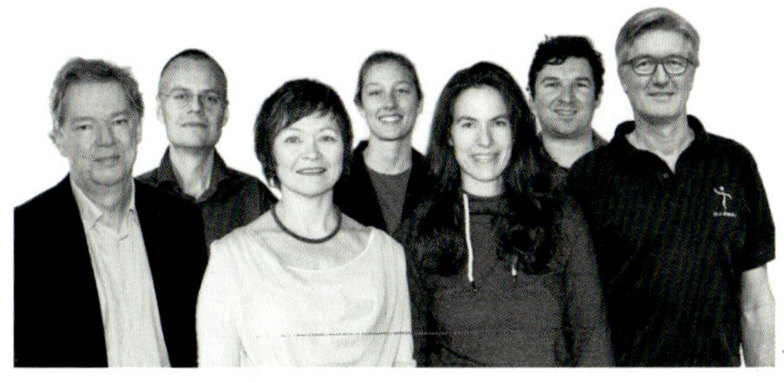

Die Berater der Redaktion (v. l.): Dr. Magnus Heier (Neurologe), Dr. Olaf Pingen (Chefarzt für Orthopädie), Petra Otto (Rückenschullehrerin), Dr. Josephina Maier (Ärztin), Dr. Julia Pross (Internistin), Dr. Christian Heinrich (Mediziner), Dr. Joachim Mallwitz (Leiter Rückenzentrum Am Michel, Hamburg)

Rund 20 Millionen Deutsche gehen mindestens einmal pro Jahr wegen Rückenschmerzen zum Arzt, das ist etwa jeder vierte Einwohner unseres Landes. Hochgerechnet fast 60 Millionen Arbeitstage fielen 2017 aus, weil Berufstätige wegen Rückenbeschwerden krankgeschrieben wurden. Kein Zweifel: Wir reden von einer Volkskrankheit.

Meist verschwinden die Symptome zwar nach einiger Zeit, mitunter aber bleiben sie, werden chronisch und können gar das Leben zur Qual machen. Und ob wir nun unter verspannter Muskulatur oder verschlissenen Bandscheiben leiden: Oft ist es die moderne Lebensweise, die unseren Rücken an die Grenzen seiner Leistungsfähigkeit bringt und dagegen lässt sich manches tun.

So hat sich herausgestellt, dass mehr Bewegung bei den meisten Beschwerden die beste Medizin ist. Wird der Rücken aktiviert, ist das nicht nur Therapie, sondern auch Prävention.

Daher enthält dieses Heft ein speziell konzipiertes Programm mit 60 Übungen, die alle wichtigen Muskelgruppen trainieren – für zu Hause, aber auch fürs Büro.

Die Vorlage für die Übungen können Sie sich zudem als kurze Filme auf Ihr Smartphone laden: Sie müssen dafür nur den QR-Code auf Seite 158 scannen.

Schon wenige Minuten Training am Tag können Ihren Rücken entscheidend kräftigen.

Das sollte er Ihnen wert sein.

Herzlich Ihr

Michael Schaper

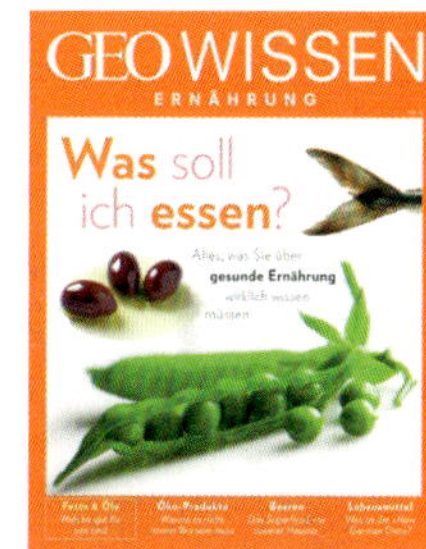

Jetzt neu: GEO WISSEN ERNÄHRUNG zum Thema »Was soll ich essen?«: Alles, was Sie über gesunde Ernährung wissen müssen

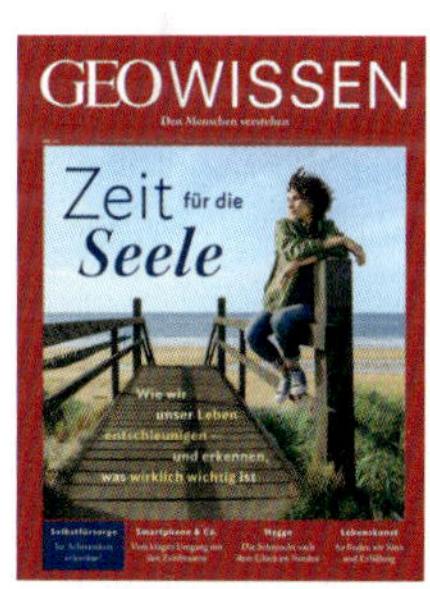

Die aktuelle Ausgabe von GEO WISSEN befasst sich mit der Frage, wie wir unser Leben entschleunigen und mehr Zeit für uns selbst finden können

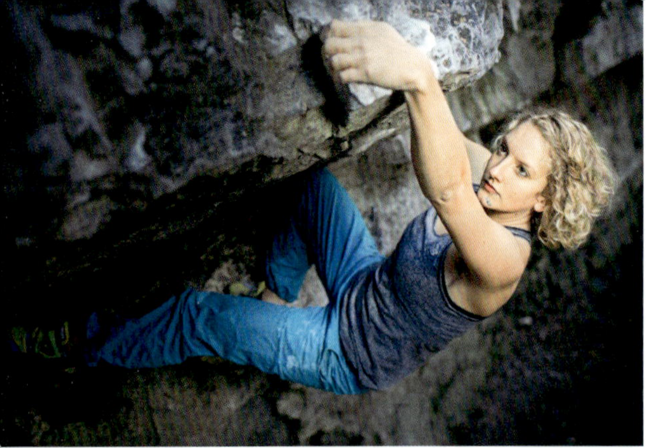

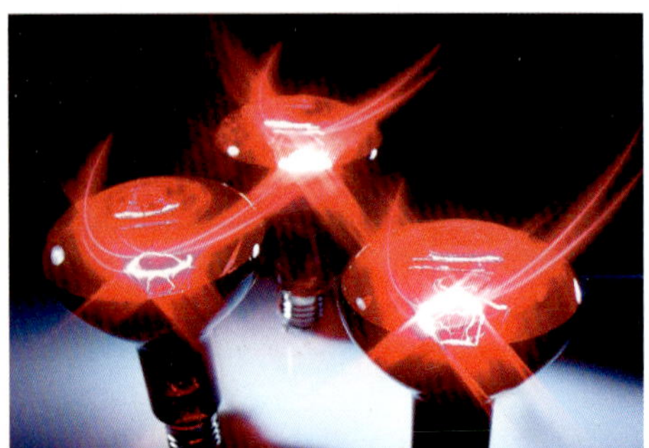

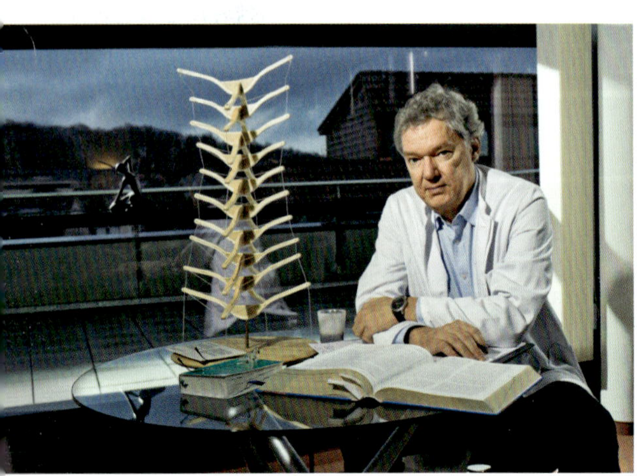

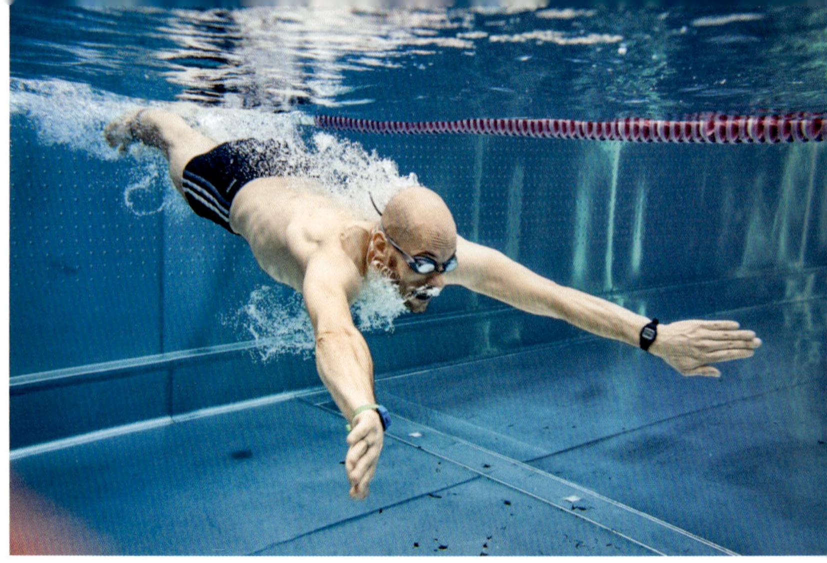

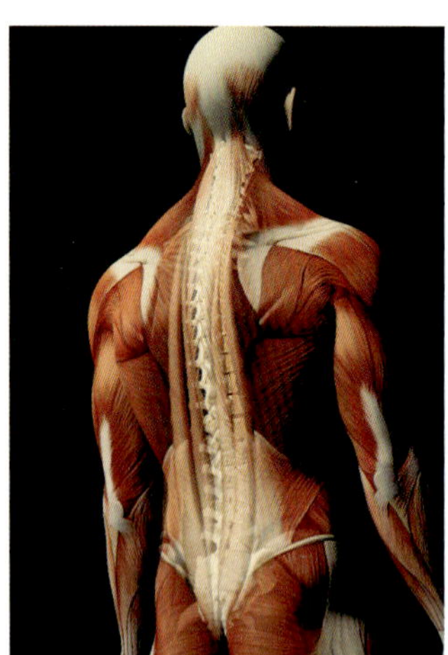

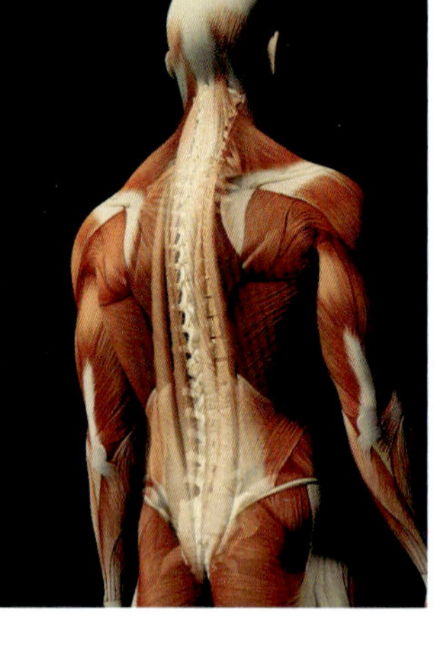

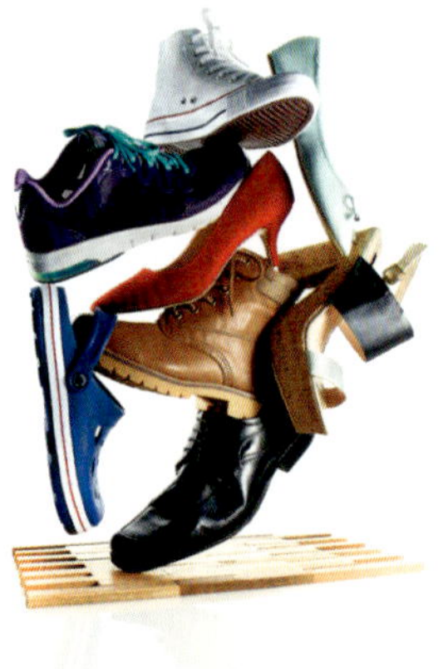

Alle Fakten sind von der Redaktion und den Fachberatern wissenschaftlich überprüft worden.
Die Texte ersetzen aber nicht eine qualifizierte ärztliche Beratung.

INHALT

Nr. 8

Wunderwerk Wirbelsäule

Der Rücken und seine Leiden

So können Ärzte helfen

Wie beuge ich am besten vor?

Schmerzfrei im Alltag

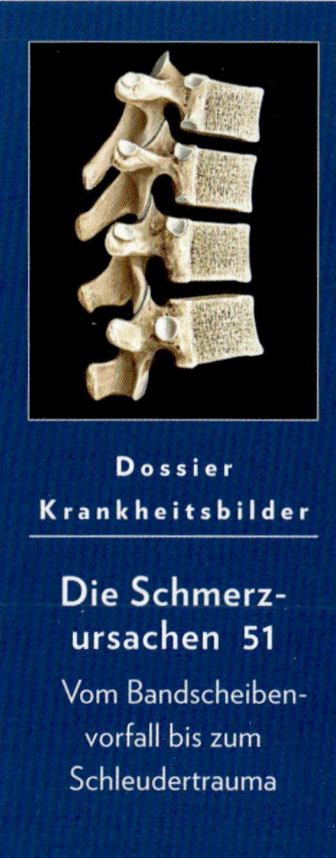

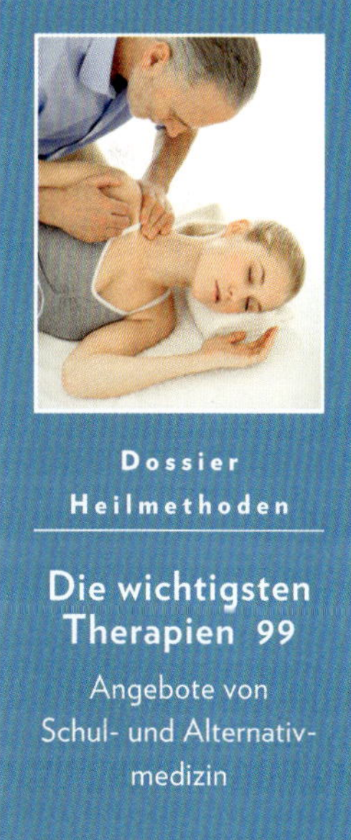

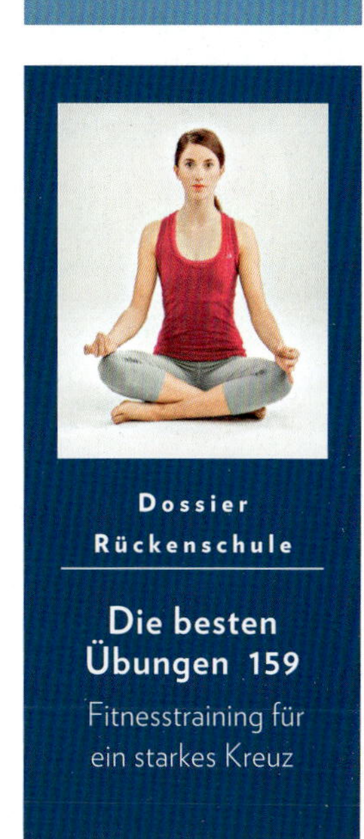

Der Mensch ist von Natur nicht zum Stillsitzen gemacht – und Bewegungslosigkeit eine der Geißeln moderner Gesellschaften. Dabei gibt es ein bewährtes Gegenmittel: Sport. Ob Schwimmen, Radfahren, Klettern oder Nordic Walking, fast alles, was den Körper aktiviert, tut auch dem Rücken gut

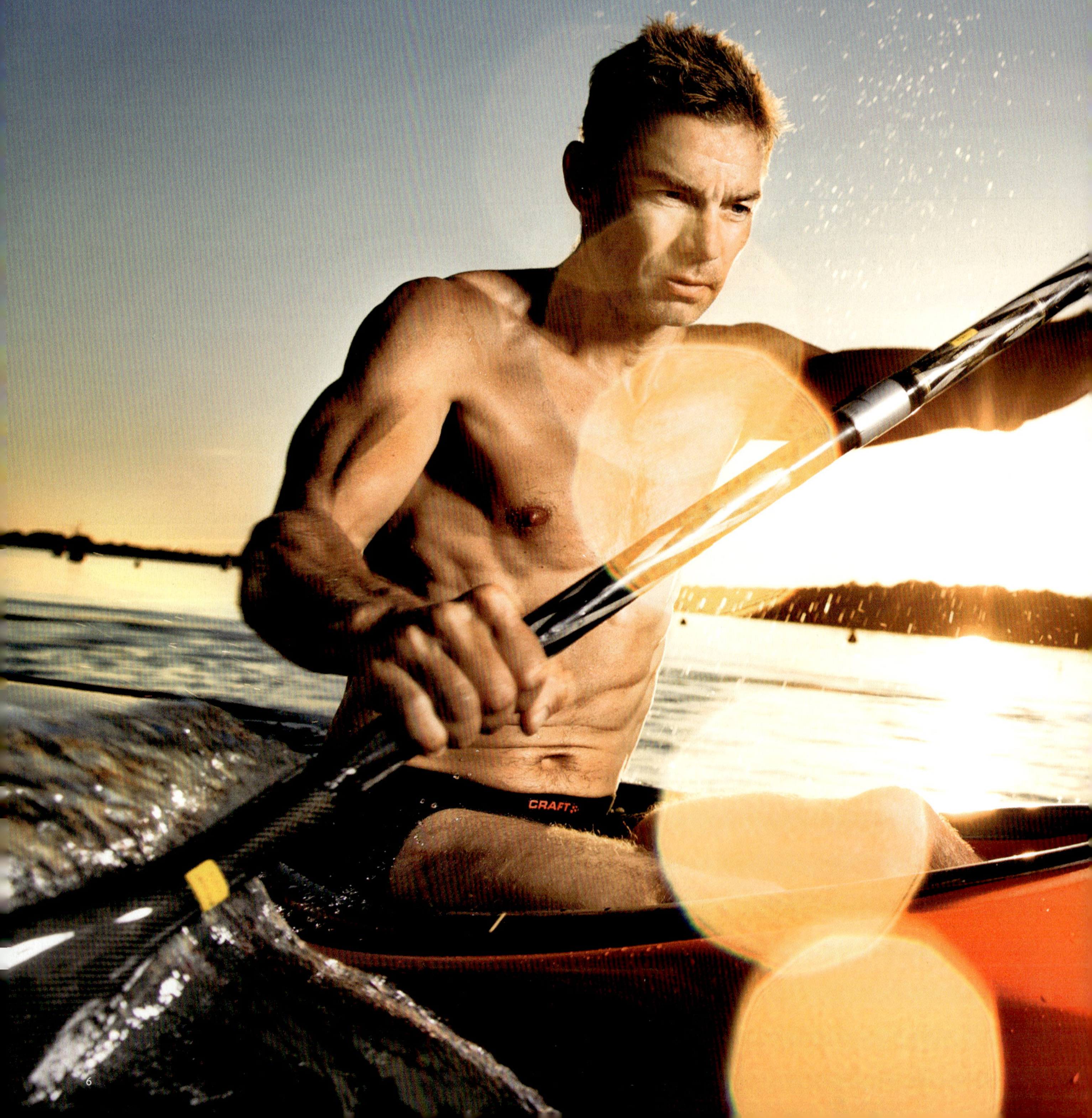

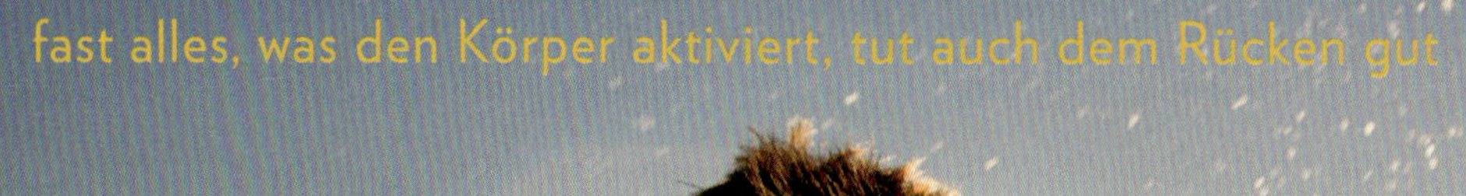

Die Heilkraft der Bewegung

TEXTE: BERTRAM WEISS UND DR. JULIA PROSS

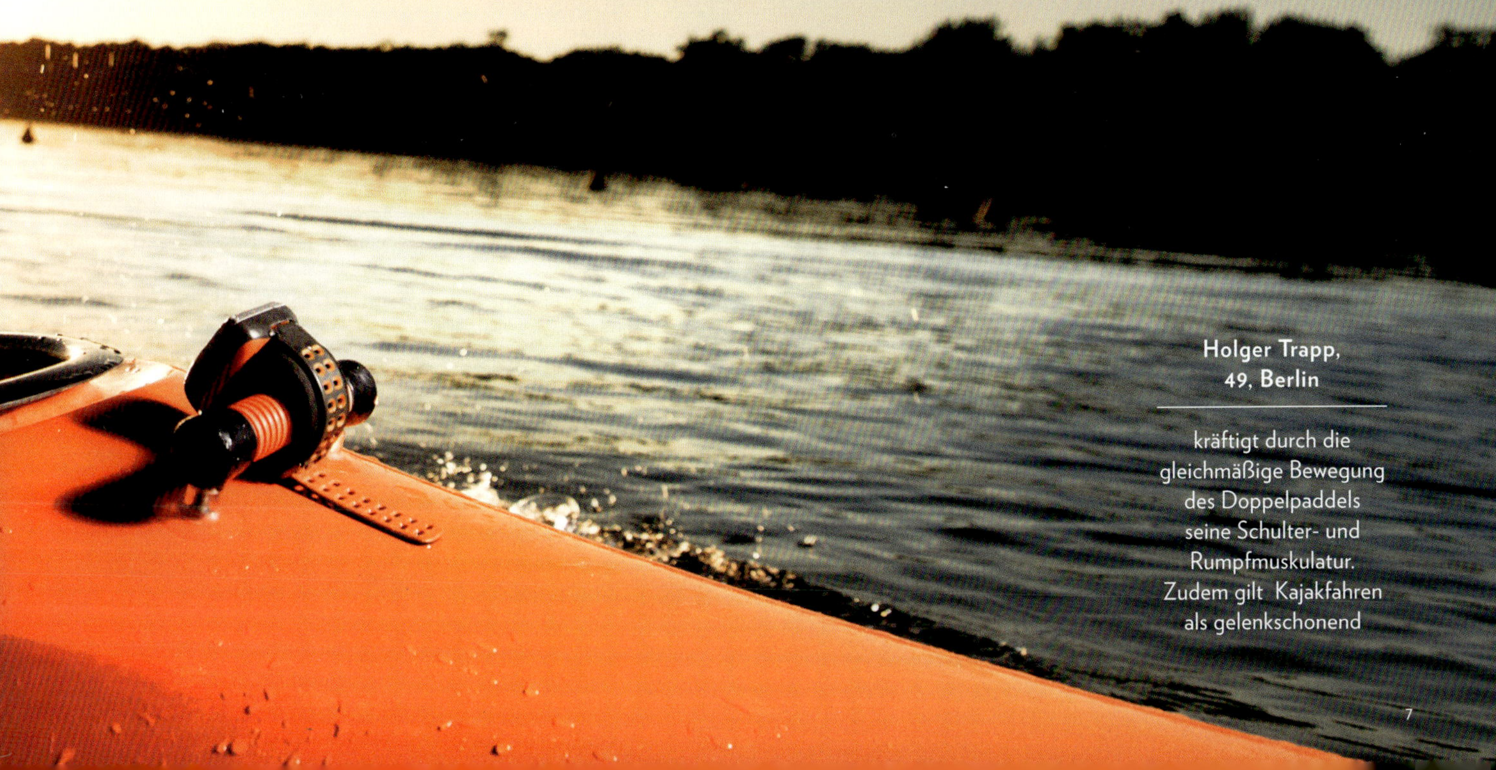

Holger Trapp, 49, Berlin

kräftigt durch die gleichmäßige Bewegung des Doppelpaddels seine Schulter- und Rumpfmuskulatur. Zudem gilt Kajakfahren als gelenkschonend

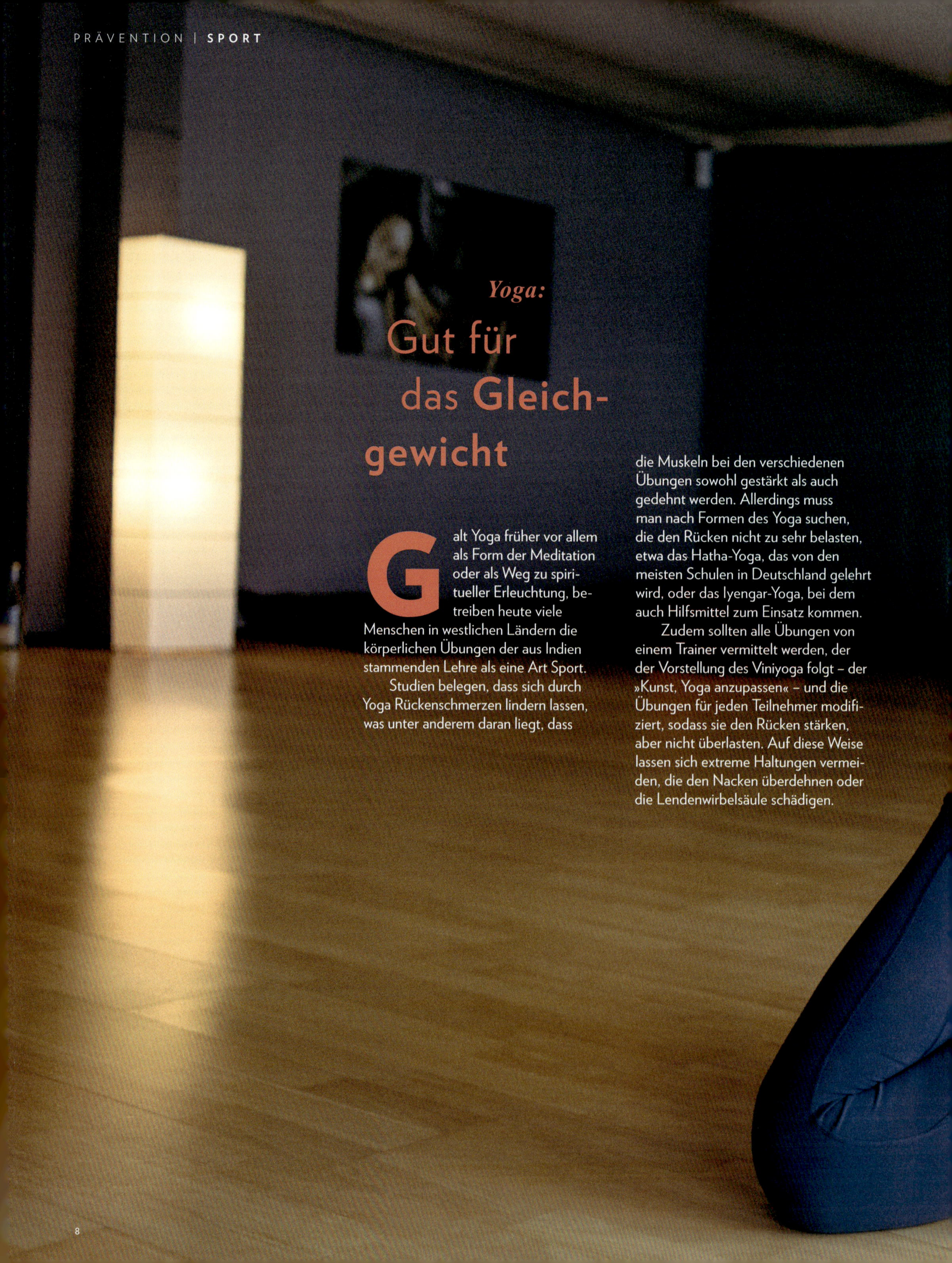

Yoga:

Gut für das Gleichgewicht

Galt Yoga früher vor allem als Form der Meditation oder als Weg zu spiritueller Erleuchtung, betreiben heute viele Menschen in westlichen Ländern die körperlichen Übungen der aus Indien stammenden Lehre als eine Art Sport.

Studien belegen, dass sich durch Yoga Rückenschmerzen lindern lassen, was unter anderem daran liegt, dass die Muskeln bei den verschiedenen Übungen sowohl gestärkt als auch gedehnt werden. Allerdings muss man nach Formen des Yoga suchen, die den Rücken nicht zu sehr belasten, etwa das Hatha-Yoga, das von den meisten Schulen in Deutschland gelehrt wird, oder das Iyengar-Yoga, bei dem auch Hilfsmittel zum Einsatz kommen.

Zudem sollten alle Übungen von einem Trainer vermittelt werden, der der Vorstellung des Viniyoga folgt – der »Kunst, Yoga anzupassen« – und die Übungen für jeden Teilnehmer modifiziert, sodass sie den Rücken stärken, aber nicht überlasten. Auf diese Weise lassen sich extreme Haltungen vermeiden, die den Nacken überdehnen oder die Lendenwirbelsäule schädigen.

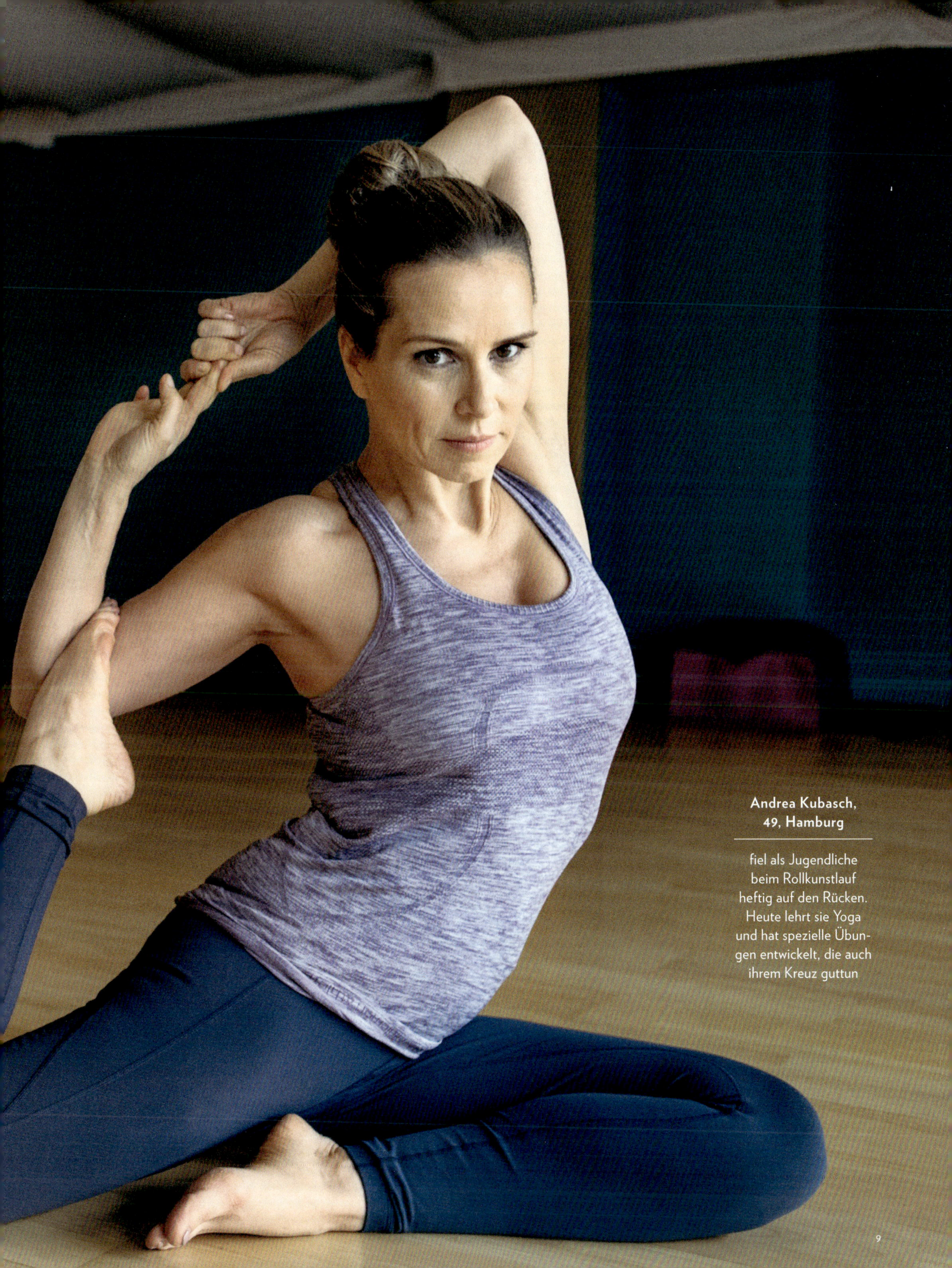

Andrea Kubasch, 49, Hamburg

fiel als Jugendliche beim Rollkunstlauf heftig auf den Rücken. Heute lehrt sie Yoga und hat spezielle Übungen entwickelt, die auch ihrem Kreuz guttun

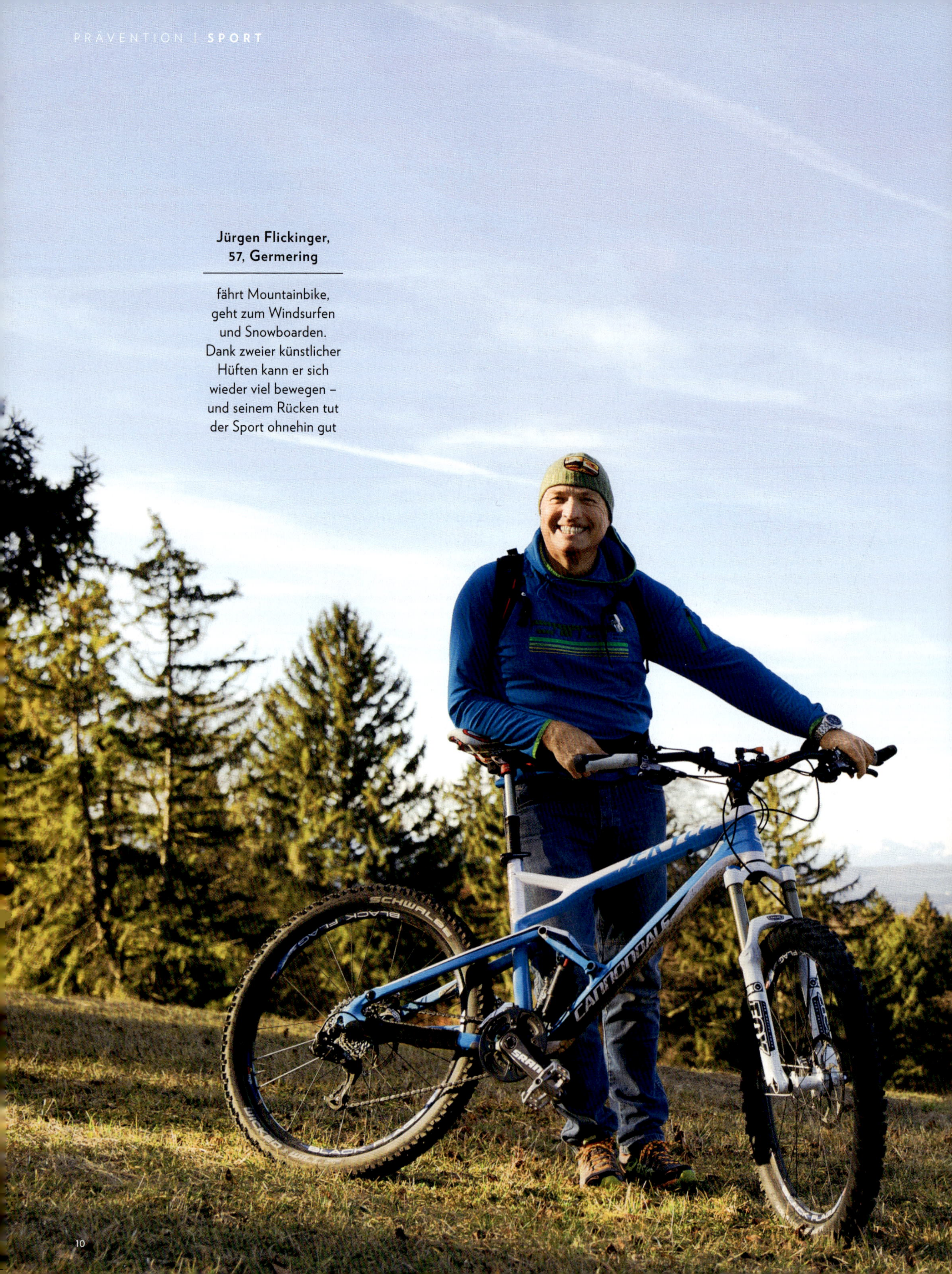

Jürgen Flickinger, 57, Germering

fährt Mountainbike, geht zum Windsurfen und Snowboarden. Dank zweier künstlicher Hüften kann er sich wieder viel bewegen – und seinem Rücken tut der Sport ohnehin gut

Radfahren:

Verlängert das **Leben**

Radfahren ist eine der gesündesten Sportarten überhaupt. So hat etwa eine große Langzeitstudie ergeben, dass Menschen, die regelmäßig im Sattel zur Arbeit fahren, ein deutlich niedrigeres Sterberisiko haben.

Vor allem trainiert dieser Sport verschiedene Muskelgruppen, darunter – bei geeigneter Sitzhaltung – auch die Rückenmuskulatur. Fachleute empfehlen eine leicht nach vorn geneigte Position des Oberkörpers mit einem Winkel zwischen 15 und 20 Grad, wie auf einem (gut eingestellten) Reise- oder Trekkingrad. Dadurch wird die Rückenmuskulatur aktiviert, sie bekommt Spannkraft und kann Erschütterungen gut abfedern. Gekräftigt werden vor allem die stabilisierenden Muskeln um die Wirbel.

In der aufrechteren Hollandrad-Position ist eine gute Sattelfederung angeraten, um Stöße abzufangen. Der Lenker sollte nicht zu hoch eingestellt sein, um einen Rundrücken zu vermeiden.

Eine starke Neigung des Oberkörpers wie beim Fahren mit dem Rennrad oder dem Mountainbike ermöglicht zwar eine größere Kraftübertragung auf die Pedale, setzt jedoch eine sehr gut ausgebildete Rückenmuskulatur voraus.

Der Lendenwirbelbereich ist in dieser Position – entgegen seiner natürlichen Krümmung – stark nach vorn gebeugt, während die Halswirbelsäule nach hinten überstreckt wird. Weniger trainierte Radfahrer sollten diese Haltung unbedingt vermeiden und darauf achten, dass weder der Lenker zu tief noch der Abstand zwischen Griffen und Sattel zu groß Ist.

Da das Körpergewicht beim Radfahren zum größten Teil auf dem Sattel lastet und nicht auf Hüfte oder Knien, ist die Sportart gelenkschonend, was sie für ältere und übergewichtige Menschen besonders geeignet macht.

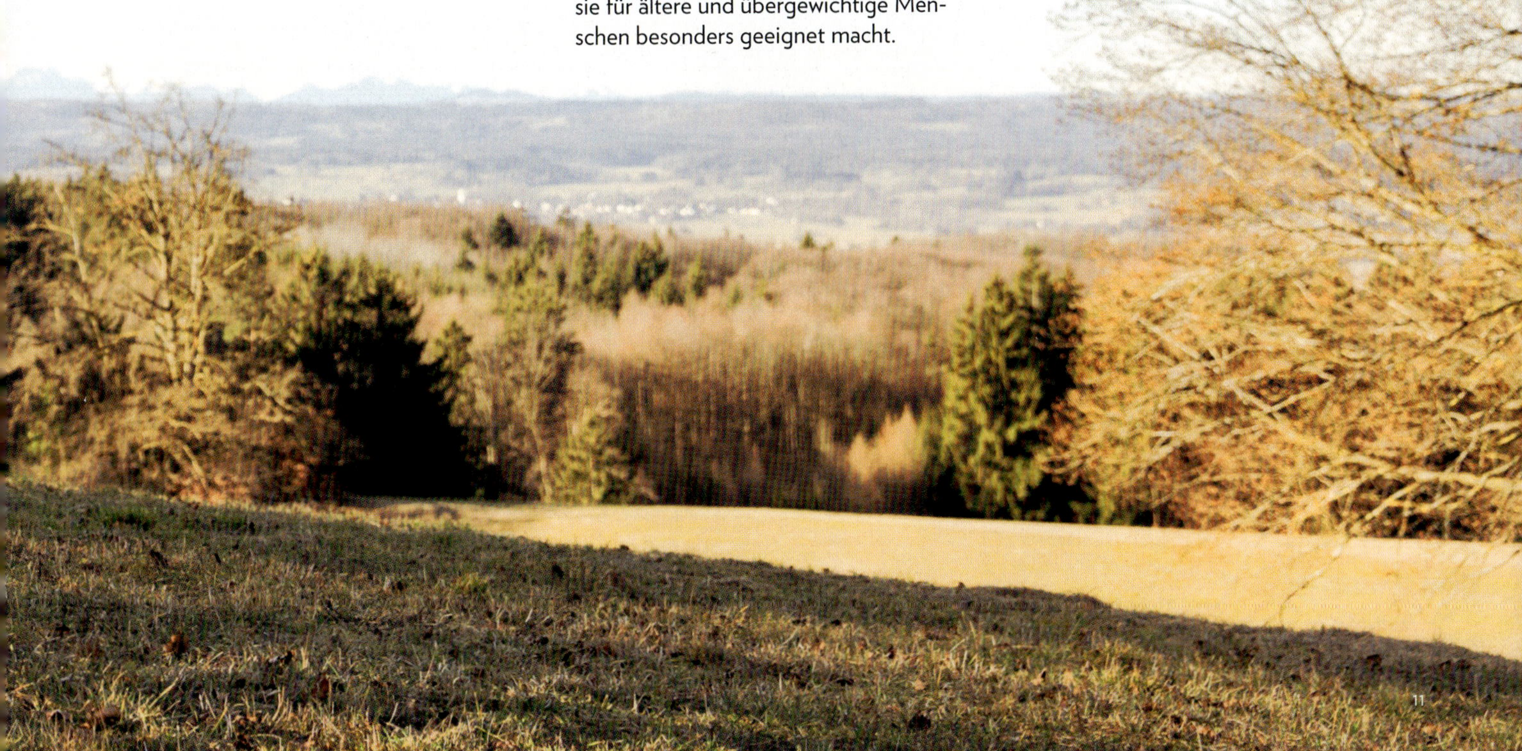

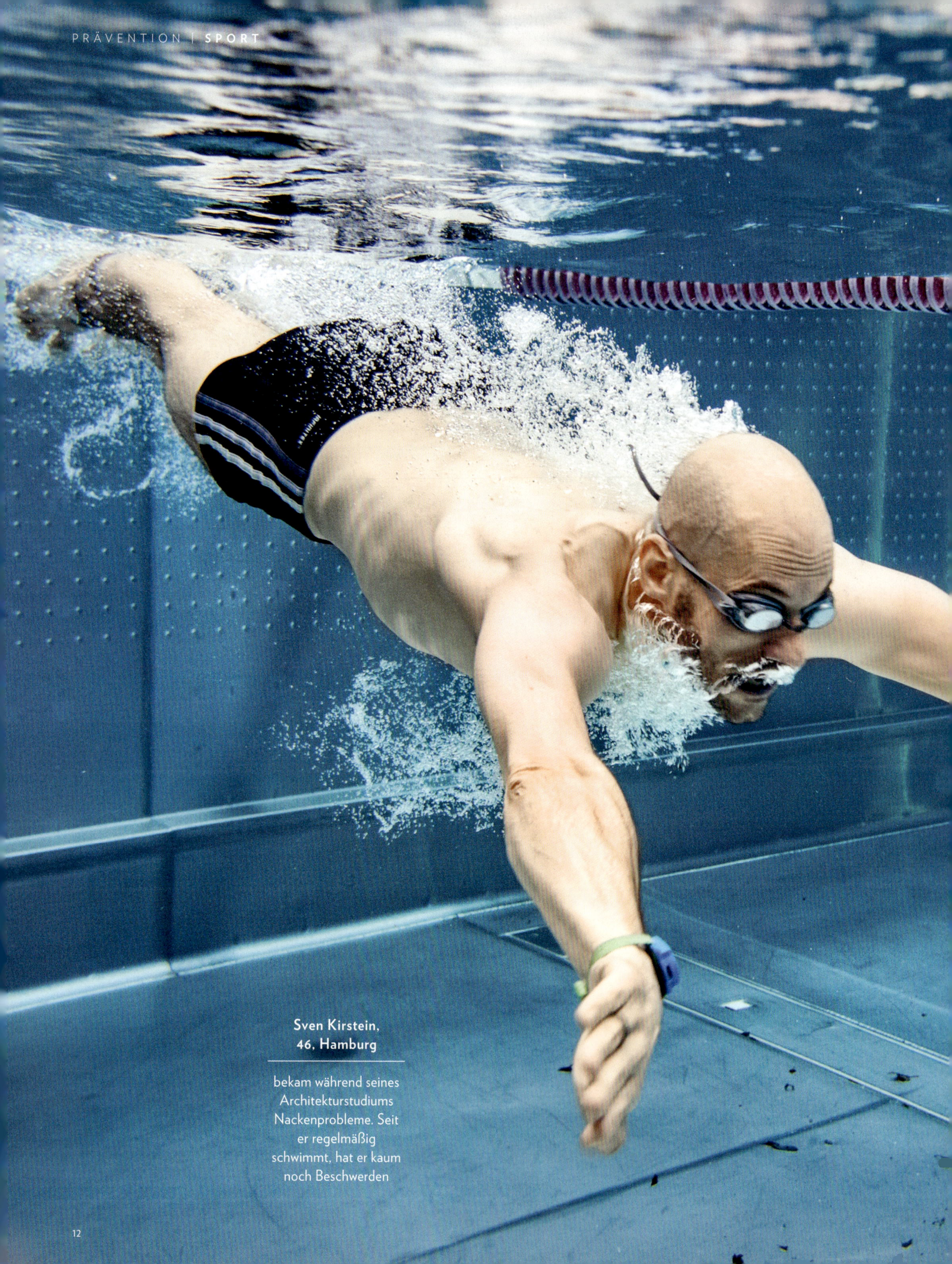

Sven Kirstein, 46, Hamburg

bekam während seines Architekturstudiums Nackenprobleme. Seit er regelmäßig schwimmt, hat er kaum noch Beschwerden

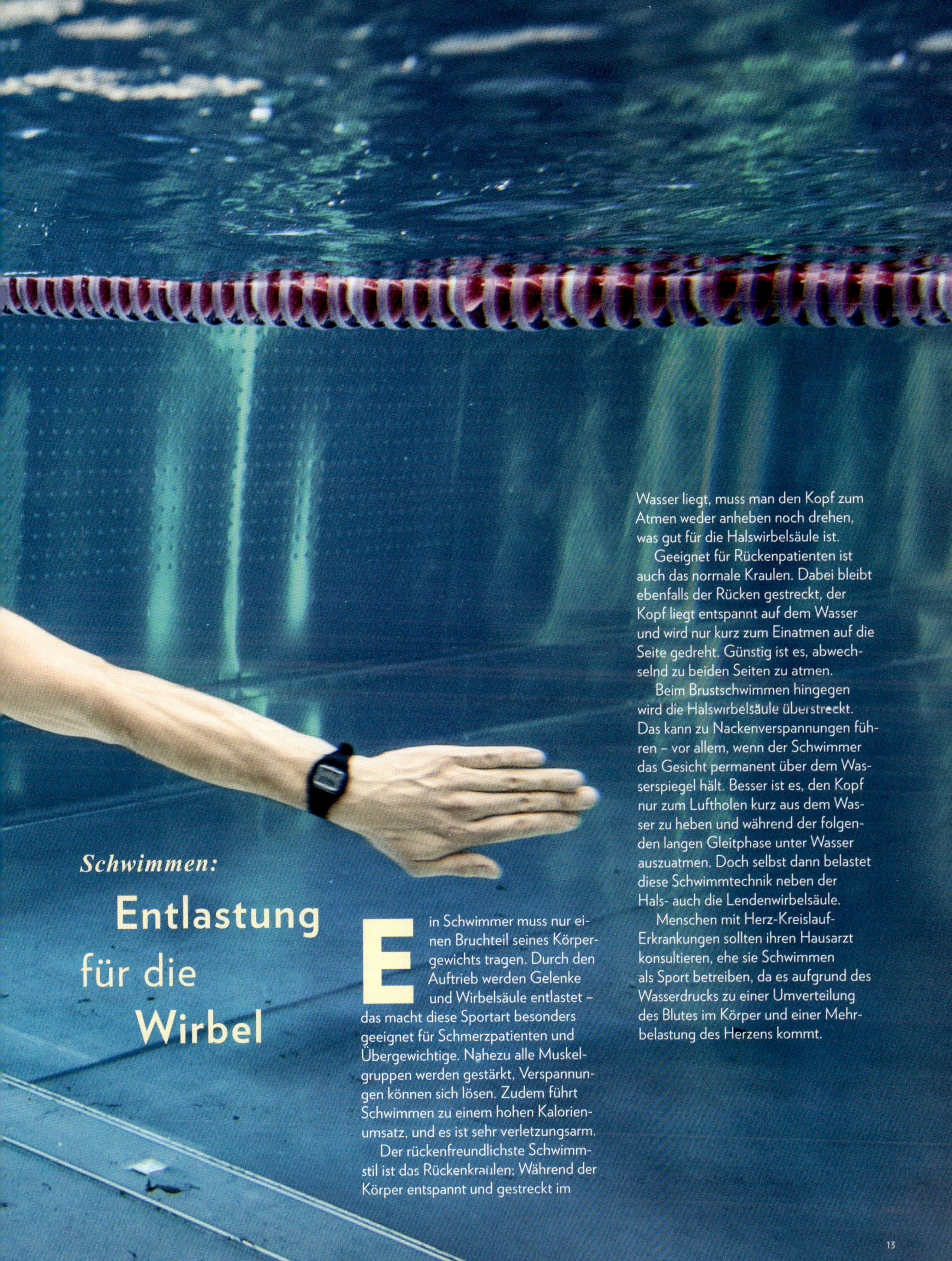

Schwimmen:

Entlastung für die Wirbel

Ein Schwimmer muss nur einen Bruchteil seines Körpergewichts tragen. Durch den Auftrieb werden Gelenke und Wirbelsäule entlastet – das macht diese Sportart besonders geeignet für Schmerzpatienten und Übergewichtige. Nahezu alle Muskelgruppen werden gestärkt, Verspannungen können sich lösen. Zudem führt Schwimmen zu einem hohen Kalorienumsatz, und es ist sehr verletzungsarm.

Der rückenfreundlichste Schwimmstil ist das Rückenkraulen: Während der Körper entspannt und gestreckt im Wasser liegt, muss man den Kopf zum Atmen weder anheben noch drehen, was gut für die Halswirbelsäule ist.

Geeignet für Rückenpatienten ist auch das normale Kraulen. Dabei bleibt ebenfalls der Rücken gestreckt, der Kopf liegt entspannt auf dem Wasser und wird nur kurz zum Einatmen auf die Seite gedreht. Günstig ist es, abwechselnd zu beiden Seiten zu atmen.

Beim Brustschwimmen hingegen wird die Halswirbelsäule überstreckt. Das kann zu Nackenverspannungen führen – vor allem, wenn der Schwimmer das Gesicht permanent über dem Wasserspiegel hält. Besser ist es, den Kopf nur zum Luftholen kurz aus dem Wasser zu heben und während der folgenden langen Gleitphase unter Wasser auszuatmen. Doch selbst dann belastet diese Schwimmtechnik neben der Hals- auch die Lendenwirbelsäule.

Menschen mit Herz-Kreislauf-Erkrankungen sollten ihren Hausarzt konsultieren, ehe sie Schwimmen als Sport betreiben, da es aufgrund des Wasserdrucks zu einer Umverteilung des Blutes im Körper und einer Mehrbelastung des Herzens kommt.

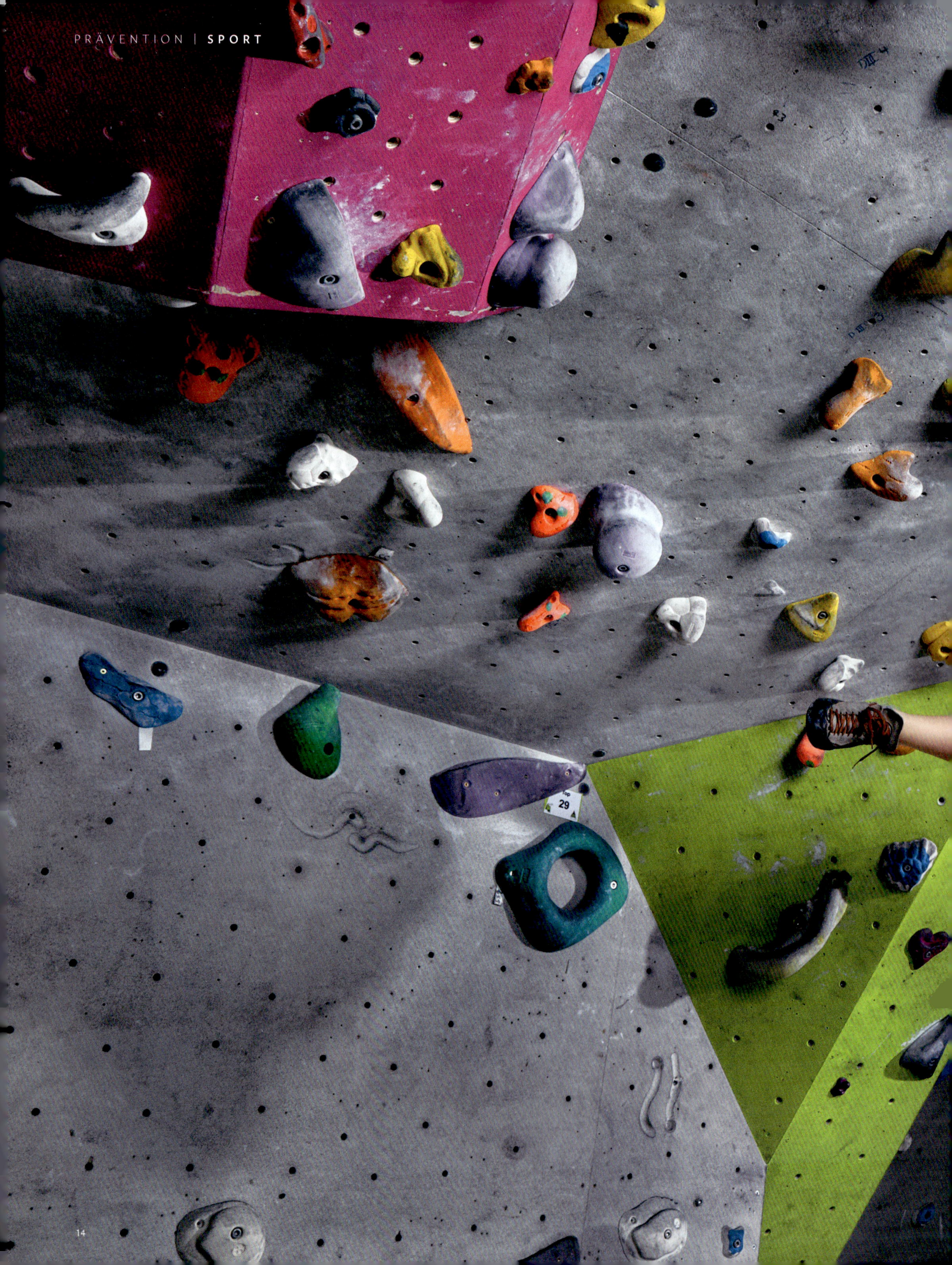

Miriam Güra, 21, München

hat mit Klettern vor allem Selbstwert gewonnen und ganz nebenbei auch viel für ihre Rückengesundheit getan

Klettern:

Kräftigt die Wirbelsäule

Früher wagten sich nur Extremsportler ans Klettern, heute ist es zu einem Freizeitsport für Menschen aller Altersstufen geworden. Zunehmend setzen es Therapeuten auch als Behandlungsmethode etwa bei psychomotorischen Störungen, Multipler Sklerose und orthopädischen Problemen ein.

Klettern stärkt Muskelkraft, Gleichgewichtssinn und Koordination, fördert zudem Körperwahrnehmung, Kreativität und Selbstvertrauen, beugt Haltungsschwächen und Muskelverspannungen vor. Für Menschen mit Wirbelsäulenproblemen eignet sich vor allem das Bouldern: das (durch dicke Matten abgesicherte) Klettern ohne Seil in geringen Höhen, bei dem sich unterschiedlich schwierige Routen wählen lassen. Studien belegen, dass ältere Menschen ihre Mobilität stärker durch Klettertraining verbessern können als mit konventioneller Physiotherapie.

Besonders geeignet ist es für Patienten mit einer Skoliose: Während die Betroffenen bei anderen Sportarten oft durch die Verkrümmung ihrer Wirbelsäule beeinträchtigt sind, kann Klettern dazu führen, dass die Fehlstellung merklich abnimmt.

Nordic Walking:

Perfekt für Herz und Kreislauf

Nordic Walking war ursprünglich eine Sommer-Trainingsmethode für Skilangläufer. Durch den Einsatz der Stöcke beim Gehen werden Muskeln im Arm-, Brust-, Schulter-, Nacken- und oberen Rückenbereich trainiert. Im Vergleich zum sportlichen Gehen ohne Stöcke (Power Walking) wird ungefähr ein Fünftel mehr Energie verbraucht und das Herz-Kreislauf-System effektiver trainiert.

Die Intensität der körperlichen Belastung liegt dabei zwischen normalem Gehen und Joggen, weshalb diese Sportart bestens zur Vorbeugung etwa von Bluthochdruck und koronarer Herzkrankheit geeignet ist. Zudem werden Gelenke, Muskeln und Sehnen an Hüfte und Beinen entlastet. Das macht Nordic Walking besonders sinnvoll bei Übergewicht und Gelenkproblemen.

Probanden mit chronischen Nackenschmerzen berichten über deutliche Schmerzlinderung und Verbesserung ihrer Lebensqualität. Und andere Untersuchungen zeigen, dass auch Betroffene mit Kreuzschmerzen durch das Sommertraining der Skilangläufer ihre Probleme vermindern können.

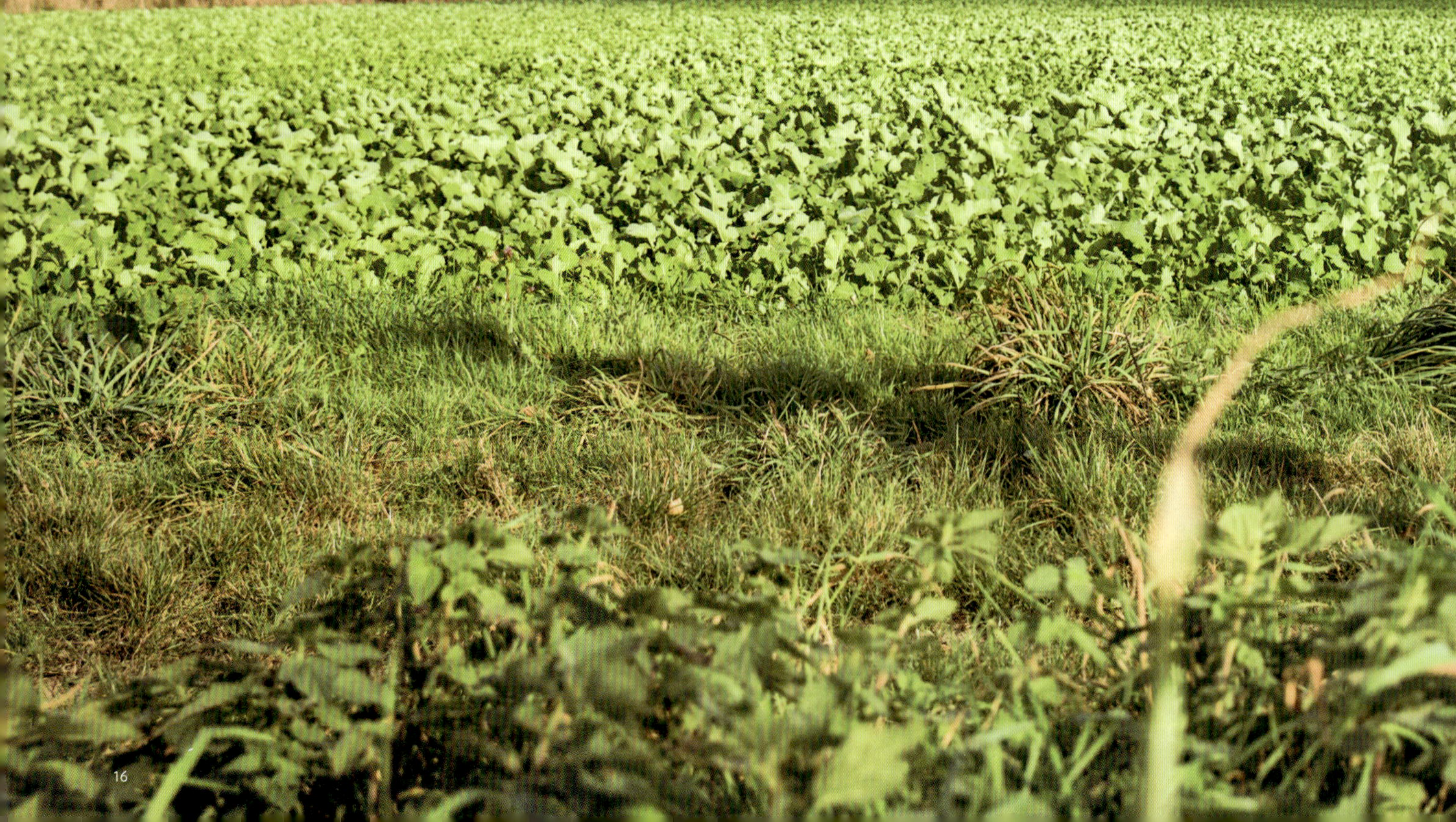

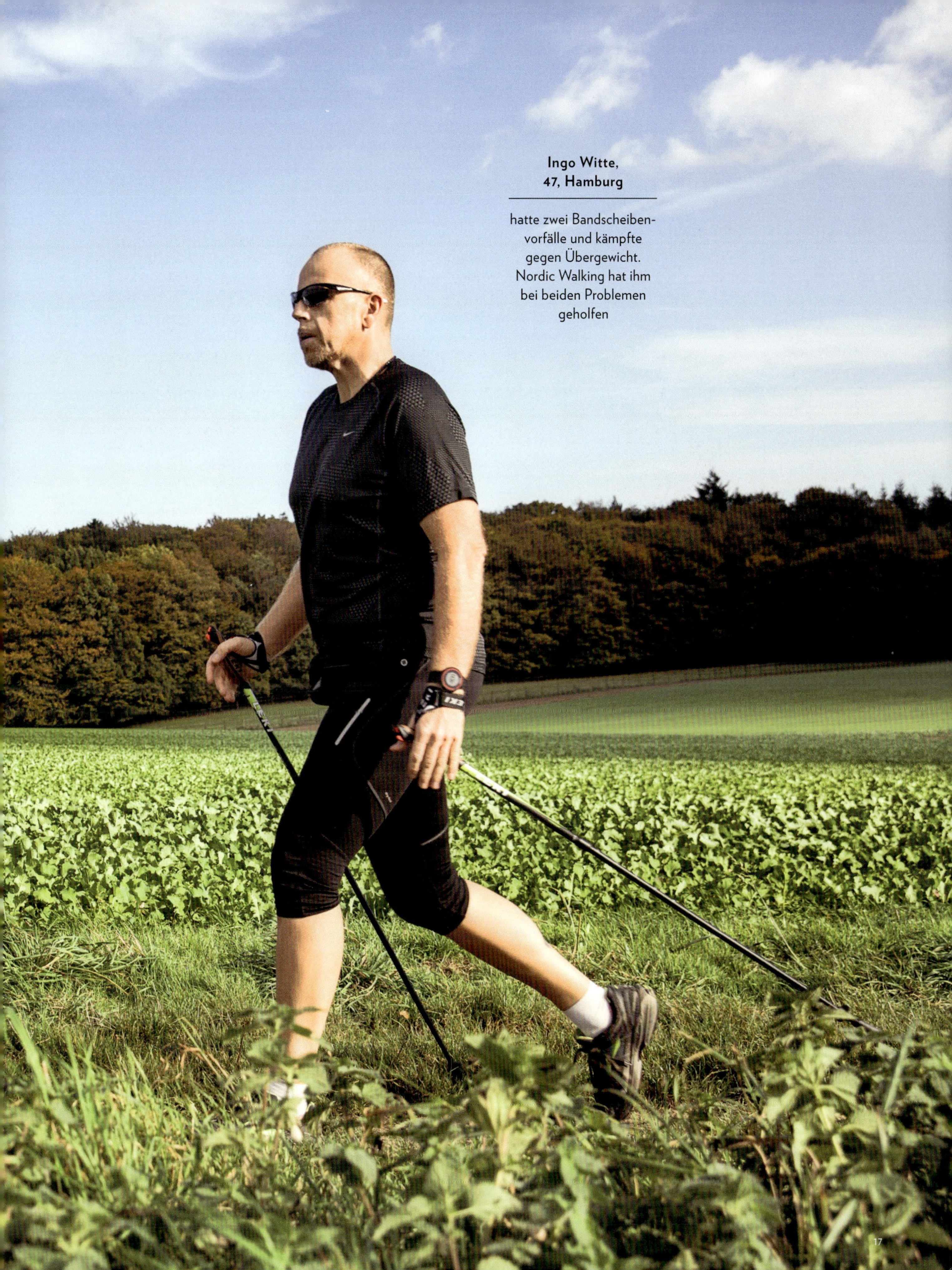

Ingo Witte, 47, Hamburg

hatte zwei Bandscheibenvorfälle und kämpfte gegen Übergewicht. Nordic Walking hat ihm bei beiden Problemen geholfen

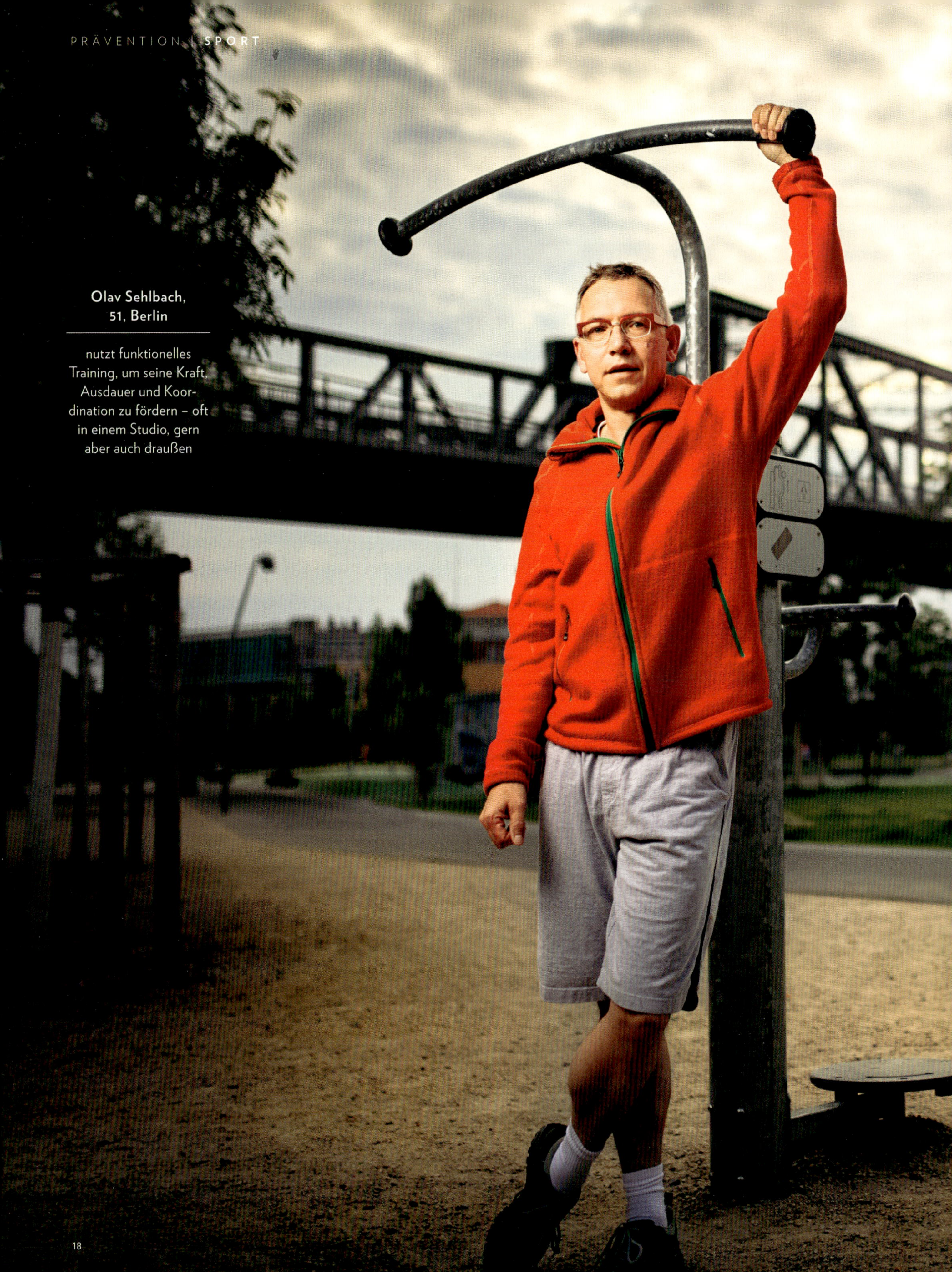

Olav Sehlbach, 51, Berlin

nutzt funktionelles Training, um seine Kraft, Ausdauer und Koordination zu fördern – oft in einem Studio, gern aber auch draußen

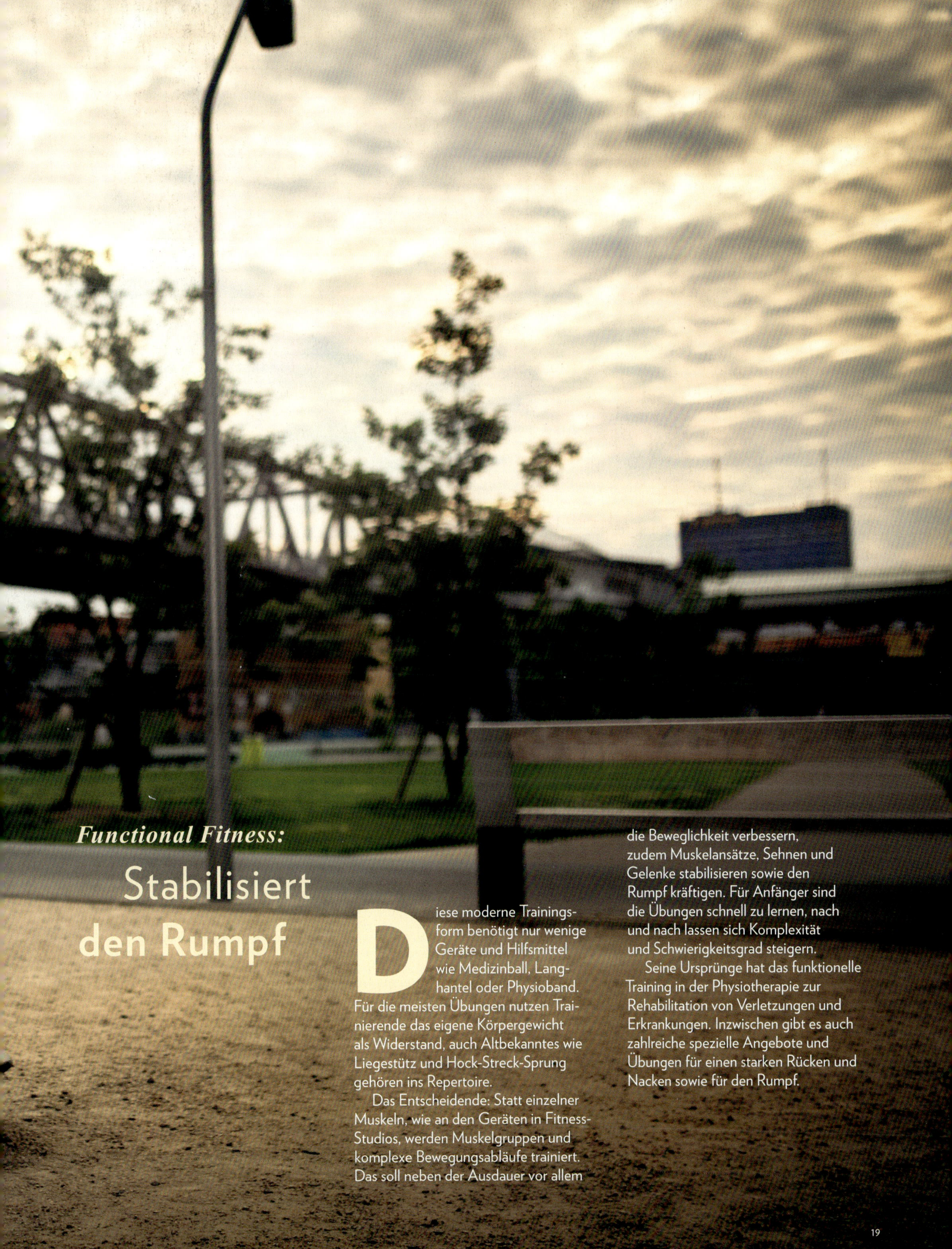

Functional Fitness:

Stabilisiert den Rumpf

Diese moderne Trainingsform benötigt nur wenige Geräte und Hilfsmittel wie Medizinball, Langhantel oder Physioband. Für die meisten Übungen nutzen Trainierende das eigene Körpergewicht als Widerstand, auch Altbekanntes wie Liegestütz und Hock-Streck-Sprung gehören ins Repertoire.

Das Entscheidende: Statt einzelner Muskeln, wie an den Geräten in Fitness-Studios, werden Muskelgruppen und komplexe Bewegungsabläufe trainiert. Das soll neben der Ausdauer vor allem die Beweglichkeit verbessern, zudem Muskelansätze, Sehnen und Gelenke stabilisieren sowie den Rumpf kräftigen. Für Anfänger sind die Übungen schnell zu lernen, nach und nach lassen sich Komplexität und Schwierigkeitsgrad steigern.

Seine Ursprünge hat das funktionelle Training in der Physiotherapie zur Rehabilitation von Verletzungen und Erkrankungen. Inzwischen gibt es auch zahlreiche spezielle Angebote und Übungen für einen starken Rücken und Nacken sowie für den Rumpf.

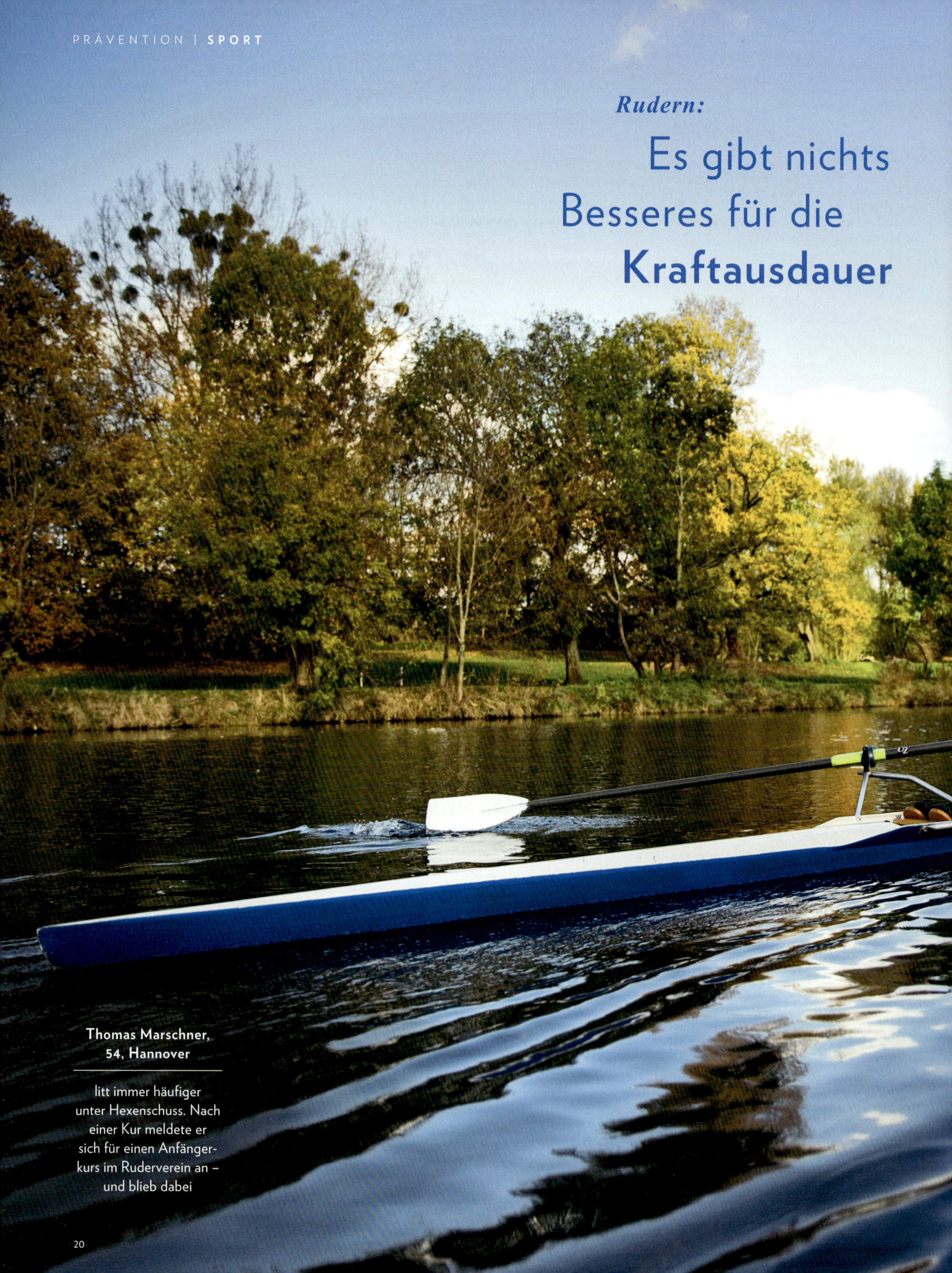

Rudern:

Es gibt nichts Besseres für die **Kraftausdauer**

Thomas Marschner, 54, Hannover

litt immer häufiger unter Hexenschuss. Nach einer Kur meldete er sich für einen Anfängerkurs im Ruderverein an – und blieb dabei

Beidarmiges Rudern ist eine der intensivsten Sportarten überhaupt und ein gutes Training bei vielen Rückenproblemen. Es fördert vor allem die Kraftausdauer: Die gleichmäßigen und zyklischen Bewegungen beanspruchen Oberschenkel, Gesäß, Arme, Schultern und Rücken – gut zwei Drittel der Skelettmuskulatur (nur beim Schwimmen setzen wir mehr Muskeln ein). Daneben stärken Ruderer auch das Gleichgewicht und die Koordinationsfähigkeit.

Der Rudersport hat ein niedriges Verletzungsrisiko, kann bis ins hohe Alter betrieben werden und fordert beide Körperhälften gleichermaßen.

Weniger geeignet ist Rudern für Menschen mit Bandscheibenvorfall sowie ausgeprägtem Wirbelgleiten oder Rundrücken, denn beim Durchziehen des Ruderblatts durch das Wasser setzt man die Wirbelsäule einer hohen Belastung aus.

In jedem Fall ist es wichtig, dass Ruderer auf eine saubere Technik achten und übermäßige Trainingseinheiten vermeiden. Wer sich daran hält, stärkt seinen Rücken ungemein effizient.

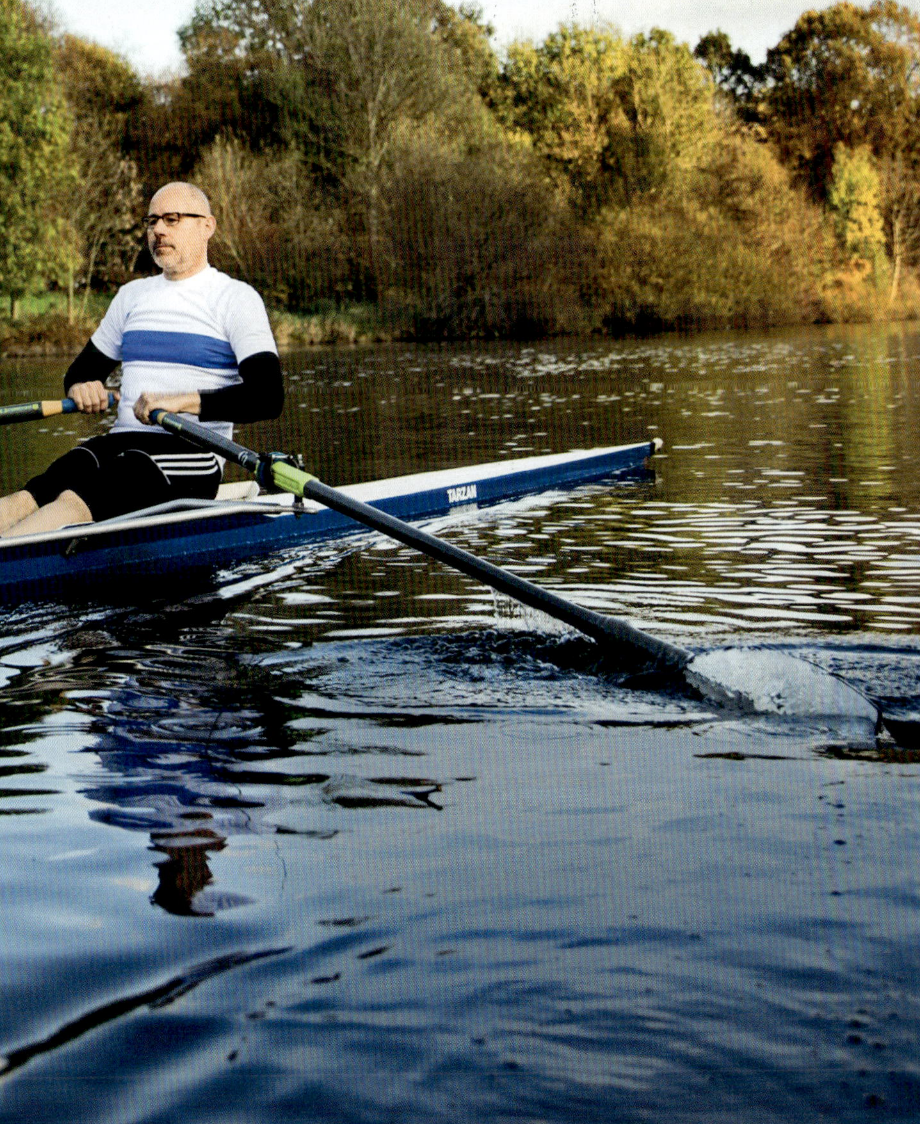

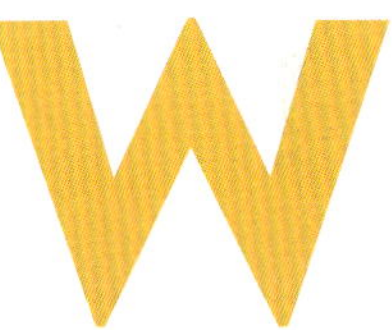

Wenn der Rücken schmerzt, erstarren wir unwillkürlich. Jede Bewegung erscheint dann zu viel; wir wollen uns schonen. Noch heute verlassen manche Patienten die medizinischen Praxen mit dem Rat, sich im Bett auszuruhen.

Doch wie die Forschung zeigt, ist dies häufig die falsche Therapie. Patienten sollten in der Regel bei Rückenbeschwerden zu körperlicher Aktivität ermuntert werden – zu Übungen, die die Muskulatur kräftigen, aber auch dehnen und lockern, die Wirbelsäule mobilisieren, die Bandscheiben elastisch halten.

Am einfachsten gelingt das mit Sport. Der ist gesund und hält fit. Das ist eine Alltagsweisheit. Inzwischen aber weisen Forscher in immer neuen Studien nach, dass Bewegung uns in weitaus größerem Maß guttut als noch bis vor Kurzem angenommen. Und die Wissenschaftler erkennen immer präziser, welche heilsamen Prozesse ablaufen, wenn sich unser Körper in Gang setzt.

Ob Joggen, Klettern, Wandern oder Schwimmen: Körperliche Aktivität ist nach Erkenntnis der Wissenschaft der effektivste, verträglichste und vielseitigste Weg zu einem gesunden Rücken. Mehr noch: Neben einer gesunden Ernährung ist Sport das wirkungsvollste Mittel, um die eigene Gesundheit zu erhalten – und den Verfall von Körper und Geist hinauszuzögern.

Bewegung ist mithin Heilmittel und Prophylaxe zugleich, eine natürliche Therapie, die jedem helfen kann.

Jahrhundertelang folgten Fachleute jedoch dem entgegengesetzten Lehrsatz: Um gesund zu werden, sollten Menschen sich vor allem schonen. Ärzte verordneten Patienten bei vielen Krankheiten Bettruhe. Je schwerer das Leiden, desto länger die Erholung, hieß es.

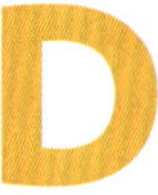

Das aber ist ein Irrglaube, den Sportmediziner, Bewegungsforscher und Psychologen vor einigen Jahren überzeugend widerlegt haben. Zudem wird immer deutlicher: Wer Sport treibt, der verringert das Risiko, überhaupt an bestimmten Leiden zu erkranken – etwa an Rückenschmerzen, an Diabetes oder Depressionen, an Herz-Kreislauf-Problemen oder Krebs.

Und gerade Rückenpatienten können in vielen Fällen bestehende Leiden sogar wirksam kurieren.

Dazu stehen heute etliche Bewegungstherapien zur Auswahl (siehe Seite 100) sowie viele Sportarten, deren Bandbreite durch verbesserte Angebote (etwa in Fitness-Studios und Kletterparks) ständig wächst. Doch ist es für die Gesundheit des Rückens nicht gleichgültig, auf welche Weise sich Betroffene bewegen. Bei Sport mit asymmetrischen Belastungen (Tennis, Paddeln) oder ungünstigen Haltungen (Brustschwimmen) ist Vorsicht geboten, auch Joggen und Fußball sind nicht ideal für den Rücken.

Empfohlen werden stattdessen Sportarten mit gleichmäßigen, fließenden Bewegungsabläufen (Rücken- und Kraulschwimmen, Radfahren, Rudern) oder besonders vielfältigen Anforderungen (Klettern, Tanzen). Gleichwohl: Wichtig ist vor allem, sich überhaupt zu bewegen und nicht in Ruhe zu verharren.

Ganz gleich, was Sport bei uns bewirkt: Stets sind es die Muskeln, die alles Weitere auslösen. Denn sie treiben uns nicht nur mechanisch voran. Vielmehr bilden sie ein Organsystem, das Botschaften sendet – und so unseren Körper zwingt, sich zu stärken, zu erneuern, zu kurieren (siehe Seite 30).

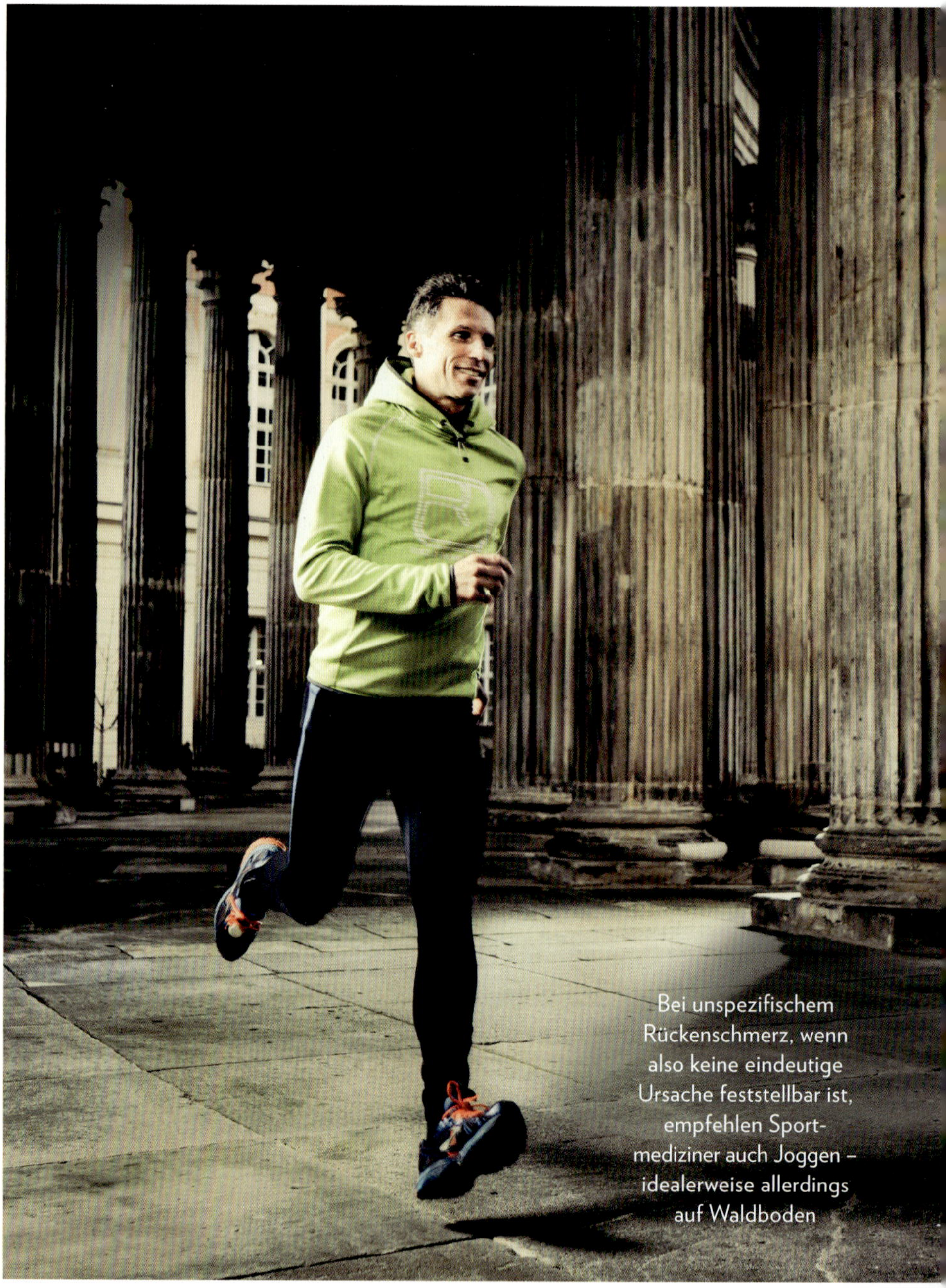

Bei unspezifischem Rückenschmerz, wenn also keine eindeutige Ursache feststellbar ist, empfehlen Sportmediziner auch Joggen – idealerweise allerdings auf Waldboden

Denn sobald Muskelfasern in Bewegung geraten, schicken sie Tausende Eiweißstoffe aus, die anderen Organen, Geweben und Zellen Befehle übermitteln. So fordern die Muskeln den ganzen Körper heraus – und treiben ihn dazu, sich permanent zu erneuern.

Jede Bewegung stimuliert zunächst die Muskeln selbst, sich zu verändern, denn überschüssiges Fett wird verbraucht. Durch Training werden Muskelfasern unter dem Einfluss ihrer eigenen Botenstoffe größer und stärker – mithin verwandelt sich die Gestalt des gesamten Bewegungsapparates.

Zudem wirken die Muskeln über die Sehnen auf die Knochen ein. Dies stabilisiert die Stützen des Körpers, macht sie massig genug, um nicht allzu leicht zu zerbersten.

Denn wie die Muskulatur werden auch die Knochen aus Zellen gebildet, und die repariert und erneuert der Körper, sobald sie belastet werden.

Sport bewirkt darüber hinaus, dass schützende Polster in den Gelenken erhalten bleiben. Zugleich sorgt das Spiel der Muskeln dafür, das Bindegewebe zu stärken, das sie umhüllt (siehe Seite 42).

Und schließlich wirken die bei jeder Bewegung ausgeschütteten Botenstoffe wie körpereigener Balsam: Sie stoßen Prozesse an, die Schmerzen in Gelenken und rheumatische Entzündungen lindern oder die biochemischen Abläufe in den Zellen beeinflussen.

So regt beispielsweise jeder Mensch, der sich regelmäßig körperlich anstrengt, die Bildung bestimmter weißer Blutkörperchen des Immunsystems an. Beständig zirkulieren diese Blutzellen in den Adern und wehren gefährliche Eindringlinge und Fremdstoffe ab.

Zwar vermindert sich die Zahl der Zellen im Laufe der Jahre, doch regelmäßiger Sport vermag dieses allmähliche Nachlassen der Körperabwehr langfristig zu hemmen. Daher empfehlen Mediziner ihren Patienten in vielen Fällen, sich regelmäßig zu bewegen.

Die biochemischen Boten der Muskeln wirken aber nicht nur auf die menschliche Physis. Sondern auch auf den Geist. Denn wer Sport treibt, beflügelt geradezu die Kräfte seines Verstandes und stärkt seine Psyche.

Diese Erkenntnis ist nicht neu: Schon im Altertum wussten Gelehrte, dass Leibesübung und Stimmung des Menschen miteinander zusammenhängen (wenngleich sich das berühmte Diktum „mens sana in corpore sano" – „ein gesunder Geist in einem gesunden Körper" – des römischen Dichters Juvenal auf einen anderen Zusammenhang bezog).

Doch erst heute können Forscher mit wissenschaftlichen Methoden belegen, dass Bewegung ein wichtiger Faktor auch für die psychische Gesundheit ist. Und die wiederum ist nachweislich eine der wichtigsten Bedingungen für einen gesunden Rücken (siehe Seite 86).

Inzwischen ist erwiesen, dass sich beispielsweise Depressionen durch regelmäßige Bewegung zum Teil ebenso wirksam kurieren lassen wie durch Psychopharmaka und Gesprächstherapien.

Auch bei Ängsten oder Zwangsvorstellungen erhöht ein moderates Training die Chancen auf Heilung. Mittlerweile setzen viele Psychotherapeuten bei ihren Patienten nicht mehr allein auf herkömmliche Methoden, sondern gehen auch mit ihnen spazieren, schicken sie aufs Ergometer oder organisieren Laufgruppen und Tanzkurse. Denn sie wissen, dass die körperliche Ertüchtigung unmittelbar auf die biochemischen Vorgänge im Gehirn einwirken kann.

So fließen bei körperlicher Aktivität unter anderem bestimmte Hormone durch den Körper, die unsere Stimmung aufhellen oder beruhigend wirken.

Dies geschieht aber nicht nur während der eigentlichen Anstrengung: Auch dauerhaft vermögen Leibesübungen die Botenstoffe in eine gesunde Balance zu bringen. So nimmt durch die Arbeit der Muskeln beispielsweise die Konzentration des Neurotransmitters Serotonin zu – ein Effekt, der unter anderem unsere Stimmung heben kann.

Bei Patienten mit übermäßiger Angst zeigt sich ein weiterer Effekt. Sie erleben beim Sport körperliche Reaktionen, die sie sonst nur mit dem Gefühl der Panik verbinden: Herzrasen, Schwitzen, leichten Schwindel und schnelleres Atmen. Die Betroffenen lernen auf diese Weise: Solche Veränderungen sind völlig normal – und nicht zwangsläufig Signale der Angst.

Natürlich bedeutet all das keineswegs: je mehr Bewegung, desto besser. Wie bei jeder Therapie, jedem Medikament kommt es bei körperlicher Aktivität auf die Dosis an. Denn Menschen können sich durchaus zu viel bewegen.

Überambitionierte Sportler, die zu intensiv trainieren, geraten eher in Gefahr, ihren Herzmuskel zu schädigen. Bei extremer und zumal bei einseitiger Belastung steigt außerdem das Risiko, dass sich Gelenke abnutzen, Bänder reißen, Gewebe entzünden.

Das ideale Maß an **Bewegung** ist geringer als gedacht

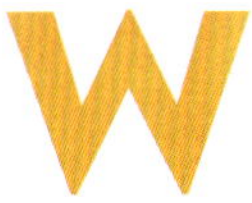

Wo aber liegt das ideale Maß für Bewegung? Wann bewegt man sich zu wenig, wann zu viel?

Im Grunde, so die überraschende Erkenntnis der Experten, muss man sich nur relativ wenig anstrengen, damit die körperliche Aktivität eine positive Wirkung entfaltet. Laut aktuellen Empfehlungen des deutschen Gesundheitsministeriums genügt es, sich mindestens 150 Minuten pro Woche mit moderater Intensität zu bewegen oder 75 Minuten mit höherer Belastung.

Das heilsame Pensum könnte also etwa so aussehen: an fünf Tagen der Woche jeweils eine halbe Stunde mit angezogenem Tempo spazieren gehen – oder an drei Tagen jeweils 25 Minuten zügig zu joggen oder zu radeln. Die verschiedenen Intensitäten lassen sich dabei beliebig kombinieren und über die Woche verteilen, wichtig ist nur, dass jede Einheit mindestens zehn Minuten umfasst.

Zusätzlich raten die Experten an zwei oder mehr Tagen pro Woche zu muskelkräftigenden Aktivitäten – gerade auch, um die Gesundheit des Rückens zu sichern. Bei vielen Menschen sind die Rückenmuskeln und die gesamte Rumpfmuskulatur so schwach ausgebildet, dass sie durch ein gezieltes Aufbautraining gestärkt werden sollten.

Und bei jenen Personen, die bereits unter Rückenbeschwerden leiden, muss die Muskulatur zur Stabilisierung der Wirbelsäule oft auch noch die Funktionen von anderen, geschädigten Teilen des Stützapparates übernehmen. In jedem Einzelfall gilt es also, Art, Umfang und Intensität der körperlichen Aktivität der individuellen Situation anzupassen.

Die Kernbotschaft der modernen Forschung lautet jedoch immer gleich: Hauptsache, wir bewegen uns überhaupt.

Denn der *Homo sapiens* ist weder für den permanenten Extremsport noch für den dauerhaften Stillstand geschaffen – sondern zur vielfältigen Bewegung.

Mäßig, aber regelmäßig. ○

Mehr als 20 Millionen **Patienten**

Bewegungsmangel, Stress, Verschleiß: Gut jeder vierte Deutsche sucht mindestens einmal pro Jahr wegen Rückenschmerzen einen Arzt auf. Viele werden sogar chronisch krank, können ihren Beruf nicht mehr ausüben oder quälen sich durch den Alltag. Dabei genügen häufig einfache Mittel, um die Leiden zu lindern

TEXT: **Bertram Weiß**

Fast jeder in unserem Land kennt sie, die Schmerzen im Rücken. Es gibt kaum einen Menschen, der nicht manchmal nach Stunden des Sitzens Druck an der Wirbelsäule spürt. Dessen Nacken nicht von Zeit zu Zeit verspannt ist oder der noch nie über Pein im Kreuz geklagt hat. Experten schätzen, dass bis zu 85 Prozent aller Deutschen im Laufe ihres Lebens von solchen Beschwerden betroffen sind. Etwa jeder vierte Bundesbürger sucht jährlich wegen Rückenschmerzen einen Arzt auf.

In den meisten Fällen lassen akute Beschwerden nach einigen Wochen zwar nach. Doch sie können das Leben zur Qual machen, Freizeit und Beruf massiv einschränken. Und bei einem Großteil der Betroffenen kehrt der Schmerz in Episoden immer wieder.

Bei manchen Geplagten wächst sich die Pein gar zu einem Leiden aus, das nicht einmal mehr phasenweise verschwindet – es ist nicht mehr nur „akut", wie Ärzte sagen, sondern „chronisch".

Manche Betroffene quält der Rücken so sehr, dass sie sich kaum noch bewegen können und Nacht für Nacht wach liegen, weil sie keine Position finden, in der sie schmerzfrei sind.

Zudem treten chronische Rückenschmerzen nur selten allein auf. In der Regel befallen sie Menschen, die ohnehin nicht sehr vital sind, die beispielsweise bereits an Gelenkerkrankungen, Herzschwäche, Übergewicht oder anhaltender Bronchitis leiden. Oder die extremer Stress plagt und deren Seelenleben sich verdunkelt hat.

Ein erhebliches Risiko für den Rücken birgt die Arbeit. Vor allem in Branchen, in denen der Körper stark belastet wird, etwa auf dem Bau, müssen Arbeitnehmer häufig wegen Rückenbeschwerden dem Job fernbleiben, oft gar verfrüht in Rente gehen. 2017 wurde bei einer Krankenkasse jede elfte Krankschreibung ihrer Versicherten wegen Rückenbeschwerden ausgestellt. Hochgerechnet bedeutet dies: Jeden Arbeitstag fehlen deshalb im Schnitt bundesweit 164 000 Beschäftigte an ihrem Arbeitsplatz.

So muss die Gesellschaft nicht nur für die Kosten der Behandlung von Rückenleiden aufkommen. Sondern auch zusätzlichen volkswirtschaftlichen Schaden tragen, etwa durch Arbeitsunfähigkeit und Frührente. Schätzungen zufolge betragen die direkten und indirekten Gesamtkosten jährlich bis zu knapp 50 Milliarden Euro.

Nur selten sind die Schmerzen am Rücken zweifelsfrei auf **ein Problem der Wirbelsäule** zurückzuführen

Seit Jahrzehnten schon versuchen Forscher dem Rückenschmerz auf den Grund zu gehen. Zu keinem anderen medizinischen Thema sind in den vergangenen Jahren mehr wissenschaftliche Publikationen erschienen.

Doch nach wie vor gibt kaum ein Teil unseres Körpers so viele Rätsel auf wie der Rücken. So können Menschen mit Bandscheibenleiden jeweils ein völlig unterschiedliches Leben führen: Die einen gehen unbelastet arbeiten und zum Sport, andere liegen danieder und konsultieren einen Arzt nach dem anderen.

Mediziner vermögen oft nur vage Diagnosen zu stellen, und vielen Patienten bleibt nichts anderes übrig, als ihre Hoffnungen auf zum Teil fragwürdige Therapien zu stützen. Denn sie stehen einem schier undurchdringlichen Dickicht von Möglichkeiten gegenüber.

Um den Rücken zu kurieren, setzen manche Ärzte und Therapeuten auf konservative Behandlungstechniken – sie verschreiben beispielsweise Physiotherapie, Massagen oder eine Thermotherapie. Andere stützen sich auf alternative Heilmethoden, etwa die Akupunktur, sowie auf etliche psychotherapeutische Verfahren.

Wieder andere greifen zum Messer.

Obwohl längst erwiesen ist, dass Rückenschmerzen nur äußerst selten zweifelsfrei auf ein Problem der Wirbelsäule zurückzuführen sind, und zudem klar ist, dass die Leiden sehr oft auch psychische Ursachen haben, operieren Mediziner immer häufiger das sensible System der Wirbel, Bänder und Muskeln.

Sie entfernen Bandscheiben, fräsen Knochenteile ab oder verschrauben Wirbel miteinander. Die Zahl solcher Wirbelsäulenoperationen ist allein zwischen 2007 und 2015 von 425 000 auf 772 000 pro Jahr gestiegen.

Das ist ein gewaltiger Zuwachs, auch wenn die Statistiken nicht eindeutig sind: Mitunter werden auch Injektionen von Schmerzmitteln als Operation gewertet; und Doppelzählungen, etwa von Teileingriffen bei einem Behandlungsprozess, sind durchaus üblich.

Um verlässliche Zahlen zu gewinnen, hat die Deutsche Wirbelsäulengesellschaft daher ein „Wirbelsäulenregister" etabliert: eine Datenbank, in die alle Krankenhäuser und Ärzte Informationen über Operationen einspeisen können, deren Art, Verlauf und Folgen.

Dadurch lässt sich beispielsweise rascher erkennen, wenn neue Verfahren nicht so gut sind wie erhofft.

Klar ist: Rückenleiden werden in Deutschland äußerst akribisch und kostenintensiv behandelt.

Dabei ist der Nutzen vieler Eingriffe umstritten. Gerade bei Operationen an der Wirbelsäule kann sich in der Folge Narbengewebe bilden, das Nervenstränge reizt. Experten der Techniker Krankenkasse haben ermittelt, dass Operationen in der Mehrzahl nicht als beste Maßnahme zur Genesung gelten: So ergab das Projekt „Zweitmeinung Rücken", bei dem Patienten vor einer möglichen Operation einen weiteren Mediziner konsultieren, dass die derart befragten Ärzte in bald neun von zehn Fällen von dem Eingriff abrieten.

Eine Operation sollte stets das äußerste Mittel sein; sie ist nur dann angebracht, wenn eine spezifische Ursache für die Beschwerden sicher identifiziert werden kann.

Doch bei 80 bis 90 Prozent der Patienten sind die Schmerzen „nicht spezifisch": Die Mediziner können keine eindeutige physische Ursache entdecken, keine Verletzung, keine gequetschten Nervenbahnen.

Für all jene Betroffenen, bei denen der Grund des Leidens nicht eindeutig auszumachen ist, sind statt operativer Eingriffe daher zunächst andere Wege anzuraten. Die mögen auf den ersten Blick mitunter banal anmuten, haben sich aber zum Teil als sehr effektiv erwiesen.

Kaum ein Schmerz gibt **so viele Rätsel** auf wie der im Rücken – obwohl die Medizin nie ausgefeilter war

Vergleichsstudien zeigen beispielsweise, dass viele Beschwerden auch ohne chirurgische Intervention mit der Zeit nachlassen. Der Grund dafür: Rückenschmerzen nehmen meist generell einen guten Verlauf, etwa 75 bis 90 Prozent der Betroffenen verspüren binnen weniger Wochen Linderung.

In solchen Fällen ist auch die kurzzeitige Einnahme schmerzstillender Medikamente von Ärzten ausdrücklich empfohlen. So lässt sich verhindern, dass die Rückenmuskulatur unter Dauerschmerz noch stärker verkrampft und das Nervensystem immer empfindlicher gegenüber Schmerzreizen wird.

Zudem kann Bewegung dem Schmerz vorbeugen, ihn lindern oder gar völlig verschwinden lassen. Ohnehin empfiehlt es sich, die gesamte Rumpfmuskulatur (also auch die Bauchmuskeln) mit einfachen Übungen regelmäßig zu stärken.

Selbstverständlich sollten Rückenpatienten einen Experten zurate ziehen, wenn ihre Beschwerden länger als sechs Wochen anhalten, sie ständig Schmerzmittel nehmen, sich zunehmend arbeitsunfähig fühlen, ihre Sozialkontakte vernachlässigen oder gar depressiv werden. Andernfalls besteht die Gefahr, dass der Schmerz chronisch wird.

Angesichts der Komplexität chronischer Rückenschmerzen sind in vielen Städten spezielle Rückenzentren entstanden, in denen sich gleich mehrere Fachleute unterschiedlicher Disziplinen um einen Patienten kümmern. Der Vorteil liegt auf der Hand: Nicht ein einzelner Spezialist wählt die Therapie aus, sondern eine Gruppe von Physiotherapeuten, Psychologen und Schmerzmedizinern kümmert sich darum.

Solchen Teams ist bewusst, dass chronischer Rückenschmerz in der Regel mehrere Ursachen hat und daher ganzheitlich behandelt werden muss. Und zwar mittels individuell zusammengestellter Therapien, zu denen gezielte Kraftübungen ebenso gehören können wie Techniken zur Stressbewältigung.

Mediziner und Therapeuten, aber auch Betroffene in Deutschland können sich an der 2017 aktualisierten „Nationalen Versorgungsleitlinie Nicht-spezifischer Kreuzschmerz" orientieren. Auf gut 100 Seiten (für Patienten gibt es eine leichter verständliche Fassung) haben Experten von mehr als 30 medizinischen Fachgesellschaften und -verbänden den Stand der wissenschaftlichen Forschung zusammengetragen und Empfehlungen für Prävention, Diagnostik und Therapie von Kreuzschmerzen formuliert – für Leiden in jenem (unteren) Teil des Rückens also, die bei Weitem den Großteil aller Beschwerden ausmachen.

Und doch ist die Situation paradox: Obwohl die Medizin nie ausgefeilter war, haben heute mehr Menschen denn je Probleme mit dem Rücken. Je besser die Wissenschaftler den Ursachen des Rückenschmerzes auf die Spur kommen, je mehr die Gesundheitsbranche sich um Hilfe bemüht, desto mehr breitet sich das Leiden aus.

Der Fortschritt der Medizin erweist sich für Rückenschmerzgeplagte offenbar als Segen und Fluch zugleich.

Wer während der Diagnosefindung aufwendig mit einem Röntgengerät, Computertomografen oder Magnetresonanztomografen untersucht wird, glaubt nach Meinung vieler Fachleute anschließend eher, dass er an einem gefährlichen Gebrechen leidet, und wird wohl rascher erneut einen Arzt aufsuchen.

Und schon moderate Schmerzen, so sehen es viele Experten, werden in der modernen Leistungsgesellschaft nicht mehr als zeitweiliges Unbehagen akzeptiert, sondern als krankhaft und therapiebedürftig erachtet.

Das Phänomen Rückenschmerz ist also weitaus komplizierter, weitaus facettenreicher, als die Medizin lange angenommen hat. Vor allem eines zeigt sich bei der Betrachtung dieses Volksleidens: Nicht Ärzte allein können Rückenschmerzen besiegen.

So gut wie wohl bei keinem anderen Gebrechen vermag es der Patient, sein Wohlergehen selbst in die Hand zu nehmen: indem er zu große Belastungen verringert, sorgsam auf seine seelischen Bedürfnisse achtet – und vor allem seinen Rücken in Bewegung bringt. ○

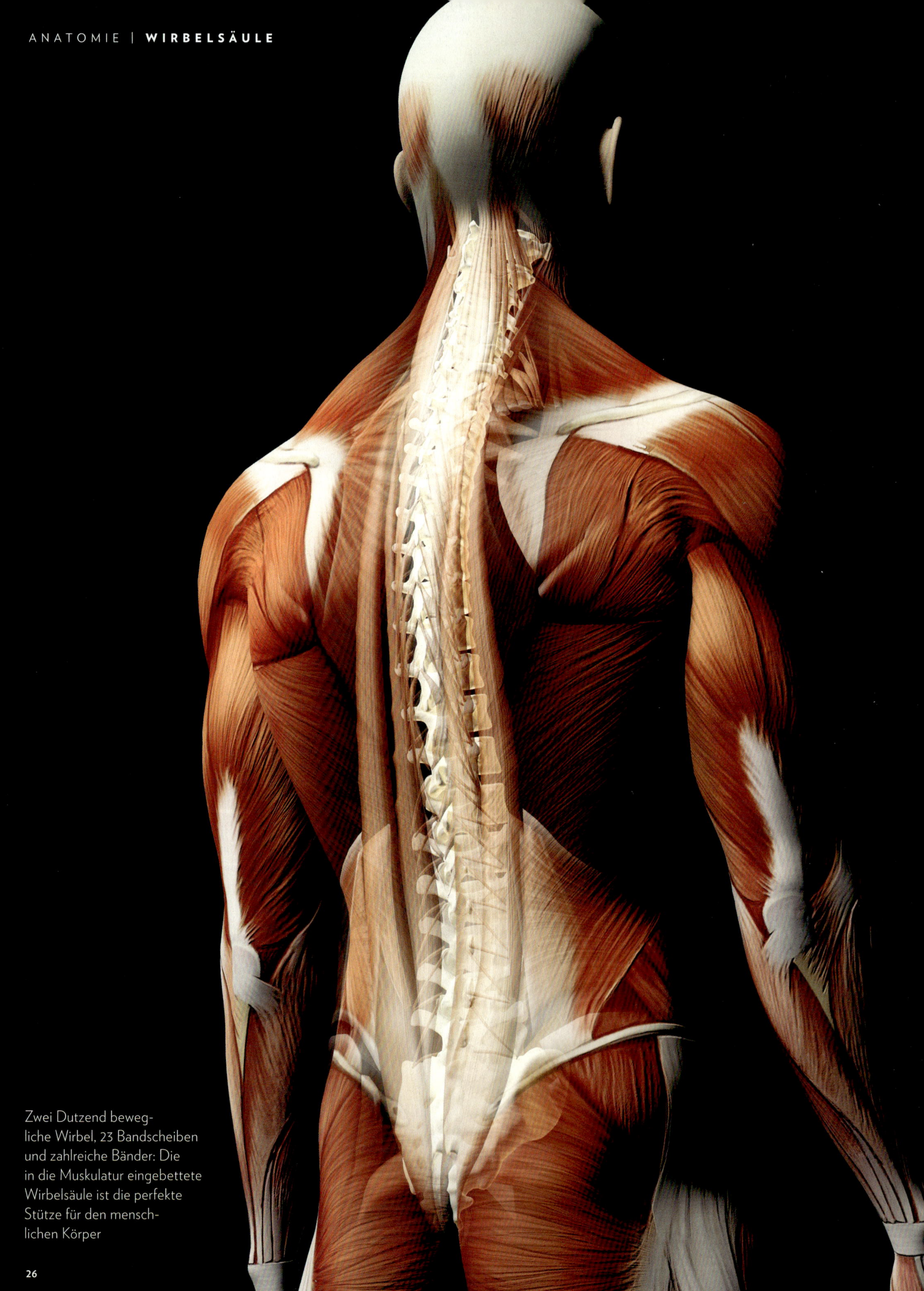

Zwei Dutzend bewegliche Wirbel, 23 Bandscheiben und zahlreiche Bänder: Die in die Muskulatur eingebettete Wirbelsäule ist die perfekte Stütze für den menschlichen Körper

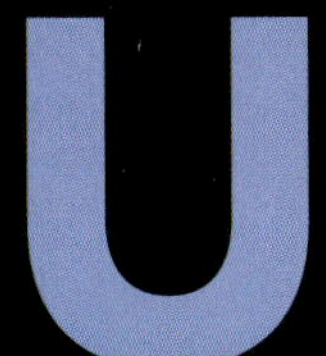

nser Rücken muss gewaltigen Spannungen standhalten: Der Nacken balanciert den Kopf, auf das Kreuz drückt das Gewicht des Oberkörpers. Noch größer wird die Last, wenn wir springen, laufen, uns bücken oder etwas anheben. Und mitunter scheint es, als sei der Rücken voller Konstruktionsfehler und den Anforderungen des Alltags nur mäßig gewachsen.

Tatsächlich ist diese Partie unseres Körpers viel mehr als nur die hintere Seite des Rumpfes: nämlich ein überaus komplexer Verbund aus Knochen, Muskeln und Nervensträngen, der vielfältige Funktionen erfüllt.

Das zentrale Element dieser Konstruktion ist die Wirbelsäule. Ihr gelingt es wie keinem anderen Körperteil, überaus widersprüchlichen Anforderungen gerecht zu werden: Sie ist filigran und robust, stabil und beweglich zugleich.

All dies wird durch ihren raffinierten Aufbau ermöglicht: 24 bewegliche Wirbel (sieben im Hals, zwölf im Brust- und fünf im Lendenbereich), zwischen denen 23 Bandscheiben gelagert sind, formen ein höchst flexibles Gebilde, das keinesfalls einer starren Säule gleicht, sondern sich vielmehr in verschiedene Richtungen kippen und verdrehen lässt.

Ein junger, gesunder Erwachsener kann den Rücken allein im Bereich von Brust- und Lendenwirbelsäule um 30 bis 40 Grad nach hinten und um 50 bis 70 Grad nach vorn beugen.

Den beweglichsten Teil formt die Halswirbelsäule, die Rumpf und Kopf verbindet. Am unteren Ende der Zentralachse schließen sich das Kreuzbein (eine aus mehreren Wirbeln zusammengewachsene keilförmige Struktur, die in den Beckengürtel mündet) sowie das Steißbein an (siehe Seite 29).

Auch die Bandscheiben dienen nicht nur als schlichte Platzhalter zwischen den Wirbeln. Ihr äußerer Ring besteht aus mehreren Lagen reißfester Fasern. In der Mitte liegt ein gelartiger Kern, der sich bei Entlastung mit Flüssigkeit vollsaugt und wie ein Puffer die Stöße dämpft, die etwa beim Laufen entstehen. Diese Bauweise ermöglicht es einer gesunden Bandscheibe, enormen Belastungen standzuhalten.

Schon im Sitzen erzeugt das Gewicht unseres Oberkörpers in den unteren Bandscheiben der Lendenwirbelsäule einen Druck von etwa 4,5 Bar – rund doppelt so viel wie in einem Autoreifen.

Heben wir mit vorgebeugtem Oberkörper ein Gewicht von 20 Kilogramm hoch, steigt der Druck auf 23 Bar an. Aufgrund der Hebelverhältnisse wirkt in

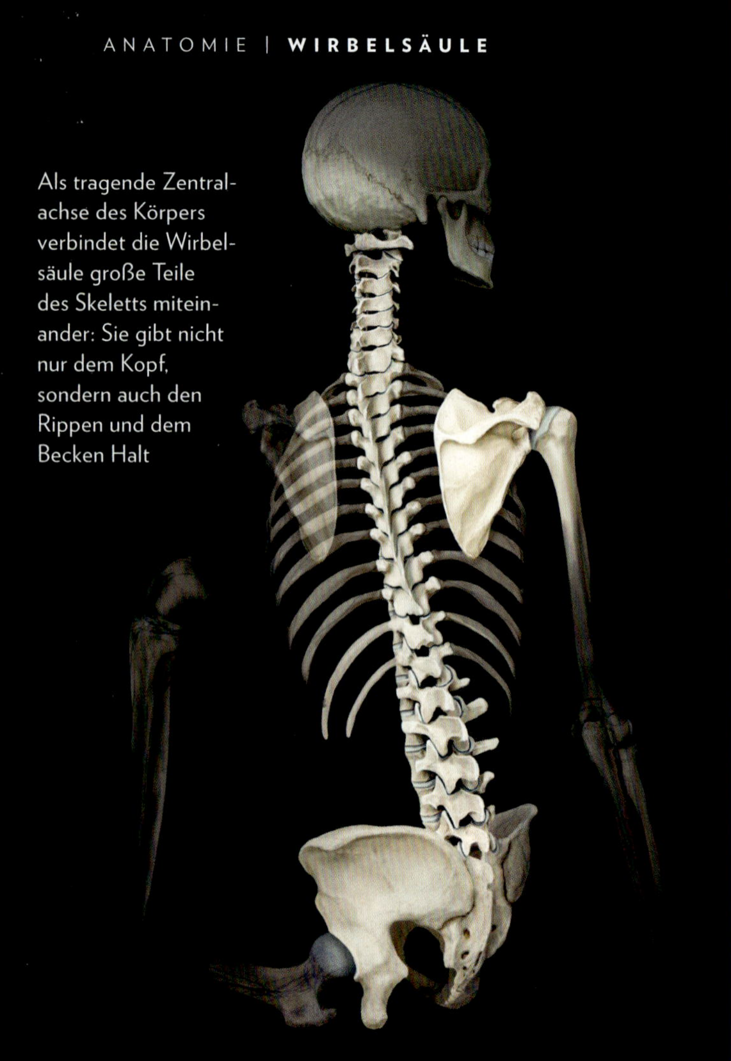

Als tragende Zentralachse des Körpers verbindet die Wirbelsäule große Teile des Skeletts miteinander: Sie gibt nicht nur dem Kopf, sondern auch den Rippen und dem Becken Halt

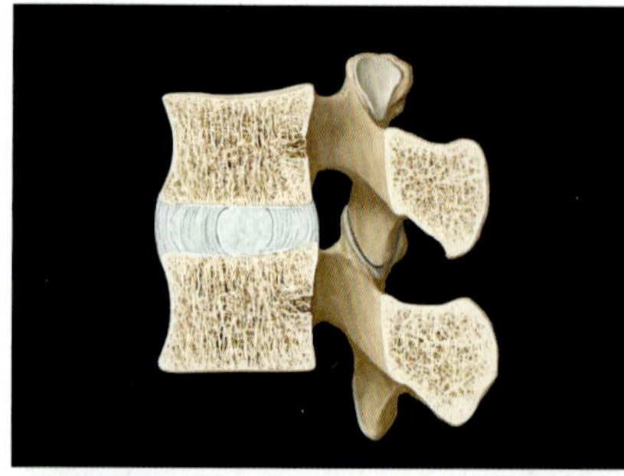

Die Wirbel werden durch die Bandscheiben abgepuffert: verformbare Gebilde mit einem gelartigen Kern und reißfester Hülle

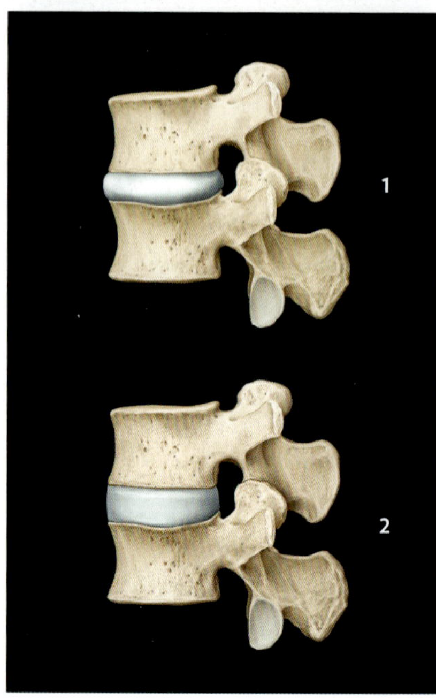

Unter Belastung werden die Bandscheiben zusammengepresst (1)

Wird der Rücken wieder entlastet (2), können sich die Stoßdämpfer regenerieren, sie nehmen wie ein Schwamm Nährstoffe und Flüssigkeit auf

Der regelmäßige Wechsel zwischen den beiden Zuständen erhält die Bandscheiben flexibel

diesem Moment eine Kraft auf die Bandscheibe, die einem Gewicht von 300 Kilogramm entspricht. In keinem anderen Gewebe des Körpers treten höhere Spannungen auf.

Doch Belastungen zermürben die Puffer nicht etwa: Sie sind geradezu lebenswichtig. Denn das Bandscheibengewebe wird nicht über Blutbahnen versorgt, sondern dadurch, dass es nach einer Stauchung wie ein Schwamm erneut Nährstoffe und Wasser aus der Umgebung aufsaugt. Dies geschieht vor allem nachts, wenn wir schlafen und das Gewebe entspannen kann.

Dass die Wirbelsäule enorme mechanische Beanspruchungen zu überstehen vermag, ist aber auch auf ihre Gestalt zurückzuführen: ihre Krümmung in Form eines doppelten S. Die macht sie zehnmal widerstandsfähiger, als es ein gerader Stab wäre.

Und doch fiele das Konstrukt aus Wirbelknochen und Bandscheiben in sich zusammen, würde es nicht durch Bänder und vor allem Muskeln stabilisiert. Sie erst geben dem Rücken Halt.

Zudem zieht sich durch die Wirbelsäule ein kleiner Kanal, in dem das Rückenmark verläuft: ein dicker Nervenstrang, der unser Gehirn mit dem Rest des Organismus verdrahtet.

Zwischen jeweils zwei Wirbeln treten Spinalnerven aus dem Kanal, führen zu verschiedenen Körperregionen und verzweigen sich dort weiter. Über diese Nervenbahnen steuert das Gehirn unsere Bewegungen und Organfunktionen; zugleich übermitteln die Leitungen zahlreiche Informationen, etwa Schmerzreize, an das Denkorgan.

FÜR EINES IST UNSERE WIRBELSÄULE GAR NICHT GESCHAFFEN: **UNTÄTIGKEIT**

Dieses Zusammenspiel aus Wirbeln, Bandscheiben, Bändern, Muskeln und Nerven hat sich über Jahrmillionen entwickelt. Der Wirbelsäule des Menschen liegt ein Bauplan zugrunde, der namensgebend ist für die Wirbeltiere.

Mehr als 50 000 Arten zählen dazu, darunter der über 30 Meter lange Blauwal und der nur wenige Zentimeter große Zwergkolibri. Sie alle werden von einer Zentralachse stabilisiert.

Vor etwa 530 Millionen Jahren handelte es sich dabei noch um einen biegsamen Stab, der sich durch den Körper eines kaum drei Zentimeter großen, spindelförmigen Ozeanbewohners zog. Dieser Urahn der Wirbeltiere war dank der Körperachse in der Lage, seinen Rumpf zu krümmen, ihn hin und her zu bewegen – und sich so äußerst effizient durchs Wasser zu schlängeln.

Im Laufe der folgenden Jahrmillionen gingen aus den Ahnen der Wirbeltiere die ersten Fische hervor. Bei einigen bildeten sich knöcherne Elemente, die den biegsamen Stab sowie das paral-

Die sieben Wirbel der Halswirbelsäule (1) verbinden Rumpf und Kopf – ganz oben tritt das Rückenmark (gelb) in den Spinalkanal ein

Die Brustwirbelsäule (2) besteht aus zwölf Wirbeln: Wie auch am Hals zweigen hier zwischen den Wirbeln feine Nerven (gelb) ab

Fünf Wirbel bilden die Lendenwirbelsäule (3); auf der Höhe des ersten endet meist das Rückenmark. Von dort läuft nur noch ein Bündel von Nervenwurzeln im Spinalkanal abwärts

Zur Wirbelsäule gehören auch Kreuzbein (4) und Steißbein (5)

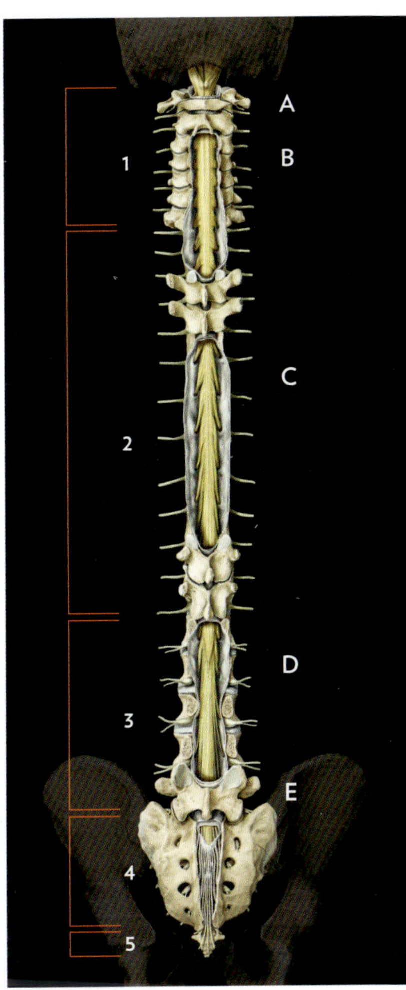

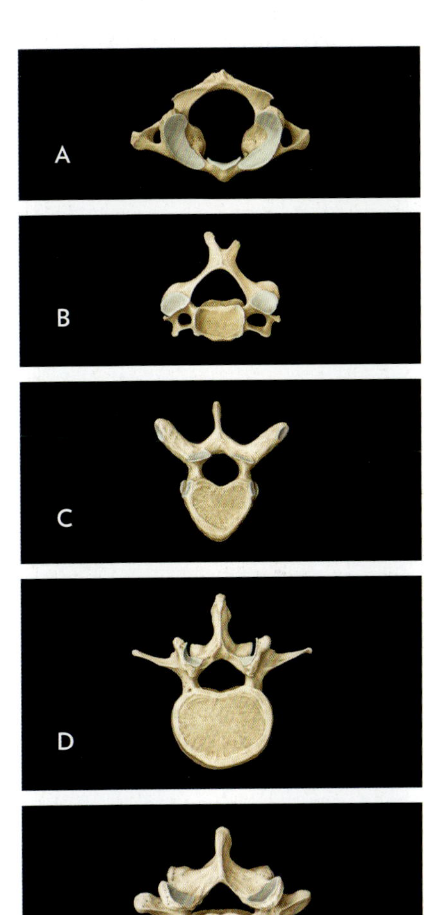

Unterschiedliche Wirbelformen, vom Hals (A, B) über den Brustkorb (C) bis zum Lendenbereich (D, E). Dort, wo das fingerdicke Rückenmark aus dem Schädel austritt, ist das Wirbelloch besonders groß. Weiter unten braucht es weniger Platz, da an jedem Wirbel Spinalnerven abzweigen. Dafür werden die Wirbelkörper im Brust- und Lendenbereich zunehmend stabiler, um dem Gewicht des Körpers standzuhalten

lel verlaufende Rückenmark umgaben und ihrem Körper noch mehr Stabilität und Beweglichkeit verliehen. Aus diesen Knochen entstanden in der weiteren Entwicklung schließlich die Wirbel – während sich der biegsame Stab nach und nach zurückbildete.

Zunächst war die Wirbelsäule für ein Leben im Wasser konstruiert. Wegen des Auftriebs spielte die Schwerkraft dort keine Rolle. Als aber die Vorfahren der Landwirbeltiere dauerhaft auf festem Boden zu leben begannen, war ihr Muskel-Skelett-System neuen Belastungen ausgesetzt: An Land musste es dem eigenen Gewicht trotzen.

War die Wirbelsäule der Fische über ihre ganze Länge annähernd gleichmäßig flexibel, musste sie sich bei den Landbewohnern an einigen Stellen versteifen, an anderen dagegen beweglicher werden. Das Becken etwa wurde massiger und verband sich nach und nach fest mit der Wirbelsäule. Der Schultergürtel trennte sich vom Schädel, und die Wirbel zwischen Schulter und Kopf wurden mobiler, sodass die Landgänger das Haupt auch zur Seite drehen konnten.

Als vor spätestens 200 Millionen Jahren schließlich die Säugetiere entstanden, bildete sich die für diese Tierklasse typische Gestalt des Rückgrats.

Unser Rücken ist somit eine stammesgeschichtlich uralte, sehr bewährte Konstruktion. Sie lässt uns gleichermaßen gut gehen, rennen und springen – und ermöglicht es geübten Sportlern, sich akrobatisch zu verbiegen, Salti zu schlagen, schwere Hanteln zu wuchten.

Theoretisch wäre unsere Lendenwirbelsäule sogar imstande, eine Last von 1,5 Tonnen zu tragen, das ist so viel, wie ein mittelgroßer Pkw wiegt.

Doch sosehr der Rücken extremen mechanischen Belastungen standhält, mit einem kommt er offenbar schwer zurecht: mit unserem modernen Leben.

Denn der menschliche Bewegungsapparat ist zu einer Zeit entstanden, als unsere Ahnen ein unstetes, an physischen Herausforderungen reiches Leben als Jäger und Sammler führten. Und noch vor relativ kurzer Zeit kannten auch die meisten Menschen in den entwickelten Ländern kaum einen Mangel an Bewegung.

Ein typischer Fabrikarbeiter etwa im Deutschland des frühen 20. Jahrhunderts schuftete zwölf Stunden und mehr am Tag, zudem legte er zwischen Heim und Arbeitsstätte meist etliche Kilometer zu Fuß zurück. Das konnte viele aber nicht davon abhalten, nach Feierabend auch noch Fußball zu spielen oder anderen Sport zu treiben.

Heute dagegen fährt ein großer Teil der Erwerbstätigen mit Auto, Bus oder Bahn zur Arbeit und sitzt dort stundenlang nahezu bewegungslos vor Computermonitoren. Und auch ihre Freizeit verbringen viele von uns eher vor Bildschirmen als mit körperlicher Aktivität.

So leiden wir vor allem an physischer Unterforderung und muten dem Bewegungsapparat eine Gefahr zu, für die er evolutionär nicht geschaffen ist.

Untätigkeit. ○

Die KRAFTP

Ein starker Rücken braucht starke Muskeln. Sie müssen nicht so markant hervortreten wie bei einem Spitzensportler, aber sie sollten ständig aktiviert werden und nicht erschlaffen. Denn diese biomechanischen Wunderwerke umgeben die Wirbelsäule wie ein stützendes Korsett – und halten uns in Bewegung

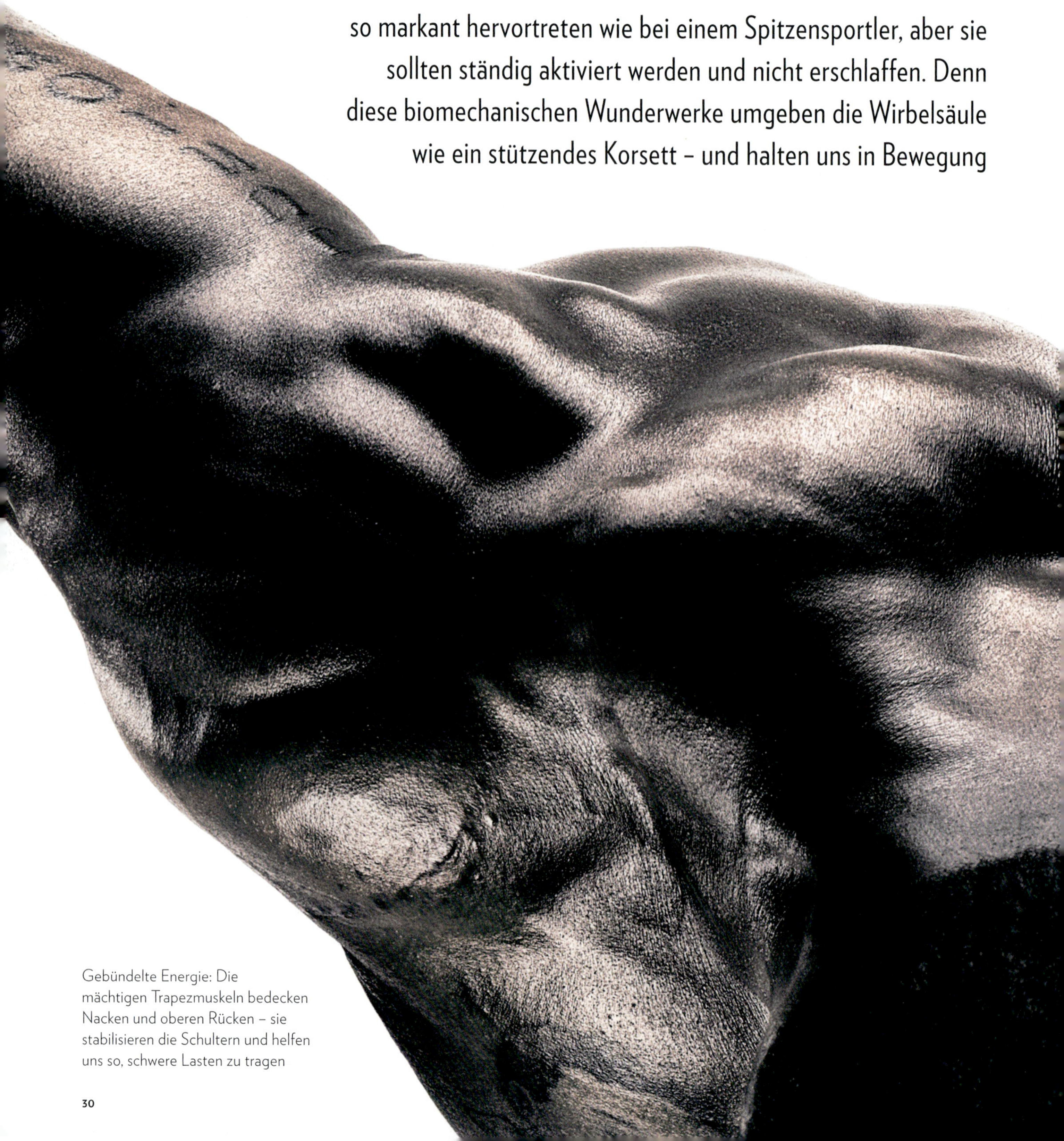

Gebündelte Energie: Die mächtigen Trapezmuskeln bedecken Nacken und oberen Rücken – sie stabilisieren die Schultern und helfen uns so, schwere Lasten zu tragen

AKETE

TEXT: **Ralf Berhorst** FOTOS: **Howard Schatz**

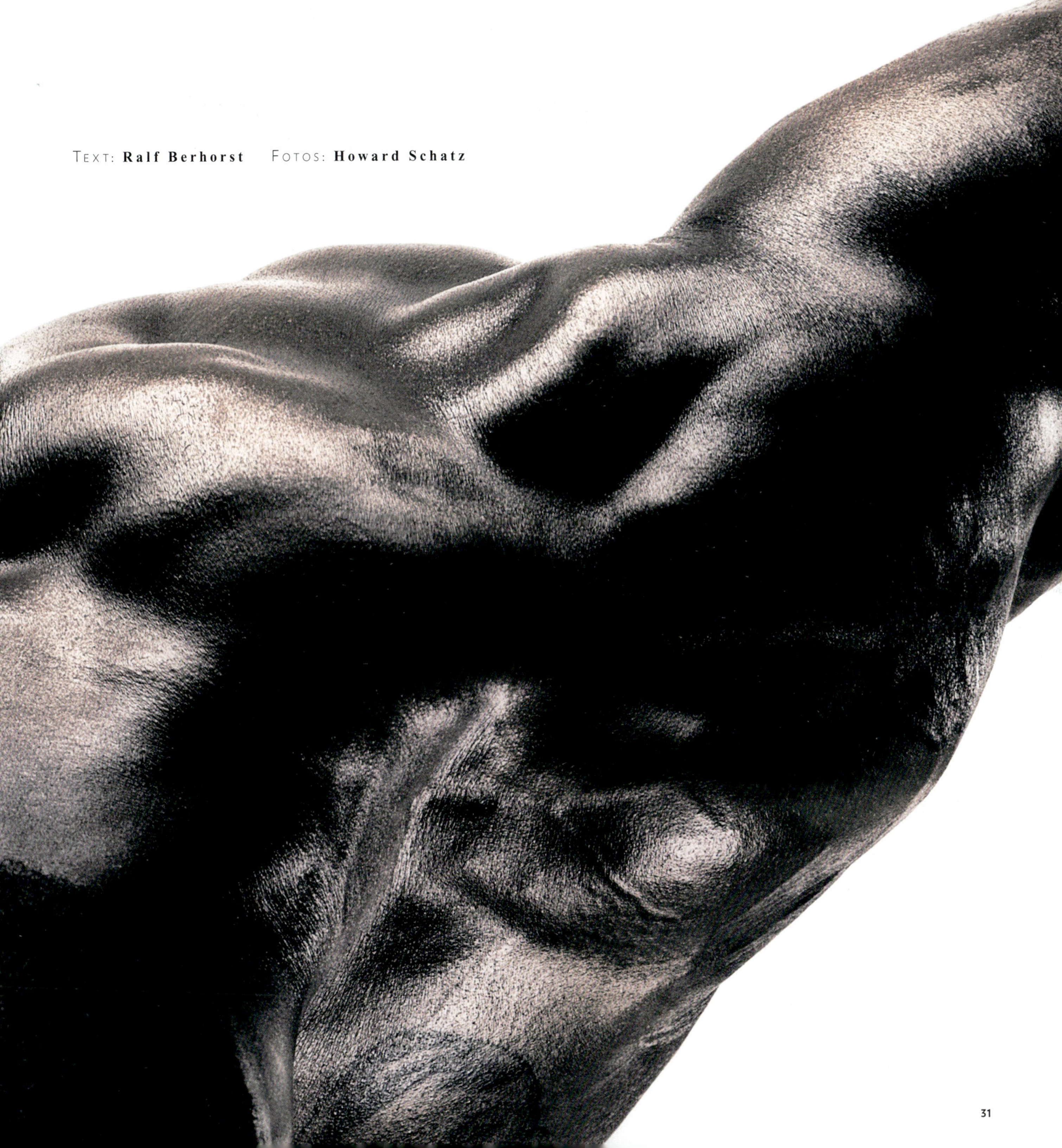

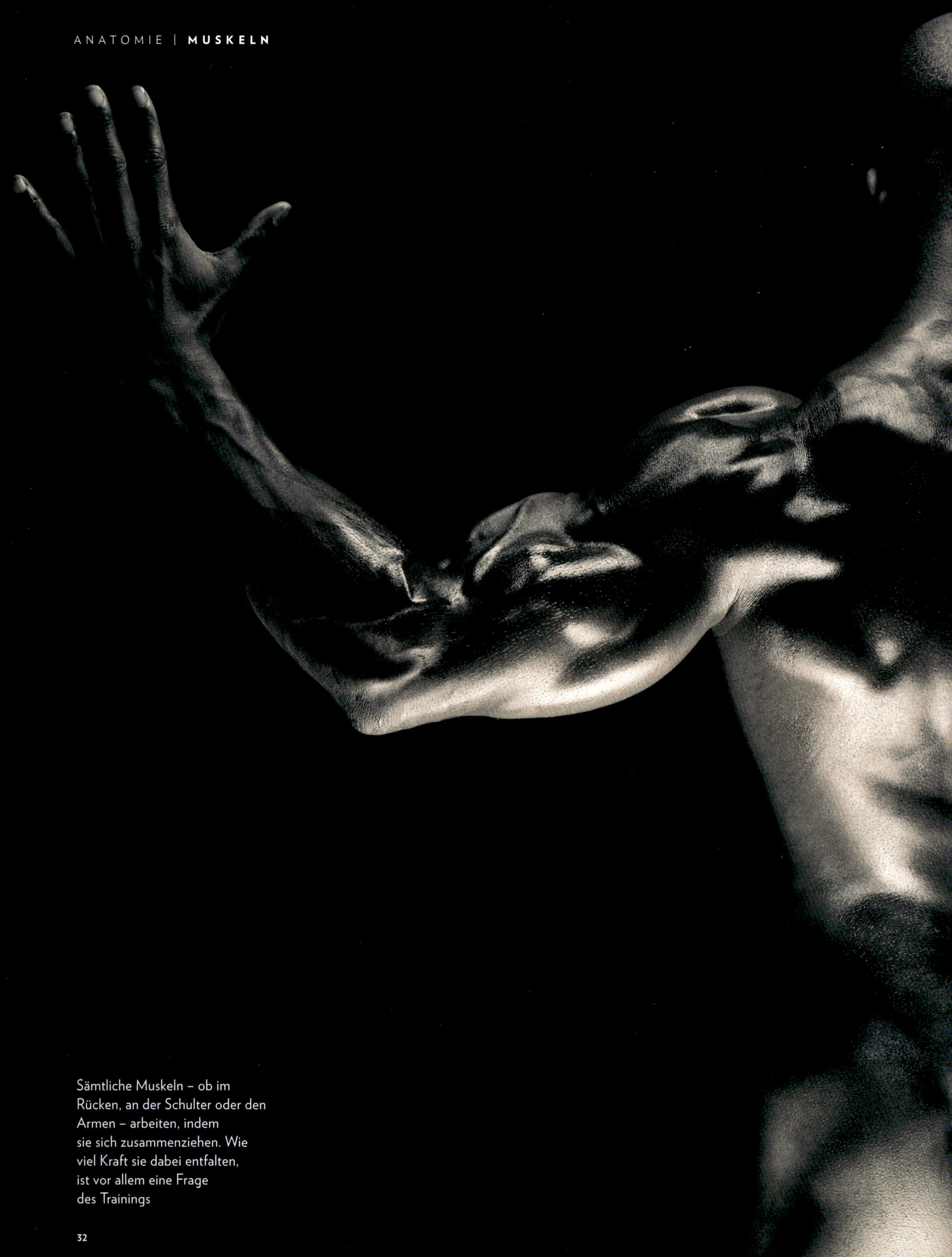

Sämtliche Muskeln – ob im Rücken, an der Schulter oder den Armen – arbeiten, indem sie sich zusammenziehen. Wie viel Kraft sie dabei entfalten, ist vor allem eine Frage des Trainings

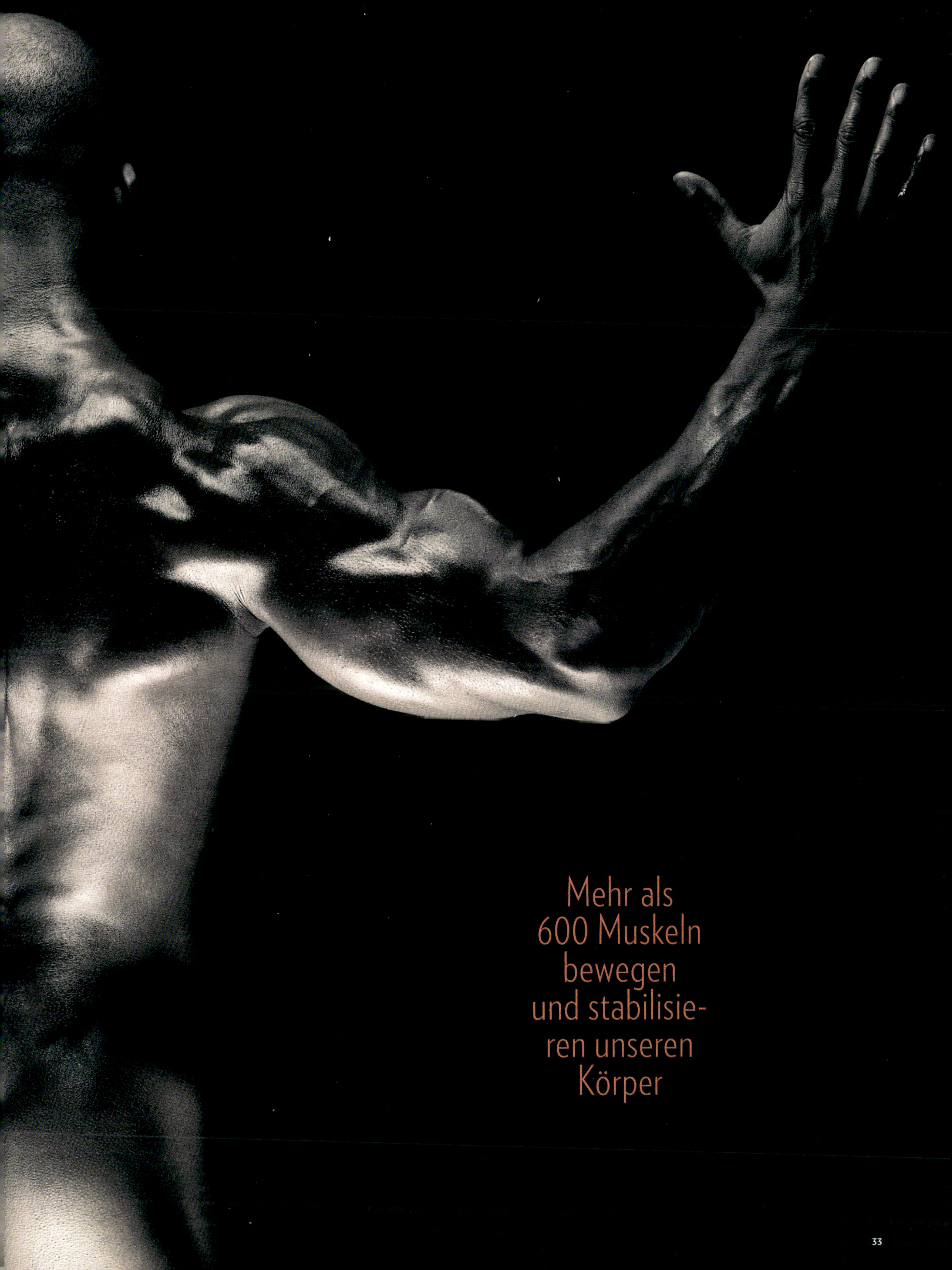
Mehr als
600 Muskeln
bewegen
und stabilisie-
ren unseren
Körper

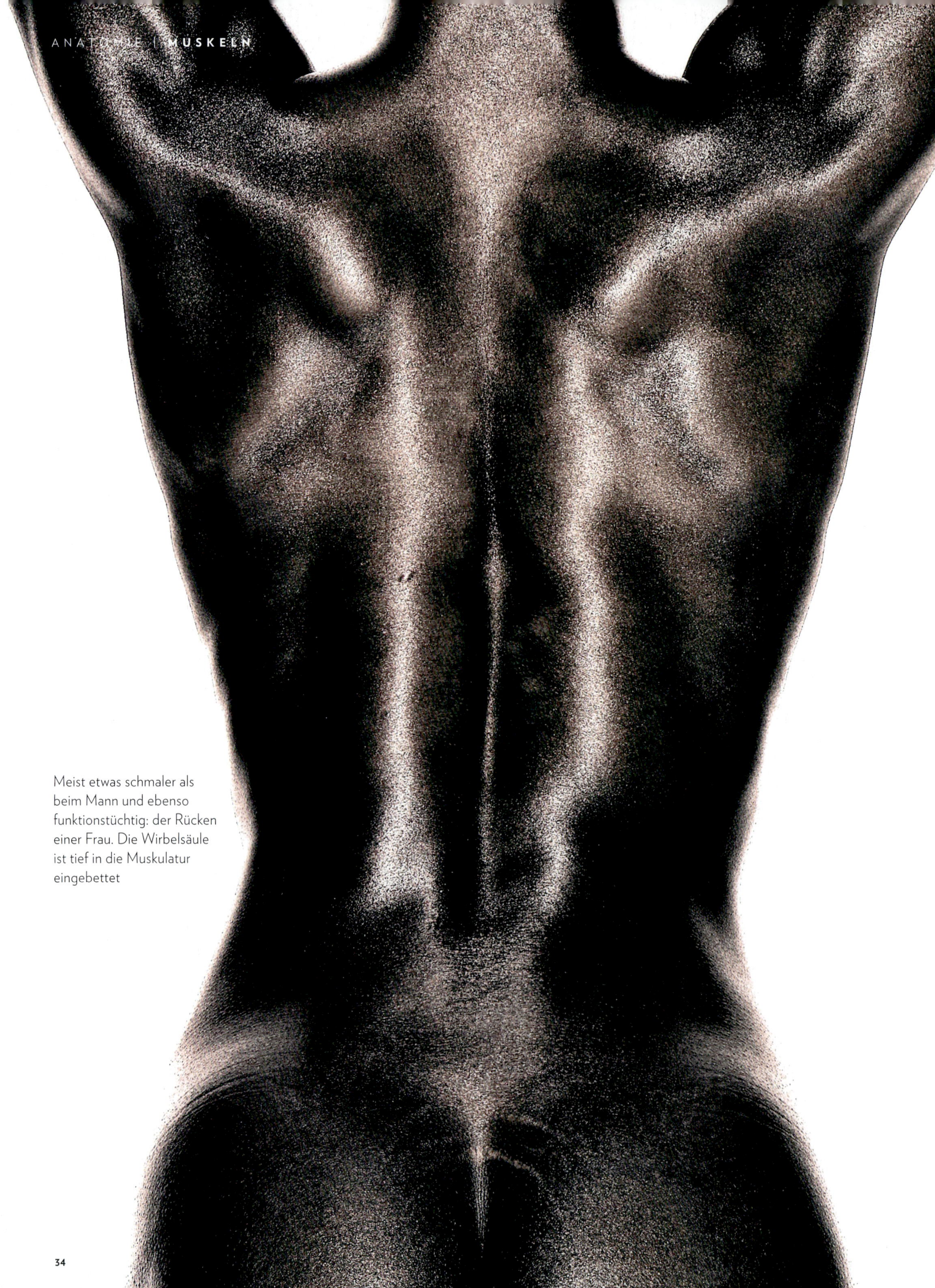

Meist etwas schmaler als beim Mann und ebenso funktionstüchtig: der Rücken einer Frau. Die Wirbelsäule ist tief in die Muskulatur eingebettet

Der Rücken ist ein fragiles Gebilde aus Knochen und Bandscheiben, Bändern, Blutbahnen und Nervensträngen. Zusammengehalten und bewegt wird es von einem System, das Experten für eines der am komplexesten im Körper des Menschen halten: den Muskeln.

Diese Kraftpakete sind Wunderwerke der Natur: Sie können uns auf bis zu 45 km/h beschleunigen, sie helfen uns, Lasten von mehr als 200 Kilogramm zu stemmen, und sie ermöglichen es, uns zu beugen, zu strecken und zu drehen.

Kein einziger Teil unseres Körpers kommt ohne die Mobilmacher aus. Muskeln überspannen fast sämtliche Knochen. Insgesamt wirken in uns mehr als 600 dieser Bewegungseinheiten; zusammen machen sie fast die Hälfte unseres Gewichtes aus.

Mindestens 25 Muskelverbände stabilisieren und bewegen allein die Wirbelsäule oder bedecken Partien des Rückens. So dreht der Trapezmuskel das Schulterblatt, der Breite Rückenmuskel zieht die Arme nach hinten, der Große Gesäßmuskel richtet beim Gehen das Becken auf (siehe Seite 36).

Zudem beeinflussen auch etliche Muskeln auf der Vorderseite des Rumpfes Bewegungen auf dessen Rückseite. Der Große Lendenmuskel etwa kann die Lendenwirbelsäule zur Seite neigen, der Gerade Bauchmuskel beugt den Rumpf und agiert als Gegenspieler jener Muskelstränge, die zu beiden Seiten der Wirbelsäule verlaufen, die Zentralachse aufrecht halten und zugleich mobil machen.

Am tiefsten unter der Haut liegen die kurzen Rückenmuskeln, die benachbarte Wirbel miteinander verbinden. Daneben befinden sich längere Stränge, die mit einem Ende an den Rippen ansetzen. Beide Muskelgruppen ermöglichen Bewegungen einzelner Wirbelsäulensegmente sowie die Streckung und Neigung des Rückgrats. Weitere Gruppen von Muskelsträngen ummanteln die Wirbelsäule.

Verlieren all diese Stabilisatoren an Masse (was bei allen Muskeln unweigerlich geschieht, wenn sie nicht durch Bewegung ausreichend gefordert werden), wird die Wirbelsäule instabil und krümmt sich über die Maßen – und zwar ganz gleich, ob wir sitzen, stehen oder gehen. Um diese Fehlstellung zu kompensieren, spannen sich bestimmte Muskelstränge permanent an, sie können gar nicht anders, als sich ununterbrochen zusammenzuziehen.

Dabei verhärten sie zusehends: Die Muskelfasern werden immer schlechter durchblutet, verlieren an Beweglichkeit und lösen mitunter sehr schmerzhafte Verspannungen aus. Das Gleiche geschieht, wenn wir über längere Zeit in der gleichen Position verharren und den Rücken einseitig belasten. Oder auch durch typische Fehlbelastungen wie das Heben schwerer Lasten mit vorgebeugtem Oberkörper.

Mehr noch: Je kraftloser die Muskulatur auf beiden Seiten des Rumpfes ist, desto langsamer lässt sie sich aktivieren. Vor allem bei abrupten Bewegungen – etwa einem Schrittwechsel – kommt sie häufig nicht schnell genug in Gang.

Mit durchaus fatalen Folgen: Wenn die Ferse aufsetzt, werden die Rückenmuskeln nicht rechtzeitig aktiviert, um den Stoß abzufangen, der bei jedem Schritt auf die Lendenwirbelsäule einwirkt. Gewissermaßen hinken die Stabilisatoren also hinterher, reagieren stets eine Nuance zu spät.

Die einzelnen Schläge stellen zwar eine vergleichsweise geringe Belastung dar, doch in der Summe reizen sie die Nerven in der Kreuzgegend – und können irgendwann bereits bei der kleinsten Bewegung zu stechendem Schmerz führen.

Studien zeigen, dass bei fast allen Menschen, denen der Rücken Kummer bereitet, die Rumpfmuskulatur auffallend schwach ist. Sie kommt – vor allem im Zusammenspiel der Rücken- und Bauchmuskeln – bei der Koordination der Bewegungen schlicht nicht nach, ist zu träge, um den Rumpf zu stützen, also ihre eigentliche Aufgabe zu erfüllen.

Daher ist es überaus wichtig, die Rückenmuskulatur in Bewegung zu halten und durch gezielte Übungen zu stärken: sei es, um Schmerzen vorzubeugen, sei es, um ein Leiden zu lindern.

Wer verstehen will, was genau dabei geschieht, muss die Muskeln Schritt für Schritt gedanklich in ihre Bestandteile zerlegen.

Skelettmuskeln etwa, die Knochen miteinander verbinden, sind von festem Bindegewebe umgeben (siehe Seite 42). Es umhüllt je nach Muskel Hunderte oder gar Tausende von Faserbündeln, die nur maximal einen Millimeter dick sind. Jedes dieser Faserbündel wird wiederum von einer feinen Bindegewebsschicht zusammengehalten.

Experten halten die Muskeln für eines der komplexesten Systeme im menschlichen Organismus

In einem Bündel liegen eng gepackt Dutzende Muskelfasern. Zwischen den haarfeinen, aber bis zu 30 Zentimeter langen Strängen befindet sich abermals Bindegewebe. Die Muskelfasern bergen die eigentlichen Mobilmacher: etliche Milliarden spezieller Eiweißmolekülfäden, die Filamente.

Die besitzen eine eindrucksvolle Eigenschaft: Sie vermögen sich ineinanderzuschieben und auf diese Weise die Muskelfaser zusammenzuziehen. Schickt das Gehirn einen Nervenimpuls zum Muskel, beginnen die Filamente

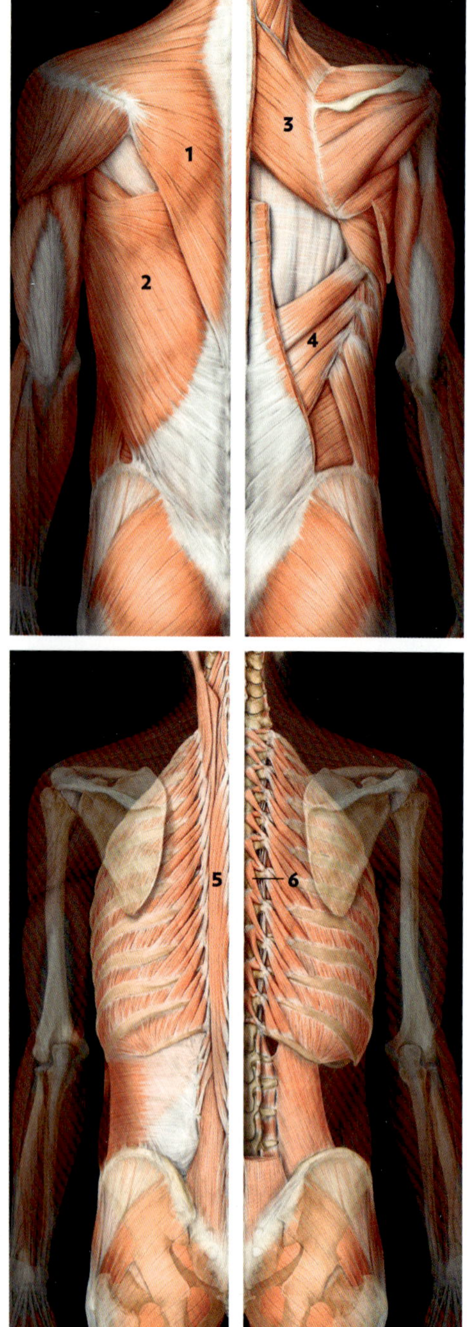

Das Zwiebel-Prinzip

Der Trapezmuskel (1), der den Nacken und oberen Rücken bedeckt, bildet mit dem darunter liegenden breiten Rückenmuskel (2) die äußere Schicht der Rückenmuskulatur. Ebenso wie der etwas tiefer liegende Rautenmuskel (3) sind sie für Arm- und Schulterbewegungen zuständig. Andere Muskelgruppen (4) unterstützen vor allem die Atembewegungen. Noch tiefer im Körperinneren werden die Muskelverbände dann filigraner, diese Muskeln sind vor allem für die Stabilisierung und weniger für die Bewegung zuständig: Längliche Muskelstränge (5) helfen etwa, die Wirbelsäule aufzurichten; kurze Muskeln (6) zwischen den einzelnen Wirbeln, die auch an der Drehung des Rumpfes beteiligt sind, stützen ihn zusätzlich.

ruckartig ineinanderzugleiten. Zwar bewegt sich jedes nur um Zehntausendstel eines Millimeters, die winzigen Bewegungen summieren sich aber. Mit der Folge, dass sich die Muskelfasern zusammenziehen, sich die Faserbündel verkürzen, der gesamte Muskel kontrahiert – und mithin arbeitet.

Da Skelettmuskeln über Sehnen an Knochen befestigt sind, entsteht so aus Myriaden von Mikro-Manövern etwas Makroskopisches: eine Bewegung.

Sogar bei vermeintlichem Stillstand, etwa bei reglosem Aufrechtsitzen, verrichtet der Körper Schwerstarbeit: Muskeln in Rücken, Bauch, Hüfte, Schulter und Nacken ziehen sich zusammen, halten Rumpf und Kopf aufrecht und in der Balance.

Doch ganz gleich, um welche Form der Bewegung es sich handelt: Stets stellen die Muskeln den Körper vor eine Herausforderung. Denn jede noch so kleine Kontraktion verbraucht Energie, die je nach Bedarf in Form von Fetten und Zucker angeliefert werden muss. Und damit die Muskelzellen die in den Nährstoffen gebundene Energie nutzen können, muss mit dem Blut eine weitere Substanz herbeitransportiert werden: Sauerstoff. In einer hochkomplexen Reaktion („Verbrennung“) mit dem Atemgas nutzen die Muskeln diese Energie.

Bei moderater Anstrengung ist das kein Problem: Die meisten Menschen können stundenlang wandern, ohne zu ermüden. Doch sobald wir ungewöhnlich viel Kraft aufwenden müssen, ergibt sich eine physiologische Schwierigkeit: Der aktive Muskel drückt die eigenen Blutgefäße zusammen. So schneidet er sich allmählich die eigene Versorgung ab. Der Nachschub an Nährstoffen aus dem Blut stoppt. Und vor allem: Dem Muskel geht der Sauerstoff aus. Es bilden sich feine Risse in den Muskelfasern, zahlreiche Eiweißmolekülfäden im Inneren bersten.

> Ein Muskelkater kündet von winzigen Schäden – und bereitet den Körper auf noch größere Belastungen vor

Jede Aktivität, die einen Muskel nur leicht überfordert, hat solche Defekte zur Folge, und wir alle kennen das schmerzhafte Phänomen: Muskelkater.

Der Körper braucht mehrere Tage, um die lädierten Stränge zu reparieren. In dieser Zeit ist der Muskel nicht voll belastbar.

Dass unsere Kraftpakete derart schnell Schaden nehmen, mutet fast wie ein biologischer Fehler an. Doch das Gegenteil ist der Fall.

Denn der Muskel bessert nun keineswegs nur die entstandenen Risse aus. Vielmehr bereitet er sich darauf vor, dass er künftig vergleichbaren oder gar noch größeren Belastungen standhalten muss. Daher stellt er in seinem Inneren neue, zusätzliche Filamente her: jene mikroskopisch kleinen Motoren, die sich ineinanderschieben können und deren Gesamtheit die Kraft des Muskels bestimmt.

Bei diesem Vorgang nimmt allerdings nicht die Anzahl der Muskelfasern zu – die ist genetisch festgelegt und von Geburt an bis zum Erwachsenenalter gleich. Vielmehr gewinnt der gesamte Muskel an Umfang, indem mehr Eiweißmolekülfäden in die Fasern eingelagert werden. Auf diese Weise kann er bei der nächsten Belastung mehr Kraft entfalten.

Kurz: Nach einer Überbeanspruchung beginnt ein Muskel sofort mehr Masse aufzubauen.

Zudem verbessert sich die Koordination der jeweils betroffenen Muskeln – also ihre Ansteuerung durch die Nervenbahnen.

Nur eine regelmäßige Beanspruchung der Muskulatur – manchmal gar eine gezielte Überbeanspruchung – kann also dabei helfen, dass dieses System dauerhaft seine Funktion erfüllt.

Wer seine Muskulatur dagegen kaum belastet, der schadet nicht nur den Kraftpaketen, sondern womöglich auch vielen anderen Organen. Denn Muskeln sind keine biomechanischen Maschinen – also schlichte Befehlsempfänger, deren einzige Aufgabe darin besteht, die Kommandos des Hirns zu befolgen.

Vielmehr erteilen sie Befehle an andere Organe. Sie schütten Tausende spezieller Moleküle aus und kommunizieren so mit dem Rest des Körpers, mit der Leber, der Bauchspeicheldrüse, selbst dem Immunsystem. Mit allen Geweben sind sie verbunden, nehmen gar Einfluss auf unser Gehirn. Sie stimulieren beispielsweise die Bildung von Nervenzellen und Zellverbindungen im Denkorgan.

Damit die Muskeln diese Wirkung optimal entfalten können, müssen sie überall im Körper in Bewegung bleiben und auch an Volumen zunehmen. Denn je mehr Muskelmasse es gibt, desto mehr Signalstoffe werden ausgeschüttet.

Obwohl all diese Prozesse längst nicht im Detail erkundet sind, besteht an einem kein Zweifel: Wer seine Rumpfmuskeln fordert, sie regelmäßig und vielfältig beansprucht, tut gezielt dem Rücken etwas Gutes – und fördert auch insgesamt seine Gesundheit. Im Alltag vergessen wir diese Tatsache allzu leicht. Zu unbequem ist es häufig, sich in Bewegung zu bringen. Und zu unnötig wirkt es. Steht der Körper doch niemals still, könnte man meinen.

Aber die Kraft unserer Muskeln ist nicht selbstverständlich: So wie wir regelmäßig essen und schlafen müssen, müssen wir auch unsere Stärke immer wieder aufs Neue wecken, sie in jedem Bereich des Körpers spüren und von Zeit zu Zeit auch über das gewohnte Maß hinaus fordern.

So lästig ist es, vital zu bleiben. Und so einfach. ○

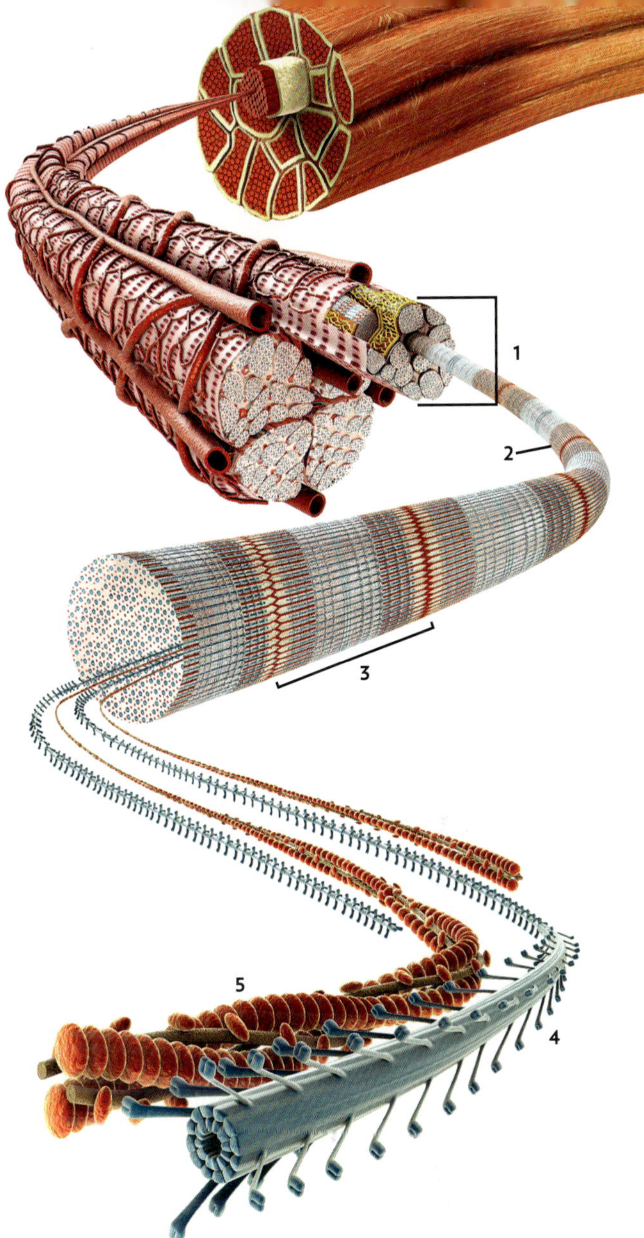

Die Kraft haarfeiner Fasern

Bewegung entsteht, wenn Muskeln sich zusammenziehen. Wer deren Funktionsweise verstehen will, muss Schritt für Schritt in ihr Inneres vordringen: Jeder Muskel besteht aus etlichen Bündeln voller Fasern (1). Die sind einige Hundertstelmillimeter dünn, bis zu 30 Zentimeter lang und setzen sich aus hauchdünnen Schnüren zusammen: den Fibrillen (2). Jede Fibrille besteht aus aneinandergereihten molekularen Motoren, den Sarkomeren (3). Sie sind die kleinste Funktionseinheit des Muskels. In ihnen liegt der Ursprung jeder Körperregung. Denn im Inneren eines Sarkomers bündeln sich Tausende Filamente, winzige Fäden aus zwei Arten von Eiweißmolekülen: Myosin (türkisfarben, 4) und Aktin (rot, 5). Von Nervenimpulsen aktiviert, sorgt ein komplexer biochemischer Prozess dafür, dass sich die Filamente ineinanderschieben und so die Sarkomere verkürzen. Aus der Kontraktion – oder Entspannung – vieler Fasern resultiert ein Zusammenziehen des Muskels (oder seine Entspannung). Über Sehnen mit den Knochen verbunden, können die Muskeln so den gesamten Körper in Bewegung setzen.

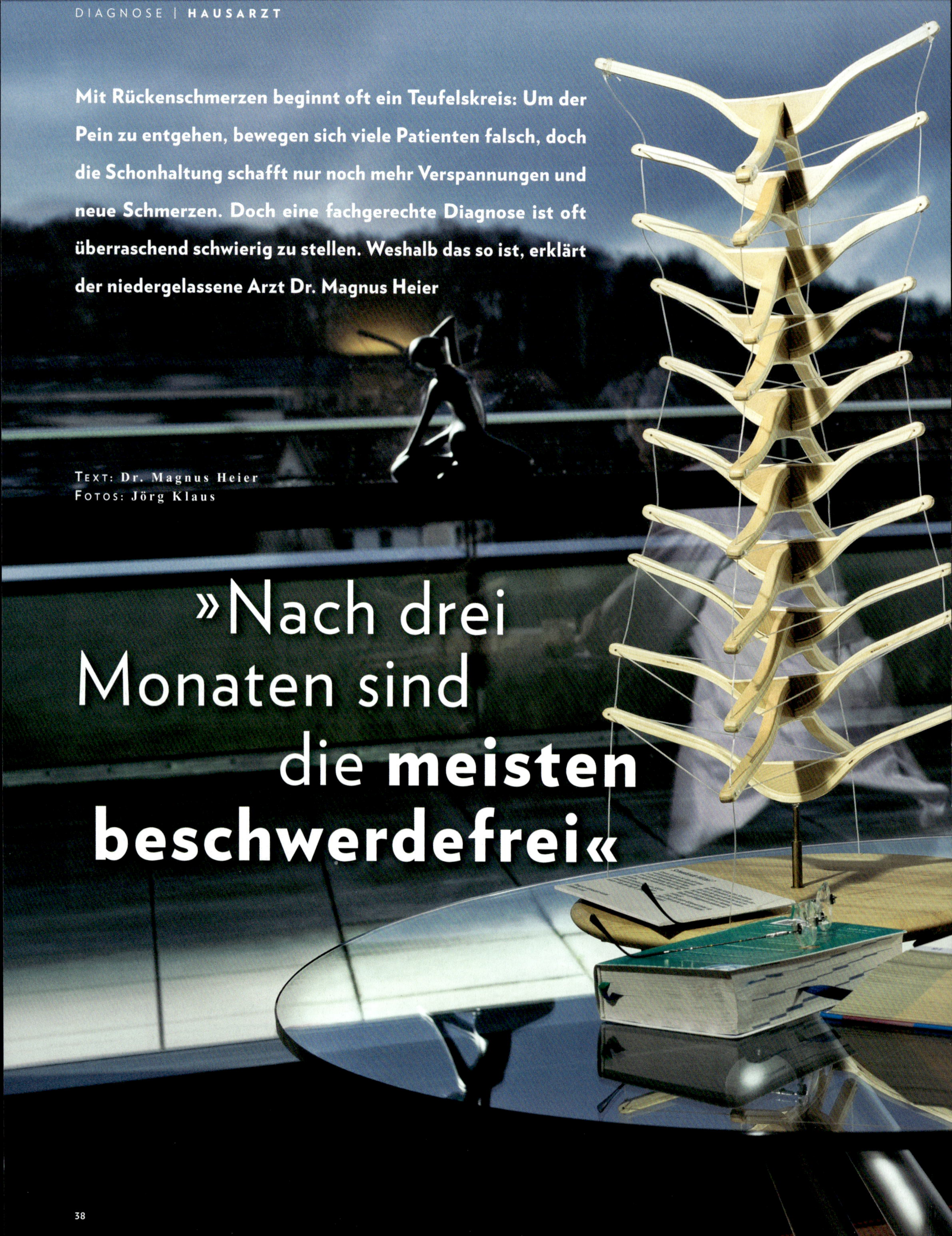

Mit Rückenschmerzen beginnt oft ein Teufelskreis: Um der Pein zu entgehen, bewegen sich viele Patienten falsch, doch die Schonhaltung schafft nur noch mehr Verspannungen und neue Schmerzen. Doch eine fachgerechte Diagnose ist oft überraschend schwierig zu stellen. Weshalb das so ist, erklärt der niedergelassene Arzt Dr. Magnus Heier

TEXT: Dr. Magnus Heier
FOTOS: Jörg Klaus

»Nach drei Monaten sind die **meisten beschwerdefrei**«

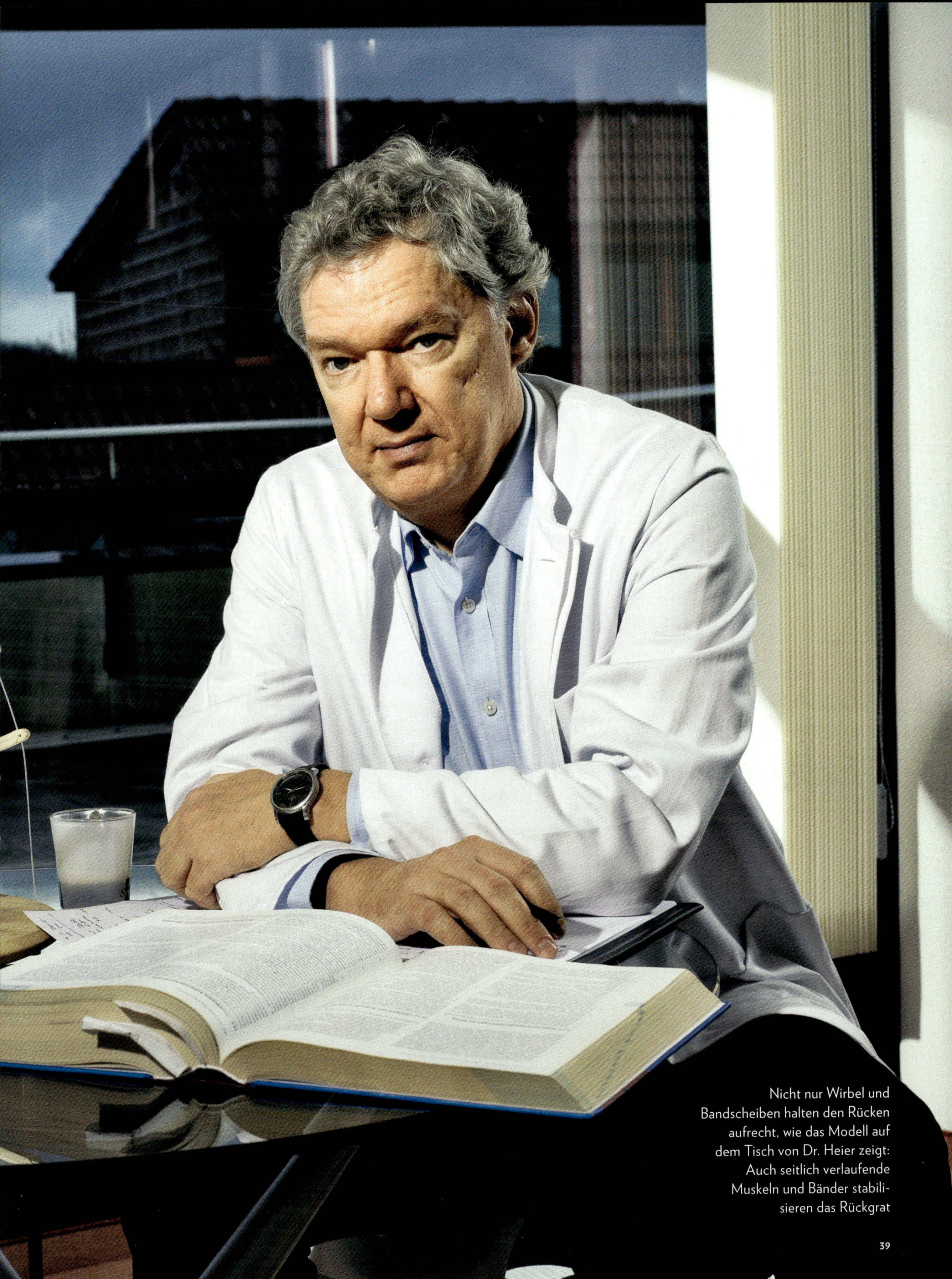

Nicht nur Wirbel und Bandscheiben halten den Rücken aufrecht, wie das Modell auf dem Tisch von Dr. Heier zeigt: Auch seitlich verlaufende Muskeln und Bänder stabilisieren das Rückgrat

Wenn der Rücken schmerzt, dann sollte in aller Regel der Hausarzt der Erste sein, den der Patient anspricht. Es gibt jedoch Ausnahmen: Treten gleichzeitig Taubheits- oder Lähmungserscheinungen in Armen oder Beinen auf oder liegen andere Warnzeichen vor (siehe Kasten rechts), ist es ratsam, sofort einen Facharzt oder gar Notarzt aufzusuchen.

Der Hausarzt hat gegenüber Spezialisten den Vorteil, dass er den Patienten meist schon länger kennt, mit dessen Krankengeschichte sowie der beruflichen und privaten Situation vertraut ist. Das ist vor allem bei Rückenschmerzen wichtig, da diese oft im Zusammenhang mit Stress oder depressiven Verstimmungen auftreten.

Bei der Suche nach der Ursache des Schmerzes sind in der Regel nicht etwa bildgebende Verfahren wie die Kernspintomografie das wichtigste Mittel der Diagnose – sondern es ist vor allem das Gespräch zwischen Patient und Arzt.

Ein gewissenhafter Mediziner stellt Fragen wie:

- Wann und in welcher Situation fingen die Schmerzen an?
- Wie lange dauern die Beschwerden schon an?
- Auf welche Stelle am Rücken konzentrieren sich diese Schmerzen?
- Wie intensiv sind sie?
- Sind sie eher dumpf oder stechend, auf einen Punkt begrenzt oder etwa in die Beine ausstrahlend?

Der Patient kann dem Arzt die Arbeit erleichtern und die Diagnose beschleunigen, indem er sich zuvor über die Antworten Gedanken macht. Hilfreich ist es auch, wenn er weiß, welche früheren Untersuchungen, Befunde und Behandlungen es zu seinem Rücken schon gab, welche Schmerzmedikamente er womöglich eingenommen hat, welche Vorerkrankungen bekannt sind (selbst wenn diese scheinbar in keinerlei Zusammenhang zu den Rückenschmerzen stehen).

Auf diese Weise kann der Arzt besser Rückschlüsse auf die Ursache der aktuell auftretenden Problematik ziehen.

Für den Hausarzt ist es darüber hinaus wichtig, dass er die Lebenssituation des Patienten in die Diagnose mit einbezieht. Denn bei beruflicher oder privater Überlastung können unklare Schmerzzustände auftreten. Ein Arzt sollte daher konkret nachfragen – sich nach Stressauslösern erkundigen, nach Problemen in der Familie oder fehlender Anerkennung am Arbeitsplatz. „Schmerz ist niemals nur körperlich, aber auch fast nie nur seelisch", sagt mein Kollege Professor Christoph Maier, Schmerzmediziner in Bochum.

Bei den meisten Rückenproblemen sollte der Patient nicht nur im Bett liegen und sich vermeintlich auskurieren. Der Arzt wird vor allem versuchen, ihn zu mobilisieren, denn wer nur **ruhig daliegt, wird seinen Schmerz nicht los**

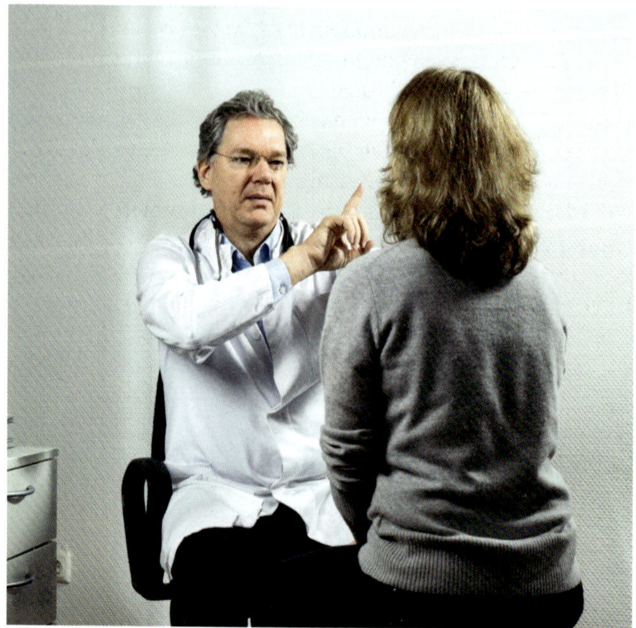

Vermag die Patientin dem Finger zu folgen? Fehlfunktionen des Nervensystems können mit Rückenproblemen zusammenhängen

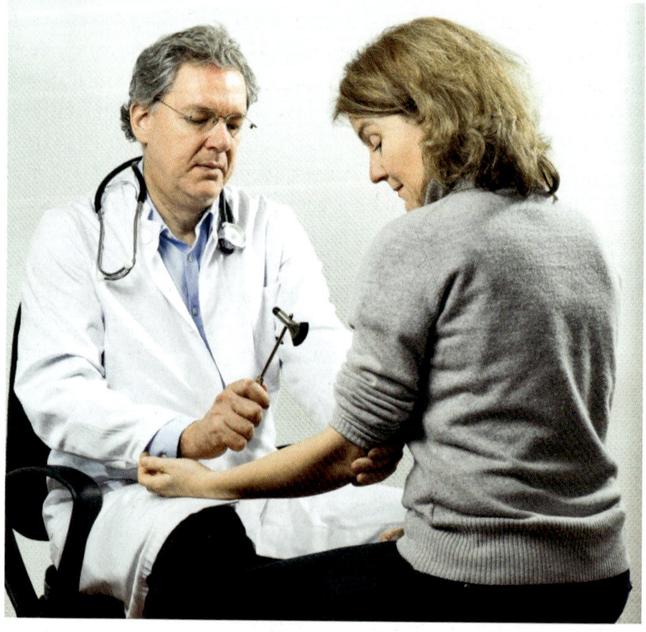

Dr. Heier prüft den Bizepssehnenreflex. Mit neurologischen Untersuchungen wie dieser sichert er seine Diagnose ab

Neben der Anamnese, also der Erhebung der Krankengeschichte im Arzt-Patienten-Gespräch, ist eine gründliche körperliche Untersuchung wichtig. Auch dabei kommt der Mediziner zunächst ohne technische Hilfsmittel aus: Er schaut sich den Patienten genau an, dessen Haltung und die Krümmung der Wirbelsäule, und er ertastet die Wirbelsäule: Gibt es erkennbare Veränderungen? Sind Einschränkungen der Beweglichkeit festzustellen? Schmerzen durch Berührung oder Druck? Gibt es Fehlbelastungen, Fehlhaltungen oder neurologische Ausfälle?

Durch ein Abtasten des Beckens können beispielsweise ein Beckenschiefstand und eine Verformung der Wirbelsäule festgestellt werden.

Über diese Basisdiagnostik hinaus gibt es bei Rückenschmerz zunächst keinen Grund für weitergehende Untersuchungen. Kann der Hausarzt keine eindeutige Ursache ermitteln, drängen jedoch manche Patienten auf eine Computertomografie oder eine Kernspinaufnahme der Wirbelsäule.

Das ist jedoch nur selten ratsam, denn die bildgebenden Verfahren verschaffen in vielen Fällen keine Sicherheit über eine Ursache, sondern führen mitunter sogar auf die falsche Fährte.

Auffälligkeiten in den Bildern werden oft als Schmerzursache gedeutet, obwohl sie in vielen Fällen für die Beschwerden nicht verantwortlich sind: So gibt es immer wieder Menschen mit deutlich sichtbaren Veränderungen an Wirbeln oder Bandscheiben – die aber keinerlei damit zusammenhängende Einschränkungen verspüren.

Gleichzeitig kenne ich Patienten, die trotz einer im Bild normal aussehenden Wirbelsäule über stärkste Rückenschmerzen klagen.

Daher können optische Befunde als Ursache für Beschwerden missdeutet werden: Wenn zum Beispiel ein Patient Schmerzen hat und gleichzeitig eine sichtbare Veränderung an der Wirbelsäule, so wird er (und meist auch der Arzt) dies in einem kausalen Zusammenhang sehen.

Im schlimmsten Fall führt die Bildgebung sogar dazu, dass die Schmerzen chronisch werden: Denn es gibt ja eine scheinbar objektive Ursache – und solange die vorhanden ist, bleibt auch der Schmerz.

„Je mehr Aufnahmen der Patient hat, desto wahrscheinlicher ist es, dass seine Rückenschmerzen chronisch werden – einfach weil er die Bilder nicht mehr aus dem Kopf bekommt“, so der Schmerztherapeut Christoph Maier.

Wann ist der Rückenschmerz **ein Notfall?**

Wenn eines der folgenden Warnzeichen auftritt, sollten Sie sofort zum Arzt gehen

- Haben Sie Taubheitsgefühle oder Lähmungen in den Beinen?
- Gibt es Probleme beim Wasserlassen oder beim Stuhlgang?
- Folgte der Rückenschmerz auf einen Unfall?
- Folgte der Schmerz auf einen Sturz oder eine andere scheinbare »Bagatelle«?
- Leiden Sie zeitgleich mit dem Rückenschmerz unter plötzlich aufgetretenem Fieber oder Schüttelfrost?
- Gibt es eine Krebserkrankung in Ihrer Vorgeschichte?
- Haben Sie einen starken Gewichtsverlust beobachtet oder eine rasche Ermüdbarkeit?
- Ist der Schmerz vor allem in der Nacht besonders stark?

In vier von fünf Fällen aber wird der Hausarzt keine eindeutige Ursache finden, er spricht dann von einem „unspezifischen Rückenschmerz“.

Was vermag er zu tun? In schweren Fällen kann er eine Arbeitsunfähigkeitsbescheinigung ausstellen – aber es gibt keine Richtlinien, wie lange ein Patient mit Rückenschmerzen nicht arbeiten sollte. Dies hängt von der Art der Tätigkeit ab, vor allem aber von der Intensität der Beschwerden.

Ein verantwortungsvoller Arzt wird die Dauer einer Krankschreibung möglichst kurz halten. Er wird den Schwerpunkt der Behandlung nicht auf Schonung, sondern auf Mobilisierung seines Patienten legen.

Er wird vor zu viel Bettruhe warnen und auf körperliche Bewegung drängen. Er wird die Beschwerden anfangs mit ausreichend hoch dosierten Medikamenten unterdrücken, um den Teufelskreis aus Schmerzen, Verspannungen, stärkeren Schmerzen, stärkeren Verspannungen zu durchbrechen. Ein krankgeschriebener, im Bett liegender Patient kann dem nur schwer entkommen.

Und der Hausarzt sollte erwägen, einen Physiotherapeuten hinzuziehen. Der kann Bewegungsmuster erkennen, die beim Patienten immer wieder Schmerzen auslösen, wie etwa falsches Heben von schweren Lasten, und ihn zu rückenschonenden Bewegungen anleiten. Vermutet der Arzt, dass eine belastende Lebenssituation des Patienten zum Rückenschmerz beiträgt, dann wird er frühzeitig auch einen Psychologen oder Psychotherapeuten in die Behandlung miteinbeziehen.

Mehr Therapie benötigt der Patient mit unspezifischen Rückenschmerzen nicht. Er braucht vor allem Zeit. Denn nach etwa drei Monaten sind die meisten Patienten wieder beschwerdefrei, viele ganz von selbst, andere, weil ihnen die Behandlung durch den Physiotherapeuten oder Psychologen geholfen hat. Der gute Hausarzt gibt einem solchen Spontanverlauf eine Chance.

Wenn jedoch nach etwa sechs Wochen bis drei Monaten keine deutliche Besserung eingetreten ist, wenn die Schmerzen gar schlimmer geworden sind, wird der Hausarzt die Diagnose „unspezifischer Rückenschmerz“ hinterfragen und den Patienten zu einem Facharzt überweisen: Das kann ein Orthopäde, ein Neurologe oder ein Schmerzspezialist sein – oder er vermittelt den Patienten an ein Zentrum für die sogenannte multimodale Therapie (siehe Seite 148). Das ist derzeit das Beste vom Besten. ○

DR. MAGNUS HEIER, Jg. 1963, ist niedergelassener Arzt in Castrop-Rauxel und Autor (hirnwelten.de). Als Facharzt für Neurologie betreut er auch Rückenpatienten.

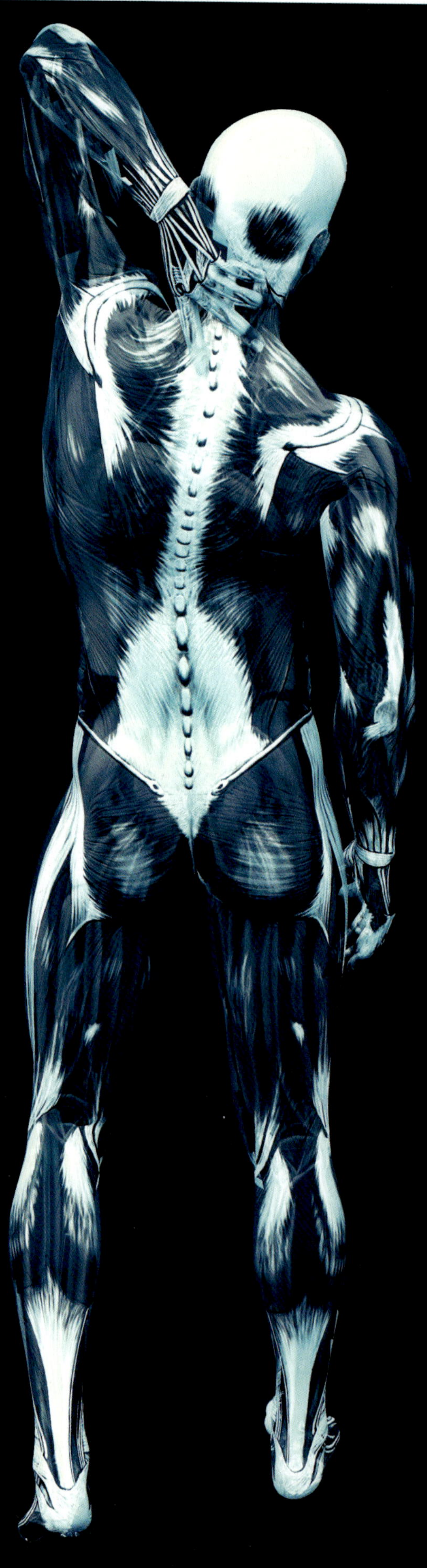

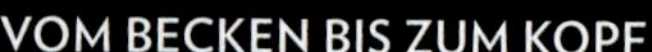

VOM BECKEN BIS ZUM KOPF ziehen sich besonders ausgeprägte Faszien (weiß). Bei Patienten mit chronischem Rückenleiden sind sie oft »verfilzt« und schmerzen. Die Illustrationen in diesem Beitrag zeigen einige der zahlreichen Bindegewebsschichten des Körpers

Die Fasern, die **unseren Körper stützen**

Konzentrierten sich Ärzte bisher oft auf die falschen Körperteile, wenn sie die Ursachen von Rückenschmerz ergründen wollten? Möglich ist es. Seit einiger Zeit stehen die Faszien im Verdacht, viele Beschwerden auszulösen. Damit eröffnen sich neue Wege zur Heilung

TEXT: **Dela Kienle**
ILLUSTRATIONEN: **Tim Wehrmann**

Bindegewebe – das klingt für viele Menschen nach Cellulite und Falten, nach etwas vermeintlich Überflüssigem. Unter dem Fachbegriff Faszien (von lat. *fascia*, Band) ist es jedoch in den letzten Jahren zu einem Schwerpunktthema der Forschung geworden: als eine Art Universalbaustoff, der dem Körper überhaupt erst Form und Struktur verleiht.

Die Faszien bilden ein faseriges Netz, das je nach Körperregion mehrere Millimeter dick sein kann. Es liegt unter unserer Haut und umhüllt den Menschen als Ganzes, überzieht aber auch im Inneren Knochen, Organe, Nerven, Gefäße und Muskeln.

Selbst die Faserbündel innerhalb von Muskeln sowie noch jede einzelne Muskelfaser sind von einer feinen Faszienschicht umschlossen: Ohne diese Stütze könnten sie nicht arbeiten, sie würden, zähem Sirup gleich, regelrecht auseinanderfließen.

Nach der Einschätzung von Wissenschaftlern hat dieses lange Zeit unbeachtet gebliebene Gewebe auch bei der Entstehung vieler Arten von Rückenschmerzen eine wichtige Bedeutung. Beispielsweise reagiert es höchst empfindsam auf Belastungen und Reize.

Konzentrieren sich Ärzte demnach häufig auf die falschen Auslöser, weil sie Rückenleiden vor allem den Bandscheiben, Wirbeln, Nerven oder schwachen Muskeln anlasten?

Sind es womöglich Störungen in den Faszien, die zum Schmerz beitragen oder ihn gar verursachen?

Bis vor wenigen Jahren galten Faszien in der Wissenschaft noch als relativ uninteressantes Stützgewebe. Auf dem Seziertisch schnitten Anatomen die feinen weißen Schichten meist achtlos weg, um das rote Muskelfleisch oder die freigelegten Organe zu studieren.

Nur einige Vertreter der Alternativmedizin befassen sich schon seit Längerem mit dem Bindegewebe – vor allem „Rolfing"-Therapeuten, aber auch Osteopathen und Akupunkteure.

Sie versuchen, die genaue Wirkweise ihrer Behandlungen zu ergründen (die sich allerdings nach wie vor nicht plausibel darlegen lässt).

Erst seit einem großen Kongress im Jahr 2007 bemüht sich eine internationale Expertengruppe, die Faszien-Forschung auf eine wissenschaftliche Grundlage zu stellen. Bislang sind in dem jungen Fachgebiet allerdings nur wenige Studien veröffentlicht worden, die auch Schulmediziner überzeugen. Aber es gibt Hypothesen über die Bedeutung dieses Bindegewebes, die vielen Experten einleuchten.

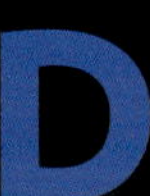

Die meisten Hobbyköche haben einen bestimmten Typus Faszien schon häufig gesehen: Es ist die zähe, weiße Schicht, die bei Rindern, Schweinen und Hühnern das Fleisch bedeckt, falls der Metzger sie nicht schon entfernt hat. Diese straffen Muskelfaszien gibt es auch in unserem Körper.

Wie alle Typen des Bindegewebes werden sie aus zwei Arten von Proteinen gebildet: dem Kollagen, das sich zu zugfesten Fasern verbindet, und dem Elastin, das dehnbare, hochelastische Fasern hervorbringt. Das Verhältnis dieser Komponenten variiert allerdings: In der Unterhaut, aber auch in dehnfähigen Organen wie Blase und Lunge müssen die Faserverbände elastisch sein und enthalten somit einen höheren Anteil an Elastin.

Zu den Faszien zählen nach dem Verständnis mancher Wissenschaftler auch Sehnen, Bänder und die festen Organkapseln, die unter anderem Nieren, Lymphknoten und Leber umgeben.

Und ebenso das lockere Bindegewebe, das etwa im Bauch den Zwischenraum um Organe ausfüllt oder die Unterhaut bildet und dort die Fettzellen zusammenhält.

Im engeren Sinne sind mit Faszien jedoch flächige Bindegewebsschichten gemeint, die andere Körperbestandteile formen, polstern und schützen.

Aber das ist nicht alles: Da in ihnen Lymphgefäße, Blutbahnen und Nerven verlaufen, spielen Faszien auch eine wichtige Rolle für den Stoffwechsel und den Flüssigkeitstransport innerhalb des Körpers. Und nicht zuletzt findet sich in ihnen eine Fülle von Mechanorezeptoren. Diese Sinneszellen nehmen zum Beispiel Informationen über Bewegung, Ausrichtung oder Anspannung eines Muskels auf (aber auch Druck-, Schmerz- oder Temperaturreize) und kommunizieren mit Gehirn und vegetativem Nervensystem.

Die Empfindsamkeit der Faszien trägt vermutlich zu chronischen Rückenschmerzen bei. Und erklärt vielleicht, weshalb viele Menschen trotz unterschiedlichster Behandlungen ihr Leiden nicht loswerden.

Forscher haben besonders viele Schmerzrezeptoren auf der großen thorakolumbalen Faszie gefunden, die sich über den gesamten Rücken zieht, vom Becken bis nach oben zum Hinterkopf. Ultraschalluntersuchungen zeigten, dass bei Patienten mit chronischen Rückenschmerzen das Bindegewebe im unteren Rücken häufig deutlich verdickt ist.

Wissenschaftler der Universität Ulm entdeckten zudem, dass sich Faszien eigenständig ausdehnen, zusammenziehen, versteifen – und so bei Bewegungen Kraft übertragen und dem Körper Spannung verleihen.

All das sind Hinweise, dass Faszien zu Rückenschmerzen beitragen können – und dass die Beschwerden vielleicht sogar im Bindegewebe entstehen.

Nicht nur die Muskeln, **auch die Faszien** können verkümmern

Dass die Faszien am Rücken sehr schmerzempfindlich sind, wiesen Forscher nach, als sie Freiwilligen eine Kochsalzlösung in eine Rückenfaszie und in die tiefe Rückenmuskulatur spritzen ließen. Die Probanden empfanden den Schmerz in der Faszie mehr als doppelt so stark wie im Muskel und beschrieben ihn als glühend.

Mikroverletzungen der Bindegewebsschichten spielen womöglich eine bedeutsame Rolle bei der Schmerzentstehung. Wer seine Rückenfaszien einseitig belastet, indem er etwa lange gebeugt sitzt oder arbeitet, kann sie unbemerkt überfordern und überdehnen. Schließen sich dann plötzliche Bewegungen an, weil man sich beispielsweise bückt, entstehen vermutlich winzige Wunden oder Risse, die sich entzünden und im Zusammenspiel mit verkrampften Muskeln Rückenschmerz auslösen.

Doch auch zu wenig Belastung ist problematisch: Denn Faszien können verkümmern, wenn sie kaum gefordert sind. Sie werden dünner, verlieren ihre Elastizität – und verfilzen gewissermaßen. Dann sind ihre Fasern verklebt, ähneln einem verknoteten Wollknäuel, anstatt ordentlich wie ein Scherengitter angeordnet zu sein.

Eine derartige Verfilzung nimmt häufig mit dem Alter zu. Und kann den Rücken in Mitleidenschaft ziehen: Sie beeinträchtigt die Muskelarbeit, der Betroffene wird insgesamt steifer, die Körperhaltung leidet. Außerdem führt sie dazu, dass die Wirbel nicht mehr weich abgepolstert werden, sondern in zunehmend starrem Gewebe feststecken. So erhöht sich der Druck auf die Bandscheiben; auch daraus können sich Beschwerden entwickeln.

Bei Operationen am Rücken müssen Orthopäden zudem oft Bindegewebe durchtrennen. Dabei kann es zu Verwachsungen oder Narben kommen, die womöglich auf Nerven drücken – und so Schmerzen verursachen.

Um die Gleitfähigkeit und Elastizität der Bindegewebsschichten zu erhalten oder wiederherzustellen, haben Experten ein spezielles Faszientraining entwickelt. Es soll Ausdauer- oder Kraftsport nicht ersetzen, sondern mit speziell zugeschnittenen Übungen ergänzen.

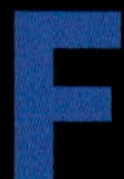

Forscher wie der an der Universität Ulm arbeitende Humanbiologe Robert Schleip gehen davon aus, dass bereits zehn Minuten Training zweimal pro Woche Wirkung zeigen, vor allem wenn dabei vier verschiedene Trainingsarten kombiniert werden: Zum einen sollen die Faszien gedehnt werden – durch dynamisches Wippen, aber auch durch langsame Dehnübungen wie beim Yoga. Ein zweiter Teil des Programms konzentriert sich aufs Federn, etwa durch Hüpfübungen.

Weiterhin werden einzelne Körperregionen mit speziellen Schaumstoffrollen (sogenannten Blackrolls) oder Bällen massiert, um so den Flüssigkeitsaustausch innerhalb der Faszien anzuregen. Zusätzlich sollen Wahrnehmungsübungen die Körpersinne schärfen – beispielsweise durch langsame, bewusste Bewegungen der Wirbelsäule (die zudem entspannen).

Die Wirksamkeit solcher Übungen ist noch nicht nachgewiesen. Aber es gibt immer mehr Anhänger. So setzt etwa Klaus Eder, Physiotherapeut der deutschen Fußballnationalmannschaft, auf die Behandlung der Faszien. Bei Verletzungen und Überlastungsschäden von Spitzensportlern sei fast immer Bindegewebe betroffen, sagt Eder. Dem Training der Faszien bescheinigt er aus diesem Grund „sehr großes Potenzial". Insbesondere könne es dazu beitragen, Verletzungen zu vermeiden.

Robert Schleip geht sogar noch weiter. Er ist sich sicher, dass Sehnen und Bänder durch regelmäßiges Faszientraining belastbarer werden, die Körperformen straffer und jugendlicher, und dass man weniger Schmerzen in Hüftgelenken und Bandscheiben habe.

Schleip sagt: „Wir sind so alt wie unser Bindegewebe – und tun gut daran, dieses Lebensnetz zu kräftigen." ○

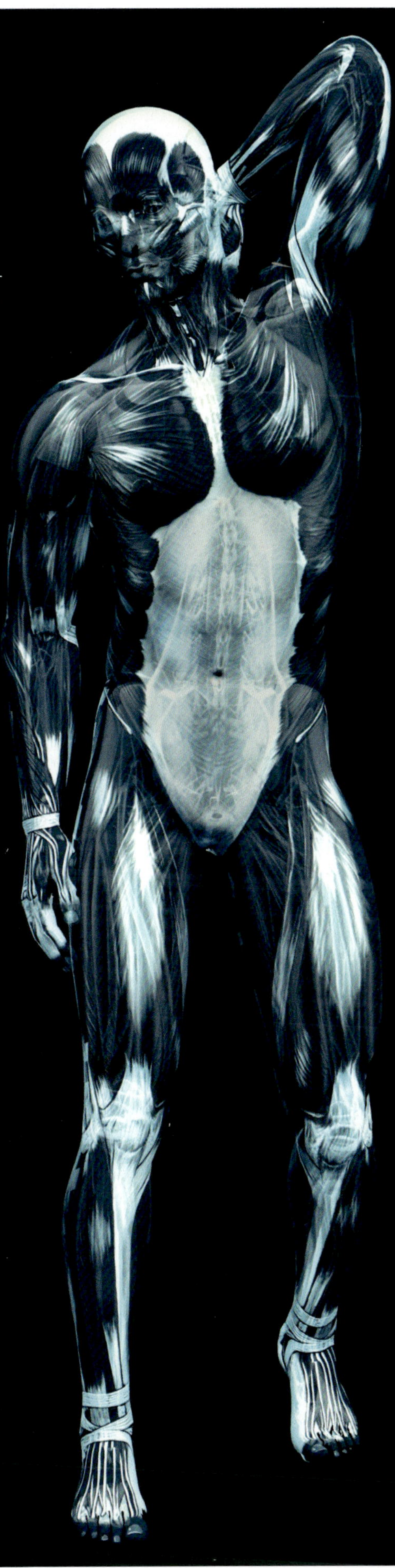

SINNESZELLEN melden jede Bewegung in den Faszien ans Gehirn weiter – und jeden Schmerz. Einseitige Belastung erhöht das Risiko für Mikroverletzungen im Bindegewebe, die erhebliche Probleme machen können

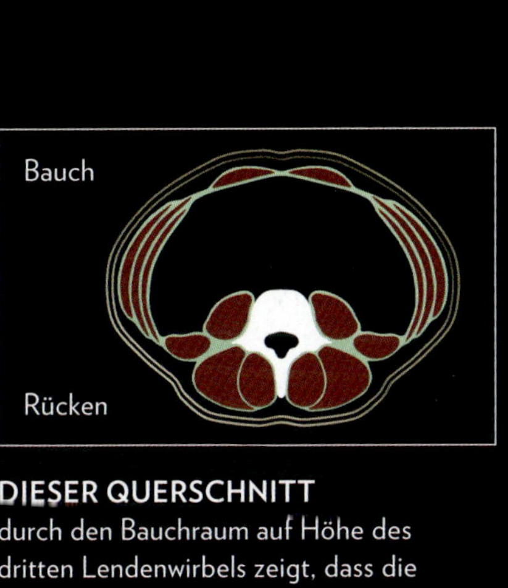

DIESER QUERSCHNITT durch den Bauchraum auf Höhe des dritten Lendenwirbels zeigt, dass die Wirbelsäule (weiß) fast vollständig von Muskeln (rot) stabilisiert wird, die ihrerseits von Faszien (grün) umhüllt sind

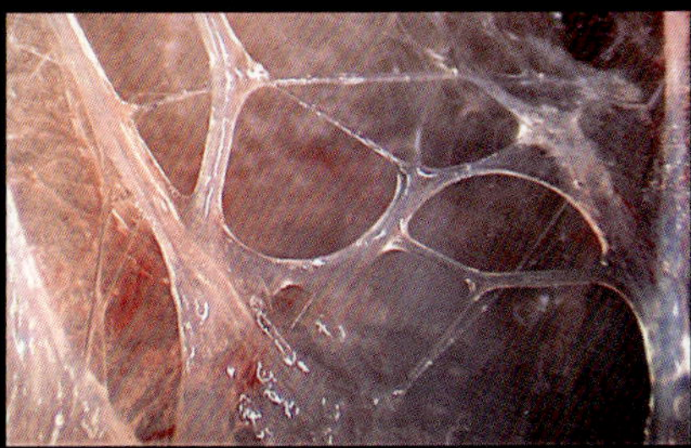

DIE TRANSPARENTE STRUKTUR der Faszien wird in dieser endoskopischen Aufnahme gut sichtbar. Das Bindegewebe umhüllt alle Knochen, Organe, Nerven, Gefäße und Muskeln

Der Doktor unter der Lupe:
Hört er zu, hat er Erfahrung, nimmt
er Bedenken ernst? Und was sagen
andere über ihn? All das kann auch ein
Laie in Erfahrung bringen

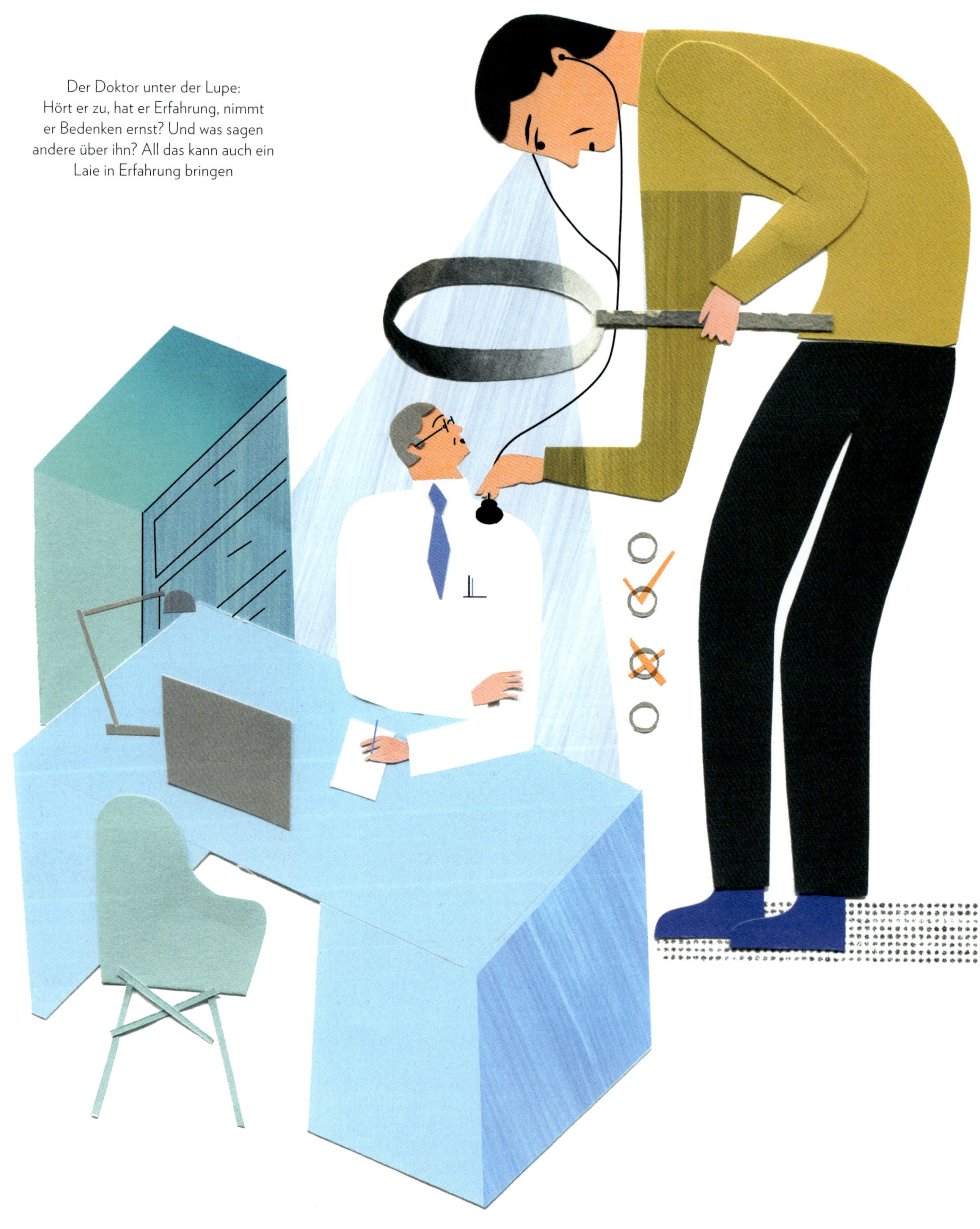

So finde ich **den besten** Arzt

TEXT: **Dr. Christian Heinrich** • ILLUSTRATIONEN: **Stephanie Wunderlich**

Die Kompetenz von Medizinern zu beurteilen fällt selbst Experten schwer. Wie sollten Patienten da zu einer realistischen Einschätzung kommen? Doch es gibt Anhaltspunkte, die helfen können, eine gute Wahl zu treffen

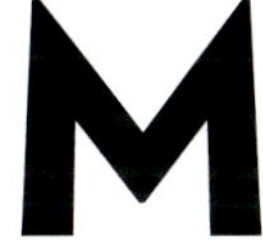

Mehr als 100 000 Ärzte in Deutschland behandeln Rückenleiden, darunter Allgemeinmediziner, Orthopäden, Neurologen und Chirurgen. Doch wie findet ein Betroffener den für ihn geeigneten?

Entscheidend ist zweifellos die Fachkompetenz des Mediziners. Große Bedeutung messen Patienten aber auch Freundlichkeit und Einfühlungsvermögen des Arztes zu – sowie der Frage, wie viel Zeit er sich für die Behandlung nimmt (so eine Auswertung von 3000 deutschen Patientenkommentaren).

Vor allem die Kompetenz von Ärzten lässt sich nur schwer beurteilen. Doch der Patient hat verschiedene Möglichkeiten, sich zu informieren:

- beim Hausarzt;
- durch Bewertungsportale;
- anhand von Klinik-Spezialisierungen.

I. Beim Hausarzt

Der erste Weg bei Rückenschmerzen führt gewöhnlich zum Hausarzt. Der sollte eine Diagnose nach bestimmten Kriterien stellen und nicht zu rasch Röntgenaufnahmen und Computertomografien veranlassen (siehe Seite 38). Kann er nicht helfen, empfiehlt er einen Fachkollegen.

Meist wird dies ein Arzt sein, mit dem er gute Erfahrungen gemacht hat. Doch erfolgen Empfehlungen unter Ärzten manchmal auch über inoffizielle Abmachungen; teilweise zahlen Fachmediziner sogar Prämien an Hausärzte.

Daher sollte man stets nachfragen, aus welchen Gründen der Hausarzt einen speziellen Kollegen empfiehlt.

II. Durch Bewertungsportale im Internet

In Deutschland gibt es mindestens ein Dutzend medizinische Such- und Bewertungsportale, zu den bekanntesten zählen „Jameda" und die „Weisse Liste".

Sie funktionieren nach einem einfachen Prinzip: Anhand der eigenen Postleitzahl und der gesuchten Fachrichtung lassen sich in den Datenbanken Mediziner in der nahen Umgebung auffinden.

Außerdem haben Patienten die Möglichkeit, Ärzte zu bewerten, bei denen sie in Behandlung sind oder waren. Dazu füllen sie online Fragebögen aus, darüber hinaus können sie in der Regel noch freie Kommentare verfassen.

Das Angebot von Jameda nutzen nach eigenen Angaben monatlich sechs Millionen Patienten.

Doch die Urteile über die Ärzte sind nur begrenzt aussagekräftig, weil die Patienten in der Regel über wenig medizinischen Sachverstand verfügen. Da zudem vor allem jene Patienten ihren Arzt beurteilen, die entweder begeistert sind oder aber sehr enttäuscht, gibt es auf den Portalen nur wenig ausgewogene Bewertungen.

Zudem sind die Internetportale nicht vor Manipulation geschützt – auch wenn die Betreiber darauf verweisen, dass sie versuchen, Eigen- und Gefälligkeitsbewertungen oder unangemessene Schmähungen zu löschen.

Für zusätzliche Vorbehalte sorgt allerdings, dass einige Portale Ärzten gegen monatliche Beträge spezielle Leistungen gewähren, etwa eine besonders ansprechende und ausführliche Präsentation. Bei Jameda ging die Bevorteilung der zahlenden Kunden so weit, dass der Bundesgerichtshof im Februar 2018 dem Betreiber seinen Status als „neutraler Informationsvermittler" aberkannte. Daraufhin wurde die im Urteil bemängelte Praktik zurückgezogen – das Geschäftsmodell mit kostenpflichtigen „Premium-Paketen" besteht jedoch weiter.

Es empfiehlt sich daher, mehrere Portale zu vergleichen und auch nichtkommerzielle Angebote einzubeziehen wie die Weisse Liste oder den „vdek-Arztlotsen", eine Kooperation des Verbandes der Ersatzkassen mit der Stiftung Gesundheit. Eine große Zahl positiver Rückmeldungen erhöht dann zumindest die Chance, auf einen freundlichen und patientenorientierten Arzt zu treffen.

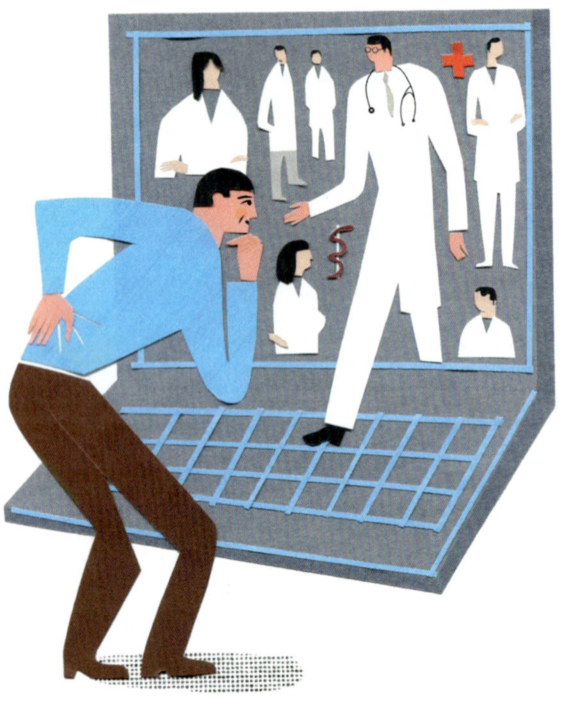

Bewertungsportale im Internet können wichtige Hinweise auf die Patientenzufriedenheit liefern

Bei Krankenhäusern sind individuelle Bewertungen einzelner Ärzte ohnehin weniger sinnvoll: Denn von wem ein Patient etwa operiert wird, von einem erfahrenen Arzt oder einem Jungmediziner, lässt sich vorher kaum festlegen.

Um Betroffenen bei der Suche nach einer Klinik zu helfen, greift die Weisse Liste daher auf jene Qualitätsberichte zurück, die fast alle Krankenhäuser in Deutschland aufgrund gesetzlicher Verpflichtung erstellen müssen.

Darin sind zahlreiche Daten aufgelistet, die allerdings leicht falsch gedeutet werden können: So muss etwa bei der Bewertung einer Klinik unbedingt beachtet werden, ob in diesem Krankenhaus vorwiegend leichtere Fälle oder aber viele komplizierte und schwere Fälle behandelt werden – was die Erfolgsquote von Operationen nach unten drückt, selbst wenn die Mediziner exzellente Arbeit leisten.

Die Weisse Liste verzichtet auf solche Statistiken, gibt aber (neben allgemeinen Informationen) für jeden Behandlungsanlass die Fallzahlen an.

Nach Einschätzung von Joachim Szecsenyi, dem Geschäftsführer des AQUA-Instituts für angewandte Qualitätsförderung und Forschung im Gesundheitswesen, ist auch bei der Interpretation dieser Ergebnisse Vorsicht geboten: Denn eine hohe Fallzahl allein sagt noch nichts über eine gute Behandlung aus. „Entscheidend ist, ob auch die Indikation richtig gestellt wurde – das heißt, ob der Eingriff auch medizinisch angemessen war."

Zusätzlich werden daher bei der Weissen Liste auch Befragungen von Betroffenen mit einbezogen: Dazu werden zufällig ausgewählte Patienten nach ihrem Krankenhausaufenthalt angeschrieben und unter anderem darüber befragt, welchen Eindruck sie von der Qualität der Versorgung hatten.

Auch sollen sie beurteilen, wie das Informationsverhalten von Ärzten und Pflegekräften war und wie sie die Sauberkeit im Krankenhaus einschätzen.

III. Anhand von Spezialisierungen der Krankenhäuser

Grundsätzlich gilt: In einem Universitätsklinikum werden eher komplizierte, seltene Fälle operiert, in einem Kreiskrankenhaus vermehrt häufig auftretende Leiden. Doch inzwischen spezialisieren sich immer mehr kleinere Kliniken auf bestimmte Eingriffe, bei denen sie dann gute Erfolge vorweisen können.

Und grundsätzlich ist es bei Ärzten so wie bei Handwerkern: Je mehr Übung sie haben, desto weniger Fehler unterlaufen ihnen. Wie häufig in den vergangenen Jahren ein bestimmter Eingriff vorgenommen wurde, sagt daher etwas über die Erfahrung der Klinik mit einer solchen Operation aus.

Patienten sollten bei alldem jedoch hinterfragen, ob ein Eingriff auch tatsächlich medizinisch notwendig ist, so Joachim Szecsenyi vom AQUA-Institut. Denn insbesondere bei Rückenoperationen gebe es Anhaltspunkte dafür, dass das derzeit herrschende Vergütungssystem durch Fallpauschalen zu unnötigen Eingriffen verführt.

„Vor einer Rücken-OP sollte man sich – von Notfällen abgesehen – immer eine zweite Meinung einholen", rät Szecsenyi. Über die Kosten einer zusätzlichen Konsultation müssen sich Patienten meist keine Gedanken machen: Sie werden von den Krankenkassen getragen.

Alle diese Anhaltspunkte zusammengenommen – Empfehlungen des Hausarztes, Bewertungsportale und Spezialisierungen – können ein ungefähres Bild der Kompetenz von Medizinern und deren Behandlungsansätzen vermitteln.

Zusätzliche Hilfe bietet auch die Website patienten-information.de des Ärztlichen Zentrums für Qualität in der Medizin: Dort finden sich unter anderem eine Checkliste „Woran erkennt man eine gute Arztpraxis?" sowie Links zu Patientenleitlinien und weiteren seriösen Informationsquellen.

Letztlich profitiert ein gut informierter Patient gleich zweifach: Er kann sich besser als andere mit seinem Arzt austauschen, ihn verstehen und einschätzen. Und er kann zu Medizinern und Therapien eher Vertrauen fassen – und Vertrauen, so zeigen die Erkenntnisse etwa von Neurobiologen, regt die Kräfte der Selbstheilung an. ○

»Kommt der Patient nicht zu Wort, sollten **die Warnlampen** angehen«

Wie gut eine Behandlung ist, hängt auch vom Patienten ab. Er sollte Sinn und Risiko einer Therapie verstehen, sagt der Arzt Dr. Gunter Frank

GEO WISSEN: Herr Dr. Frank, woran erkennt ein Patient einen kompetenten Mediziner?

Dr. Gunter Frank: Das ist selbst für den Fachmann schwierig. Aber einiges können Sie schon in Erfahrung bringen – wenn Sie die richtigen Fragen stellen.

Welche denn?

Die erste Frage an den Arzt sollte sein: „Was geschieht, wenn ich als Patient eine Behandlung ablehne und gar nichts tue?“ Bei Leiden wie Rückenschmerzen, die in der Regel keine Notfälle sind, ist diese Frage enorm wichtig. Denn bevor sich der wahre Wert einer Therapie beurteilen lässt, sollte man einschätzen können, ob sie besser ist als ein natürlicher Heilungsverlauf. Es gibt ja die alte Regel: Eine Erkältung dauert mit Therapie sieben Tage – und ohne Therapie eine Woche.

Lässt sich das so einfach auf Rückenschmerzen übertragen?

Bei Rückenschmerzen kommt es in den meisten Fällen nach vier bis sechs Wochen auch ohne Behandlung zu einer Besserung. Wie der Arzt diese erste Frage beantwortet, macht einem Patienten daher meist deutlich, was sinnvoll ist und was nicht. Eine hastig anberaumte Operation ist es sicher nicht.

Wonach sollte man sich noch erkundigen?

Wenn eine Behandlungsmethode in die nähere Auswahl kommt, sollte über das Nutzen-Risiko-Verhältnis gesprochen werden. Also: Welche Nachteile oder Nebenwirkungen kann die Maßnahme für mich haben? Und: Gibt es Studien über den Nutzen der vorgeschlagenen Methode? Wie hoch ist der Anteil der Patienten, denen die Therapie geholfen hat? Wie hoch ist die Quote der Patienten, die nach einer Operation langfristig weniger Schmerzen hatten als ohne Eingriff?

Kommt es nicht auf den Einzelfall an?

Natürlich, die Krankengeschichte des Patienten ist immer entscheidend. Dennoch sollte der Arzt die Datenlage über die Wirksamkeit von Therapien kennen, erst dann ist er in der Lage, anhand seiner eigenen Erfahrung und der individuellen Beschwerden des Patienten eine fundierte Empfehlung abzugeben. Leider aber kennen viele Ärzte die Erfolgsquoten und die Wahrscheinlichkeiten von Nebenwirkungen vieler Behandlungen nicht, obwohl sie die fast täglich empfehlen.

Wenn ein Arzt solche Fragen nicht beantworten kann, sollte ich mir dann einen anderen suchen?

Das kommt darauf an, wie er sich verhält. Wenn er sagt, er mache sich kundig, dann wäre das eine gute Reaktion. Tut er aber die Frage ab – nach dem Motto: „Lassen Sie die Behandlung meine Sorge sein, ich habe schon Hunderte solcher Fälle betreut und weiß, was das Beste für Sie ist“ –, wird es problematisch. Intuition und therapeutische Erfahrung können sich nur richtig entfalten, wenn der Arzt zur Selbstreflexion fähig ist, wenn er auch eigene Mängel sieht und wenn er mit dem Patienten auf Augenhöhe kommuniziert, ihn in seine Abwägungen mit einbezieht, Entscheidungen gemeinsam mit ihm trifft.

Gibt es noch andere Faktoren, die mich als Patienten skeptisch machen sollten?

Wenn ein Arzt, während er mit ihm spricht, ständig auf den Computer schaut und etwas eintippt. Wenn er sich nicht die Mühe macht, den Sinn und den Ablauf von Diagnose- und Behandlungsmethoden zu erklären. Wenn er Sie nicht zu Wort kommen lässt und ungeduldig wirkt. Dann sollten die Warnlampen angehen.

Gibt es eine Mindestlänge für ein gutes Gespräch?

Nein, es geht nicht um die absolute Länge in Minuten, sondern darum, ob alles ausreichend besprochen wurde.

Was kann ein Patient falsch machen?

Er sollte den Arzt nicht mit jeder abwegigen Behandlungsmöglichkeit konfrontieren, über die er womöglich im Internet gelesen hat, oder gar darauf bestehen. Manchmal wiederum willigen Patienten zu schnell in Therapien ein, obwohl ihnen wichtige Dinge nicht klar geworden sind. Wer sich derart überfahren fühlt, muss sich nicht resigniert in sein Schicksal fügen. Man darf eine Zustimmung jederzeit widerrufen und eine Klärung offener Fragen verlangen. Denn grundsätzlich hat ein gut informierter und selbstbewusster Patient, der Entscheidungen gemeinsam mit dem Arzt treffen möchte, beste Chancen, die für ihn richtige Behandlung zu erhalten. Er sollte allerdings wissen, dass eine eigene Persönlichkeit für sein Handeln eine wichtige Rolle spielt.

Inwiefern?

Wer zum Beispiel grundsätzlich risikobereit ist, der neigt dazu, auch bei Therapien zu schnell Ja zu sagen. Gut wäre es, zu lernen, beim Arzt diesen Impuls zu unterdrücken und mehr Informationen zu verlangen. Schüchterne Patienten dagegen sollten trainieren, dem Impuls zum kritischen Nachfragen eher zu folgen. Oft wird dann klar, dass Nichtbehandlung eine vernünftige Option ist. Gute Medizin bedeutet auch, manche Wege aus guten Gründen nicht einzuschlagen. ○

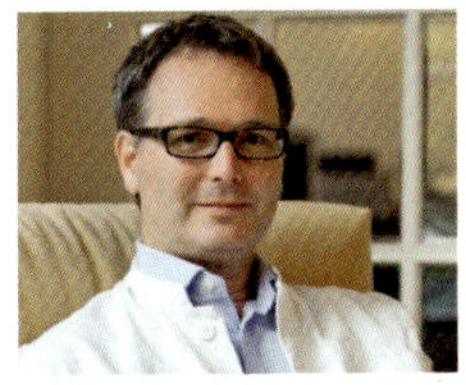

DR. GUNTER FRANK, Jg. 1963, Arzt für Allgemeinmedizin und Naturheilverfahren in Heidelberg, ist Autor des Buchs »Fragen Sie Ihren Arzt – aber richtig!«.

URSACHEN

Weshalb der Rücken schmerzt

Oft sind verschlissene Bandscheiben die Ursache für Rückenleiden. Doch in anderen Fällen haben sich schmerzende Punkte in der umliegenden Muskulatur gebildet, sind die Knochen mürbe geworden oder ist gar die Wirbelsäule verbogen. Ein Überblick über die wichtigsten Krankheitsbilder

TEXTE: **Susanne Paulsen**
ILLUSTRATIONEN: **Karl Wesker**

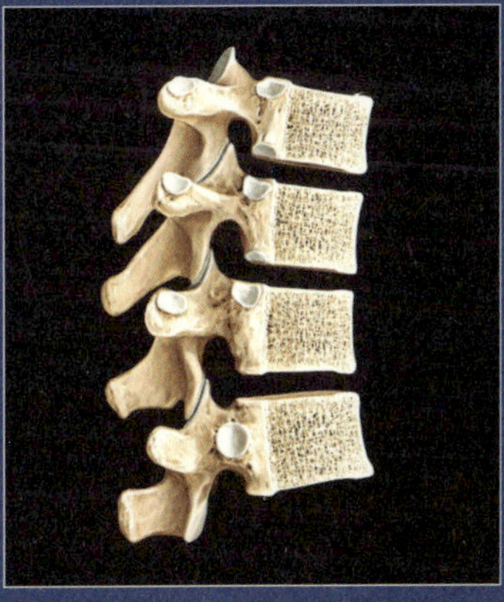

Degenerative Bandscheibenveränderung und Bandscheibenvorfall

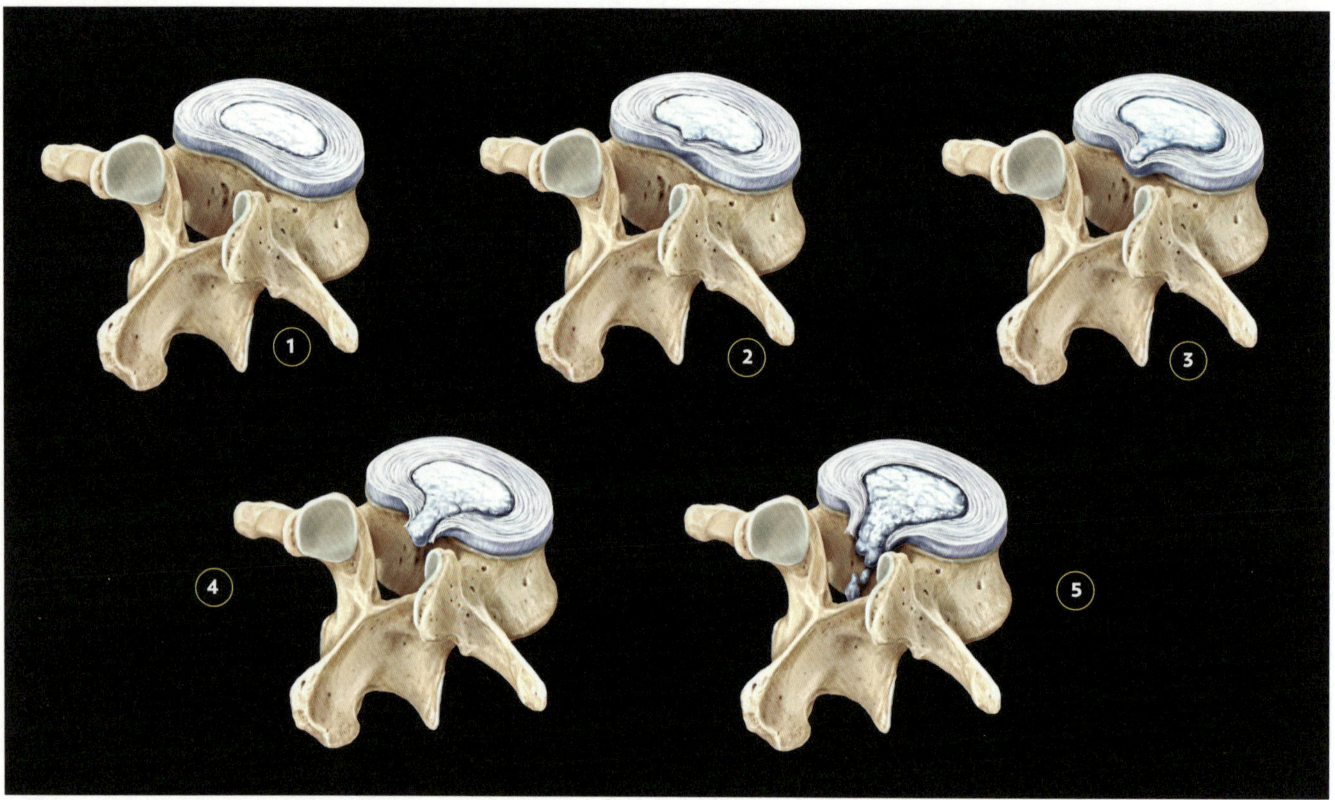

Wird das faserige Äußere einer gesunden Bandscheibe (1) spröde, kann gelartiges Material aus dem Kern eindringen (2), die Bandscheibe wölbt sich vor (3). Schließlich reißt der Faserring (4), und das Innere tritt in den Spinalkanal aus: ein Bandscheibenvorfall (5)

Wenn der Stoßdämpfer mürbe wird

Extreme Schmerzen, Lähmungen, Taubheit – so fühlt sich ein Bandscheibenvorfall an. Aber nicht immer. Viele Betroffene bemerken einen Vorfall gar nicht

Unsere Bandscheiben, die als elastische Puffer zwischen den Wirbelkörpern liegen, beginnen früh zu altern: Schon bei Zehnjährigen zeigen sich erste Veränderungen – winzige Risse in der steifen Außenschicht, dem Faserring. Bei jungen Erwachsenen ist er oft schon so von Spalten und Rissen durchzogen, dass die Bandscheiben ihre Form verändern können. Sie wölben sich dann vor in den Spinalkanal, der sich durch Löcher in den Wirbeln und entlang der Bandscheiben zieht. In ihm liegen das Rückenmark und die Wurzeln der in den Körper reichenden Spinalnerven.

Der Faserring kann auch aufreißen. Dann treten Teile des gelartigen Bandscheibeninnern in den Spinalkanal aus (Bandscheibenvorfall). Meist ist davon die Lendenwirbelsäule betroffen, der am stärksten belastete Bereich des Rückens. Die Halswirbelsäule trifft es in etwa 10 Prozent der Fälle, die Brustwirbelsäule so gut wie nie.

Laien gehen davon aus, dass ein Bandscheibenschaden stets ein ernstes Krankheitsbild ist. Tatsächlich aber verursacht er oft keinerlei Beschwerden.

Doch können Bandscheibenveränderungen auch äußerst schmerzhaft sein. Eine degenerierte Bandscheibe kann sich beispielsweise entzünden – ein Prozess, der mitunter sogar den angrenzenden Wirbelknochen erfasst. Dann kommt es zu sogenannten „nichtradikulären" Schmerzen. Sie sind meist auf den Rücken beschränkt und werden etwa mit Physiotherapie behandelt.

„Radikuläre" bandscheibenbedingte Schmerzen dagegen werden ausgelöst, wenn eine vorgefallene Bandscheibe auf die Wurzel („Radix") eines Spinalnervs drückt. Sie breiten sich im Versorgungsgebiet des gereizten Nervs aus und strahlen oft in ein Bein oder einen Arm aus.

Die Rückenmuskulatur reagiert auf die Störung, verhärtet sich reflexartig und fühlt sich steif an, jede Bewegung verschlimmert den Schmerz.

Gleichzeitig kann es zu neurologischen Ausfallerscheinungen kommen, etwa zu Kribbeln oder einem pelzigen Gefühl im Bein, oft auch zu einer Schwäche bestimmter Muskeln. Im schlimmsten Fall entstehen Lähmungen ganzer Körperregionen.

In anderen Fällen mögen die akuten Schmerzen beängstigend stark sein, doch selbst dann ist die Wahrscheinlichkeit hoch, dass sie von selbst wieder abnehmen – und zwar deshalb, weil der Körper den vorgefallenen Teil der Bandscheibe regelrecht abbaut. Dies dauert in der Regel ein paar

Wochen, manchmal allerdings auch deutlich länger. Schmerzmittel, Wärmeanwendungen, vom Physiotherapeuten angeleitete Bewegungsübungen und bandscheibenschonender Sport wie Rückenschwimmen oder Nordic Walking (siehe Seite 16) begleiten die Rückbildung.

Ist trotz geeigneter Therapiemaßnahmen nach etwa drei Monaten keine Besserung erkennbar, sind die in die Gliedmaßen ausstrahlenden Schmerzen kaum erträglich, wird oft eine Operation erwogen, bei starker Beeinträchtigung durch Muskelschwäche oder gar Lähmung auch schon sehr viel früher (Voraussetzung dafür ist, dass die Symptome zweifelsfrei auf die Bandscheibenveränderungen zurückzuführen sind).

Dabei entfernt der Chirurg das ausgetretene Bandscheibenmaterial und entlastet so die eingeklemmte Nervenwurzel.

Bandscheibenvorfälle treten bei Männern etwa doppelt so oft auf wie bei Frauen, am häufigsten zwischen dem 30. und 50. Lebensjahr (bei Frauen tendenziell später). Denn dann ist der Faserring oftmals schon rissig und spröde, während das gelartige Bandscheibeninnere noch relativ viel Wasser enthält – und deshalb an geschädigten Stellen bei entsprechend hohem Druck austreten kann.

Nach dem 60. Lebensjahr trocknen die Bandscheiben dagegen so weit aus, dass sich ihr gesamtes Gewebe verfestigt. Es zeigt jetzt wenig Neigung, sich zu verlagern; ein Bandscheibenvorfall kommt dann nur noch selten vor.

Ob ein Mensch zu degenerativen Bandscheibenveränderungen neigt, hängt von der Qualität und Anordnung der Kollagenfasern in den Faserringen ab – was zum großen Teil genetisch bedingt ist. Eine ständige Überlastung kann die Zermürbung einer empfindlichen Bandscheibe jedoch erheblich beschleunigen.

Schädlich sind übermäßige Beanspruchungen (zum Beispiel Leistungsturnen) in Kindheit und Jugend, schweres Arbeiten in nicht rückengerechter Körperhaltung, Übergewicht – und langes, bewegungsloses Sitzen: Der Druck, der dabei auf den Bandscheiben lastet, ist anderthalb Mal so groß wie im Stehen, bei vorgebeugter Haltung sogar doppelt so groß. Aber auch allgemeiner Bewegungsmangel beeinträchtigt die Gesundheit der Bandscheiben. Ideal ist daher der häufige Wechsel zwischen (maßvoller) Belastung und Entlastung.

Verkrampfte Kraftpakete

Oft sind verhärtete Muskelfasern und schmerzende Knötchen Auslöser von Rückenleiden

Etwa 90 Prozent aller Rückenbeschwerden werden Schätzungen zufolge nicht direkt durch Erkrankungen der Wirbelsäule ausgelöst, sondern durch Fehlfunktionen der Muskulatur, beispielsweise durch verspannte Nackenmuskeln nach langem bewegungsarmen Sitzen. In vielen Fällen sind auch sogenannte „muskuläre Triggerpunkte" (von engl. *trigger*, Auslöser) verantwortlich für die Schmerzen.

Sie erzeugen entweder einen Dauerschmerz oder tun nur bei Bewegung oder Dehnung weh, verursachen manchmal zusätzlich noch Muskelschwäche oder -steifheit. Verwirrenderweise sind diese Symptome oft auch in ganz anderen, entfernt liegenden Körperregionen zu spüren.

So können beispielsweise Triggerpunkte in den tiefen Bauchmuskeln das Kreuzbein schmerzen lassen und solche im kleinen Gesäßmuskel Beinschmerzen wie bei einem Bandscheibenvorfall auslösen. Das durch derartige Beschwerden gekennzeichnete Krankheitsbild heißt „myofasziales Schmerzsyndrom".

Dieses Krankheitsbild ist seit mehr als 60 Jahren international bekannt. Da die zugrunde liegenden Mechanismen jedoch noch nicht umfassend erforscht sind und die Definition letztlich vage bleibt, schenken manche Orthopäden dem Syndrom kaum Beachtung. Schmerzspezialisten messen ihm dagegen große Bedeutung zu.

Myofaszialer Schmerz im Rücken kann als Begleiterscheinung von Wirbelsäulenerkrankungen auftreten. Meist ist aber eine Verletzung oder Überlastung verantwortlich, etwa ein Schleudertrauma oder lang andauernde, bewegungsarme Körperhaltung bei der Arbeit vor dem Computer.

Dabei entstehen Schäden im Muskelgewebe, durch die die sensible Kommunikation zwischen Nerven und Muskelfasern gestört wird, und es kommt zu lokal begrenzten Kontraktionen innerhalb der einzelnen Muskelzellen; die kontrahierten Teile von mehreren benachbarten Muskelfasern bilden dann die Triggerpunkte (so zumindest die gängige Hypothese).

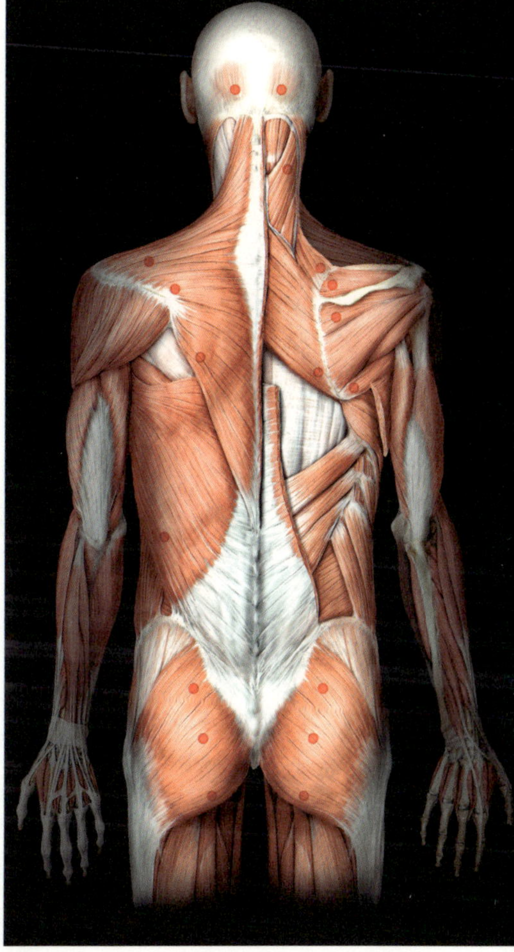

Triggerpunkte lassen sich an typischen Stellen der Muskulatur ertasten

In einer Art Kettenreaktion werden zudem kleine Blutgefäße abgedrückt, schmerzfördernde Botenstoffe ausgeschüttet und letztlich die Kontraktionen noch verstärkt, die sich in der Folge verstetigen.

Mit der Zeit schrumpft und verklebt das umliegende Bindegewebe, die charakteristischen fühlbaren Knötchen entstehen.

Physiotherapeuten bieten spezielle Triggerpunkt-Therapien an, bei denen die schmerzhaften Stellen mit manuellen Behandlungstechniken oder durch das Setzen von Nadelstichen (das sogenannte „Dry Needling") behandelt werden.

Spinalkanalstenose

Druck auf die Nerven

Probleme beim Gehen und seit Jahren anhaltende Rückenschmerzen, die sich schleichend verstärken? Ursache ist mitunter eine Verengung im Spinalkanal

Im Inneren der Wirbelsäule befindet sich der Spinalkanal: Dort verläuft das Rückenmark, aus dem die Wurzeln der Spinalnerven entspringen, die jeweils zwischen zwei Wirbeln in den Körper ziehen.

Verengungen (Stenosen) in diesem Kanal oder im Bereich der Nervenaustrittsöffnungen sind bei mindestens jedem fünften Menschen über 60 gegeben. Zwar können angeborene Merkmale, etwa eine besondere Enge des Spinalkanals, die Anfälligkeit für Stenosen erhöhen, ausgelöst werden sie jedoch fast immer dadurch, dass Bandscheiben altersbedingt an Höhe verlieren.

Daraufhin rücken die benachbarten Wirbel enger zusammen, und die degenerierte Bandscheibe wölbt sich in den Spinalkanal vor: Beides verkleinert das Kanalvolumen. Durch den Höhenverlust lockern sich auch die Bänder, die zwischen den Wirbeln aufgespannt sind. Das elastische Band, das direkt entlang des Spinalkanals verläuft, verhärtet dabei und faltet sich auf.

Zudem trägt die geschrumpfte Bandscheibe nur noch einen geringeren Teil des Gewichts, das auf dem betroffenen Segment lastet. Das wiederum überfordert die kleinen Facettengelenke, die von den Gelenkfortsätzen benachbarter Wirbel gebildet werden. Sie müssen eine zusätzliche Last tragen und reagieren darauf mit vermehrtem Knochenwachstum – und engen auf diese Weise die Spinalnerven weiter ein.

Dieser Zustand kann symptomlos bleiben. Zuweilen allerdings führt der Druck auf Nerven oder Rückenmark zu einer ernsthaften Erkrankung, meist bei den Nervenwurzeln im Bereich der Lendenwirbelsäule. Typische Anzeichen dafür sind langjährige Rückenschmerzen, die sich verstärken. Beim Gehen strahlen sie in die Beine aus, die sich plötzlich müde und schwer anfühlen. Die akuten Beschwerden bessern sich erst beim Sitzen oder Liegen.

Im gesunden Spinalkanal ist genug Platz für das empfindliche Rückenmark (1). Schieben sich jedoch Bänder, Bandscheiben oder Knochenvorsprünge in den Kanal (2), wird es eng, die Nerven können eingeklemmt werden. Solche Stenosen entwickeln sich meist im Lendenwirbelbereich

Der Grund dafür ist, dass sich in diesen Haltungen die normale Krümmung im unteren Rücken vermindert. Durch die Umlagerung der Wirbel erweitert sich der Spinalkanal, die dortigen Nervenwurzeln werden entlastet und besser mit Blut versorgt, Schmerz und Schwäche lassen nach.

Dieser Effekt erklärt auch, weshalb manche Betroffene zwar kaum noch gehen, aber gut Radfahren können – und viele sich ständig nach vorn beugen.

Seltener treten Stenosen im Spinalkanal der Halswirbelsäule auf, dort aber sind sie gefährlicher. Denn hier befindet sich das sehr empfindliche Rückenmark. Durch eine Verengung kann es dauerhaft geschädigt werden. Dann treten neben Nacken- und Schulterschmerzen häufig neurologische Störungen in den Beinen, Gangunsicherheit oder gar bleibende Lähmungen auf. Sind im Halsbereich vor allem die Spinalnerven betroffen, leidet der Patient dagegen eher unter Beschwerden in den Armen und zunehmend ungeschickten Händen.

Erkrankungen aufgrund von Spinalkanalstenosen nehmen oft einen wellenförmigen Verlauf mit Phasen der Besserung – doch meist verstärken sich die Symptome mit der Zeit. In der Regel behandeln Ärzte sie anfangs mit Medikamenten, Physiotherapie, Muskeltraining und manuellen Anwendungen. Auch ein stützendes Korsett kann deutliche Erleichterung bringen.

Wie mehrere Studien gezeigt haben, lindert eine Dekompressionsoperation (siehe Seite 108), bei der das aufgefaltete Band und eventuell Teile der Wirbelfortsätze entfernt werden, die Beschwerden vieler Patienten deutlich besser als jede andere Therapie.

Die krankhafte Krümmung

Meist macht sich eine Skoliose schon in der Kindheit oder im Jugendalter bemerkbar. In schweren Fällen hilft ein Korsett – das nicht selten auch eine Operation abwenden kann

Eine gesunde Wirbelsäule verläuft – von hinten gesehen – nahezu senkrecht. Anders ist dies bei einer Skoliose (von griech. *skoliós*, verdreht): Die Wirbelsäule krümmt sich dann an einer Stelle deutlich von der Senkrechten weg. Zudem verdrehen sich mitunter die Wirbel und mit ihnen Teile des Rumpfes, etwa der Brustkorb.

Eine Skoliose tritt manchmal schon in früher Kindheit auf, zumeist jedoch während des Wachstumsschubs in der Pubertät. Dabei entstehen in der Regel nur leichte Verbiegungen. Doch zuweilen verstärkt sich die Fehlstellung fortgesetzt.

Etwa zwei Prozent der Kinder im Schulalter haben eine Skoliose, Mädchen sind von schweren Verkrümmungen gut siebenmal häufiger betroffen als Jungen. Oft bemerken weder sie noch ihre Familie die Veränderung. Oder sie halten sie – weil sie normalerweise keine Schmerzen spüren – für harmlos. Doch die Fehlstellung sollte früh erkannt und ärztlich überwacht werden.

Deshalb ist es sinnvoll, die von den Krankenkassen bezahlte Untersuchung J1 für Zwölf- bis 14-Jährige wahrzunehmen, bei der auch der Rücken begutachtet wird. Darüber hinaus können Eltern mit ihrem Kind von Zeit zu Zeit einen Test machen. Empfehlenswert ist das vor allem in Phasen starken Wachstums. Der Untersuchte beugt dazu aus dem Stand den Oberkörper nach vorn: In dieser Haltung wölbt sich bei einer Skoliose die benachbarte Körperregion nach oben, und zwar auf der Seite, zu der die Wirbelsäule gekrümmt ist. Können Eltern solche auffälligen Asymmetrien feststellen, sollten sie mit dem Kind zum Arzt gehen.

Mit Röntgenaufnahmen lässt sich eine Skoliose gut beurteilen. In leichteren Fällen kontrolliert der Arzt die Wirbelsäule regelmäßig und verschreibt eventuell eine spezielle Physiotherapie – sie stärkt und stabilisiert die Rückenmuskulatur. Ist die Wirbelsäule bereits stärker verkrümmt oder zeigen Kontrolluntersuchungen, dass sich die Skoliose weiter verschlimmert, ist ein individuell angepasstes Korsett geboten. Die Patienten müssen es bis zum Ende ihres Längenwachstums tragen – möglichst für 23 Stunden am Tag. Das ist unbequem und seelisch belastend. Doch es reduziert sehr effektiv das Fortschreiten der Verkrümmung. So lässt sich in vielen Fällen eine Operation vermeiden. Der aufwendige Eingriff ist gleichwohl bei starken Skoliosen geboten, die fast immer eine weitere Verschlimmerung erwarten lassen.

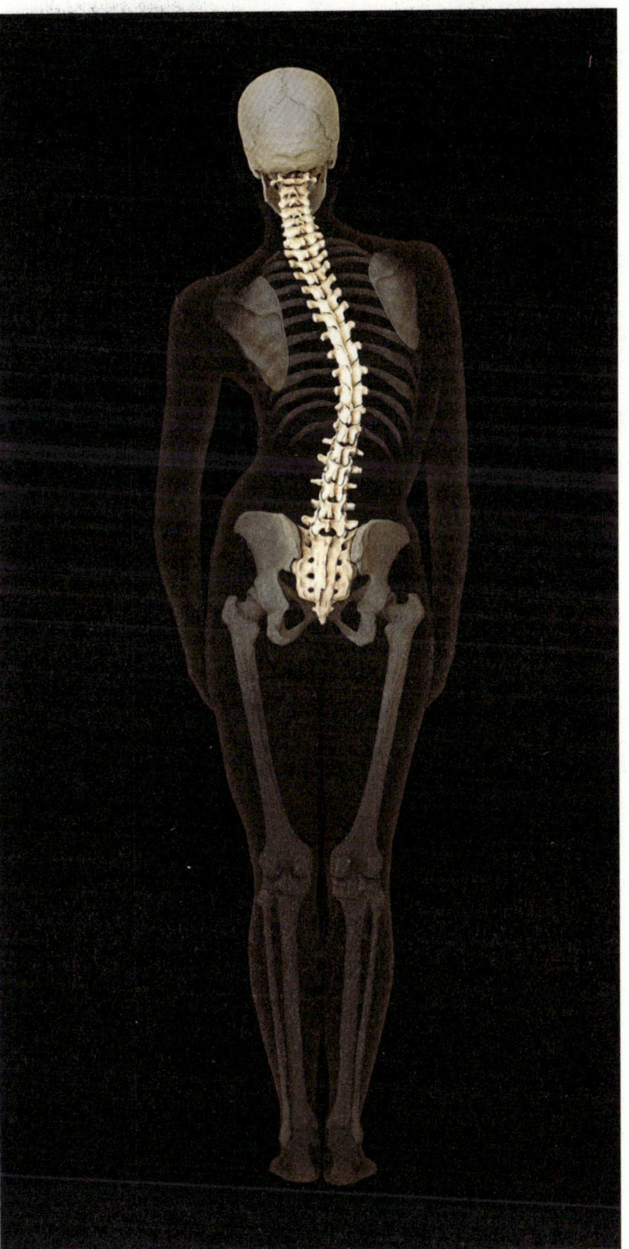

Bei einer Skoliose verformt sich die Wirbelsäule meist schon in der Wachstumsphase, die Ursache ist oft unbekannt

Vorbeugen kann man der Skoliose nicht. Bei etwa 20 Prozent der betroffenen Kinder entsteht sie durch Grunderkrankungen, etwa durch von Geburt an deformierte Wirbel oder Muskelschwund. In rund 80 Prozent der Fälle ist der Auslöser der Verformung jedoch unbekannt.

Skoliosen bei Erwachsenen stammen oft schon aus Kindheit oder Jugend, können aber auch aufgrund des Alterungsprozesses neu entstehen. In dem Fall ist häufig eine asymmetrisch abgenutzte Bandscheibe der Auslöser. Seltener entsteht die Verkrümmung aufgrund von Osteoporose, Wirbelgleiten, Tumoren oder Wirbelsäulenverletzungen.

Da ausgeprägte Skoliosen im Erwachsenenalter meist von erheblichen Rückenschmerzen begleitet sind, ist oft eine professionelle Schmerztherapie erforderlich. In extremen Fällen (vor allem, wenn die Skoliose zusätzlich Spinalkanalstenosen hervorruft) wird auch eine Operation erwogen, die allerdings gerade bei älteren Patienten als risikoreich gilt.

Osteoporotische Wirbelbrüche

Schwindende Knochen

Der mit dem Alter einhergehende Knochenabbau kann zur Krankheit werden: Osteoporose. Wird sie nicht therapiert, brechen manchmal Wirbelkörper

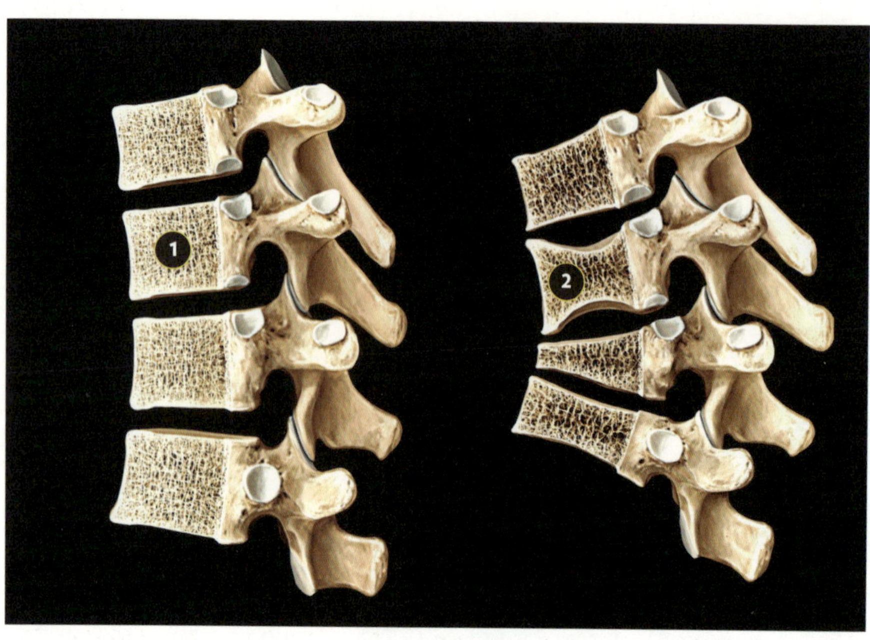

Wenn sich die einst gesunde Knochensubstanz der Wirbelsäule (1) über die Jahre abbaut, werden die Wirbelkörper porös – und sacken womöglich in sich zusammen (2)

Knochen sind lebendig: Ihre mineralische Substanz wird ständig auf- und abgebaut. Ab einem Alter von rund 40 Jahren überwiegen die Abbauprozesse; das Skelett wird allmählich zerbrechlicher. Überschreitet dieser natürliche Vorgang eine bestimmte Grenze, wird er zur Krankheit – Mediziner sprechen dann von Osteoporose (Knochenschwund).

Schätzungen zufolge sind in Deutschland fast zehn Prozent der Männer und knapp 40 Prozent der Frauen über 50 (vor allem aufgrund des Östrogenmangels nach der Menopause) in diesem kritischen Zustand. Viele Betroffene spüren aber jahrelang keine Symptome, weshalb vermutlich höchstens jeder Fünfte ausreichend behandelt wird. Bei fortgeschrittener Osteoporose können Knochen schon bei geringen Belastungen brechen, etwa beim Anheben einer Einkaufstüte, bei heftigem Husten oder beim Fensterputzen.

Besonders häufig sind dann Frakturen der Wirbelkörper: Die Knochenelemente brechen meist nicht auseinander, sondern sacken regelrecht in sich zusammen. Daraufhin kommt es oft zu starken, nicht selten lang anhaltenden Rückenschmerzen, die jedoch in vielen Fällen von Ärzten nicht richtig erkannt, sondern als Bandscheibenleiden, unspezifischer Schmerz oder Alterserscheinung eingestuft werden.

Dabei wäre eine besondere Behandlung nötig: Medikamente, Krankengymnastik, ein rückenstützendes Korsett, im Extremfall eine Operation. Wächst der eingefallene Wirbel schief zusammen, kann seine Fehlstellung kaum noch behoben werden.

Typisches Anzeichen für einen osteoporotischen Wirbelkörperbruch ist ein plötzlich auftretender Schmerz, manchmal verbunden mit einem Knacken im Rücken. Zudem sind viele Betroffene danach messbar kleiner als zuvor. Zur Abklärung lässt der Arzt eine Röntgenaufnahme machen, die jedoch oft schwer zu interpretieren ist.

Wenn nicht ausreichend therapiert wird, erleiden Betroffene häufig in der Folge weitere Wirbelbrüche. Dann kann eine typische Verkrümmung der Brustwirbelsäule entstehen („Witwenbuckel"). Der schmerzt oft stark, schränkt die Beweglichkeit ein und behindert die Atmung. Viele Patienten werden pflegebedürftig.

Eine Osteoporose kann in seltenen Fällen durch andere Erkrankungen ausgelöst werden, etwa durch eine Überfunktion der Schilddrüse. Manchmal entsteht sie auch durch Medikamente, beispielsweise durch Kortison, wenn es in höheren Dosen länger als drei Monate verabreicht wird.

Frauen nach den Wechseljahren und Männer ab etwa 60 sollten mit dem Arzt über ihr Osteoporose-Risiko sprechen. Der Mediziner kann einschätzen, ob es sinnvoll ist, die Knochendichte zu messen.

Ist diese merklich verringert, verordnet der Arzt zunächst viel Bewegung oder auch ein kontrolliertes Training, denn durch gezielten Muskelaufbau lassen sich selbst noch im Alter gefährdete Knochenbereiche stärken. Kalzium- und Vitamin-D-Präparate können sinnvoll sein, um den Knochenaufbau zu unterstützen. Rauchen und starken Alkoholkonsum gilt es zu vermeiden.

Bei fortgeschrittenem Knochenabbau oder bestehenden Brüchen muss diese Therapie mit stärker wirkenden Medikamenten kombiniert werden. Dadurch halbiert sich das Risiko für weitere Knochenbrüche.

Das individuelle Frakturrisiko lässt sich unter anderem mit dem FRAX-Rechner einschätzen: einem Programm, das neben der Knochendichte auch Faktoren wie Geschlecht, Lebensalter, Körpergröße, Gewicht, genetische Veranlagung, Rauchen und Alkoholkonsum berücksichtigt (online unter: shef.ac.uk/frax).

Vorbeugen lässt sich dem Knochenschwund durch viel Bewegung, am besten von Jugend an, durch maßvollen, aber regelmäßigen Aufenthalt in der Sonne (was die Vitamin-D-Versorgung sicherstellt) und durch den Verzehr kalziumreicher Nahrungsmittel wie Milchprodukte, Nüsse und manche grüne Gemüse.

Die Einnahme von Kalziumtabletten ohne ärztlichen Rat ist nicht zu empfehlen: Sie kann zu Nierenschäden führen und womöglich das Herzinfarktrisiko erhöhen.

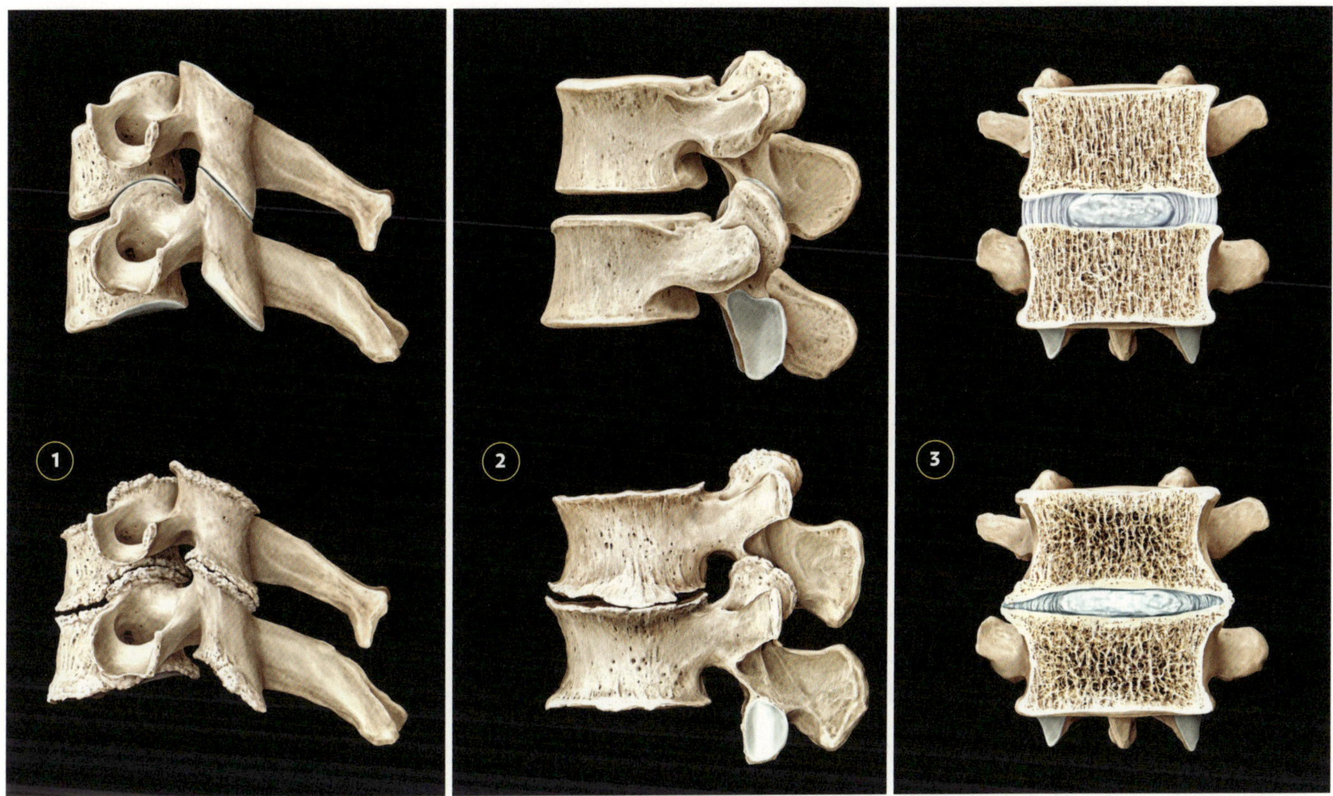

Typische Verschleißerscheinungen: Knochenwucherungen an Wirbeln der Halswirbelsäule (1); Randzackenbildung im Lendenwirbelbereich (2). Wenn die Bandscheiben dünner werden, können Wirbel sogar zusammenwachsen und den Rücken versteifen (3)

Knöcherne Zacken und Wülste

Alterung und andere Ursachen führen zum Verschleiß der Wirbel. Damit die dem Druck auf das Rückgrat standzuhalten vermögen, lässt der Körper den Knochen wachsen

Die aus knöchernem Material bestehenden Teile der Wirbelsäule nutzen sich mit den Jahren ab. Hauptursache ist meist der natürliche Alterungsprozess. Aber auch Fehlhaltungen und Überlastungen, etwa aufgrund einer Skoliose, eines Bandscheibenvorfalls oder schwerer und einseitiger körperlicher Arbeit, verschleißen die Wirbel. Leistungssportler wie Turner, Volleyballer oder Tennisspieler sind ebenfalls gefährdet.

Wirbelverschleiß kann, muss aber nicht Rückenschmerzen hervorrufen, die dann meist im Bereich der Lendenwirbelsäule auftreten. Er wird oft dadurch ausgelöst, dass die Bandscheiben – bedingt durch die normale Alterung – Flüssigkeit und infolgedessen auch an Höhe verlieren.

Sowohl die Wirbelkörper selbst als auch die kleinen Facettengelenke, die die Wirbel seitlich miteinander verbinden, sind dadurch erhöhtem Druck ausgesetzt. Der Gelenkknorpel reibt sich ab, die Region kann sich entzünden.

Um den Druck zu mildern, verdichtet der Körper an den belasteten Stellen den Knochen und baut neue Masse auf: Zacken, Höcker und Wülste, die die Beweglichkeit der Wirbelsäule einschränken.

Betrifft dieser Prozess die knorpeligen Endplatten der Bandscheiben und die angrenzenden Wirbelkörper, sprechen Mediziner von einer Osteochondrose. Sie kann tief sitzende, dumpfe Schmerzen in der Rückenmitte verursachen.

Sind dagegen die Zwischenwirbelgelenke verschlissen und infolgedessen mit Wülsten und Zacken besetzt, liegt eine Spondylarthrose vor. Häufig verspüren die meist über 50-jährigen Betroffenen nur geringe oder gar keine Schmerzen. Werden jedoch jene Nervenfasern gereizt, die die Gelenkkapseln der Facettengelenke durchziehen, entstehen oft dumpfe, nicht genau lokalisierbare Rückenschmerzen und andere Symptome, die als „Facettensyndrom" bekannt sind.

Wirbelverschleiß kann als alleiniges Krankheitsbild auftreten, aber auch weitere Störungen im Rücken nach sich ziehen, etwa Spinalkanalstenosen.

Eine Röntgenaufnahme oder Computertomografie können abgenutzte Wirbel sichtbar machen. Wiederherstellen lassen sie sich aber nicht.

In den meisten Fällen kann der Schmerz jedoch durch Vermeidung von übermäßiger Belastung, Physiotherapie und einen konsequenten Aufbau der Rückenmuskulatur dauerhaft gelindert werden.

Morbus Scheuermann

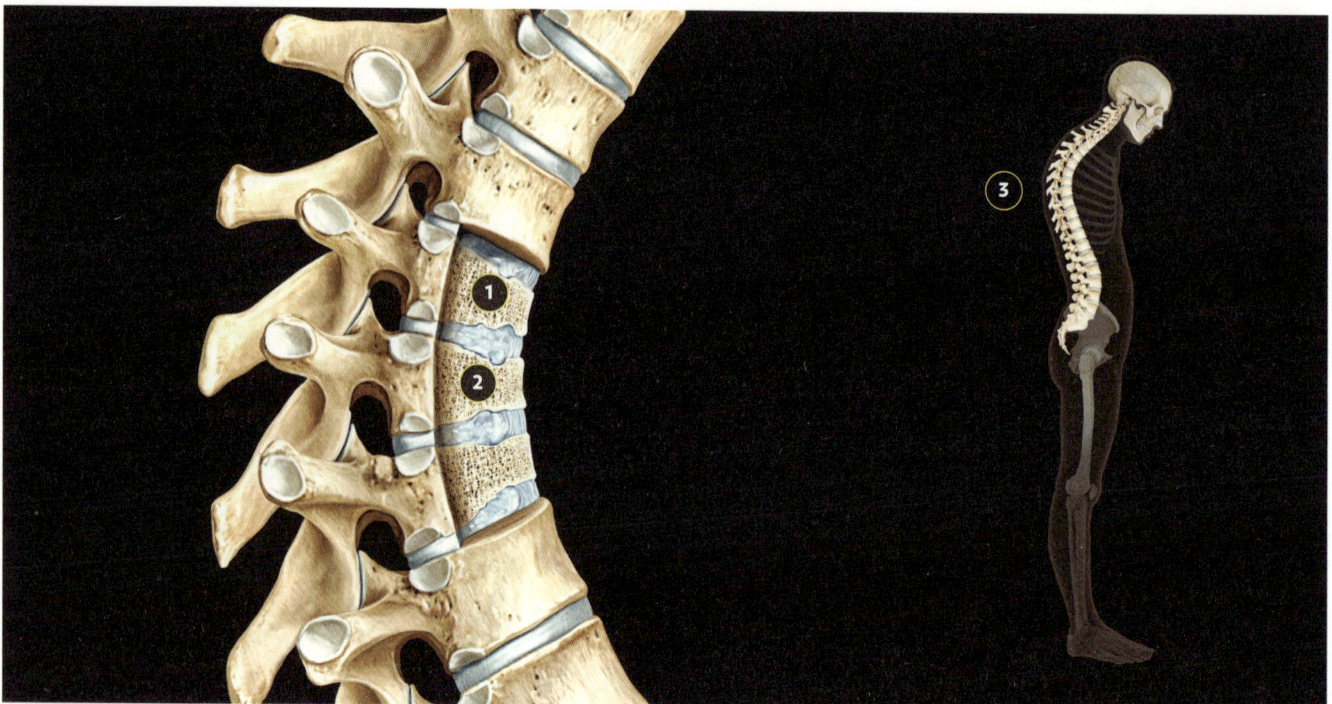

Durch Wachstumsstörungen der Wirbelkörper können schon früh im Leben sogenannte Keilwirbel (1) entstehen, in die manchmal Bandscheibengewebe eindringt (2). Der für das Krankheitsbild typische Rundrücken formt sich (3)

Gebeugt in der Jugend

Bewegungsmangel und langes, gekrümmtes Sitzen vor Smartphone, TV- oder Computerbildschirm fördern eine Krankheit, die früher als »Lehrlingsbuckel« bekannt war

Typisch für den Morbus Scheuermann, die häufigste Wirbelsäulenveränderung bei Jugendlichen, ist ein Rund- oder Hohl-Rund-Rücken: Die Brustwirbelsäule krümmt sich ungewöhnlich stark, der Lendenwirbelbereich bildet oft in Reaktion darauf ein Hohlkreuz.

Die Fehlbildung, früher als Lehrlings- oder Schneiderbuckel bezeichnet, müsste heute eher Smartphone-Buckel heißen. So beklagt der Berufsverband der Kinder- und Jugendärzte einen „besorgniserregenden Anstieg" infolge des langen, oft gekrümmten Sitzens vor elektronischen Geräten. Statt wie vor einigen Jahren zwei bis drei Prozent seien in Deutschland inzwischen 15 Prozent der Jugendlichen betroffen.

Die genauen Ursachen der Krankheit sind unklar, vermutlich ist eine erbliche Veranlagung mitverantwortlich. Bewegungsmangel und schwache Rückenmuskeln erhöhen aber offenbar das Risiko dafür, dass einige Wirbelkörper während des Wachstumsschubs in der Pubertät plötzlich unregelmäßig wachsen.

Dabei bekommen sie die Form eines Keils, der mit der Spitze nach vorn deutet. Jeder dieser Keilwirbel verursacht eine leichte Krümmung der Wirbelsäule und zwängt die benachbarten Bandscheiben ein. Die verjüngen sich zur Bauchseite hin; die Beweglichkeit der betroffenen Abschnitte sinkt. Manchmal dringt sogar Bandscheibengewebe in die Deck- und Bodenplatten der Wirbelkörper ein und bildet dort charakteristische kleine Knötchen.

Beschwerden verursacht die Scheuermannsche Krankheit der Brustwirbelsäule während der Wachstumsphase meist nicht. Später im Leben jedoch können die veränderten Wirbel und Bandscheiben, die chronisch überbeanspruchte Rückenmuskulatur und die überlasteten Wirbelgelenke Schmerzen und andere Probleme hervorrufen – zumal die gesamte Wirbelsäule aufgrund der Krankheitsfolgen besonders stark dem altersbedingten Verschleiß unterliegt. In schweren Fällen verformt sich der obere Rücken zu einem ausgeprägten, kaum beweglichen Buckel.

Eine seltenere Variante des Morbus Scheuermann verformt die Lendenwirbelsäule. Ihre natürliche Krümmung (bei der im Gegensatz zur Brustwirbelsäule die Rundung nach vorn weist) schwächt sich ab, ein Flachrücken entsteht, im Extremfall sogar eine Krümmung in die Gegenrichtung. Diese Form der Erkrankung führt häufig zu Schmerzen und erheblichen Einschränkungen.

Wird der Morbus Scheuermann (nach dem dänischen Röntgenarzt Holger Werfel Scheuermann) früh erkannt, dann lässt sich die Krümmung durch physiotherapeutische Übungen oder ein Korsett abmildern – oder zumindest die weitere Verformung der Wirbelsäule verlangsamen. Nur bei sehr schweren Veränderungen des Rückgrats ist eine Operation notwendig.

Erstarrtes Rückgrat

Eine Fehlsteuerung des Immunsystems ist die Ursache für dieses oft missdeutete Leiden. Im Endstadium kann die Wirbelsäule regelrecht versteifen

Starke, tief sitzende Kreuz- und Gesäßschmerzen, die nachts und in den frühen Morgenstunden auftreten, können ein Hinweis auf den Morbus Bechterew sein – eine chronisch verlaufende, entzündlich-rheumatische Erkrankung. Weitere Hinweise auf die Krankheit: wenn die Beschwerden vor dem 45. Lebensjahr auftreten, mehr als drei Monate andauern, sich durch Bewegung, nicht aber durch Ruhe bessern und eine mehr als 30-minütige morgendliche Gelenksteife hinzukommt.

Mediziner sprechen auch von „ankylosierender Spondylitis", was so viel bedeutet wie „versteifende Wirbelentzündung".

Die zeigt sich normalerweise schon zwischen dem 15. und 30. Lebensjahr. Im Anfangsstadium werden die Beschwerden allerdings meist jahrelang fehlgedeutet.

Hat der Hausarzt einen Verdacht auf Morbus Bechterew, sollte er den Patienten an einen Rheumatologen überweisen, der entscheiden kann, ob weitere Untersuchungen angeraten sind. Mitunter wird ein Erbguttest auf das HLA-B27-Gen veranlasst, das bei über 90 Prozent der Betroffenen vorhanden ist; einen sicheren Nachweis kann dies allerdings nicht erbringen.

Aussagekräftiger ist eine Magnetresonanztomografie des Beckengürtels. Denn an der Verbindungsstelle zwischen Wirbelsäule und Becken – den Iliosakral- oder Kreuz-Darmbein-Gelenken – zeigt sich die Entzündung meist zuerst. Später kann sie in die Lendenwirbelsäule wandern und sich nach und nach bis zu den Halswirbeln ausweiten.

Mitunter kommt es schließlich zur weitläufigen Versteifung der Wirbelsäule, wobei benachbarte Wirbel durch knöcherne Verbindungen zusammenwachsen. Im Endstadium entsteht die sogenannte Bambusstab-Wirbelsäule, die extrem unflexibel ist. Zuweilen sind noch andere Gelenke wie Knie oder Hüfte betroffen, oder es ist die Regenbogenhaut des Auges entzündet.

Morbus Bechterew (benannt nach dem russischen Neurologen Wladimir Bechterew) kann in sehr milden Varianten auftreten, die normalerweise nicht auffällig werden. Daneben gibt es aggressive Verlaufsformen, die eine lebenslange Therapie erfordern, vor allem mit physiotherapeutischen Übungen, Medikamenten und einer intensiven Patientenschulung.

Heilen lässt sich die Krankheit durch diese Behandlung jedoch nicht; sie beruht auf einer Fehlsteuerung des Immunsystems, deren genaue Ursache unbekannt ist.

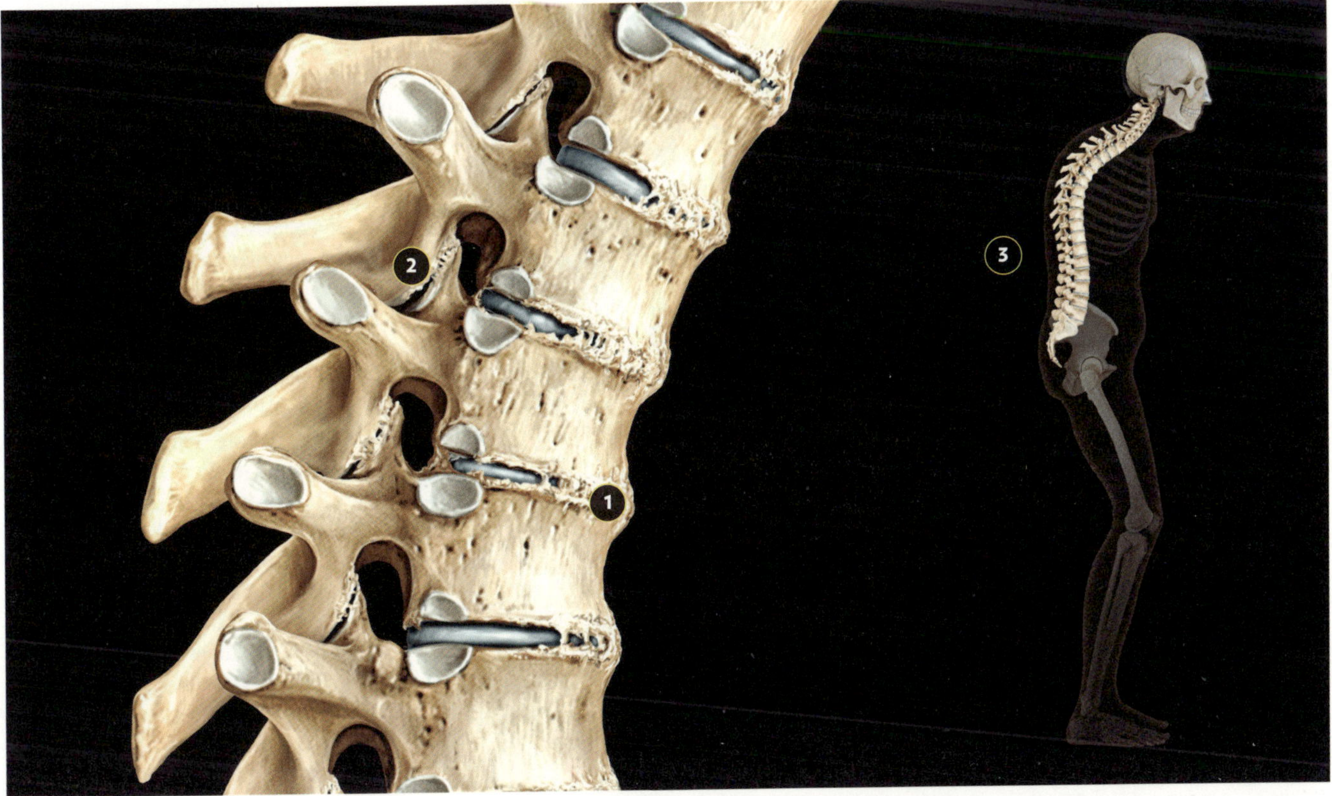

Als Folge dieser entzündlich-rheumatischen Erkrankung überwuchert neu gebildetes Knochenmaterial die Bandscheiben (1) sowie die Zwischenwirbelgelenke (2). Dadurch entsteht die typische gebeugte Körperhaltung (3), die sich meist in höherem Alter zeigt

Querschnittlähmung und Kauda-Syndrom

Abgetrennt vom Gehirn

Häufig sind es Unfälle, die eine Querschnittlähmung verursachen. Aber auch Tumoren und Bandscheibenvorfälle können ähnliche Auswirkungen haben

Im Spinalkanal der Wirbelsäule liegt das Rückenmark, welches das Gehirn mit dem peripheren Nervensystem verbindet. Wird der Nervenstrang geschädigt, etwa durch einen Unfall, leitet er die Impulse nicht mehr weiter. Die Körperregion unterhalb der Schädigung ist dann ganz oder teilweise vom Gehirn abgeschnitten.

Es kommt zu einer Querschnittlähmung: Die betroffenen Gliedmaßen lassen sich schlechter oder gar nicht mehr bewegen. Tast- und Temperatursinn sowie die Funktion von Blase und Darm sind gestört.

Akut auftretende Querschnittlähmungen sind mitunter lebensbedrohlich, weil sie sich auf die Atmung, das Kreislaufsystem oder den Verdauungstrakt auswirken können. Sie müssen in einem Krankenhaus intensivmedizinisch überwacht und behandelt werden. Rechtzeitig versorgt, können sich manche Schädigungen zurückbilden, viele bleiben jedoch lebenslang bestehen.

Querschnittlähmungen werden häufig durch Auto- oder Sportunfälle verursacht: Ein Wirbelkörper bricht, meist im Hals- oder Brustbereich, und kann das Rückenmark ganz oder teilweise durchtrennen. Um das zu vermeiden, lagert man Unfallopfer mit Verdacht auf diese Verletzung möglichst unbeweglich, beispielsweise mithilfe stützender Halskrausen.

Auch Tumoren der Wirbelsäule, die das Rückenmark zusammenpressen, können eine Querschnittlähmung auslösen.

Bei Bandscheibenvorfällen, bei denen ausgetretenes Material im Spinalkanal Druck auf die Nervenstrukturen ausübt, sind die Symptome dagegen meist nicht bedrohlich: Leichte Beschwerden wie Schmerzen, Kribbeln und Taubheit im Bein bilden sich fast immer zurück.

In manchen Fällen gibt es jedoch keine Alternative zu einer Operation: wenn bei den Betroffenen (durch einen massiven Bandscheibenvorfall in der Lendenwirbelsäule oder einen Tumor in diesem Bereich) das sogenannte Kauda-Syndrom auftritt. Dabei wird die *Cauda equina* (von lat. *cauda*, Schweif, und *equus*, Pferd), ein pferdeschweifähnliches Bündel von Nervenwurzeln, die durch den Spinalkanal der Lendenwirbelsäule laufen, massiv gequetscht (das eigentliche Rückenmark endet bereits beim obersten Lendenwirbel).

Rasch zeigen sich ernste Symptome wie ausgeprägte Kreuzschmerzen, Funktionsstörungen von Blase und Mastdarm, oft kombiniert mit Schmerzen und Muskelschwäche in den Beinen und einer sogenannten Reithosen-Anästhesie, bei der sich der Anal- und Genitalbereich sowie die Innenseiten der Oberschenkel taub anfühlen. In einem solchen Fall sollte der Betroffene binnen 24 Stunden operiert werden, manchmal sogar so schnell wie möglich – sonst droht eine dauerhafte Lähmung.

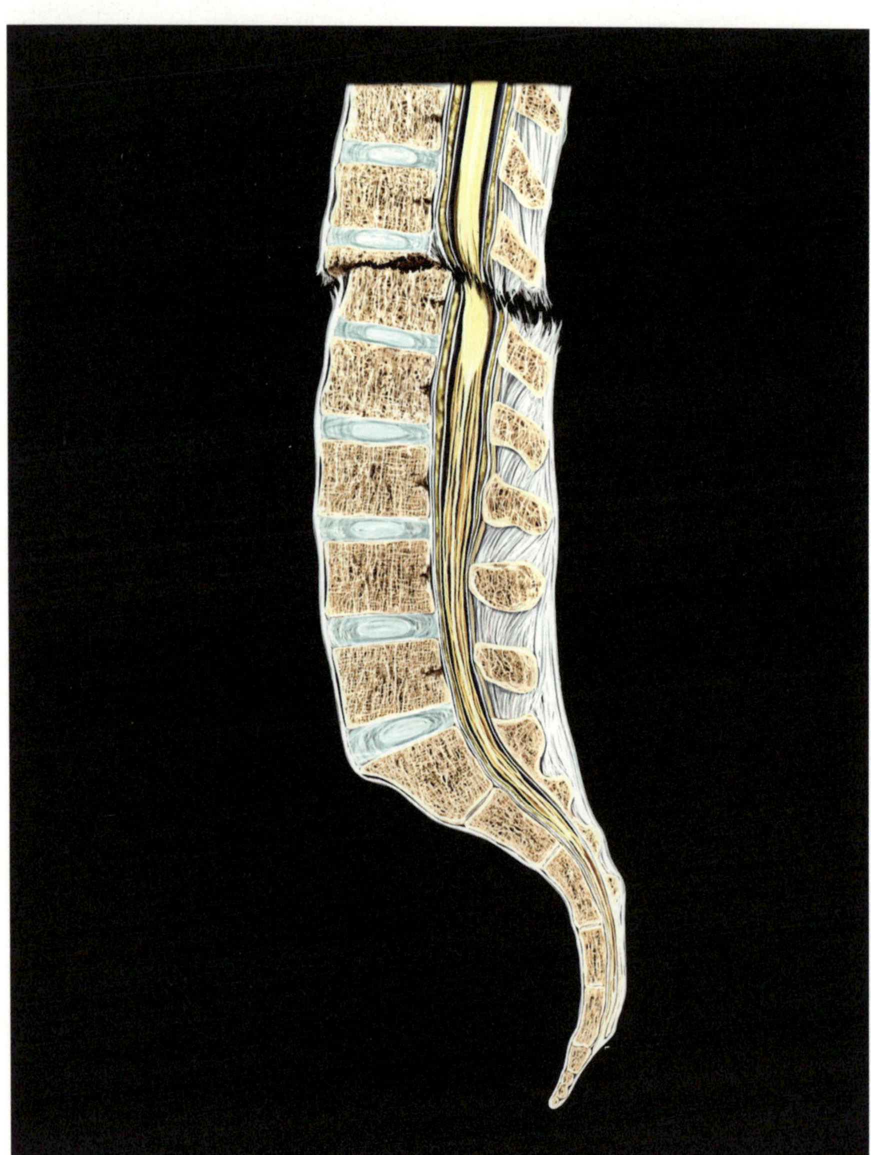

Bricht ein Wirbelkörper, kann er das Rückenmark durchtrennen – und die Verbindung zwischen dem Gehirn und den unterhalb der Stelle gelegenen Körperteilen unterbrechen

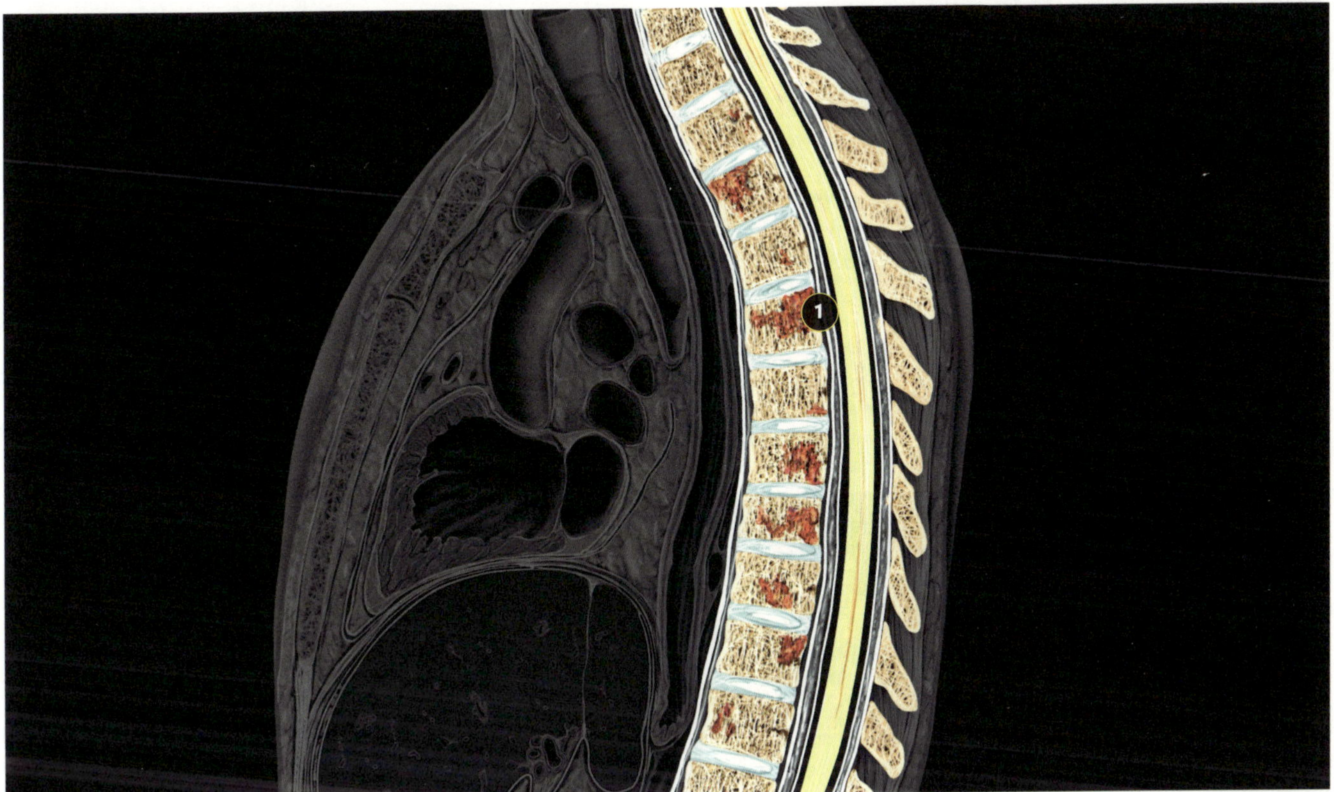

Wenn sich Geschwulste in der Wirbelsäule entwickeln (1), können sie Schmerzen auslösen und die Wirbelkörper instabil machen. Fast immer entstehen sie infolge von Primärtumoren, die anderswo im Körper liegen

Gefährliche Wucherungen

Tumoren oder Entzündungen in der Wirbelsäule melden sich meist mit unklaren Schmerzen und werden daher spät erkannt. Dann aber muss es schnell gehen

Wenn ein Patient unter einer bakteriell bedingten Entzündung oder einem Tumor in der Wirbelsäule leidet, gibt es dringenden Handlungsbedarf. Dennoch geschieht es häufig, dass Ärzte diese Erkrankungen erst Monate nach Auftreten der ersten Beschwerden überhaupt erkennen.

Das liegt unter anderem daran, dass Wirbelsäuleninfektionen äußerst selten sind: Studien zufolge werden nur bei einem von 10 000 Patienten mit starken Rückenbeschwerden die Symptome durch solche Entzündungen ausgelöst. Bei Tumorleiden liegt die Quote immerhin bei rund einem Prozent.

Jedoch sind die Schmerzen zunächst meist unspezifisch. Deshalb diagnostizieren die Mediziner häufig einen Bandscheiben- oder Wirbelkörperverschleiß.

Betroffene mit einer Geschwulst in der Wirbelsäule haben oft bereits ein früheres Tumorleiden durchgemacht und sind schon älter. Meist haben sie zunehmende Beschwerden, wenn sie auf dem Rücken liegen, und verspüren deutlichen Klopf- und Druckschmerz. In fortgeschrittenem Stadium kann die Geschwulst auch Wirbelbrüche und Lähmungen verursachen.

Tumoren der Wirbelsäule sind fast immer Metastasen – also Tochterabsiedlungen einer anderswo im Körper gelegenen bösartigen Krebsgeschwulst. Wenn solche Knochenmetastasen entstanden sind, ist der Krebs normalerweise nicht mehr zu heilen.

Mediziner können aber durch Bestrahlung und spezielle Medikamente das Wachstum der Metastasen für längere Zeit eindämmen. Drohen Instabilität oder Querschnittlähmung, werden auch chirurgische Eingriffe vorgenommen. Dauerhaft beseitigen lassen sich aber nur einige der primär in der Wirbelsäule entstandenen Tumoren.

Es kann aber auch zu einer bakteriellen Infektion eines Wirbels oder einer Bandscheibe kommen. Die Folge ist in der Regel starker Rückenschmerz mit Fieber sowie erhöhten Entzündungswerten.

Solche Wirbelsäuleninfektionen sind extrem gefährlich, denn unbehandelt würden sie massive Schädigungen hervorrufen und in den meisten Fällen sogar tödlich verlaufen. Daher behandeln Mediziner sie mit wochenlanger Antibiotika-Therapie.

Nicht selten wird auch eine Operation nötig, bei der ein Chirurg Eiteransammlungen im Spinalkanal und in der umliegenden Muskulatur entfernt.

Wirbelgleiten

Den Halt verloren

Gerät ein Wirbel ins Rutschen, kann das viele Ursachen haben: Extremsport, einen Unfall oder eine angeborene Fehlbildung. Meist hilft schon Physiotherapie

Als Spondylolisthesis (von griech. *spóndylos*, Wirbel, und *olisthaínein*, gleiten) bezeichnen Mediziner eine Instabilität der Wirbelsäule: Ein oberer „Gleitwirbel" bewegt sich nach vorn über den darunter liegenden Wirbel. Im Extremfall verlieren die Wirbelkörper sogar den Kontakt zueinander; der obere rutscht dann vollständig von dem unteren ab.

Wirbelgleiten betrifft fast ausschließlich die Lendenwirbelsäule – meistens rutscht der unterste Lendenwirbelkörper über das Kreuzbein. Es kommt relativ häufig vor: Vermutlich tritt bei mehreren Prozent der Bevölkerung zumindest eine leichte Spondylolisthesis auf, aber die meisten leiden nicht darunter.

Doch bei einem kleinen Anteil der Betroffenen wird eine Therapie notwendig, weil sich unangenehme oder gefährliche Folgeerscheinungen zeigen.

Meist sind es Kreuzschmerzen, die bis in die Oberschenkel ausstrahlen können. Darüber hinaus verursacht die Verschiebung eventuell eine Spinalkanalstenose oder die Quetschung einzelner Spinalnerven. Gefühlsstörungen und Lähmungen in den Beinen können dadurch auftreten. Ist das Wirbelgleiten extrem ausgeprägt, kommt es mitunter auch zu schweren Fehlhaltungen.

Diese Verlaufsformen lassen sich oft schon ohne Röntgenbild erkennen: Der Wirbelsäulenabschnitt unter dem betroffenen Segment rundet sich nach außen, darüber entsteht ein deutliches Hohlkreuz.

Das Krankheitsbild heißt nach dem auf diese Weise entstehenden seitlichen Profil auch „Sprungschanzenphänomen".

Ursache ist in vielen Fällen eine angeborene Fehlbildung der Zwischenwirbelgelenke oder des Wirbelbogens. Oft entsteht während der Wachstumsphase ein Spalt, durch den der Wirbel den Halt verliert. Wenn Betroffene als Kinder und Jugendliche intensiv Sportarten betreiben, bei denen sie häufig ins Hohlkreuz gehen (Delfinschwimmen, Kunstturnen, manche Leichtathletik-Disziplinen), sind sie besonders gefährdet.

In seltenen Fällen kann eine Operation die Spondylolisthesis verursachen, wenn – als Nebenwirkung – die Stabilität der Wirbelsäule im betroffenen Segment verringert wird. Auch ein Verkehrsunfall oder ein Sturz können Wirbelgleiten auslösen, meist ist dann die Halswirbelsäule betroffen.

Insbesondere bei älteren Menschen kann durch Verschleiß an Bandscheiben und Wirbelgelenken, mitunter verstärkt durch rheumatische Entzündungen, ein eher gering ausgeprägtes Wirbelgleiten auftreten (Pseudo-Spondylolisthesis). Betroffene haben in der Regel belastungsabhängige Rückenschmerzen und im Vergleich zum Wirbelgleiten bei Jugendlichen ein deutlich höheres Risiko, dass der Spinalkanal eingeengt wird.

Unabhängig von der Ursache ist eine operative Fixierung des instabilen Segments möglich, aber nur in schweren Fällen geboten, etwa wenn das vollständige Abrutschen droht. Normalerweise aber lassen sich die Beschwerden durch muskelkräftigende physiotherapeutische Übungen und Medikamente in den Griff bekommen. Und gegebenenfalls durch mehrmonatiges Aussetzen in der gefährdenden Sportart.

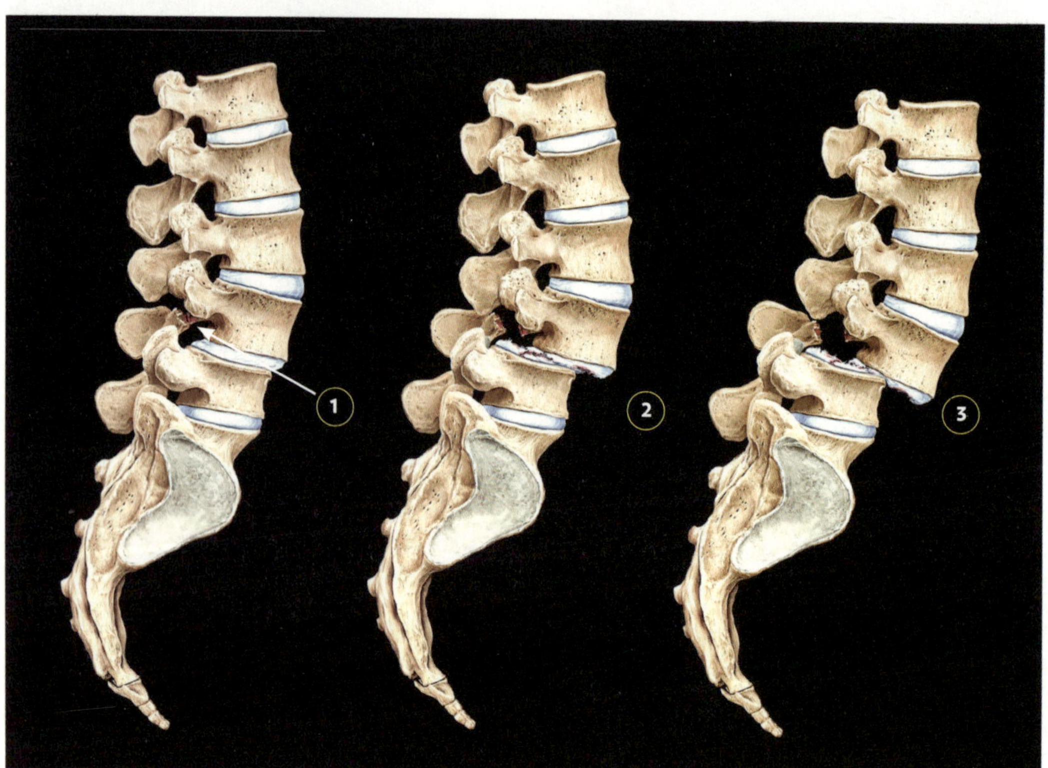

Ein Defekt am Wirbelbogen (1) lässt ein Segment instabil werden. Durch Unfall oder Überbelastung kann ein Wirbel dann nach vorn gleiten (2) und später fast vollständig abrutschen (3)

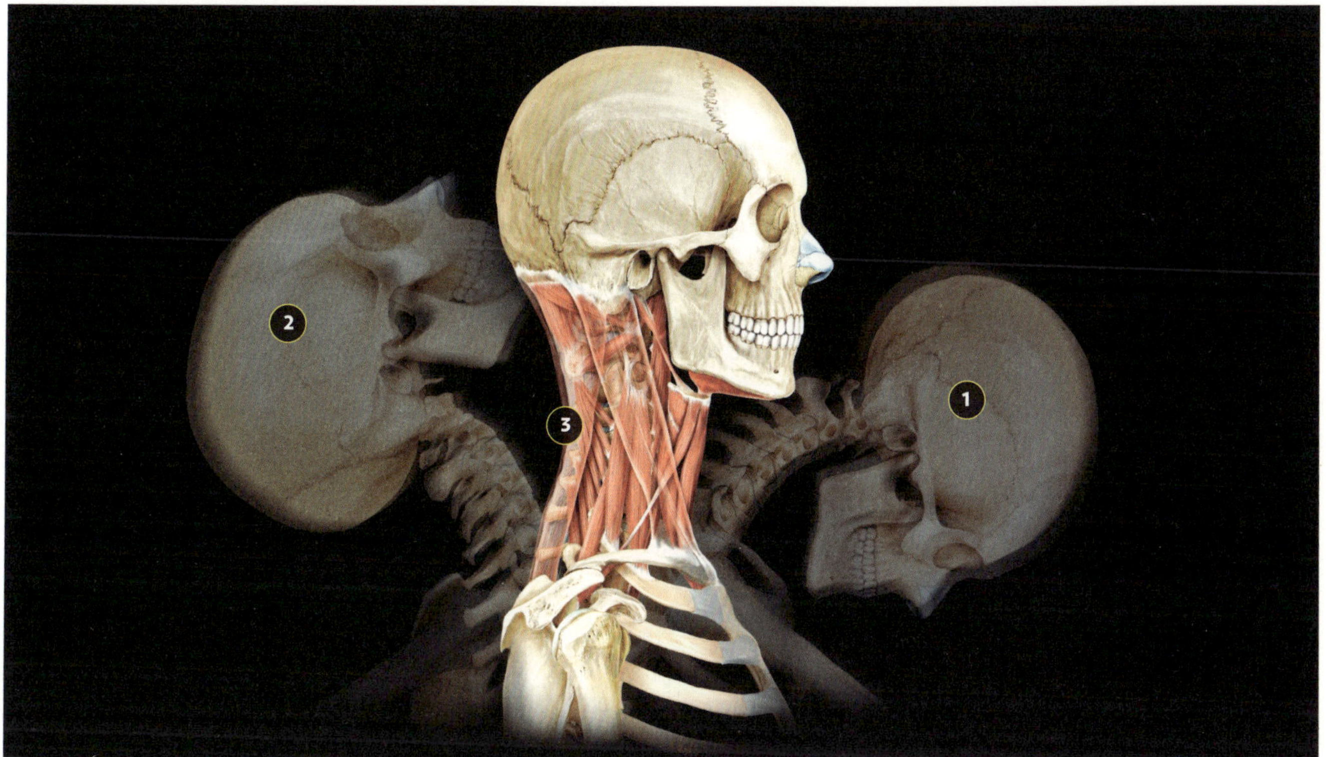

Bei einem starken Aufprall, etwa bei einem Auffahrunfall im Auto, wird der Kopf zunächst nach vorn (1) und dann zurück geschleudert (2). Dadurch kann es an Muskeln und Bändern (3) zu Entzündungen und somit zu Nackenschmerzen kommen

Pendelschlag des Kopfes

Meist schwinden die typischen Beschwerden nach einem Schleudertrauma rasch wieder. Eine zu lange Ruhigstellung durch eine Halskrause ist sogar schädlich

Eine der häufigsten Diagnosen nach einem Autounfall lautet: „Schleudertrauma". Der anschauliche Begriff (Mediziner sprechen dagegen von einer Halswirbelsäulendistorsion) steht nicht für ein klar fassbares Krankheitsbild, sondern weist vor allem auf den Unfallhergang hin: Durch den Stoß fliegt der Kopf ruckartig von vorn nach hinten und zurück – oder umgekehrt, je nachdem ob der Aufprall von hinten oder vorn erfolgte. Auch bei einer Fahrt im Autoscooter und bei Sportarten wie Boxen oder Karate kann der Mensch solchen Strapazen ausgesetzt sein.

Die abrupten Bewegungen reißen an den Muskeln im Bereich der Halswirbelsäule. Sie belasten deren Bänder, in schweren Fällen auch Gelenke, Wirbel und Bandscheiben. In Muskeln und Bändern bilden sich kleinste Risse, auf die der Körper nach einigen Stunden mit einer Entzündung reagiert, durch die der Schaden repariert wird. Der Betroffene spürt diesen Vorgang als muskelkaterähnliche Nackenschmerzen und Nackensteife.

Nur in etwa fünf bis zehn Prozent der Fälle entstehen zusätzlich neurologische Komplikationen wie Nervenschädigungen oder – allerdings sehr selten – eine Rückenmarkskompression. Bei den meisten Unfallopfern lassen sich jedoch keine weiteren Schäden nachweisen, auch nicht durch bildgebende Verfahren.

Bei manchen Betroffenen klingen die Beschwerden gleichwohl noch nach Tagen bis Wochen nicht ab. Stattdessen chronifiziert sich die Störung, oft mit Zusatzsymptomen wie Benommenheit, Schlafstörungen und starker Erschöpfung.

Dieses Krankheitsbild gilt allerdings als hoch umstritten – zumal es wesentlich häufiger in Ländern dokumentiert wird, in denen Schleudertrauma-Patienten auf Schadenersatz oder Rente hoffen können. Was in Einzelfällen dazu führen mag, dass Betroffene die Folgen eines Unfalls eher über- als unterschätzen.

Die genauen Zusammenhänge sind unklar. Durch Studien ist aber belegt, dass es die Chronifizierung begünstigt, wenn man den Schmerz „katastrophiert" – also seine bedrohlichen Aspekte überbetont.

Die meisten Ärzte verordnen Betroffenen zunächst Schmerzmittel, damit sie ihren normalen Tagesablauf möglichst schnell wieder aufnehmen können. Sofortige Physiotherapie ist, so zeigen Studien, wohl lediglich in Einzelfällen sinnvoll.

Und die früher übliche Ruhigstellung per Halskrause sollte allenfalls für wenige Tage erfolgen – sonst schadet sie eher, weil sich dadurch eine für die Muskulatur ungünstige Schonhaltung entwickelt.

Internistische Erkrankungen

Herzweh im Rücken

Schmerzt es unabhängig von Bewegungen der Wirbelsäule, kann das auf ein Leiden der inneren Organe hindeuten

Manchmal haben Rückenbeschwerden ihren Ursprung nicht in der Wirbelsäule, sondern in inneren Organen oder Blutgefäßen – nur wird der Schmerz am Rücken wahrgenommen. Ein Herzinfarkt etwa kann sich auch allein durch Schmerzen zwischen den Schulterblättern bemerkbar machen.

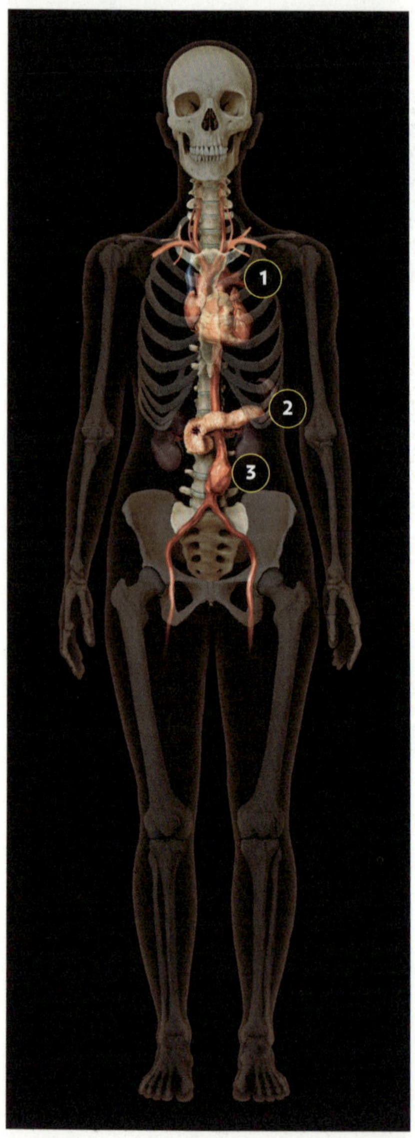

Sind Herz (1), Bauchspeicheldrüse (2) oder Aorta (3) erkrankt, nimmt man die Schmerzen mitunter im Rücken wahr

Solche untypischen Verläufe sind bei Frauen häufiger als bei Männern. Liegt zusätzlich eine Osteoporose oder ein anderes Rückenleiden vor, fällt ein solcher Infarkt den Betroffenen mitunter nicht einmal auf.

Das Phänomen, dass ein Infarkt auch an anderen Stellen schmerzen kann, bezeichnet man als „übertragenen Schmerz“. Einige Nervensignale aus dem Herzen laufen im Rückenmark gemeinsam mit solchen aus bestimmten Hautarealen (etwa dem oberen Rückenbereich) zum Gehirn. Dieses empfängt ein Schmerzsignal, kann aber nicht unterscheiden, ob es von der Haut oder aus dem Herzen kommt. Da die Haut viel häufiger Signale sendet, ist sie für das Gehirn der wahrscheinlichere Absender. Folglich wird der Schmerz in der Rückenregion wahrgenommen.

Auch Erkrankungen der Hauptschlagader, die dicht entlang der Wirbelsäule verläuft, sind mitunter ein Grund für Rückenschmerzen. Reißt ihre Gefäßwand plötzlich ein, verspürt der Betroffene sofort stärkste Schmerzen in Brust oder Rücken – er kann innerhalb kurzer Zeit innerlich verbluten.

Das droht auch dann, wenn ein Aortenaneurysma platzt. Die sackartige Ausbeulung der Hauptschlagader entsteht meist infolge von Bluthochdruck und Arteriosklerose und verursacht in manchen Fällen äußerst starke Rückenschmerzen.

Ebenso können ein Zwölffingerdarmgeschwür oder Erkrankungen der Bauchspeicheldrüse Rückenprobleme vortäuschen – denn beide Organe liegen direkt vor der oberen Lendenwirbelsäule. Auch einige gynäkologische und urologische Krankheitsbilder manifestieren sich unter Umständen in Rückenschmerzen. Wenn die Beschwerden von inneren Organen ausgehen, sind sie im Gegensatz zu üblichen Rückenleiden in der Regel unabhängig von Wirbelsäulenbewegungen.

Meist zeigen sich die Erkrankungen noch durch weitere Symptome, sodass die richtige Diagnose schnell gestellt wird. Manchmal aber schmerzt nur der Rücken und leitet den Betroffenen wie auch den Arzt monatelang auf eine falsche Fährte.

Failed Back Surgery Syndrome

Der Rückfall

Nicht jede Rückenoperation beseitigt die Schmerzen

Viele Rückenoperationen bringen nicht den gewünschten Erfolg. Bleiben die Schmerzen bestehen oder flammen – manchmal stärker als zuvor – wieder auf, sprechen Mediziner vom „Failed Back Surgery Syndrome“.

Dauern die Beschwerden fort, kann es daran liegen, dass die behandelnden Ärzte sich schlicht für die falsche Operation entschieden haben – nicht aus Unkenntnis, sondern weil es oft schwierig bis unmöglich ist festzustellen, ob eine diagnostizierte Auffälligkeit an der Wirbelsäule einem Patienten tatsächlich zusetzt oder ob sie gar nichts mit den Symptomen zu tun hat.

Manchmal entstehen Schmerzen aber auch nach einer an sich korrekten Behandlung, etwa wenn sich aufgrund des Eingriffs an einer Stelle die Statik der Wirbelsäule verändert und dadurch andere Abschnitte überlastet werden. Ebenso kommt es vor, dass es dem Chirurgen nicht gelingt, hervorgetretenes Bandscheibenmaterial vollständig zu entfernen. Oder er verletzt unabsichtlich einen Nerv.

Auch das bei vielen OPs im Lendenwirbelbereich unumgängliche Öffnen des Spinalkanals, in dem die empfindlichen Nervenwurzeln verlaufen, hat nicht selten schmerzhafte Folgen: Es entstehen Entzündungen, die Narben hinterlassen können.

Studien zeigen, dass diese Verwachsungen den meisten Betroffenen keinerlei Beschwerden bereiten. Doch bei manchen Patienten drücken die Narben auf die Nervenfasern, reizen sie oder klemmen ihre Blutversorgung ab. Das löst sehr hartnäckige Schmerzen aus, die oft in die Beine ausstrahlen. Diese Beschwerden entwickeln sich typischerweise langsam, oft nach einer schmerzarmen oder -freien Zeit von sechs Wochen bis sechs Monaten.

Die Patienten werden im Normalfall schmerztherapeutisch behandelt, also mit Medikamenten und begleitender Physiotherapie; zuweilen wird ihnen auch psychologische Unterstützung angeboten. Nachoperationen versprechen dagegen in vielen Fällen wenig Erfolg, da sie häufig zu nochmals verstärkter Narbenbildung führen.

Ein Tritt ins Leere

Es reicht eine ungewohnte Bewegung: Die Schädigung eines Kreuz-Darmbein-Gelenks ist einer der häufigsten Gründe von Rückenschmerzen

Schmerzen, die vom unteren Rücken meist einseitig in das Gesäß, die Leistengegend und eventuell bis zum Knie ausstrahlen, können Anzeichen für das ISG-Syndrom sein. Eines der zwei Iliosakralgelenke (der Verbindung zwischen unterer Wirbelsäule und Becken) ist dann betroffen, in seltenen Fällen auch beide.

Meist verschlimmern sich die Schmerzen unter Belastung. Häufig verstärken sie sich auch, wenn der Betroffene sich nach vorn beugt. Oft fluktuieren sie – treten spontan auf, bilden sich ebenso spontan zurück, kehren nach Wochen oder Monaten plötzlich wieder.

Die beiden Gelenke befinden sich im unteren Teil des Rückens – dort, wo rechts und links jeweils die vom Darmbein (Ilium) gebildete Beckenschaufel an das Kreuzbein (Sakrum) angrenzt. Die Gelenke haben nur einen Spielraum von wenigen Grad, werden durch Muskeln und straffe Bänder stabilisiert und lassen sich nicht aktiv bewegen.

In vielen Fällen treten die Schmerzen nach einem Tritt ins Leere, einer falschen Belastung oder einem Sturz auf. Begünstigt wird das Syndrom durch eine Instabilität der stützenden Muskeln und Bänder oder eine Schwäche der umgebenden Muskulatur.

Auch eine Schiefstellung des Beckens, etwa bei unterschiedlich langen Beinen, kann Beschwerden verursachen. Vermutlich entstehen die Schmerzen dadurch, dass das Gelenk zu viel Spielraum hat, wodurch die Gelenkflächen geschädigt und die Nerven in diesem Bereich gereizt werden.

Der Zustand wird oft lange nicht erkannt, weil Rückenschmerzen auch andere Ursachen haben können. Zudem war bis vor Kurzem noch umstritten, ob das Krankheitsbild überhaupt existiert – sodass viele Ärzte es nicht in ihre diagnostischen Überlegungen einbezogen. Inzwischen gilt jedoch als gesichert, dass die Iliosakralgelenke für einen beträchtlichen Anteil aller akuten und chronischen Schmerzen im unteren Wirbelsäulenbereich mitverantwortlich sind (manche schätzen: 25 Prozent).

Um nachzuweisen, dass die Ursache in den Iliosakralgelenken liegt, wird unter Röntgen- oder CT-Kontrolle ein lokales Betäubungsmittel in den Gelenkspalt injiziert. Verschwinden die von hier ausgehenden Schmerzen für einige Zeit, gilt dies als Hinweis auf den Grund der Beschwerden.

Kurzfristig lassen sich die Symptome mit Schmerzmitteln, muskelentspannenden und entzündungshemmenden Medikamenten sowie Wärmeanwendungen bekämpfen.

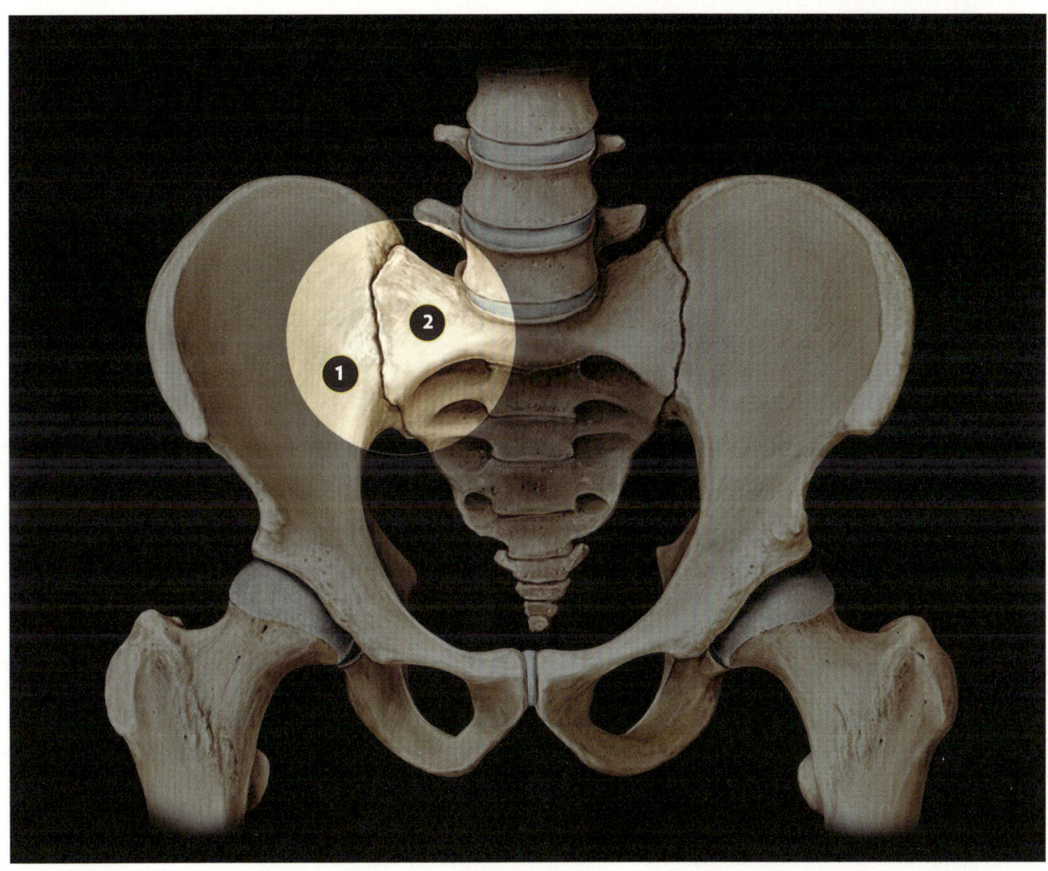

Die Iliosakralgelenke bilden die Verbindung zwischen den Beckenschaufeln (1) und dem Kreuzbein (2) und besitzen kaum Spielraum. Wird der zu groß, können die Gelenkflächen geschädigt werden

Durch spezielle Übungen können Betroffene das Gelenk entlasten und die Schmerzen für einige Zeit lindern. Langfristig hilft meist aber nur ein gezieltes Muskeltraining.

In sehr schweren Fällen kann eine Operation erwogen werden, bei der das Gelenk mit Schrauben oder anderen Hilfsmitteln fixiert wird und in der Folge knöchern zusammenwachsen soll. Allerdings: Viele Mediziner halten diese – extreme – Maßnahme nicht für sinnvoll. ○

Glossar

Grundlegende oder umgangssprachliche Begriffe, die nicht immer an Ort und Stelle im Heft erklärt werden

Akuter Rückenschmerz
Neu aufgetretener Rückenschmerz bis zu einer Dauer von etwa sechs Wochen.

Beckenschiefstand
Häufig vorkommende Fehlstellung des Beckens, oft aufgrund ungleich langer Beine. Ein Beckenschiefstand führt aber nicht immer zu ernsthaften Beschwerden, daher wird er auch nicht mehr in jedem Fall durch Einlagen oder Absatzerhöhungen ausgeglichen. Ist jedoch die Wirbelsäule dadurch zu sehr zu einer Seite gekrümmt, kann es zu einer Skoliose kommen (siehe Seite 55). Umgekehrt kann auch eine Skoliose einen Beckenschiefstand verursachen.

Chiropraktik
Bei der Chiropraktik kommen nur die Hände zum Einsatz, um Beschwerden zu behandeln. Sie wird der Alternativmedizin zugerechnet und ist nicht zu verwechseln mit der manuellen Medizin (die nur die auch schulmedizinisch anerkannten Techniken der Chiropraktik nutzt) und der Osteopathie (die gleichfalls mit den Händen ausgeübt wird, aber sanftere Techniken anwendet und von anderen Grundannahmen ausgeht).

Chronischer Rückenschmerz
Rückenschmerz, der seit mehr als zwölf Wochen anhält.

Hexenschuss
Umgangssprachlicher Begriff für schlagartig auftretende Schmerzen im Lendenwirbelbereich, die meist nach Heben, Bücken oder Drehen auftreten und zu einer Bewegungseinschränkung führen. Ein Hexenschuss ist keine Krankheit, sondern ein Symptom. Die Ursache ist meist harmlos, oft wird er durch Muskelverspannungen oder Blockierungen der Zwischenwirbelgelenke ausgelöst.

Ischias
Umgangssprachliche Bezeichnung für Schmerzen im Bereich des unteren Rückens, die ins Gesäß, den hinteren Oberschenkel oder sogar bis in die Füße ausstrahlen. Ihren Ursprung haben sie meist in der unteren Lendenwirbelsäule, wenn etwa durch Verschleißerscheinungen oder auch durch einen Bandscheibenvorfall die dort austretenden Nervenwurzeln gereizt werden. Das Wort „Ischias" (von griech. *ischion*, Hüftgelenk) bedeutet eigentlich Hüftschmerz.

Kreuzschmerz
Der oft umgangssprachlich als Synonym für Rückenschmerz verwendete Begriff bezeichnet streng genommen nur die Schmerzen im unteren Rücken (dem „Kreuz"), also unterhalb des Rippenbogens und oberhalb der Gesäßfalten.

Muskelverspannung
Die häufigste Ursache für Rückenschmerzen. Woher eine Muskelverspannung rührt, ist oft unklar. Grund können Verschleißerscheinungen, Stress oder eine durch einseitige Körperhaltung überbeanspruchte Muskulatur sein. Infolgedessen senden die Nerven, die für die Grundspannung der Muskeln zuständig sind, vermehrt Reizsignale aus. Es kommt zu einer Durchblutungsstörung des Muskelgewebes, zu wenig Sauerstoff gelangt zu den Muskelfasern – und die reagieren mit Verhärtung und Schmerzen.

Nationale Versorgungsleitlinie „Nicht-spezifischer Kreuzschmerz"
Von einem großen deutschen Expertenteam erstellte, 2017 aktualisierte Empfehlungen für Ärzte und andere Therapeuten, um unspezifische Schmerzen im unteren Rücken möglichst optimal und nach aktuellem Forschungsstand behandeln zu können.

Nervenwurzeln
Nervenstränge, die innerhalb des Spinalkanals vom Rückenmark abzweigen. Bei jedem Segment der Wirbelsäule vereinigen sich links und rechts je zwei Nervenwurzeln zu den Spinalnerven, die aus dem Spinalkanal austreten und sich in den Körper ziehen.

Nichtspezifischer Rückenschmerz
Rückenschmerz, für den sich keine eindeutige körperliche Ursache finden lässt (gleichbedeutend: unspezifischer Rückenschmerz). Er tritt weitaus häufiger auf als spezifischer Rückenschmerz.

Quaddelung
Häufig angewandte Technik, bei der lokale Betäubungsmittel an bestimmten Punkten dicht unter die Hautoberfläche gespritzt werden. Dabei entstehen leichte Erhebungen, sogenannte Quaddeln. Die Methode soll gezielt muskuläre Blockierungen lösen und den Teufelskreis aus Schmerz und Muskelverspannung durchbrechen.

Rückenmark
Nicht zu verwechseln mit dem für die Blutbildung verantwortlichen Knochenmark: Das Rückenmark ist ein mit dem Gehirn verbundener dicker Strang aus Nervenzellen, der sich im Spinalkanal durch die Wirbelsäule zieht und meist am obersten Lendenwirbel endet. In ihm werden Signale vom Körper ans Gehirn weitergeleitet, umgekehrt gibt es die Befehle vom Gehirn an den Körper weiter. Unterhalb des Rückenmarks verlaufen im Spinalkanal nur noch die Wurzeln der Spinalnerven, die in der unteren Lendenwirbelsäule und im Kreuzbein austreten.

Spezifischer Rückenschmerz
Rückenschmerz, der eindeutig auf ein objektivierbares Leiden zurückgeführt werden kann – etwa eine rheumatische Erkrankung oder einen Tumor. Dies ist aber nur relativ selten möglich.

Subakuter Rückenschmerz
Rückenschmerz, der seit mehr als sechs Wochen anhält, aber noch nicht als chronisch gilt (ab zwölf Wochen).

Tiefe Rückenmuskulatur
Viele teils sehr filigrane Muskelgruppen, die Wirbel untereinander oder Rippen und Wirbel verbinden. All diesen von außen nicht sichtbaren Muskeln ist gemein, dass sie direkt an der Wirbelsäule ansetzen. Ihre wichtigste Aufgabe: Sie halten die Wirbelsäule gegen die Schwerkraft aufrecht und stabilisieren das Rückgrat vom Kreuzbein bis zum Nacken. Außerdem unterstützen sie die Neigung des Rumpfes zur Seite. ○

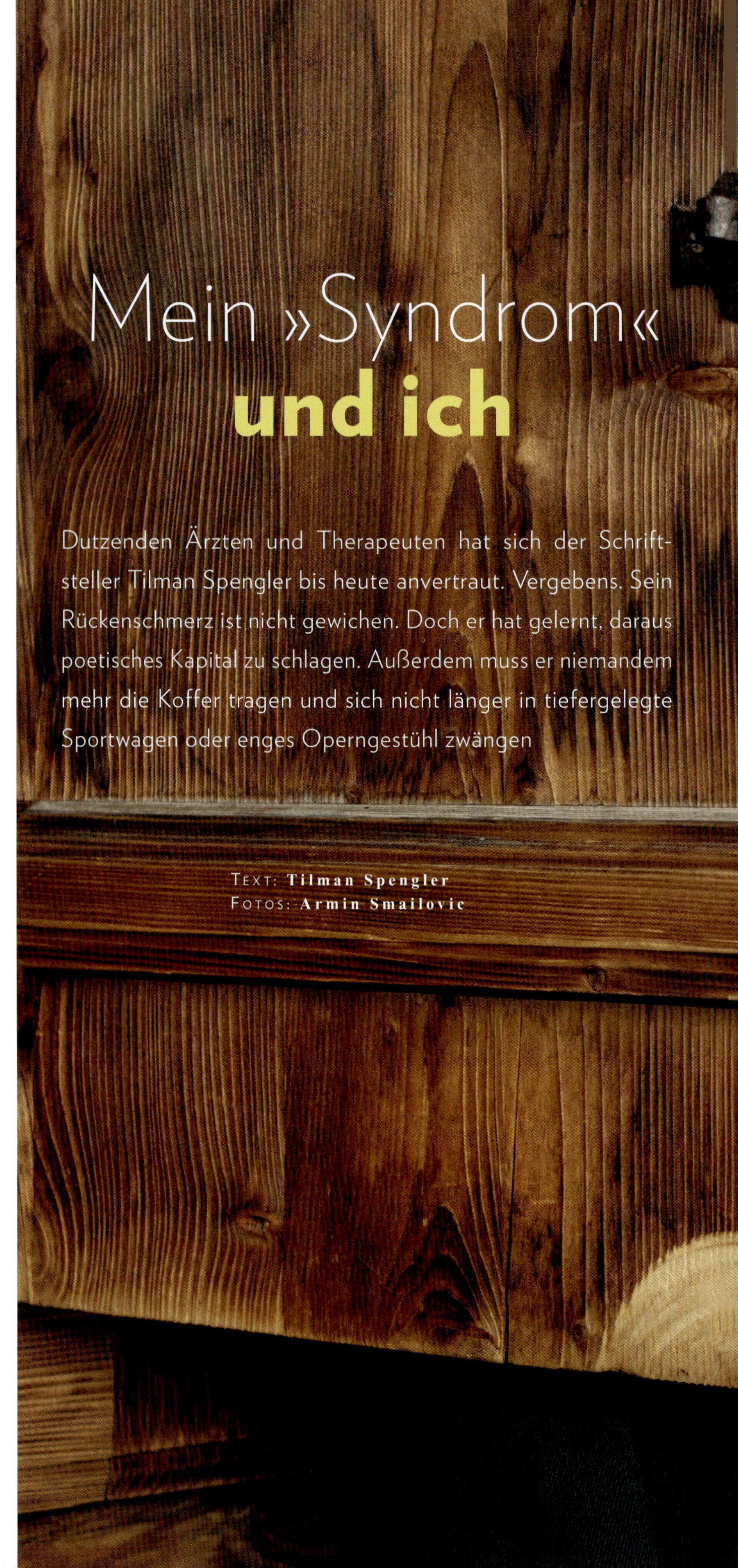

Mein »Syndrom« **und ich**

Dutzenden Ärzten und Therapeuten hat sich der Schriftsteller Tilman Spengler bis heute anvertraut. Vergebens. Sein Rückenschmerz ist nicht gewichen. Doch er hat gelernt, daraus poetisches Kapital zu schlagen. Außerdem muss er niemandem mehr die Koffer tragen und sich nicht länger in tiefergelegte Sportwagen oder enges Operngestühl zwängen

TEXT: **Tilman Spengler**
FOTOS: **Armin Smailovic**

Die Psychotherapeutin, bei der ich schließlich landete, trug ein streng geschnittenes, graues Wollkleid und unterdrückte immer wieder einen Niesanfall, doch ihre Miene war freundlich.

„Ihre Rückenbeschwerden haben ja eine beachtliche Karriere hinter sich", sagte sie, ganz so, als wolle sie mir zu einer Lebensleistung gratulieren, die vielleicht mit einer finanziellen Anerkennung honoriert würde. „Erzählen Sie", fuhr sie fort und umklammerte ein Taschentuch, „erzählen Sie einfach alles, was Ihnen in den Sinn kommt."

Das Aquarell hinter ihr an der Wand zeigte eine in Blau gehaltene Alpenlandschaft, vermutlich löste das meine erste Assoziation aus: den Albtraum.

„Alben und Elfen", begann ich, „sprachlich hängt das ja eng zusammen."

Ich bin dieser Sache nachgegangen, als ich das erste Mal wie Kafkas Käfer reglos auf dem Rücken lag. Meine Tochter sah mich, rief: „Hexenschuss ist Gott sei Dank nicht ansteckend" und griff nach ihrem Sportbeutel.

Im Mittelalter sagte man von Menschen, die sich nicht krümmen konnten, es habe sie ein Elfenpfeil getroffen. Elfen konnten hinterlistig und boshaft sein. Sie griffen und greifen den Körper und das Gemüt an. Bevor ich ins Bett ging, hatte ich übrigens noch ein ausgelassenes Rumpfbeugen veranstaltet.

„Vor dem Zubettgehen?", fragte die Therapeutin, die jetzt einen Bleistift in der Hand hielt.

Ich ahnte, welche Richtung das Gespräch nehmen sollte, wies also darauf hin, dass sich meine Frau an jenem Abend bei ihrer Mutter befunden habe.

„Das machte Sie unglücklich?"

„Ich erinnere mich eher an ein Gefühl der Erleichterung, der Entlastung, des Glücks. Aber das hing gewiss damit zusammen, dass ich gerade eine sehr lästige, komplizierte Arbeit abgeschlossen hatte. Druck, Schultern und Rücken – Sie wissen schon. Mein Arbeitszimmer war mir für Monate eine Mönchszelle."

„Interessant", sagte die Therapeutin und schrieb ein paar Notizen in den Block auf ihrem Knie. „Der Schmerz folgte also auf das Glück. Allerdings

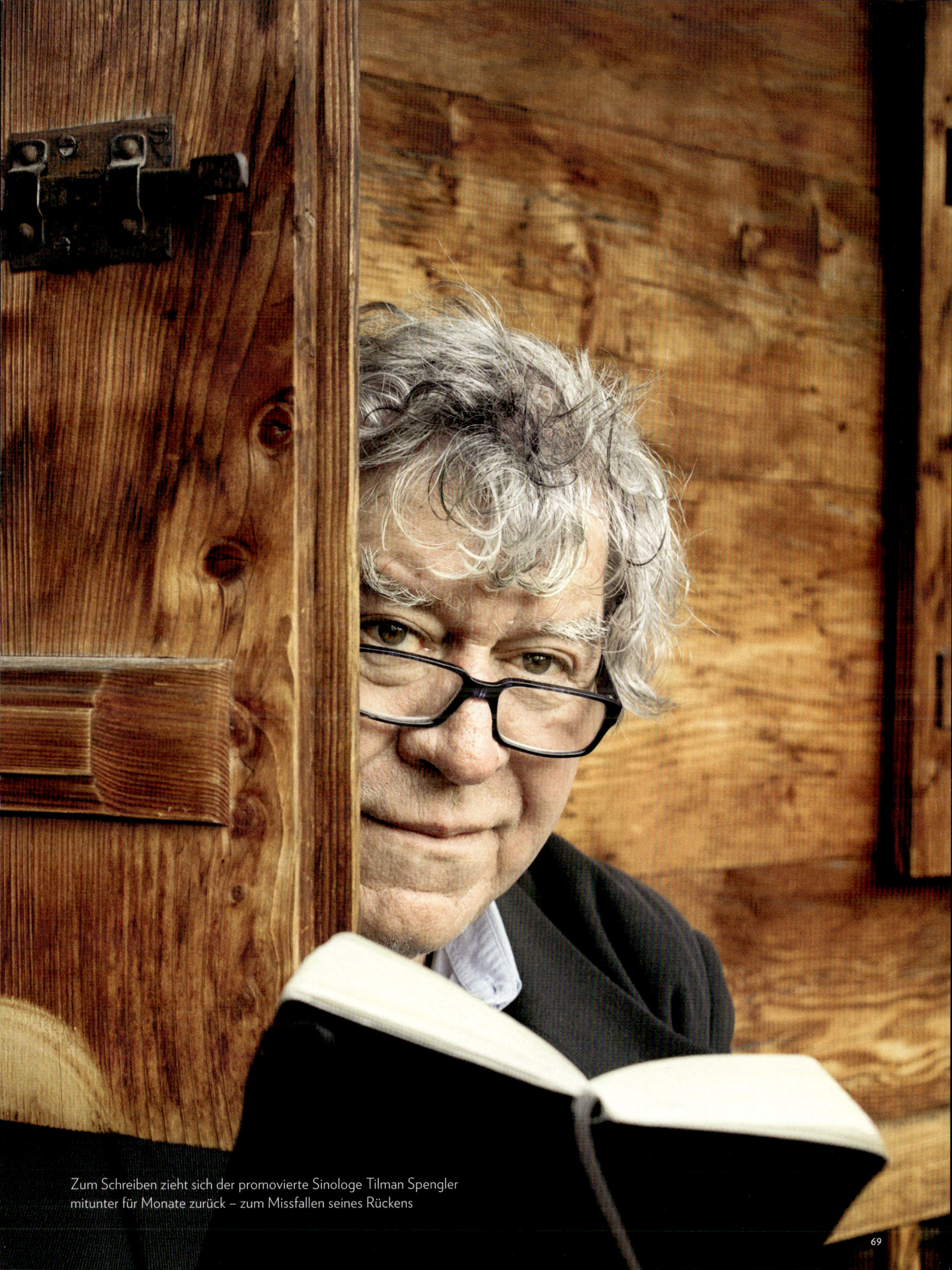

Zum Schreiben zieht sich der promovierte Sinologe Tilman Spengler mitunter für Monate zurück – zum Missfallen seines Rückens

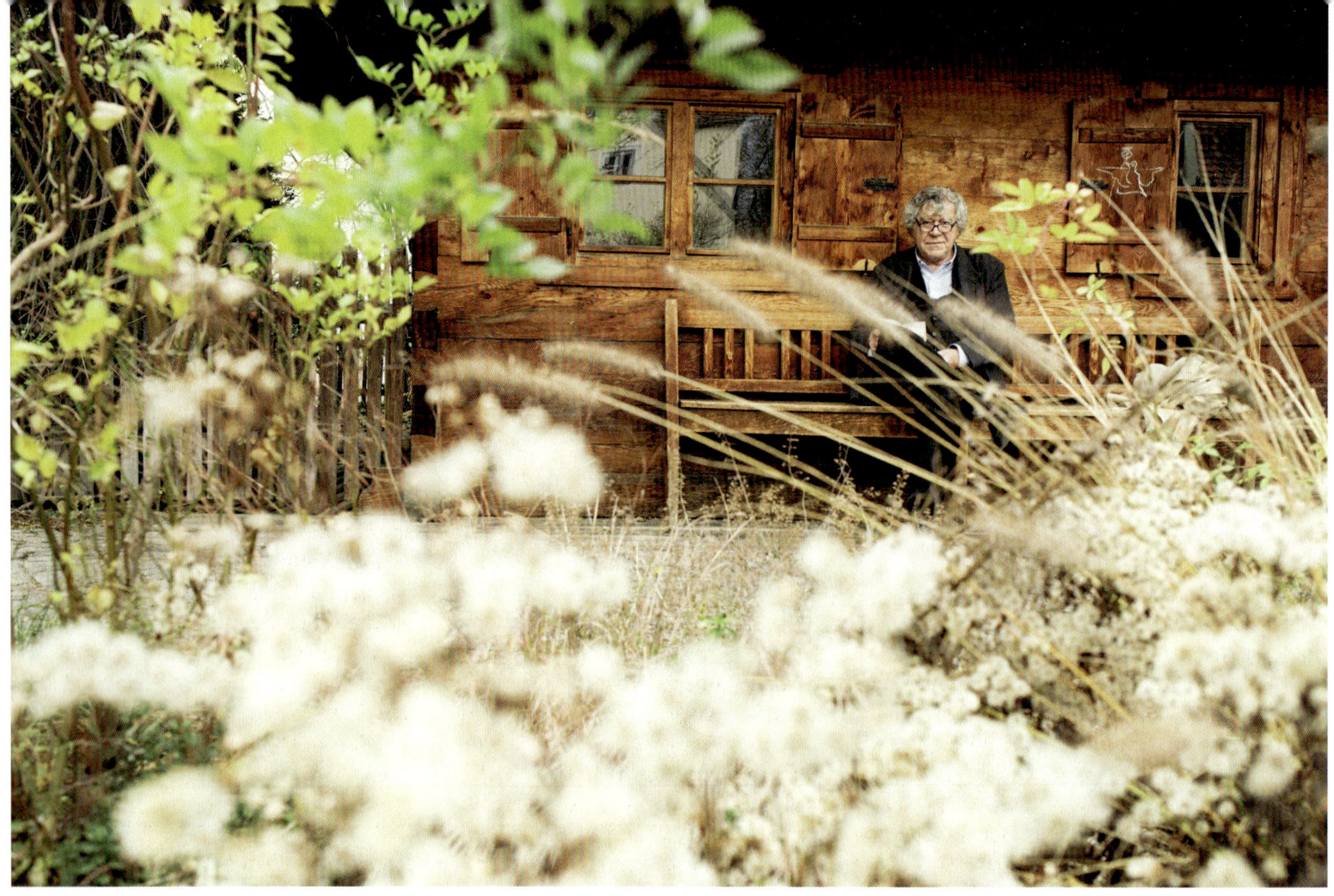

»Misstrauen gegen jegliche Form von Heilverfahren«: Spengler in seiner bayerischen Heimat

waren Sie allein. Was hat dann der behandelnde Arzt gesagt?"

Der behandelnde Arzt? Ich hatte mich Dutzenden anvertraut. Die Rückenheilkunde ist ein weites Feld, auf dem unser Schöpfer die unterschiedlichsten Lehrmeinungen hat gedeihen lassen, wie ich schnell lernte.

Ich wurde in Röhren gewendet, betastet, mit Nadeln auf die Funktion meiner Energiebahnen überprüft, peinlicher vulgärpsychologischer Observanz unterzogen. Mal ging es um Essen, mal um Trinken, oft um die Mutter, dann um meine Sexualpraktiken. Nur nach meiner Religion fragte niemand.

Der allen Untersuchenden gemeinsame Nenner hieß stets „LWS-Syndrom". LWS steht für die Lendenwirbelsäule, und das Wort „Syndrom" besagt nicht viel mehr, als dass man nicht der einzige Patient ist.

„Neigen Sie zum Zweifel?", wollte die Therapeutin wissen.

Zugegeben, beim ersten Vertreter der Traditionellen Chinesischen Medizin hatte mich schon gestört, dass die gerahmten Schriftzeichen an der Wand des Behandlungszimmers auf dem Kopf standen. Zu dem Wunderheiler in Kärnten aber ging ich, weil ich glaubte, mir keinen Zweifel mehr leisten zu können. Doch als die Kombination aus Ave-Marias, Wunderkerzen und Strampeln am Reck nur kurz zum Nachlassen des Schmerzes führte, wuchs wieder das Misstrauen gegen jegliche Form von Heilverfahren.

In einer süddeutschen Spezialklinik hätte ich mich fast zu einem chirurgischen Eingriff überreden lassen („vielleicht etwas riskant beim gegenwärtigen Stand der Kunst, doch durchaus vertretbar"). Als ich aber mein Hemd wieder zuknöpfte, hörte ich im Nebenraum den Arzt mit einer Frau telefonieren. Das Gespräch dauerte nur wenige Minuten, enthielt aber so viele falsche Töne, dass ich spontan beschloss, diesem Mann keine medizinische Prognose von belastbarem Wahrheitsgehalt zuzutrauen.

„Würden Sie sich als wankelmütig bezeichnen, vielleicht auch als entscheidungsschwach? Schieben Sie gern die Verantwortung auf andere?"

Wollte die Seelenärztin andeuten, dass mein Misstrauen gegenüber der Heilkunst unbewusst auch ihre eigene Rolle einbeziehen könnte? „Vieles hat mir auch geholfen", antwortete ich daher schnell, „anfangs hatte ich nur nicht begriffen, dass eine ärztliche Aussage oder eine solche aus der volkstümlichen Heilkunde weniger als medizinische Bestandsaufnahme zu werten ist, sondern bereits als Teil der angestrebten Therapie. Nur Hoffnung macht Hoffnung."

Ich habe auch wunderbare Spritzen bekommen, beim Feldenkrais-Kurs eine bezaubernde Bildhauerin getroffen, von Chiropraktikern erstaunliche Ringergriffe gelernt und in Shanghai Künste des Fingerdrucks erfahren, die mir ein völlig neues Verständnis der Nachtseiten der chinesischen Kultur erschlossen.

Nein, wenn ich es recht bedenke, hat meine Ichstärke erheblich zugenommen. Das Selbstvertrauen eines Patienten wächst ja, wenn er erfährt, dass das Einholen einer „zweiten Meinung" zu der Erkenntnis führt, es sei völlig falsch gewesen, eine „erste Meinung" einzuholen. Wobei dann die „zweite Meinung" flugs durch eine „dritte Meinung" als veraltet, kontraproduktiv, beutelschneiderisch niedergemacht wird. Anfangs hat mich das verunsichert, nach und nach erlebte ich es aber als Souveränitätsgewinn.

Das Stirnrunzeln meiner Psychotherapeutin konnte mit ihrer Verkühlung zusammenhängen, deutete aber womöglich auch ein gewisses Befremden an. „Vielleicht spüren wir an dieser Stelle einigen der positiven Aspekte nach, die

»Von Chiropraktikern lernte **ich erstaunliche** Ringergriffe«

sich aus der körperlichen Erfahrung ja auch ergeben haben könnten?"

Darüber musste ich nicht lange nachdenken. Ein Rückenleiden, so es denn erkennbar demonstriert wird, erlaubt Verhaltensweisen, die bei anderen leicht als befremdlich gelten könnten. Das schroffe Zurückweisen jeglicher Zumutung, einer älteren Dame den Koffer in die Ablage zu wuchten, gehört hier noch zu den kleinsten Annehmlichkeiten.

Religiösen Zeremonien kann beigewohnt werden, ohne ein einziges Mal die Körperhaltung verändern zu müssen. Beim Liebesspiel liegt die Verantwortung für Form und Rhythmus des Geschehens ganz beim Partner. Der Gastgeber muss stets den Lieblingssessel herausrücken.

Und umgekehrt! Was kann ich nicht alles ablehnen, indem ich mein Leiden erwähne. Kein Einsteigen mehr in affig tiefergelegte Sportwagen, kein Fitness-Studio, kein Skilaufen über Buckelpisten und, größte Gnade: keine mehrstündigen Opernaufführungen in menschenverachtendem Gestühl.

„Sie erwärmen sich ja geradezu für Ihr Schicksal!", bemerkte meine Therapeutin.

Alle großen Werke entstanden durch Klagen. Ich schrieb einmal einen philosophischen Ratgeber über das Problem des aufrechten Gangs. Ein Rückenproblem. Nichts Schweres, vielmehr, wie der Verleger gefordert hatte, „mit belletristischer Anmut und Augenzwinkern". In aller Bescheidenheit, das Büchlein war ein Erfolg. Fortan gab es kaum noch einen Kongress von Physiotherapeuten, auf dem ich nicht den kulturellen Teil für das Damenprogramm gestaltete. Tagsüber hörte ich mir die Fachvorträge über Fortschritte in der ärztlichen Kunst an, am Abend galt es, der Philosophie Raum zu geben. Ein sehr glückliches Zusammentreffen, materiell stand ich nicht schlecht da – und wenn es mich zwickte: Das Hören der Vorträge löste beständig Spontanremissionen aus.

„Sie würden sich also", fragte die Psychotherapeutin, die sich jetzt zum ersten Mal ein Niesen gestattet hatte, „mittlerweile als einen selbstbestimmten Menschen bezeichnen?" – „Positiv rückenbestimmt. Mehr konnte meine Wirbelsäule nicht für mich tun."

Die Psychotherapeutin erhob sich und öffnete das Fenster. Auf dem Lande macht man das so, damit belastete Seelen davonfliegen können. „Wir kommen voran", sagte sie zum Abschied. ○

TILMAN SPENGLER, Jg. 1947, ist unter anderem bekannt geworden durch die Romanbiografie »Lenins Hirn«. Er war zudem viele Jahre Mitherausgeber der Zeitschrift »Kursbuch«.

Erste Hilfe gegen den Schmerz

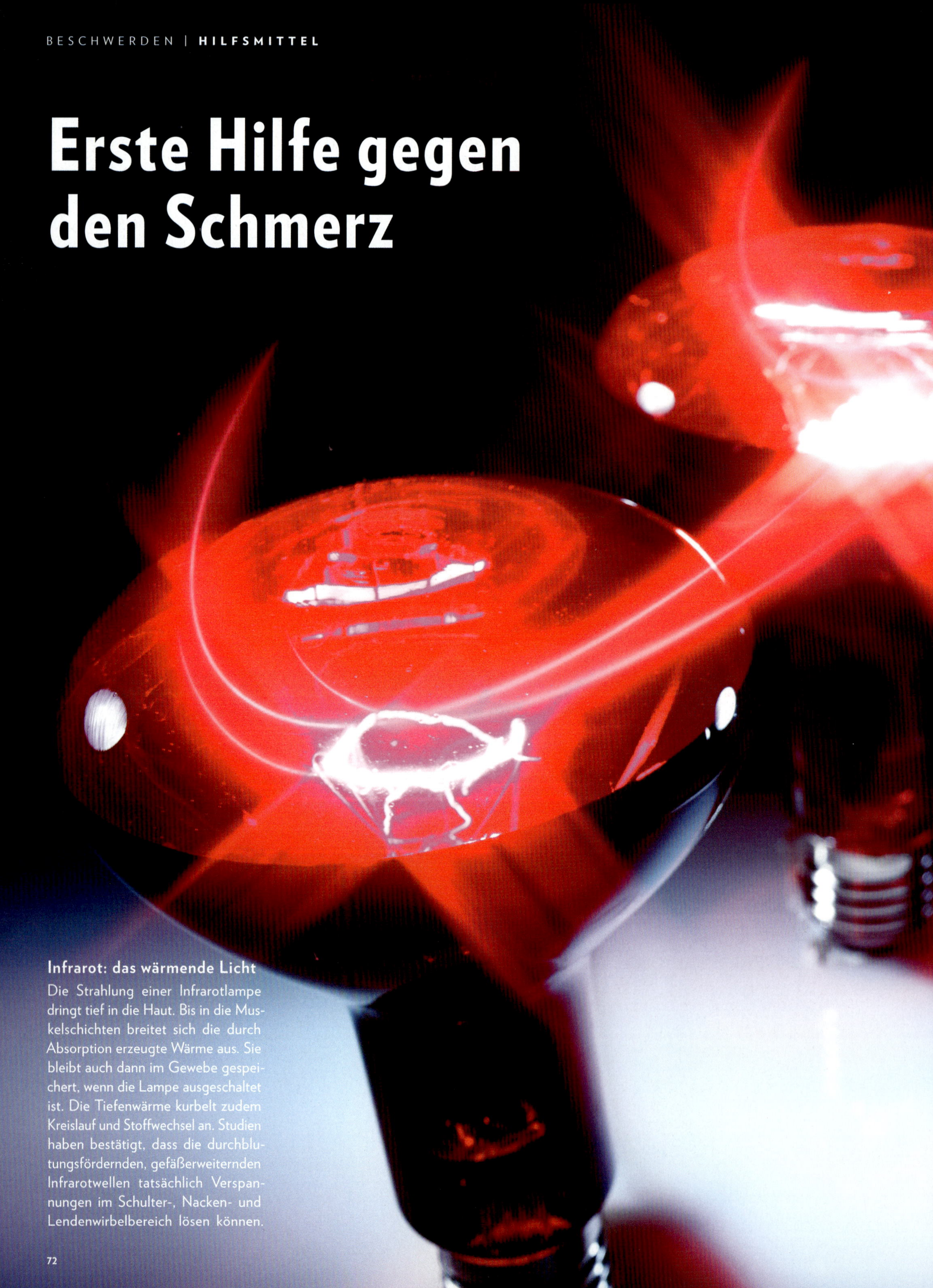

Infrarot: das wärmende Licht

Die Strahlung einer Infrarotlampe dringt tief in die Haut. Bis in die Muskelschichten breitet sich die durch Absorption erzeugte Wärme aus. Sie bleibt auch dann im Gewebe gespeichert, wenn die Lampe ausgeschaltet ist. Die Tiefenwärme kurbelt zudem Kreislauf und Stoffwechsel an. Studien haben bestätigt, dass die durchblutungsfördernden, gefäßerweiternden Infrarotwellen tatsächlich Verspannungen im Schulter-, Nacken- und Lendenwirbelbereich lösen können.

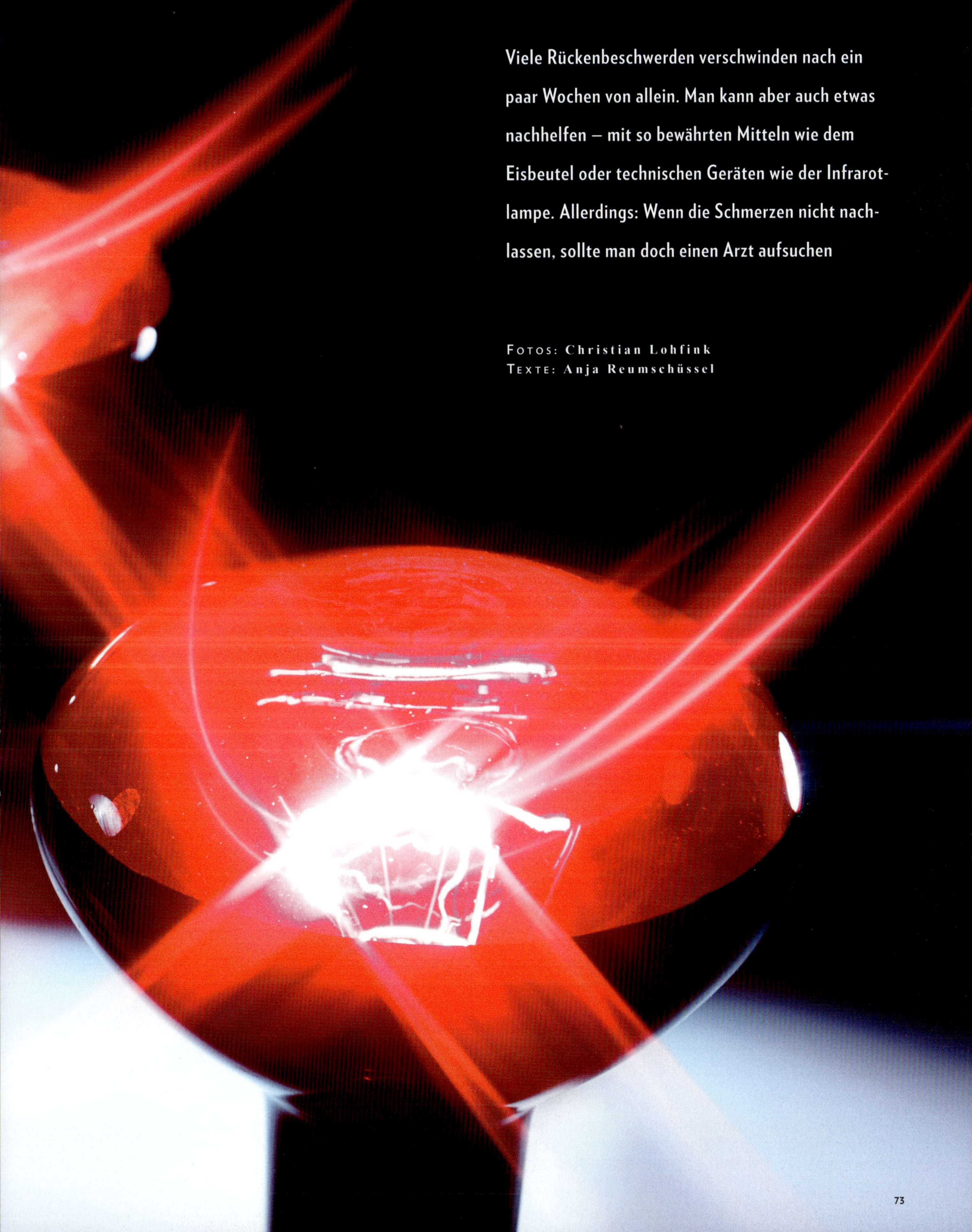

Viele Rückenbeschwerden verschwinden nach ein paar Wochen von allein. Man kann aber auch etwas nachhelfen – mit so bewährten Mitteln wie dem Eisbeutel oder technischen Geräten wie der Infrarotlampe. Allerdings: Wenn die Schmerzen nicht nachlassen, sollte man doch einen Arzt aufsuchen

FOTOS: Christian Lohfink
TEXTE: Anja Reumschüssel

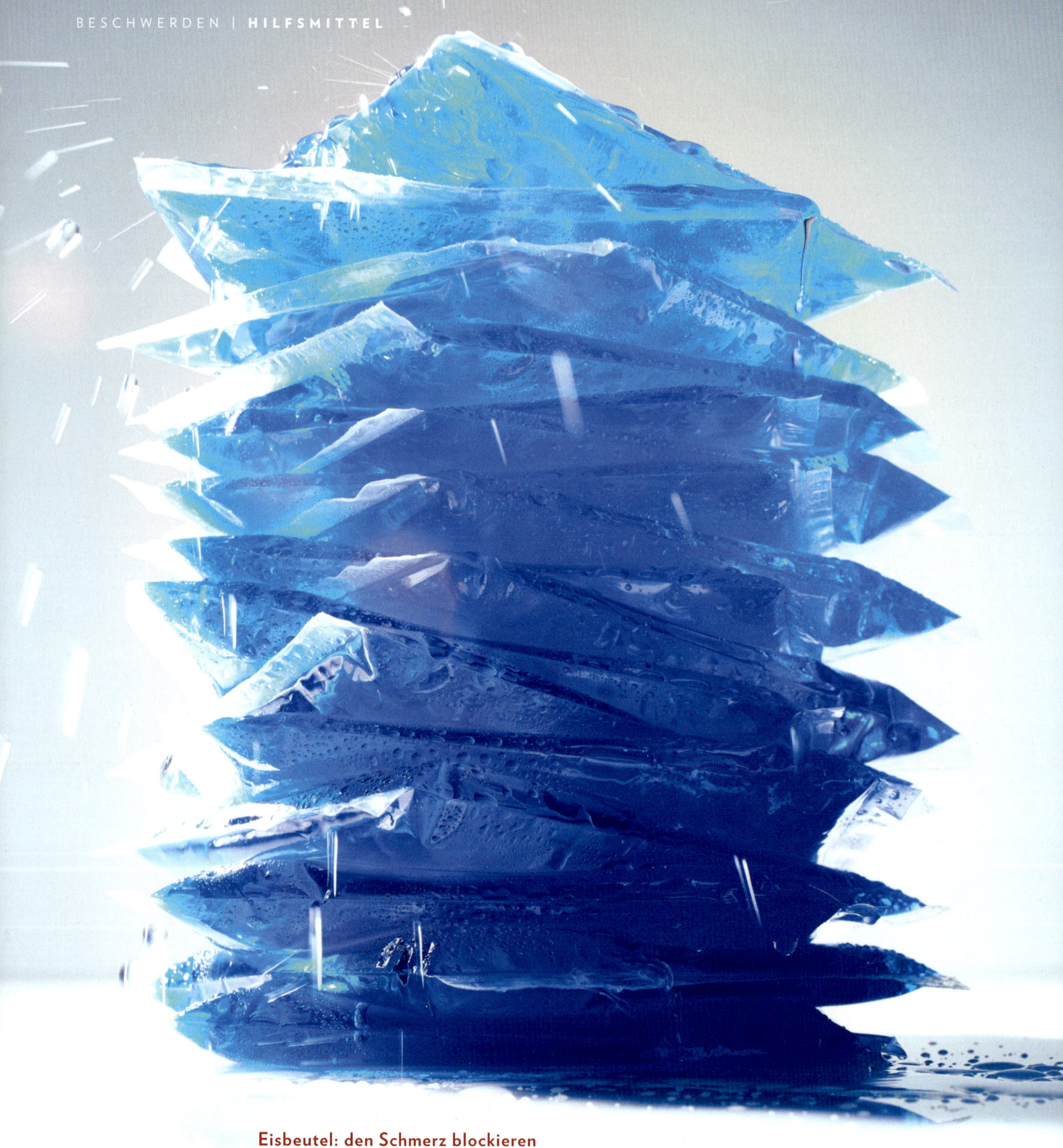

Eisbeutel: den Schmerz blockieren

Wenn Rückenleiden akut auftreten und die Haut rot und geschwollen ist, hilft manchmal nicht Wärme, sondern gerade das Gegenteil: ein Kältekissen mit Körnern oder Gel etwa, oder schlicht ein Beutel mit Wasser und Eiswürfeln. Kälte verengt die Gefäße, hemmt so die Durchblutung und die Erregbarkeit der Nervenzellen. Das hat mehrere Wirkungen: Schmerzreize werden nur noch schwach weitergeleitet, Schwellungen klingen ab. Kälte verlangsamt zudem viele Prozesse im Körper, darunter auch die Ausbreitung von Entzündungen. Um Erfrierungen zu vermeiden, sollte der Kältebeutel jedoch nach spätestens 15 Minuten entfernt werden. Die Wirkung hält trotzdem weiter an, denn nun strömt das Blut wieder durch das gekühlte Gewebe – und entfaltet die entspannende Kraft der Wärme.

Wärmekissen: Hilfe durch Kerne und Körner

Wärmekissen sind meist mit Kirschkernen, Hirse oder Dinkel gefüllt und können Hitze lange und konstant speichern. Die abgegebene Wärme erhöht die Elastizität des Gewebes, löst so verkrampfte Muskeln und weitet die Gefäße, das Gewebe wird besser durchblutet. Nährstoffe werden auf diese Weise schneller in das gereizte Gewebe geschwemmt, Abbauprodukte weggespült. Eine Studie hat gezeigt, dass Wärme über 40 Grad Celsius auf den Körper ähnlich wirkt wie Schmerzmittel: Dann nämlich werden Hitzerezeptoren in den Zellen aktiviert, die ihrerseits Schmerzrezeptoren und damit die Schmerzweiterleitung ans Gehirn blockieren. Oft reicht es schon, ein Körnerkissen 20 Minuten auf die schmerzende Körperstelle (etwa den Nacken) zu legen. Erwärmt werden sollten die Kissen im Backofen (im vorgeheizten E-Herd etwa zehn Minuten bei 100 Grad); in der Mikrowelle besteht die Gefahr der Überhitzung und Entzündung. Wärmflaschen haben einen ähnlichen Effekt wie Körnerkissen, verlieren allerdings schneller die Hitze.

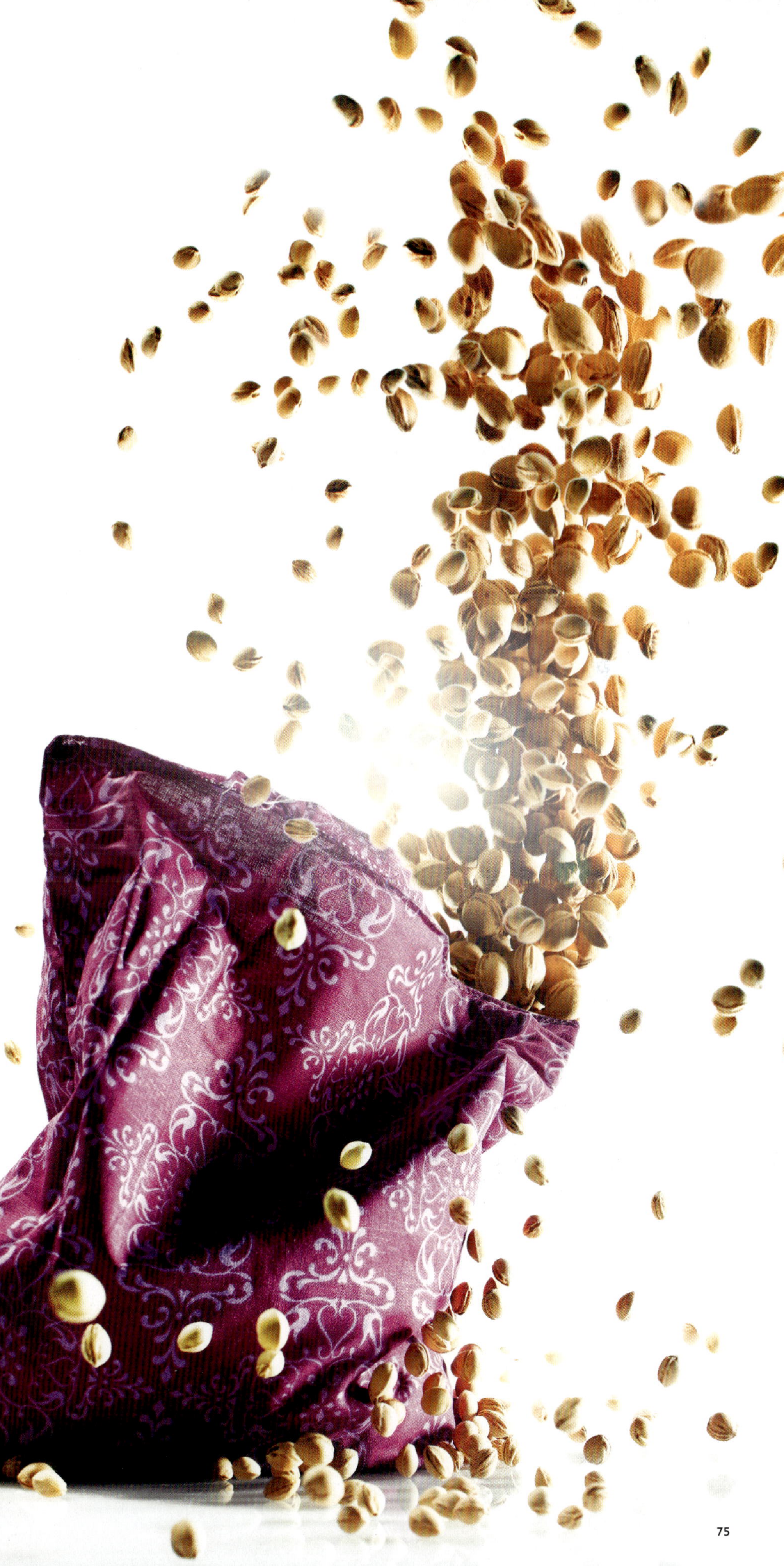

Physioband: die Muskeln trainieren

Die aus Latex bestehenden Physiobänder werden in verschiedenen Positionen mit den Händen oder Füßen gespannt und mit mehreren Wiederholungen gedehnt. Je stärker der Zug, desto größer der Kraftaufwand und damit der Trainingseffekt. Viele der Übungen stärken die Bauch- und Rückenmuskulatur und können auf diese Weise der Wirbelsäule mehr Halt geben. Die Bänder gibt es in verschiedenen Längen und Stärken (mit unterschiedlicher Widerstandskraft). Ein solches Fitness-Studio im Taschentuchformat ist besonders für das Büro und auf Reisen praktisch.

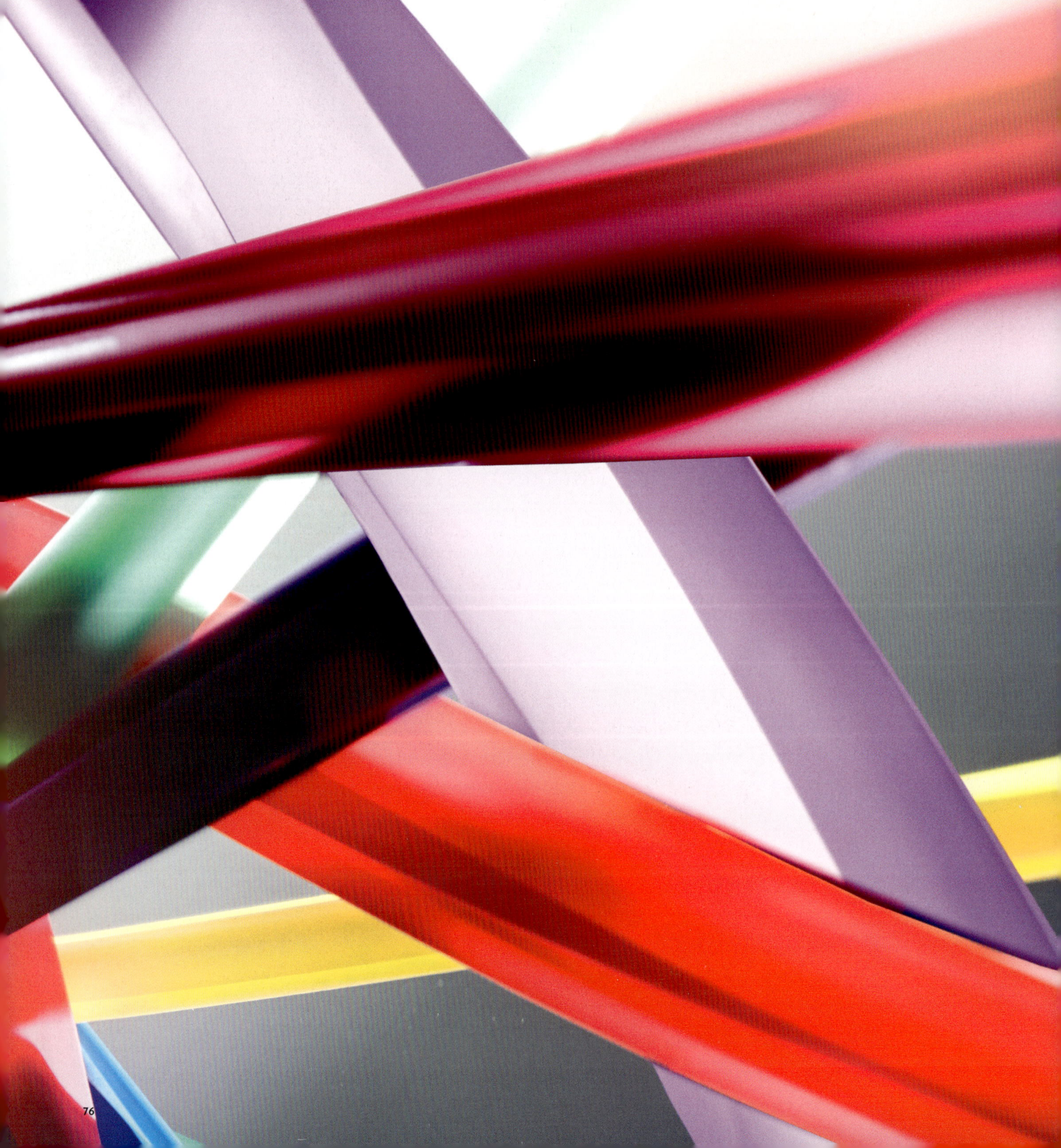

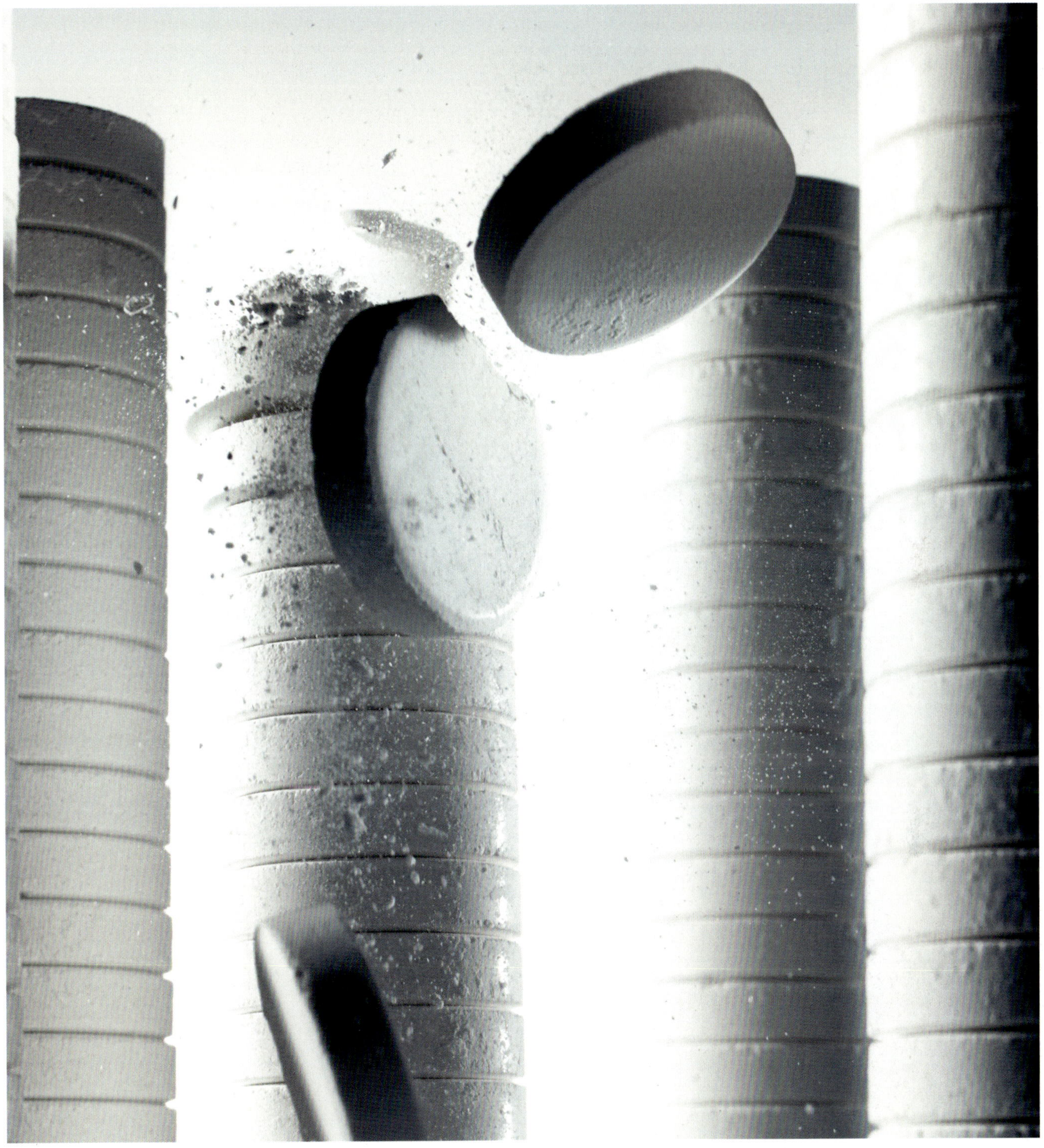

Magnesium: Auf die Dosis kommt es an

Fehlt dem Körper Magnesium, drohen Verspannungen der Muskulatur. Ein Erwachsener braucht 300 bis 400 Milligramm Magnesium am Tag (so viel, wie in 200 Gramm Vollkornbrot oder 150 Gramm Mandeln enthalten ist), Mangelerscheinungen sind selten. Doch die zusätzliche Einnahme von Magnesiumtabletten oder -pulver kann unter Umständen helfen, die Muskeln zu entspannen und Schmerzen zu lindern. Zu viel sollte aber nicht aufgenommen werden: Wer Magnesiumpräparate als muskellockerndes Medikament nutzen will, muss (wie bei allen Arzneimitteln) Nebenwirkungen beachten, etwa Durchfall, manchmal auch Blutdruckabfall und Muskelschwäche.

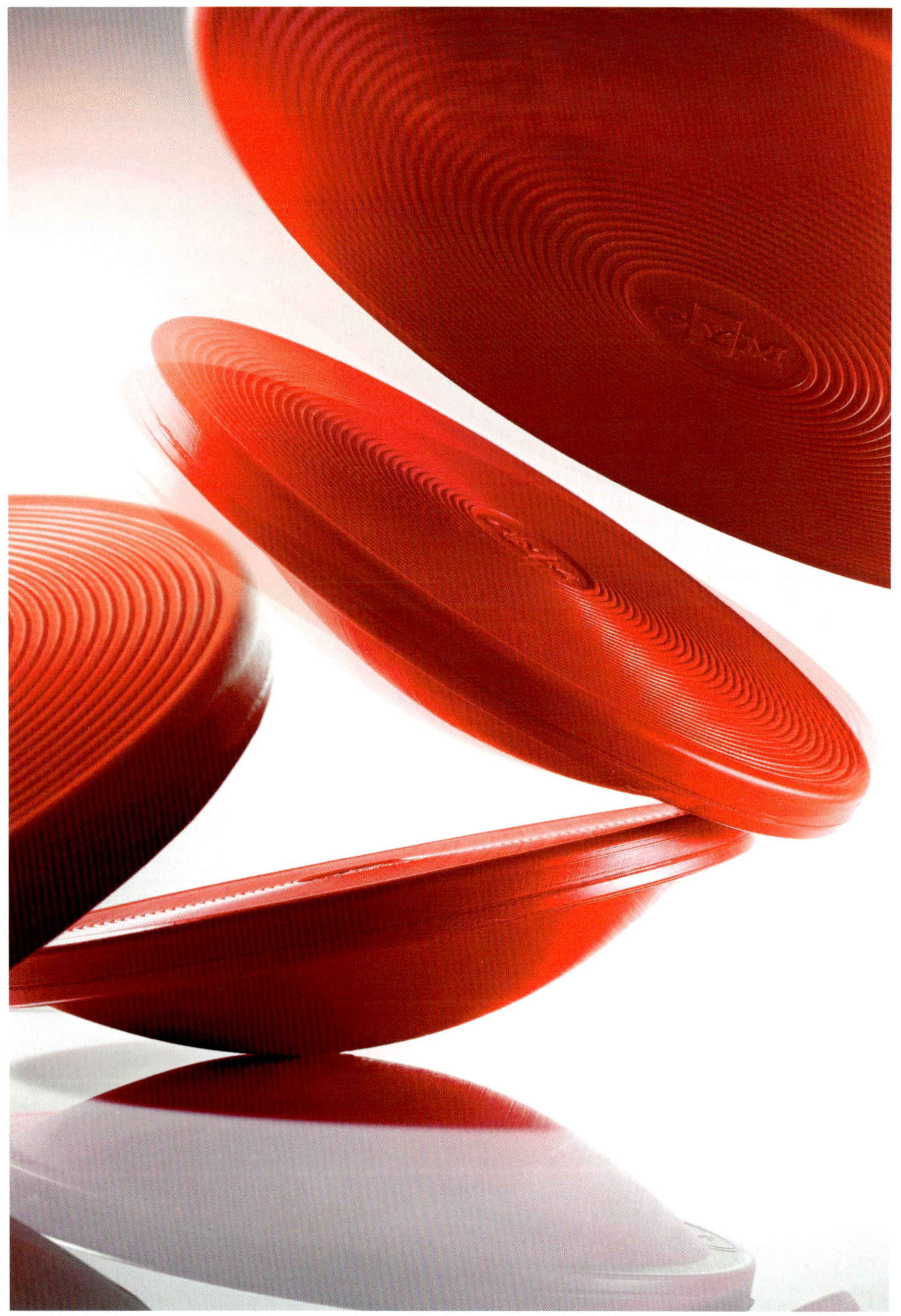

Wackelbrett: am besten instabil

Für den Rücken und die gesamte Körperhaltung ist es sehr gesund, wenn man auf wackeligem Untergrund die Balance halten muss. Daheim lässt sich das mit einem »Balance Board« üben. Damit man das Gleichgewicht nicht verliert, müssen Muskeln, Gelenke und körpereigene Bewegungssensoren zusammenarbeiten, die Wirbelsäule bleibt gerade, der Hals streckt sich. So werden besonders die das Rückgrat stabilisierenden Muskelgruppen gestärkt. Aber Vorsicht beim Aufsteigen auf das Wackelbrett.

Heilerde: Pulver mit Saugkraft

Forscher vermuten, dass Menschen schon in der Steinzeit mineralhaltige Erde als Wundauflage genutzt haben. Heute gibt es sie in Apotheken zu kaufen. Das braune Pulver besteht aus Löss und kann bei vielen Beschwerden helfen. Bei einer Entzündung oder Schwellung, etwa nach einer Verletzung, wird die Erde mit kaltem Wasser zu einem dicken Brei verrührt, auf die schmerzende Stelle gestrichen und mit einem Tuch abgedeckt. Beim Trocknen entwickelt sie eine kapillare Saugkraft, die Flüssigkeit aus dem betroffenen Bereich zieht und so die Schwellung oder einen entzündlichen Erguss mildert. Wer unter Verspannungen oder einem Hexenschuss leidet, rührt die Erde mit warmem Wasser an. Direkt aufgetragen, beruhigt sie Haut und Muskeln, stillt den Schmerz und fördert den Stoffwechsel.

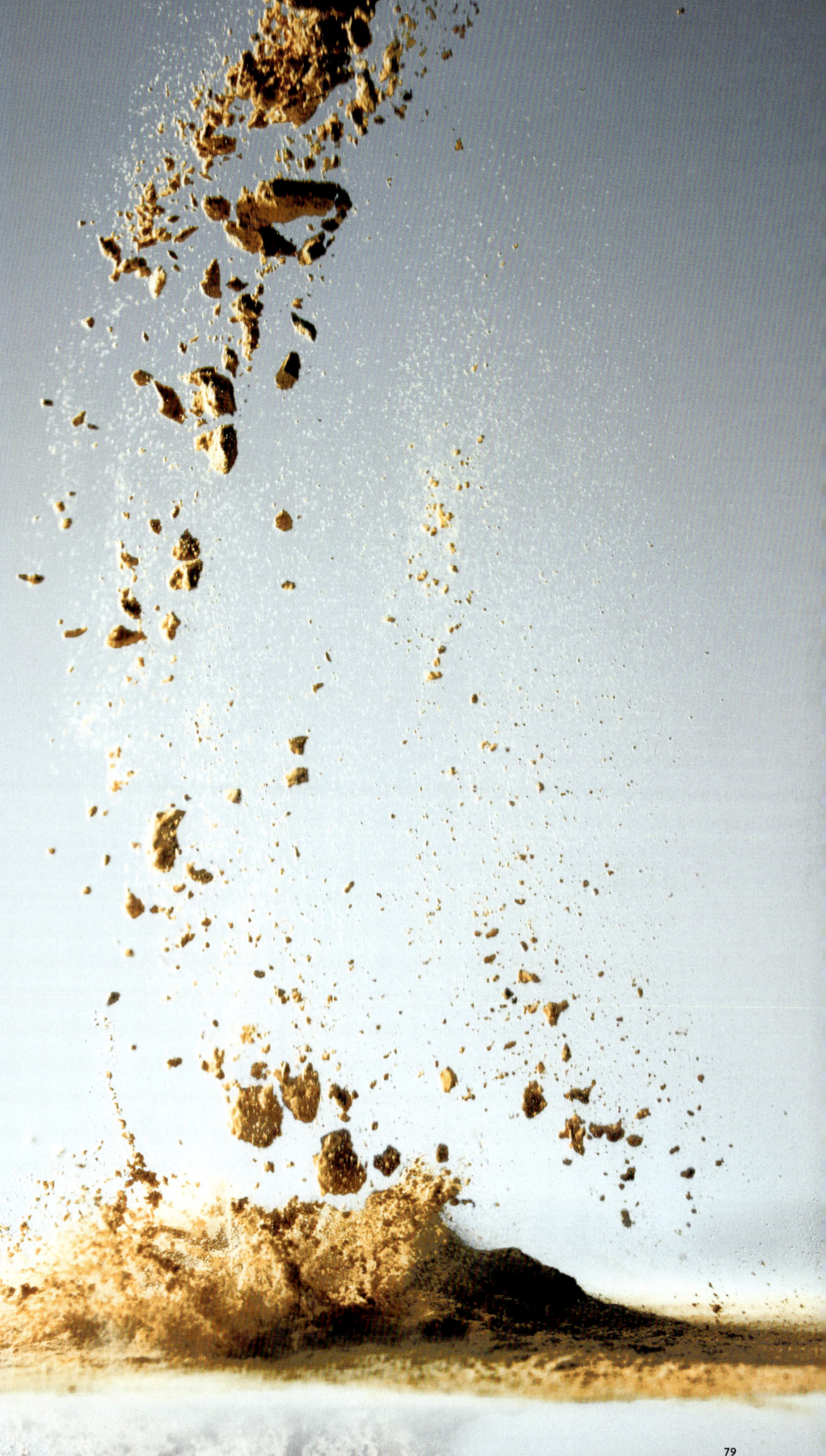

Rückenschmerzen lassen sich nicht nur mit Wärmekissen und Wackelbrettern lindern, sondern auch mit Hausmitteln wie dem Kartoffelwickel und so exotisch anmutenden Heilpflanzen wie der Teufelskralle

Warmes Bad: sich treiben lassen

Ein Wannenbad fördert die Durchblutung und löst verspannte Muskeln, zudem werden dank der Auftriebskraft Wirbelsäule und Gelenke entlastet. Bewährte Hausmittel für die Badewanne sind Heilkräuter wie Lavendel, Thymian oder Heublumen. Ein Aufguss aus Heublumen soll den Stoffwechsel anregen und die Durchblutung fördern, der Gewürzpflanze Thymian wird ein krampflösender Effekt zugeschrieben, Lavendel soll dank seiner Inhaltsstoffe wie dem Linalylacetat neben dem Körper auch den Geist beruhigen und entspannen. Ein wissenschaftlicher Nachweis ist bislang aber nicht erbracht worden.

»Blackroll«: Massage fürs Bindegewebe

Diese Schaumstoffrolle kann helfen, verspannte Muskeln zu lösen. Der Betreffende klemmt sie zwischen Rücken und Wand und bewegt durch Kniebeugen seine Rückenmuskulatur darüber. Noch intensiver ist die Selbstmassage, wenn man sich mit dem Rücken auf die Rolle legt, mit den Beinen abstützt und vor und zurück schiebt. Das eigene Gewicht hilft, die Muskelpartien am Rücken gründlich zu lockern. Gleichzeitig werden Durchblutung und Sauerstoffversorgung im Muskel erhöht und die Faszien gelöst, die jeden Muskel umhüllen. Sind sie unbeweglich und verklebt, entstehen leicht Schmerzen.

Kartoffelwickel: Großmutters Hausmittel

Bei Rückenschmerzen hilft auch feuchte Wärme: Hitze wird durch Feuchtigkeit besser geleitet, die Wärme breitet sich schneller und gleichmäßiger aus. Wo der Rücken gewärmt wird, weiten sich die Gefäße, die Durchblutung steigt, Muskeln entspannen sich. Kartoffeln speichern besonders lange die feuchte Wärme und geben sie sehr gleichmäßig ab. Wickel aus heißen Kartoffeln lösen daher Verspannungen und regen den Stoffwechsel an. Tuch mit zerdrückten Kartoffeln für eine halbe Stunde auf die schmerzende Stelle legen. Dann eine halbe Stunde ruhen.

Korsett: Ruhe für den Rücken

Wenn Bewegungen vor Schmerzen unerträglich sind, kann ein Korsett helfen. Es stützt die Lendenwirbelsäule, verschafft den Muskeln etwas Ruhe. Der Nachteil: Die Muskulatur in diesem Bereich baut sich relativ schnell ab. Ein Korsett sollte daher nur für Stunden getragen werden.

Teufelskralle: Heilpflanze für Geduldige

Die getrocknete Wurzel dieser Pflanze aus der Familie der Sesamgewächse enthält den Bitterstoff Harpagosid. Der hemmt die Bildung von Enzymen, die Entzündungen auslösen und Knorpel angreifen. Medikamente mit einem Extrakt aus der Afrikanischen Teufelskralle können Rückenschmerz lindern und die Beweglichkeit von Gelenken erhöhen. Als Tee, Tabletten oder Pulver eingenommen, wird sie vor allem bei chronischen und unspezifischen Schmerzen eingesetzt. Allerdings kann es bis zu zwölf Wochen dauern, bis die Präparate wirken. Nicht geeignet sind sie für Menschen mit Magenproblemen oder Gallensteinen sowie für schwangere oder stillende Frauen.

TENS: der sanfte Elektro-Schocker

Die transkutane (durch die Haut hindurch wirkende) elektrische Nervenstimulation soll mit Stromimpulsen an der schmerzenden Stelle oder am betroffenen Nerv die Weiterleitung von Schmerzreizen ins Gehirn blockieren. Von Medizinern durchgeführt, kann die TENS bei Rückenschmerzen tatsächlich helfen: Impulse mit hoher Intensität lösen Muskelkontraktionen aus, der Körper reagiert, indem er körpereigene Schmerzhemmer ausschüttet. Die Wirkung hält nur wenige Stunden an, mitunter verschwinden akute Schmerzen nach mehrmaliger Anwendung völlig. Frei verkäufliche Geräte sind aber wesentlich schwächer, wirken eher wie eine leichte Massage und vertreiben Schmerzen nur für kurze Zeit. Die Elektroschocks kribbeln etwas oder lösen leichte Hautirritationen aus, sind aber harmlos – außer für Träger von Herzschrittmachern. Zudem ist bei einigen Krankheiten sowie während einer Schwangerschaft Vorsicht geboten.

Seitenschläferkissen: Hilfe im Schlaf

Erholsame Nachtruhe in der richtigen Position ist für den Rücken wichtig. Wer oft auf der Seite schläft, sollte daher Kopf und Körper mit einem langen, festen Kissen abstützen. So knickt der Kopf nicht nach unten zur Schulter, die Wirbelsäule bleibt gerade. Zwischen die Beine gelegt, hält ein Kissen auch das Becken in der richtigen Position. Die langen oder u-förmigen Seitenschläferkissen helfen aber nur, wenn sie ausreichend gefüllt sind – etwa mit Dinkelspelz, Baumwolle oder Federn. Besonders hilfreich ist ein langes Kissen, das gleichzeitig unter den Kopf und zwischen die Knie und Unterschenkel gelegt werden kann.

Bücher: für eine gute Haltung

Balanciert man ein dickes Buch auf dem Kopf, richtet sich der Körper automatisch auf, die Wirbelsäule streckt sich. Menschen mit Rückenproblemen können auf diese Weise die Stützmuskulatur der Wirbelsäule trainieren und ihre Haltung verbessern. Die Übung lässt sich auch am Schreibtisch ausführen, am besten mehrmals in der Woche für jeweils einige Minuten.

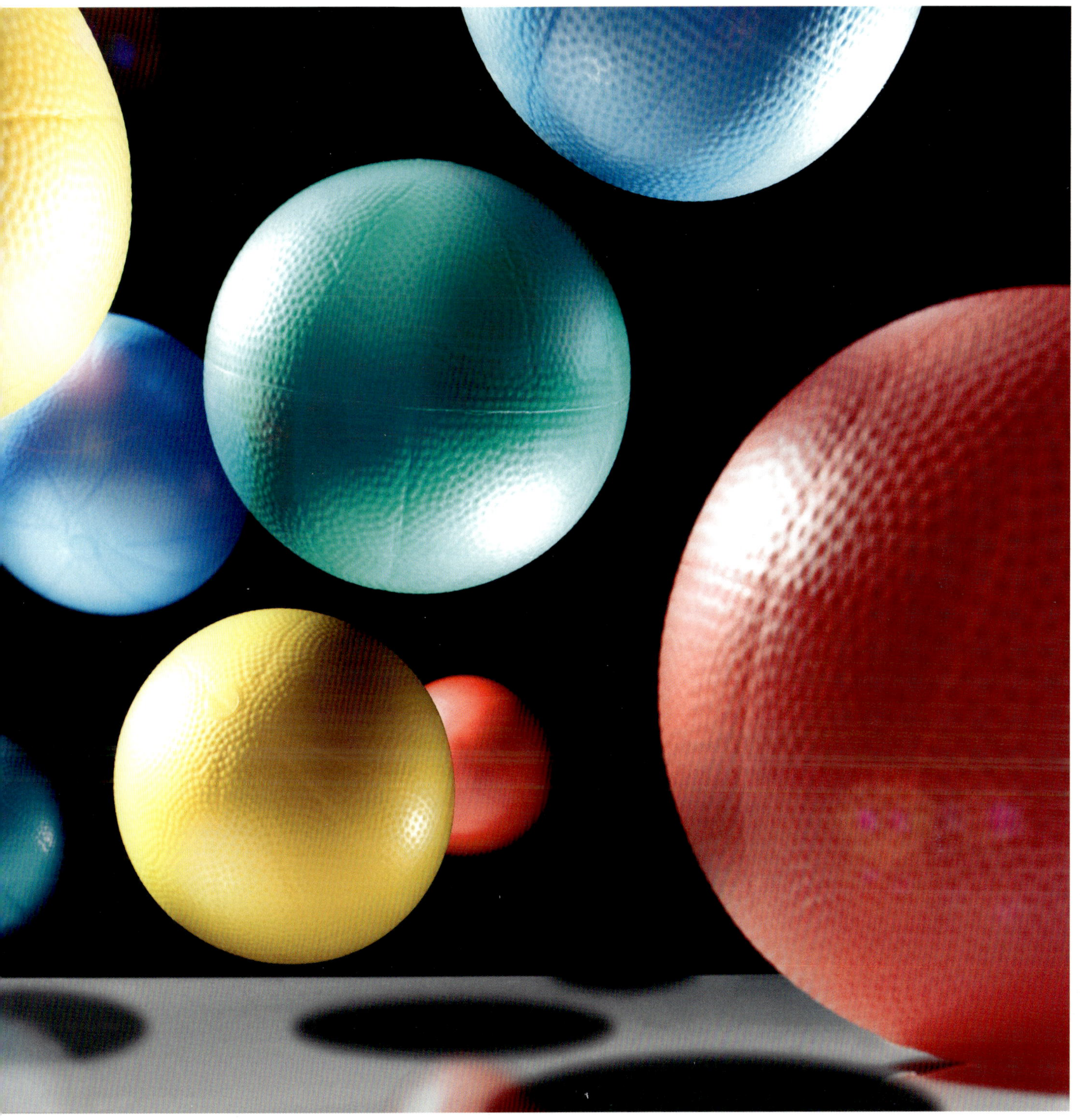

Sitzball: Training am Schreibtisch

Unser Körper ist dazu gemacht, sich viel und ausdauernd zu bewegen. Dass wir stattdessen eher viel und ausdauernd sitzen, stellt die Wirbelsäule vor große Probleme, Schmerzen und Verletzungen sind häufig die Folge. Bewegung ist da generell hilfreich, und ein Sitzball macht es geradezu unmöglich, regungslos am Schreibtisch zu verharren. Um die Balance zu halten, müssen die Rückenmuskeln ständig arbeiten, muss die Wirbelsäule gerade bleiben, was ein gutes Training für den gesamten Körper ist. Aber Vorsicht: Ein Sitzball sollte immer nur für 20 Minuten genutzt werden, weil danach die Muskeln ermüden und der Körper zusammensackt, was wiederum dem Rücken nicht guttut. Eine gute Abwechslung ist auch das Arbeiten im Stehen. ○

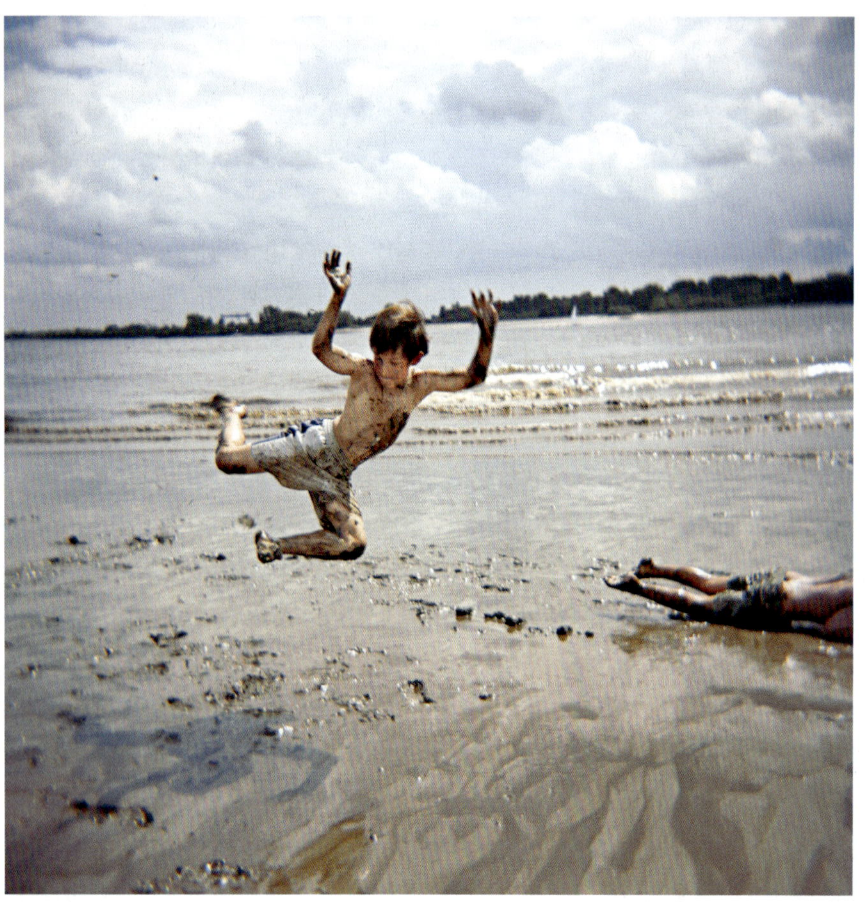

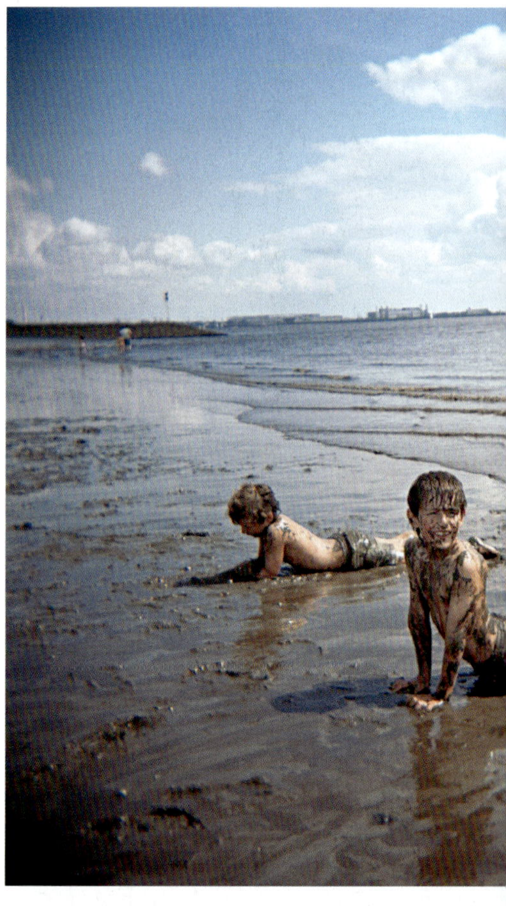

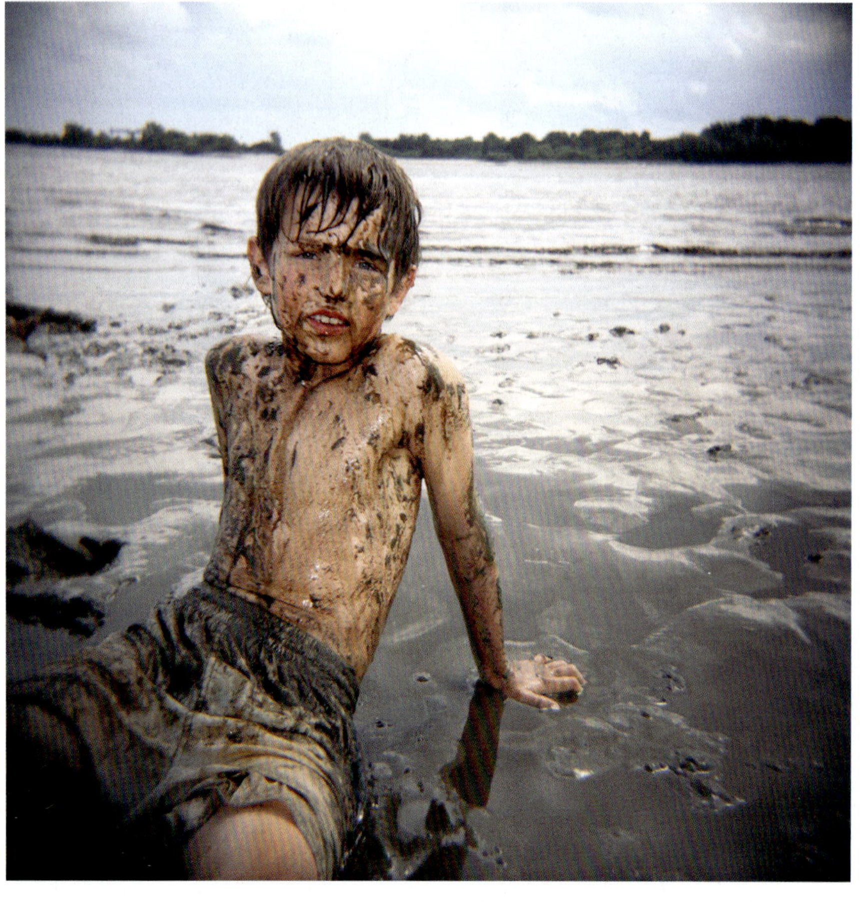

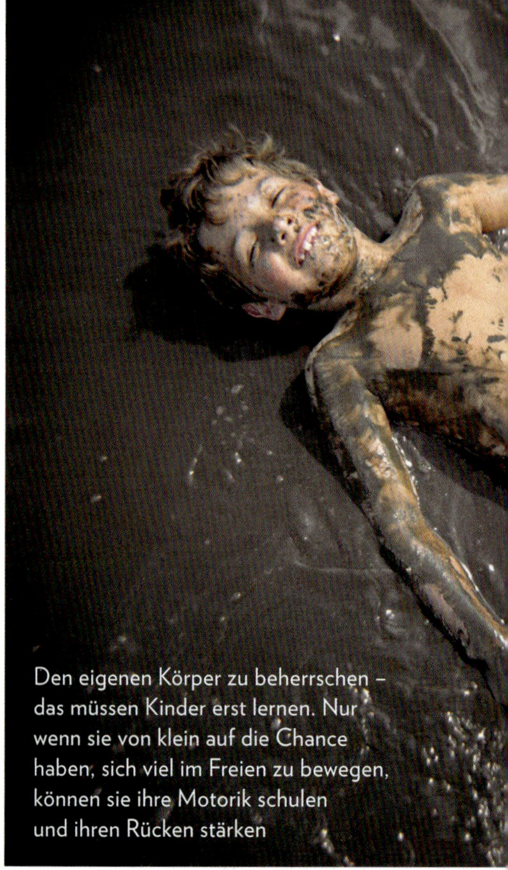

Den eigenen Körper zu beherrschen – das müssen Kinder erst lernen. Nur wenn sie von klein auf die Chance haben, sich viel im Freien zu bewegen, können sie ihre Motorik schulen und ihren Rücken stärken

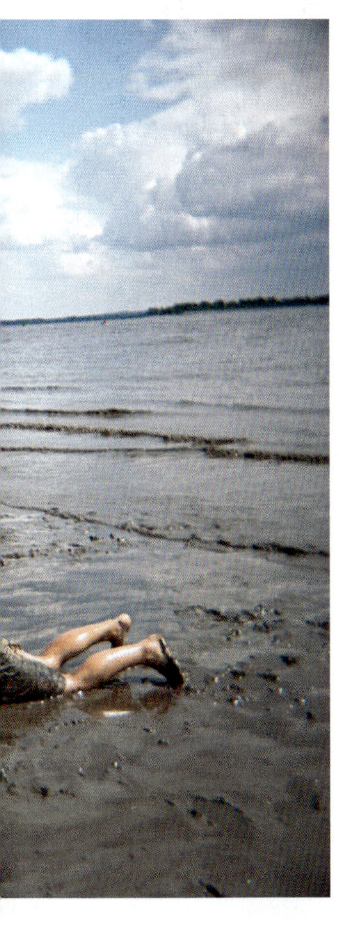

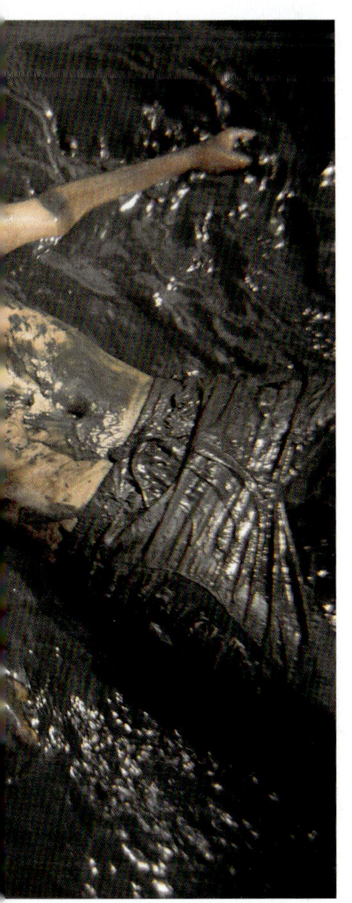

»Kinder sind von Natur aus Bewegungswesen«

INTERVIEW: **Christina Schneider** • FOTOS: **Dörthe Hagenguth**

Weshalb schon Grundschüler über Rückenschmerzen klagen, warum manche Jungen und Mädchen zu Stubenhockern werden, und wieso schlechte Erfahrungen im Schulsport ein ganzes Leben prägen: Der Sportwissenschaftler Alexander Woll über die Folgen von zu wenig Bewegung – und die Verantwortung der Eltern

GEO WISSEN: Herr Professor Woll, Umfragen unter Ärzten zeigen, dass bis zu 40 Prozent der Kinder zwischen elf und 14 Jahren mitunter Rückenschmerzen haben, selbst bei den Sechs- bis Achtjährigen sind es sechs Prozent. Woran liegt dies?

PROFESSOR ALEXANDER WOLL: Die Fitness der Kinder in Deutschland hat sich eindeutig verschlechtert. Seit den 1970er Jahren ist ihre motorische Leistungsfähigkeit – dazu gehören Ausdauer, Kraft, Koordination und Beweglichkeit – um rund zehn Prozent zurückgegangen.

Welche Probleme, die sich auch auf den Rücken auswirken, haben die Kinder und Jugendlichen konkret?

Viele leiden unter Fehlhaltungen und Rückenschmerzen, weil ihre Rumpfmuskulatur zu schwach ausgebildet ist. Andere haben Schwierigkeiten bei der Koordination, sie können zum Beispiel nicht auf einer drei Zentimeter breiten Schiene zwei Schritte rückwärts gehen. Große Unterschiede gibt es auch bei Ausdauerleistungen. Grundlegende Ursache ist immer der Bewegungsmangel.

Warum sollte sich ein Kind viel bewegen?

Die einzelnen Muskelfasern werden dicker, und ihre Koordination verfeinert sich, das kräftigt die Muskulatur. Auch erreichen die Befehle des Gehirns die Muskeln schneller, wodurch deren Zusammenspiel besser funktioniert. Außerdem werden Bandscheiben und Gelenke stärker mit Nährstoffen versorgt, wenn moderater Druck auf sie ausgeübt wird.

Schwach entwickelte Muskeln und unterversorgte Bandscheiben in der Kindheit sind hingegen oft Ursache für Rückenschmerzen später im Leben.

Was lässt sich tun, wenn der eigene Nachwuchs bereits Rückenprobleme hat oder motorische Einschränkungen?

Bei größeren Problemen hilft Physiotherapie. Generell gilt: Viel Bewegung und viel Sport sind wichtig. Die schwachen Muskeln sollten gekräftigt, die schon kräftigeren Muskeln auch gedehnt werden. Wenn etwa nur die Brustmuskeln stark sind, der Rücken aber schwach ist, kommt es zu einer Dysbalance, die wiederum zu Fehlhaltungen führt.

Kann ein schwerer Schulranzen der Auslöser von Rückenproblemen sein?

Ja, vor allem wenn er falsch getragen wird, etwa zu tief hängt. Er sollte regelmäßig ausgeräumt werden, ein Kind muss nicht alle Bücher mitschleppen.

Wie ist es bei den Hausaufgaben?

Eltern sollten darauf achten, dass ihr Kind aktiv sitzt, also etwa auf einem Stuhl mit einer beweglichen Sitzfläche. Der darf ruhig etwas unbequem sein – denn dann muss die Rückenmuskulatur ständig ausgleichen und bleibt in Bewegung. Ebenfalls wichtig: unterschiedliche Positionen einnehmen oder an einem Stehpult arbeiten. Ständiges Stillsitzen führt dagegen zu einer Degeneration der Bandscheiben, weil dabei ihr Stoffwechsel reduziert wird.

Wie wirkt sich das Sitzen vor Computer, Smartphone oder TV-Gerät aus?

Die Sitzhaltung vor einem Bildschirm, oft mit halb gesenktem Kopf, schadet der Wirbelsäule. Stellen Sie sich einen Baum vor, der beim Wachsen gebeugt wird. So etwas lässt sich später fast nicht mehr korrigieren. Computerspiele erzeugen außerdem Stress, die Kinder ziehen dann die Schultern hoch. Dabei entstehen Verspannungen.

Aber Mobiltelefon, Computer und TV sind in meinen Augen nur Teil einer größeren Entwicklung: Kindern wird heutzutage die Freude an Bewegung ja oft regelrecht abtrainiert.

Dabei besuchen Eltern doch schon mit ihren Säuglingen Frühförderkurse, Dreijährige gehen zum Kinderturnen. Sportvereine haben regen Zulauf.

Ich nenne dieses Phänomen das Bewegungsparadoxon: Noch nie waren in Deutschland so viele Kinder in einem Sportverein – 60 Prozent, das ist ein

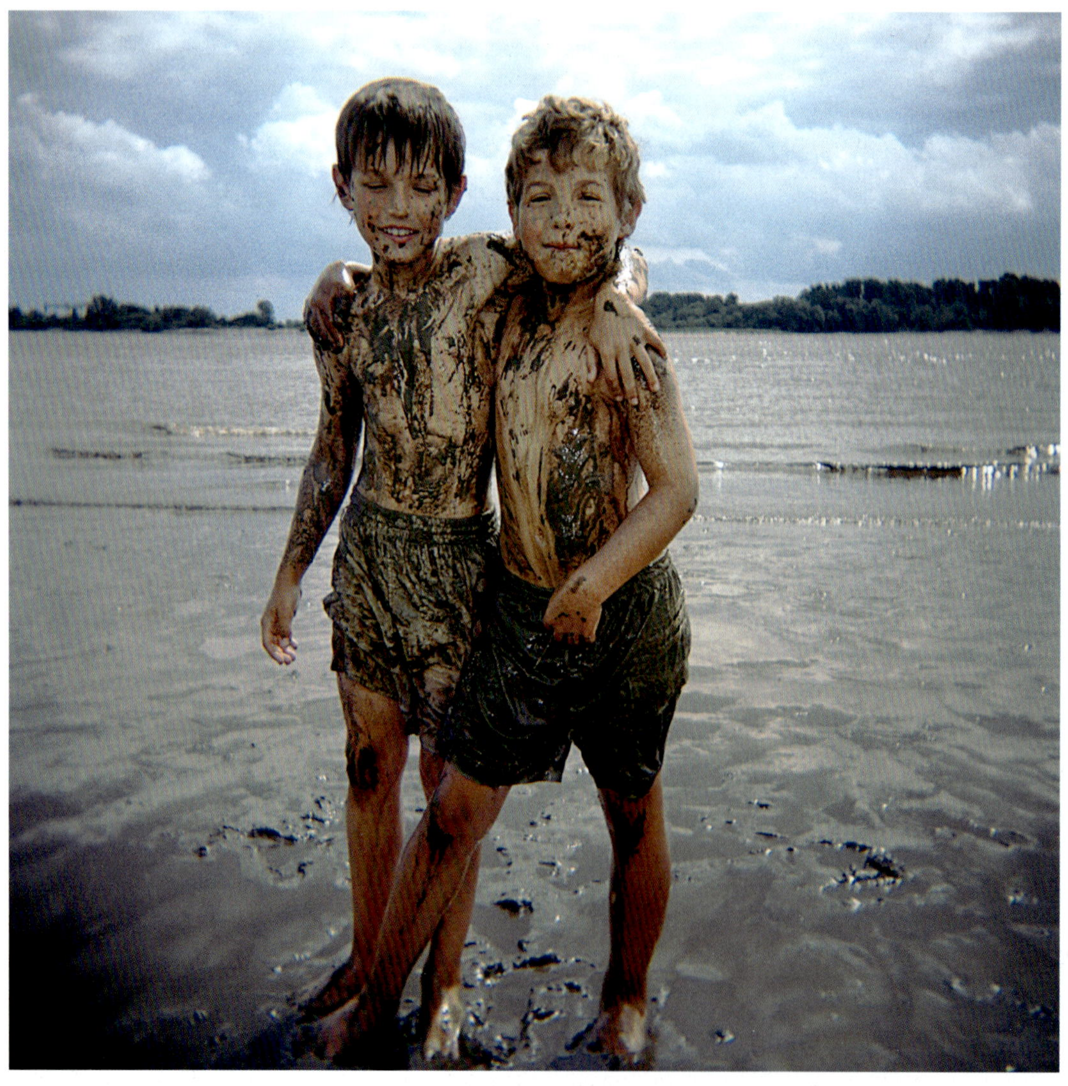

Schlammschlachten mit dem besten Freund, Schwimmen im See oder Mannschaftssport – nicht *wie* Kinder sich bewegen, ist wichtig, sondern vor allem, *dass* sie es tun

»Weshalb ist Sport in den frühen Lebensjahren so wichtig?«

»Weil ein Kind all das, was es in dieser Zeit an Bewegungserfahrung versäumt, nie mehr aufholen kann.«

Rekord! Trotzdem verringert sich ihre körperliche Alltagsaktivität im Alter zwischen vier und 17 Jahren um etwa 40 Prozent. Dieser Prozess hat in früheren Generationen viel später eingesetzt.

Wie ist es bei uns dazu gekommen?

Aktive körperliche Belastungen, wie etwa zu Fuß zur Kita oder Schule zu gehen oder mit dem Rad zu fahren, haben sich erheblich reduziert. 25 Prozent aller Kinder spielen nur einmal oder weniger pro Woche draußen. Als Experten sprechen wir von einer Verinselung der kindlichen Lebenswelt. Früher hat sich ein Kind seine Umgebung in Form konzentrischer Kreise erschlossen: zunächst das Haus, dann die Straße, dann der Wohnort. Heute bringen Eltern ihre Kinder von einer Insel zur nächsten: zu Freunden, zum Sportverein, zum Musikunterricht. Ich habe sogar erlebt, wie Draußenspielen als Strafe eingesetzt wurde. Statt Stubenarrest hieß es: „Du musst jetzt rausgehen."

Ist es nicht ein Mythos, dass sich alle Kinder gern viel bewegen? Es gibt doch auch Stubenhocker.

Sicherlich sind manche aktiver als andere. Aber Kinder haben von Natur aus Freude an Bewegung, sie sind von ihrem genetischen Programm her Bewegungswesen, weil sie sich auf diese Weise ihre Umwelt erschließen. Auch hilft ihnen Sport gegen eine oftmals verkrampfte Körperhaltung, die etwa durch das Hochziehen der Schultern entsteht. Bewegung baut also Spannung ab, was für viele Kinder mit extrem durchgetaktetem Tagesablauf sehr wichtig ist.

Wie sähe der ideale bewegungsintensive Tag für ein Kind aus?

Eine Stunde moderate körperliche Aktivität – dazu zählt schon zügiges Gehen – sieben Tage pro Woche. Das schaffen heute nur noch etwa 15 Prozent der älteren Kinder. Bei Kindergarten- und Grundschulkindern sieht es etwas besser aus.

Wie bekomme ich ein Kind, das sich nicht bewegen will, am besten vom Bildschirm weg?

Bewegung muss zu Hause positiv besetzt sein. Eltern sollten Freude am Sport vermitteln, ihre Kinder auch mal mit zum Laufen nehmen. Es gibt eine schöne Karikatur, da sitzen zwei Erwachsene auf dem Sofa und sagen: „Die Kinder müssten sich auch mal mehr bewegen!" Das funktioniert natürlich nicht.

Etwa bis zum zwölften Lebensjahr üben die Eltern den größten Einfluss auf das Bewegungsverhalten aus, danach sind es eher die Freunde.

Was kann man tun, wenn das Kind partout keinen Sport machen will?

Dann sollte man einen Motiv-Check machen: Was könnte mein Kind in Bewegung bringen? Was passt psychologisch zu meinem Kind? Möglicherweise wird es vom Leistungsgedanken im Fußball- oder Handballverein nicht angesprochen. Vielleicht ist es lieber in der Natur, oder es mag Tiere, dann bietet sich Reiten an. Oder es bewegt sich gern zu Musik. Wenn es ein sehr soziales Kind ist, hilft es, Freunde einzubinden. Ein großer Motivator ist auch die Selbstwirksamkeit, wenn das Kind merkt, dass es etwa durch den Sport ausdauernder wird oder stärkere Muskeln entwickelt.

Sie haben Konzepte für den Sportunterricht an Grundschulen entwickelt. Wie sollte der idealerweise ablaufen, um auch weniger sportliche Kinder zu motivieren?

Schlechte Erfahrungen im Sportunterricht prägen ein ganzes Leben. Wir empfehlen deshalb einen differenzierten Unterricht, in dem leistungsstarke wie -schwache Schüler individuell gefördert werden. Das kann beispielsweise ein Zirkeltraining sein, bei dem an einer Station verschiedene Übungen gemacht werden können. Wir raten außerdem generell zu mehr Sportunterricht, am besten eine Stunde pro Schultag.

Dafür müssten aber andere Unterrichtsstunden ausfallen.

Es gibt Schulen, die Mathematik- und Deutschstunden zugunsten von Bewegungsangeboten gestrichen haben. Das gab erst einmal einen riesigen Aufschrei, weil die Eltern Angst hatten, ihr Kind könnte etwas verpassen. Aber am Ende wollte niemand mehr darauf verzichten, denn die Kinder sind besserer Stimmung, das Schulklima wird freundlicher, die Aggressionsneigung geht zurück.

Außerdem wirkt Bewegung sich auch auf die kognitiven Leistungen aus und erhöht die Konzentrationsfähigkeit. Das ist mittlerweile vielen Eltern und Lehrern bekannt. Vereinfacht könnte man sagen: Wenn wir uns bewegen, verbessert sich die Durchblutung im Gehirn, Nervenzellen können sich besser vernetzen und neu bilden, Informationen so besser gespeichert werden.

Also sollten Eltern besonders auf die Qualität des Sportunterrichts achten?

Auf jeden Fall. Und sich auch mal beschweren, wenn er zu oft ausfällt. Wenn Mathematik oder Deutsch drei Wochen lang nicht stattfinden, ist die Hölle los. Dabei lässt sich beides auch langfristig gut nachholen. Aber was in den ersten Lebensjahren an Bewegungserfahrung versäumt wird, kann ein Kind niemals mehr aufholen.

Ich habe übrigens noch nie gesehen, dass Eltern beim Elternsprechtag den Sportlehrer aufsuchen. Gehen Sie mal dorthin! Fragen Sie, wie es um die Motorik Ihres Kindes bestellt ist. Bestimmt wird es ein interessantes Gespräch. ○

PROF. DR. ALEXANDER WOLL, Jg. 1963, ist Leiter des Instituts für Sport und Sportwissenschaft am Karlsruher Institut für Technologie.

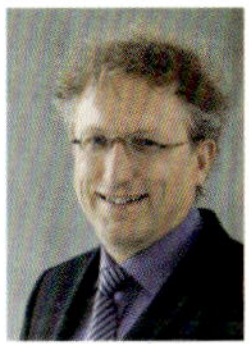

»Zähne zusammenbeißen? **Keine gute Idee«**

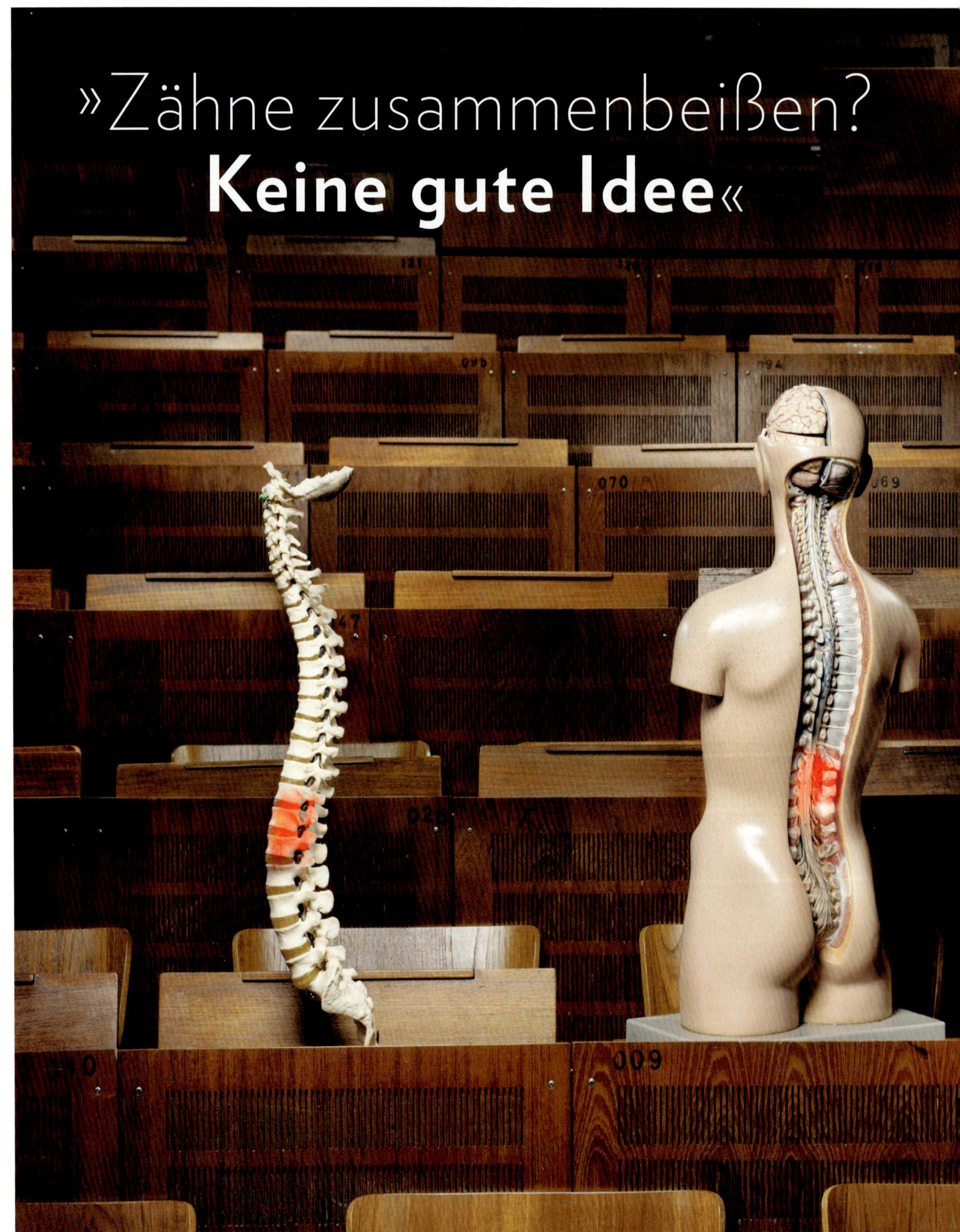

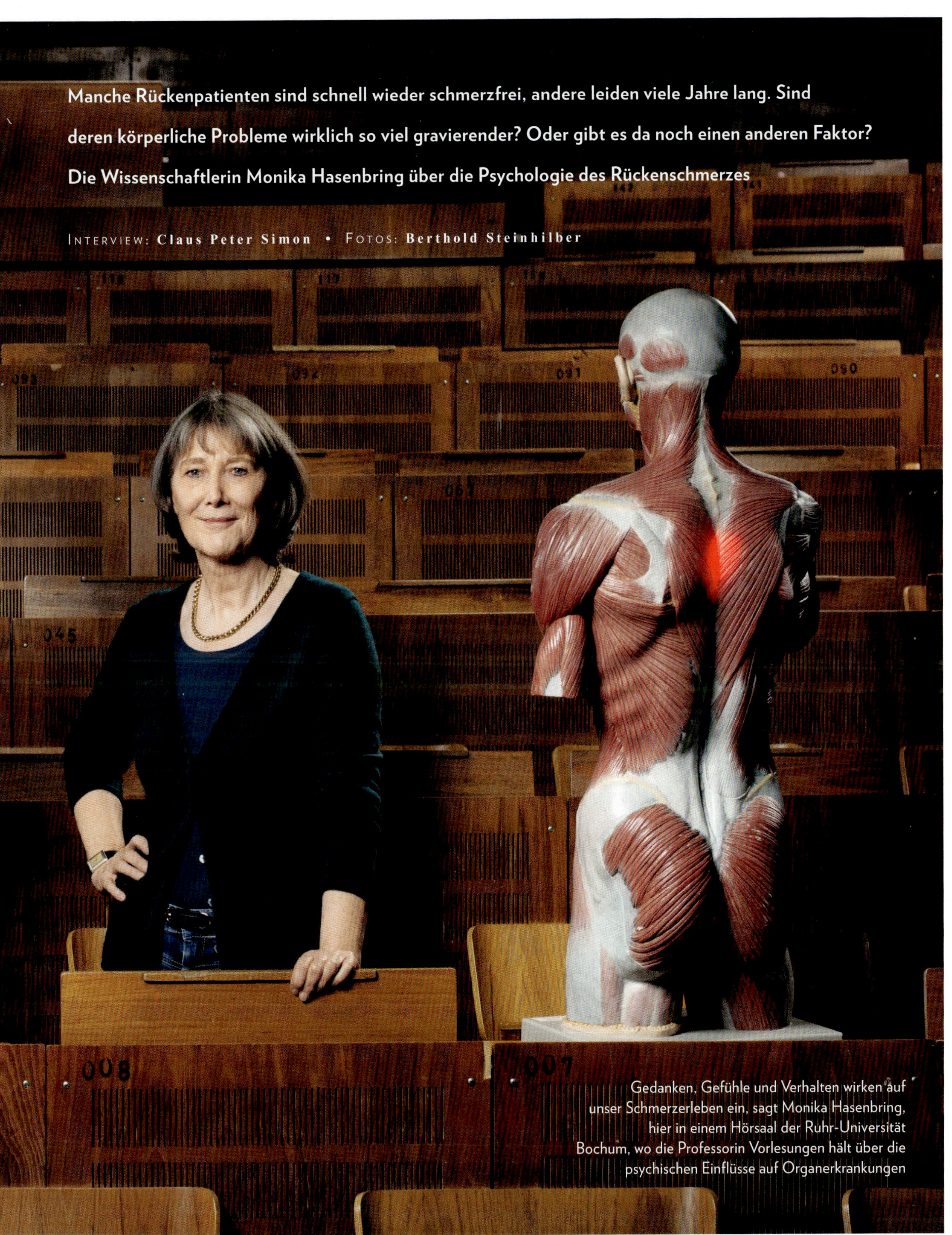

Manche Rückenpatienten sind schnell wieder schmerzfrei, andere leiden viele Jahre lang. Sind deren körperliche Probleme wirklich so viel gravierender? Oder gibt es da noch einen anderen Faktor? Die Wissenschaftlerin Monika Hasenbring über die Psychologie des Rückenschmerzes

INTERVIEW: **Claus Peter Simon** • FOTOS: **Berthold Steinhilber**

Gedanken, Gefühle und Verhalten wirken auf unser Schmerzerleben ein, sagt Monika Hasenbring, hier in einem Hörsaal der Ruhr-Universität Bochum, wo die Professorin Vorlesungen hält über die psychischen Einflüsse auf Organerkrankungen

GEO WISSEN: Frau Professor Hasenbring, etwa jeder vierte Deutsche geht einmal pro Jahr wegen Rückenschmerzen zum Arzt. Ist das noch normal?

PROFESSOR MONIKA HASENBRING: Die Betroffenen sind zumindest keine Simulanten, sie haben ein echtes Problem. Allerdings haben die Ansprüche an ein schmerzfreies Leben in den letzten Jahrzehnten deutlich zugenommen.

Viele Menschen haben zunehmend feinere Antennen für ihre körperlichen Zustände entwickelt und verspüren Schmerz rasch als negativ. Früher hätten sie vielleicht gesagt: Das gehört halt zum Leben.

Woran liegt diese Entwicklung?

Die Menschen in den westlichen Industrieländern haben noch nie so viel Zeit gehabt wie heute, sich mit ihrem Körper und dessen Signalen zu beschäftigen. Außerdem hat das Gesundheitsbewusstsein vieler Menschen deutlich zugenommen.

Dieses Bewusstsein ist bei Frauen stärker ausgeprägt als bei Männern. Haben sie auch häufiger Rückenschmerzen?

Es gibt viele Studien, die zeigen, dass Frauen tatsächlich stärker unter unspezifischen Rückenschmerzen leiden, die sich auf keine eindeutige Ursache zurückführen lassen wie etwa einen Bandscheibenvorfall.

Außerdem gehen Frauen schneller mal zum Arzt, Männer oft erst, wenn es sich gar nicht mehr vermeiden lässt.

Wie kommt es, dass akute Rückenschmerzen, die fast alle Menschen irgendwann einmal haben, bei vielen von selbst wieder verschwinden, in anderen Fällen aber chronisch werden?

Der akute Schmerz entsteht oft dadurch, dass jemand zu lange sitzt oder steht, sich einseitig belastet oder verspannt ist. Ich vergleiche das mit einem grippalen Infekt, der zwar unangenehm ist, meist aber binnen einer Woche wieder verschwindet, gleichgültig, ob mit oder ohne Behandlung. Manchmal wird so ein Infekt aber zu einer Nebenhöhlenentzündung, einer chronischen Sinusitis, die man dann nicht so schnell wieder loswird. Genauso ist es beim Rücken.

Unter welchen Umständen kommt es zu chronischen Beschwerden?

Vor allem dann, wenn der Patient ungünstige Schmerzverarbeitungsmuster entwickelt. Das lässt sich schon wenige Wochen nach dem Einsetzen eines akuten Schmerzes feststellen.

Wie finden Sie das heraus?

Durch präzise Fragebögen. Anhand der Antworten unterscheiden wir drei grundsätzlich verschiedene Arten des Umgangs mit dem eigenen Schmerz – und zwei davon erhöhen deutlich das Risiko einer Chronifizierung.

Es gibt das ängstliche Vermeiden, das forcierte Durchhalten und den adaptiven Umgang mit dem Schmerz.

Für ängstliche Meider ist der Schmerz so bedrohlich, dass sie sich ein starkes Schonverhalten zulegen, sich kaum noch bewegen und belasten.

Warum ist das ein Problem?

Weil sich die Muskeln rasch zurückbilden und die allgemeine Fitness nachlässt. Dann geht der Betroffene nicht mehr zum Sport, vermeidet Spaziergänge. Er entzieht sich oftmals auch immer stärker allen sozialen Aktivitäten, trifft sich nicht mehr mit seinen Freunden zum Essen oder zum Kinobesuch, weil er dann lange sitzen muss. Das macht außerdem schlechte Stimmung.

Und dann droht einem solchen Patienten zusätzlich noch eine Depression?

Nicht im Sinne einer psychiatrischen Erkrankung, aber viele dieser Menschen berichten von depressiven Verstimmungen. Die fördern wiederum eine Chronifizierung, weil man aus seinen negativen Gedankenspiralen oft nicht mehr herauskommt.

Nun kann es die negativen Gedanken ja auch schon vorher gegeben haben.

Das ist richtig. In vielen Fällen hat die Chronifizierung mit Stressbelastungen im Alltag zu tun, mit denen der Betreffende nicht klarkommt – sei es die Pflege von Angehörigen, seien es Probleme in der Partnerschaft oder Konflikte am Arbeitsplatz.

All das vermag eine depressive Verstimmung hervorzurufen. Und das kann in der Folge auch den Rückenschmerz verstetigen.

Wodurch zeichnet sich das forcierte Durchhalten in der zweiten gefährdeten Gruppe aus?

Durchhalter sagen sich meist: Stell dich nicht so an, es ist doch gar nicht so schlimm. Beiß einfach mal die Zähne zusammen. Das geht schon wieder.

Oftmals ist es mit dem Rückenschmerz doch auch gar nicht so schlimm, und er geht schnell wieder vorbei. Da kann ein wenig Durchhaltevermögen doch vermutlich nicht schaden, oder?

Manchmal ist diese Strategie durchaus erfolgreich, aber in der Mehrzahl der Fälle nicht. Denn diese Menschen nehmen den Schmerz nicht als Warnsignal ihres Körpers wahr, was er aber ist. Wenn sie keine Pausen machen, nichts ändern, kommt es unweigerlich zu einer Überbelastung von Bandscheiben, Muskeln, Gelenken und Bändern – und das lässt den Schmerz dann schnell chronifizieren.

Durchhalter müssten aber doch zumindest positiv gestimmt sein.

Nicht unbedingt. Wir unterscheiden zwischen heiter-suppressivem – also

»Gibt es die typische Rückenschmerzpersönlichkeit?«

»Nein, aber Schmerzen verstärken sich oft, wenn ein Mensch ständig Aufmerksamkeit dafür bekommt.«

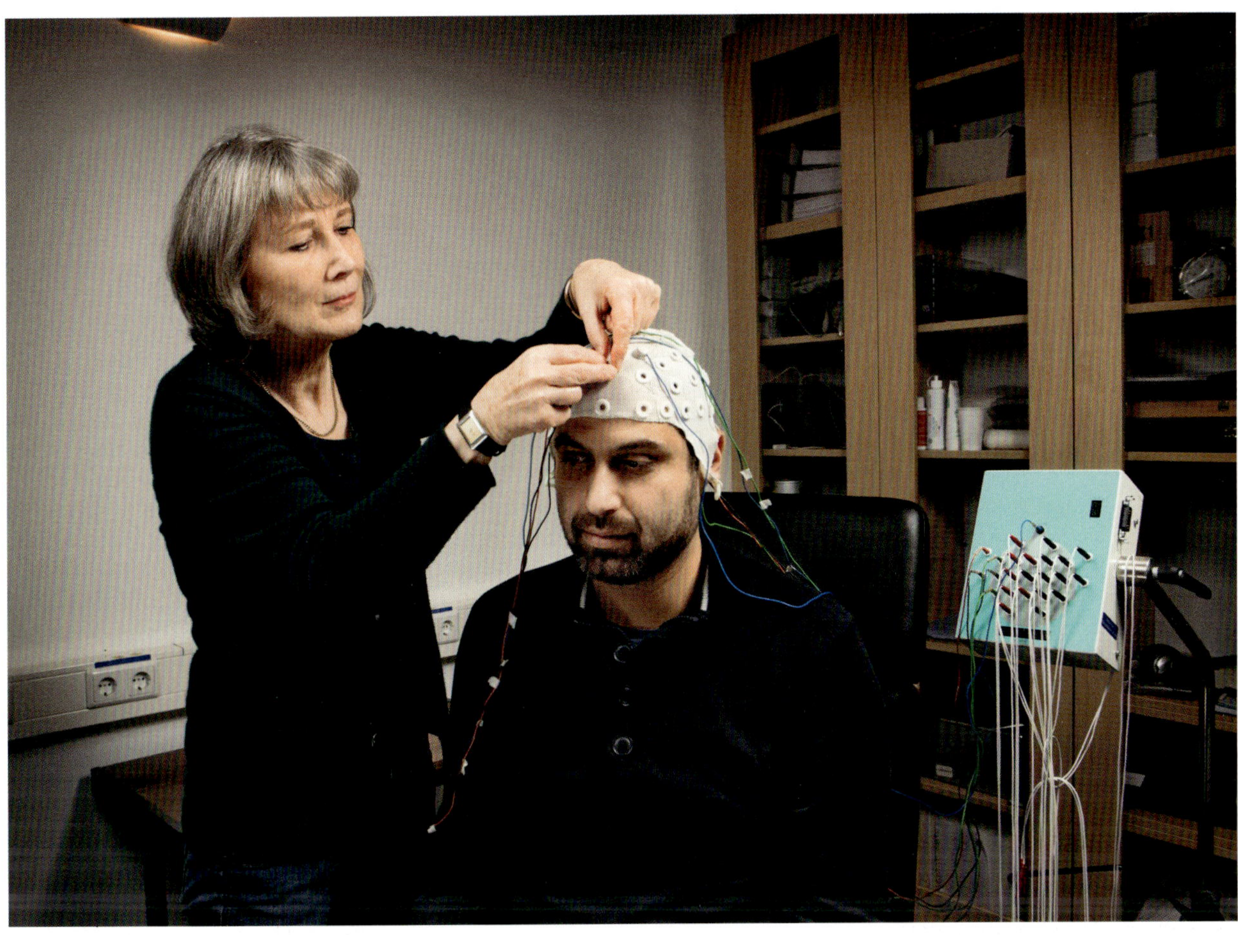

Mit einem Elektroenzephalogramm, das die Gehirnaktivität aufzeichnet, lässt sich nachweisen, dass negative Gedanken den wahrgenommenen Schmerz intensiver erscheinen lassen

unterdrückendem – Durchhalten und depressivem Durchhalten.

Beim depressiven Durchhalten geschieht das, was aus der Psychopathologie-Forschung bekannt ist: Wenn ich versuche, etwas Unangenehmes wie etwa den Rückenschmerz wegzudrängen und zu unterdrücken, und mir dies nicht gelingt – weil der Schmerz ja noch da ist –, kommt es zu einer ärgerlichen, gereizten Stimmungslage.

Das Verdrängte gelangt dann umso mehr in den Vordergrund. Das hat oft langfristige Folgen: Durchhalter stellen acht- bis zehnmal so häufig Anträge auf Frühverrentung wie jene, die gute Bewältigungsstrategien haben.

Wodurch zeichnet sich die dritte Gruppe aus: adaptive Menschen, die nicht chronifizieren?

Die adaptiven Menschen passen sich ihrer Situation an und reagieren flexibel. Sie halten in manchen Situationen durch, aber auch nicht zu lange, weil sie den Schmerz als Warnsignal sehen. Dann schonen sie sich, legen mal eine Pause ein. Und spüren meist, dass der Schmerz dadurch nachlässt. Das sehen sie als Erfolgserlebnis, sie behalten ihr Verhalten daher bei. Das führt zu weiteren Erfolgserlebnissen – und im besten Fall ist der Schmerz relativ schnell wieder weg.

Sie reden letztlich von Achtsamkeit?

Dieser Begriff ist zu einer Art Modewort geworden, aber er trifft es. Hinzu kommt eine gewisse Selbstfürsorge: Die Betroffenen schauen nach vorn, überlegen, was sie langfristig anders machen können in ihrem Leben.

Das scheint vielen Menschen im Trubel des Alltags kaum noch zu gelingen.

Wenn man es will, ist schon einiges möglich, auch im Kleinen. Ich denke da an einen Koch in einer unserer Schmerzbewältigungsgruppen. Er berichtete, dass er es vor Schmerzen kaum aushalte, seinen Sohn am Wochenende zum Fußballspiel zu begleiten und danach noch stundenlang an einem Grill zu stehen.

Nach Hause zu gehen und sich einfach hinzulegen, das war keine Option für ihn. Wir sind dann darauf gekommen, dass es doch möglich sein müsste, eine Decke mitzunehmen und sich auf der Wiese neben dem Fußballplatz auszustrecken. Da kommen natürlich Widerstände auf, Argumente wie: Was denken die anderen? In Rollenspielen haben wir den Umgang mit einer solchen Situation geübt – und nach einiger Zeit hat er es dann praktiziert.

Am Ende hat niemand dumm geschaut oder etwas Herablassendes gesagt. Stattdessen haben sich zwei andere Väter dazugelegt und gemeint, das sei doch eine gute Idee.

WIE GEFÄHRDET IST MEIN RÜCKEN?

Mithilfe dieses Tests finden Sie heraus, wie Sie mit Rückenschmerzen umgehen und ob die Gefahr besteht, dass der Schmerz chronisch wird. Bitte beantworten Sie die folgenden Fragen

1.	Ich vermeide möglichst alle Aktivitäten, bei denen meine Schmerzen aufkommen oder verstärkt werden könnten.	JA	NEIN
2.	Ich kann mich im Alltag gut von meinen Schmerzen ablenken, spüre sie dann aber umso mehr, wenn ich zur Ruhe komme.	JA	NEIN
3.	Ich halte Verabredungen und Termine meistens ein, auch trotz meiner Schmerzen.	JA	NEIN
4.	Ich gehe Situationen, in denen Schmerzen aufkommen könnten, meist frühzeitig aus dem Weg.	JA	NEIN
5.	Wenn ich Schmerzen spüre, kommt mir oft der Gedanke: »Reiß Dich zusammen!«	JA	NEIN
6.	Meistens bin ich guter Laune, trotz der Schmerzen.	JA	NEIN
7.	In letzter Zeit bin ich wegen der Schmerzen häufig in gereizter oder niedergeschlagener Stimmung.	JA	NEIN

AUSWERTUNG

A. Bei zwei oder mehr „Ja" zu den Aussagen 1, 4 und 7: Sie neigen zu einer ängstlich-vermeidenden Schmerzverarbeitung. Chronifizierungsrisiko: vermutlich hoch

B. Bei zwei oder mehr „Ja" zu den Aussagen 3, 5 und 7: Sie neigen zu einer depressiv-suppressiven (niedergeschlagen-unterdrückenden) Schmerzverarbeitung. Chronifizierungsrisiko: vermutlich sehr hoch

C. Bei zwei oder mehr „Ja" zu den Aussagen 2, 3 und 6: Sie neigen zu einer heiter-suppressiven (unterdrückenden) Schmerzverarbeitung. Chronifizierungsrisiko: vermutlich hoch

D. Höchstens ein „Ja" in A, B und C: Sie neigen zu einer adaptiven (gut an die Situation angepassten) Schmerzverarbeitung. Chronifizierungsrisiko: vermutlich gering

Bei zwei oder mehr „Ja" in mehr als einem der Bereiche A, B und C: Sie schwanken zwischen verschiedenen ungünstigen Schmerzverarbeitungsmustern. Chronifizierungsrisiko: vermutlich hoch

A. ÄNGSTLICH-VERMEIDENDE SCHMERZVERARBEITUNG

Sie neigen dazu, auf Schmerzen zu sehr mit ängstlich-passivem Schonverhalten zu reagieren. Dadurch fordern Sie Ihre Muskulatur zu wenig. Sie wird mit der Zeit weniger belastbar und reagiert verstärkt mit Schmerzen, selbst wenn Sie sich ganz normal belasten. Das Schonverhalten führt kurzfristig oft zu einer Abnahme der Symptome und der Furcht vor schmerzhaften Bewegungen, langfristig allerdings zu einer Zunahme der Angst vor weiterem Leid.

Wichtig für Sie ist es zu erkennen, dass Ihre Schmerzen zu einem Großteil eine Reaktion auf die zu geringe körperliche Belastung sind. Dies gilt es durch verschiedene Formen körperlicher Aktivität auszugleichen, etwa regelmäßige Spaziergänge, Nordic Walking, Jogging oder auch Schwimmen.

Wichtig: Suchen Sie sich eine körperliche Aktivität aus, die Ihnen Spaß macht, dann bereichert diese auch Ihren Alltag.

B. DEPRESSIV-SUPPRESSIVE SCHMERZVERARBEITUNG

Sie neigen dazu, Schmerzen zu sehr zu unterdrücken und körperlich belastende Tätigkeiten nicht zu unterbrechen. In Ihrem Alltag gibt es daher zu wenig Erholungspausen. Häufig sind Sie nicht in der Lage, sich körperlich ausreichend zu entspannen oder genussvoll Aktivitäten nachzugehen. Nicht selten fällt es Ihnen auch schwer, Freunde, Angehörige oder Kollegen um Unterstützung zu bitten. Hinzu kommen oft Sorgen und Belastungen im Beruf oder im Privatleben.

Wichtig ist für Sie, körperlich belastende Tätigkeiten wie langes, vornübergebeugtes Sitzen oder Stehen für eine gewisse Zeit etwas zu reduzieren und Erholungspausen einzubauen.

Wenn Sie zum Beispiel am Arbeitsplatz lange stehen müssen, sollten Sie sich danach zumindest 30 Minuten Erholungspause gönnen, in der Sie sich richtig ausstrecken und den Rücken entlasten. Danach am besten einen Spaziergang anschließen.

C. HEITER-SUPPRESSIVE SCHMERZVERARBEITUNG

Trotz starker Schmerzen neigen Sie in hohem Maße dazu, jede Aktivität, die Sie einmal begonnen haben, zu beenden. Sie lassen sich zudem von anderen Menschen zu Unternehmungen überreden, bei denen Sie sich eigentlich nicht wohlfühlen. Dadurch können Sie sich oft recht gut von Schmerzen ablenken, sodass Sie Ihre gute Laune nicht verlieren.

Sie haben aber nicht gut gelernt, sich intensiv zu entspannen – oder Sie erleben Entspannung nur nach intensiver körperlicher Verausgabung, die Sie infolge der Schmerzen aber kaum noch absolvieren können. Ihre Art der Schmerzverarbeitung führt daher zu einer erhöhten Belastung für Muskeln, Bänder und Gelenke, die wiederum die Schmerzen verstärkt.

Versuchen Sie, lang anhaltende anstrengende Aktivitäten oder Körperhaltungen durch regelmäßige kurze Erholungspausen zu unterbrechen, in denen die Muskulatur entspannen kann.

D. ADAPTIVE SCHMERZVERARBEITUNG

Ihnen gelingt es weitgehend, Ihre Schmerzen als ein Zeichen für eine zu hohe oder einseitige körperliche Belastung zu interpretieren – und sie auch in Verbindung zu sehen mit Sorgen und Konflikten im Alltag.

Im Falle körperlicher Fehlbelastung gelingt es Ihnen relativ rasch, sich kurzfristig etwas mehr Ruhe zu gönnen, einen Gang herunterzuschalten, sich zu erholen – und zu erkennen, wo Sie eventuell zu stark belastet waren.

Bei persönlichen Konflikten finden Sie in der Regel über Gespräche mit dem Widerpart selbst oder mit einer vertrauten Person Lösungsmöglichkeiten.

In Ihrem Erholungsverhalten sind Sie recht flexibel, Sie können sich sowohl durch körperliche Aktivität wie Sport als auch mit Nichtstun entspannen – und diesen Zustand auch genießen.

Sollten Sie nicht zu der Gruppe „adaptive Schmerzverarbeitung" gehören, empfiehlt es sich, Ihr persönliches Risiko einer Schmerzchronifizierung bei einem Arzt oder in einer psychologischen Schmerzambulanz näher untersuchen zu lassen.

Quelle: Professor Dr. Monika Hasenbring, Abteilung für Medizinische Psychologie und Medizinische Soziologie, Ruhr-Universität Bochum

Gibt es so etwas wie die typische Rückenschmerzpersönlichkeit, also Menschen, die ein solches Leiden quasi magnetisch anziehen?

Nein – ebenso wenig wie eine Krebspersönlichkeit. Von dieser Vorstellung ist man in der Wissenschaft schon vor vielen Jahren abgerückt. Allerdings verstärkt sich eine Chronifizierung leicht, wenn der Betreffende dadurch beständig Aufmerksamkeit bekommt: Ärzte sprechen dann von einem sekundären Krankheitsgewinn.

Was heißt das genau?

Jeder Mensch hat ein Bedürfnis nach Zuwendung. Wenn ich die im normalen Leben aber nicht genügend bekomme, kann ich sie womöglich über meine Rückenschmerzen erhalten. Weil sich dann jemand um mich kümmert. Weil mir mein Mann nun doch endlich einen Teil der Hausarbeit abnimmt, jetzt wo ich Schmerzen habe, während er sich vorher immer gedrückt hat. Das sind Mechanismen, die eine Chronifizierung befördern und den Genesungsverlauf erschweren.

Läuft dies bewusst ab, obwohl der Patient in Wirklichkeit gar keine Schmerzen hat?

Das sind oftmals unbewusste Prozesse, sehr subtile nonverbale Signale, die sich verselbstständigen.

Ich verziehe unmerklich das Gesicht, äußere damit Schmerz, und schon reagiert der Partner, macht den Abwasch oder nimmt den Staubsauger. Solche Reaktionsmuster können sich dann verstetigen und verstärken.

Haben Sie dafür ein Beispiel?

Ich habe in der Schmerzambulanz ein Ehepaar betreut – die Frau litt an rheumatischen Rückenbeschwerden. Die beiden waren gemeinsam mit Freunden auf einer anstrengenden Tour durch Afrika. Die Frau wollte es am vorletzten Tag ruhiger angehen lassen und ihn allein mit ihrem Mann verbringen. Das hat sie auch gesagt, aber ohne Blickkontakt, ganz leise, wir haben das im Rollenspiel nachgestellt.

Der Mann hat das aber gar nicht gehört und daher auch nicht reagiert. Die Aussicht, auch am kommenden Tag wieder viel gehen zu müssen, hat seine Frau unter massiven Stress gesetzt. Am nächsten Morgen hatte sie einen rheumatischen Schub, konnte sich kaum noch bewegen. Sie selbst hatte zuvor aber nicht realisiert, dass ihr Mann ihren Wunsch gar nicht wahrgenommen hatte.

»Patienten wünschen oft eine Operation. Warum?«

»Viele befürchten, dass ihnen sonst nicht so recht geglaubt wird, weil es ja meist keinen objektiven Beweis für ihre Schmerzen gibt.«

Ihr Mann hat sie ignoriert?

So einfach war es nicht. Er war, wie sich herausstellte, mit einer chronisch kranken Mutter aufgewachsen und hatte enorme Angst davor, dass seine Frau ebenfalls chronisch krank wird. Da hat er sich gesagt: Ich reagiere nicht sofort bei jeder Schmerzäußerung. Ich reagiere nicht so wie bei meiner Mutter, ich will das nicht noch einmal erleben.

Tatsächlich hat er die Probleme dadurch aber verstärkt.

Ja, er hat erst dann reagiert, wenn es wirklich ganz schlimm für seine Frau war.

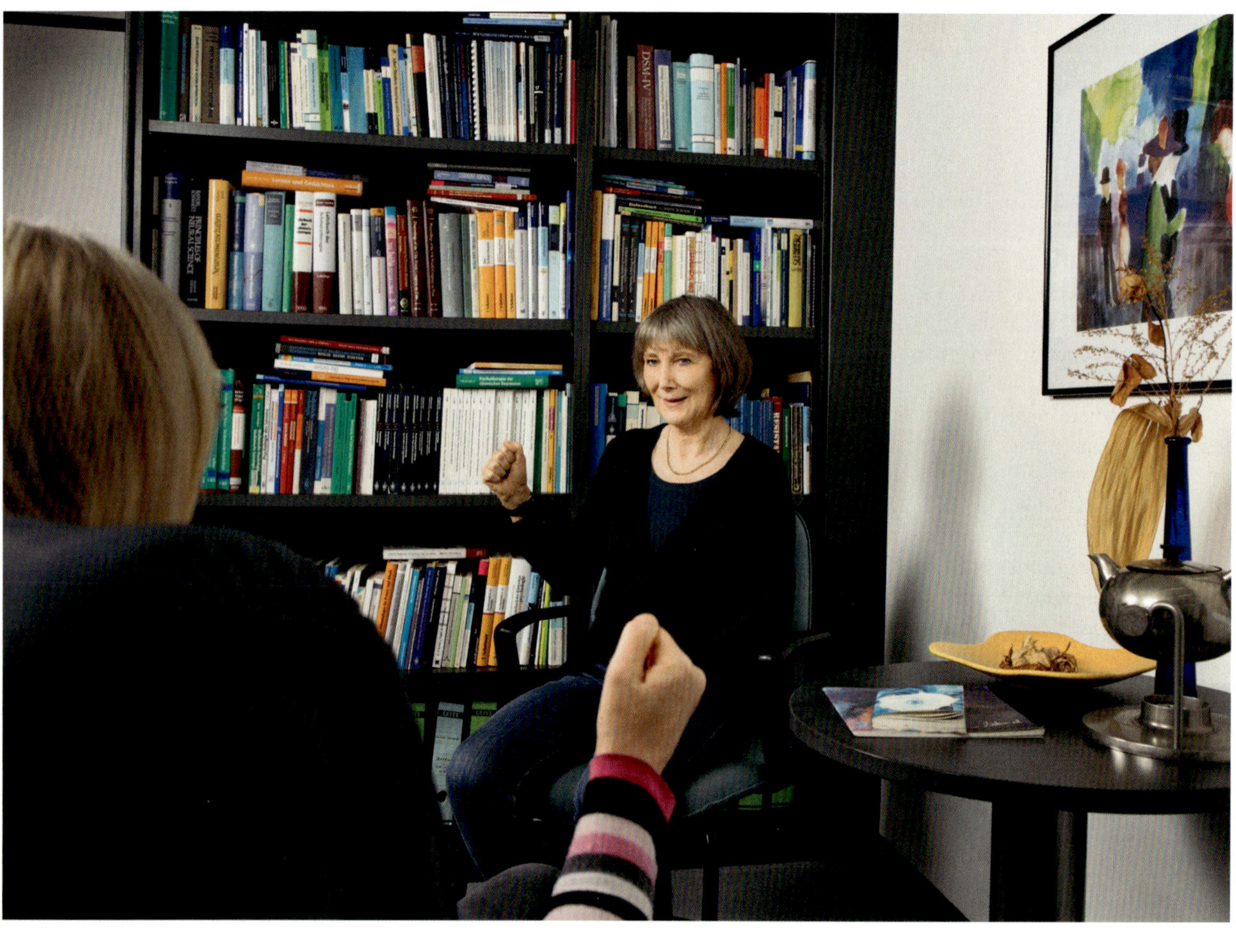

In der Verhaltenstherapie arbeitet Monika Hasenbring unter anderem mit einer speziellen Entspannungstechnik, bei der die Handmuskeln angespannt und wieder gelöst werden

Gab es in dem Fall eine Lösung?

Sie haben am Ende beide diese Zusammenhänge verstanden, und die Frau hat gelernt, ihre Bedürfnisse klarer zu äußern, stärker den Blickkontakt aufzunehmen, wenn sie etwas von ihrem Mann will. Und er hat gelernt, ihre Wünsche ernster zu nehmen.

Mit erstaunlichem Erfolg: Die Frau hat in den folgenden Monaten ihre Schmerzmedikation enorm reduzieren können. Und sie hat auch von sich aus mehr Pausen gemacht.

Wie lange brauchen Sie üblicherweise, um chronische Rückenschmerzpatienten zu anderen Verhaltensweisen zu bewegen?

Der Abbau von typischen Durchhaltestrategien in Einzeltherapie erfordert nach unseren Erfahrungen durchschnittlich etwa zehn Sitzungen à 50 Minuten. Für eine stabile Absenkung der Schmerzen braucht es im Mittel 30 Sitzungen, länger dauert es bei jenen Patienten mit einer depressiven Störung.

Nutzen Sie neben dem therapeutischen Gespräch auch andere Techniken?

Vor allem die progressive Muskelentspannung nach Jacobson, bei der nacheinander verschiedene Muskelgruppen gezielt angespannt und anschließend maximal entspannt werden.

Diese Technik, ein bewährtes Entspannungstraining, ist gut etabliert, und der Patient kann sie daheim und am Arbeitsplatz anwenden. Wenn man das geübt hat, dann spürt man später im Alltag genauer, welche Muskeln übermäßig angespannt sind, und kann diese gezielt loslassen. Dabei achten wir auch darauf, dass die Betreffenden lernen, Ängste vor der Reaktion ihrer Kollegen abzubauen, wenn sie die Übungen machen. Wichtig sind darüber hinaus Rollenspielübungen im Rahmen der Therapie sowie Hausaufgaben für häusliche Übungen.

Sind Patienten heute eher als früher bereit, über den Zusammenhang zwischen Rückenschmerz und Psyche nachzudenken?

Es gibt dazu meines Wissens keine Studien, aber viele Patienten sagen mir: Ich würde gern mal beim Hausarzt meinen Stress ansprechen, weil er ja wahrscheinlich mit meinem Rückenproblem zu tun hat, aber der Arzt blockt das ab. Von ärztlichen Kollegen höre ich stattdessen häufig, dass viele Patienten rasch ein Röntgenbild oder eine Spritze wollen, weil sie dann die vermeintliche Gewissheit haben, dass ihre Schmerzen rein körperlichen Ursprungs sind.

Orthopäden wird häufig vorgeworfen, dass sie derartige Verhaltensweisen

»Hilft es mir, wenn ich viel über die Schmerzentstehung weiß?«

»Vor allem sollten Sie viel darüber wissen, wie Sie aus dem Schmerzzustand wieder herauskommen – was beispielsweise der Rücken nach langem Sitzen braucht.«

fördern, entweder weil sie sich hilflos fühlen, wenn sie nichts Konkretes anzubieten haben – oder weil es sich gut abrechnen lässt.

Viele von ihnen sind durch das Gesundheitssystem sozusagen konditioniert darauf, abrechenbare Leistungen zu erbringen. Und seit es die Fallpauschalen gibt – also eine feste Vergütung, unabhängig von der Verweildauer im Krankenhaus –, hat sich die Zahl der Wirbelsäulenoperationen innerhalb weniger Jahre deutlich erhöht. Obwohl es bereits seit den 1990er Jahren gut belegt ist, dass es für zahlreiche Bandscheibenoperationen keine zwingende Indikation gibt.

Ärzte sagen, Patienten wünschen aber oft selbst eine Operation.

Das stimmt – aber auch dafür gibt es eine Erklärung: Der Patient hat einen großen Schmerz, befürchtet jedoch latent, dass ihm das nicht so recht geglaubt wird, weil es ja keinen objektiven Beweis gibt. Wenn er aber ein Röntgenbild bekommt, auf dem etwas Ungewöhnliches zu sehen ist, oder er sich gar operieren lässt, dann ist er offiziell „richtig" krank.

Dann haben die Operationen zumindest auf diese Weise etwas Gutes?

Sie dürfen nicht vergessen, dass eine Operation keineswegs mit einer Autoreparatur vergleichbar ist, bei der ein vorheriger Zustand zu 100 Prozent wiederhergestellt wird.

Durch das Herausnehmen von Bandscheibenmaterial oder eine Versteifung verändert sich die Wirbelsäule, sie wird in keinem Fall in den gesunden Ausgangszustand zurückversetzt. Das bedenken viele Patienten nicht.

Hinzu kommt noch ein weiterer psychologischer Faktor: Nach einer Operation sagen die Angehörigen und der Chef, nun ist ja wieder alles in bester Ordnung, jetzt ist der Kranke wieder belastbar. Wenn der Patient das aber nicht sofort ist, dann kann ein solcher psychosozialer Druck eine Chronifizierung von Schmerzen erheblich begünstigen.

Ist es überhaupt hilfreich, als Patient viel über Schmerzentstehung und die psychologischen Faktoren zu wissen?

Jeder sollte vor allem Strategien kennen, wie man aus einem Schmerzzustand herauskommen kann: also was der Rücken braucht, wenn ich lange sitze, wenn ich viel Stress habe, aber mich nicht gleich krankschreiben lassen möchte. Dass ich dann zum Beispiel häufig aufstehe und ein paar Schritte gehe. Oder abends mal ins Schwimmbad gehe oder einen Spaziergang mache. Dass ich rechtzeitig Pausen einlege und nicht zunächst alle Aufgaben abarbeite, um dann festzustellen, dass ich für Entspannung gar keine Zeit mehr habe. ○

PROF. DR. MONIKA HASENBRING, Jg. 1951, ist Leiterin der Abteilung für Medizinische Psychologie und Medizinische Soziologie an der Ruhr-Universität Bochum.

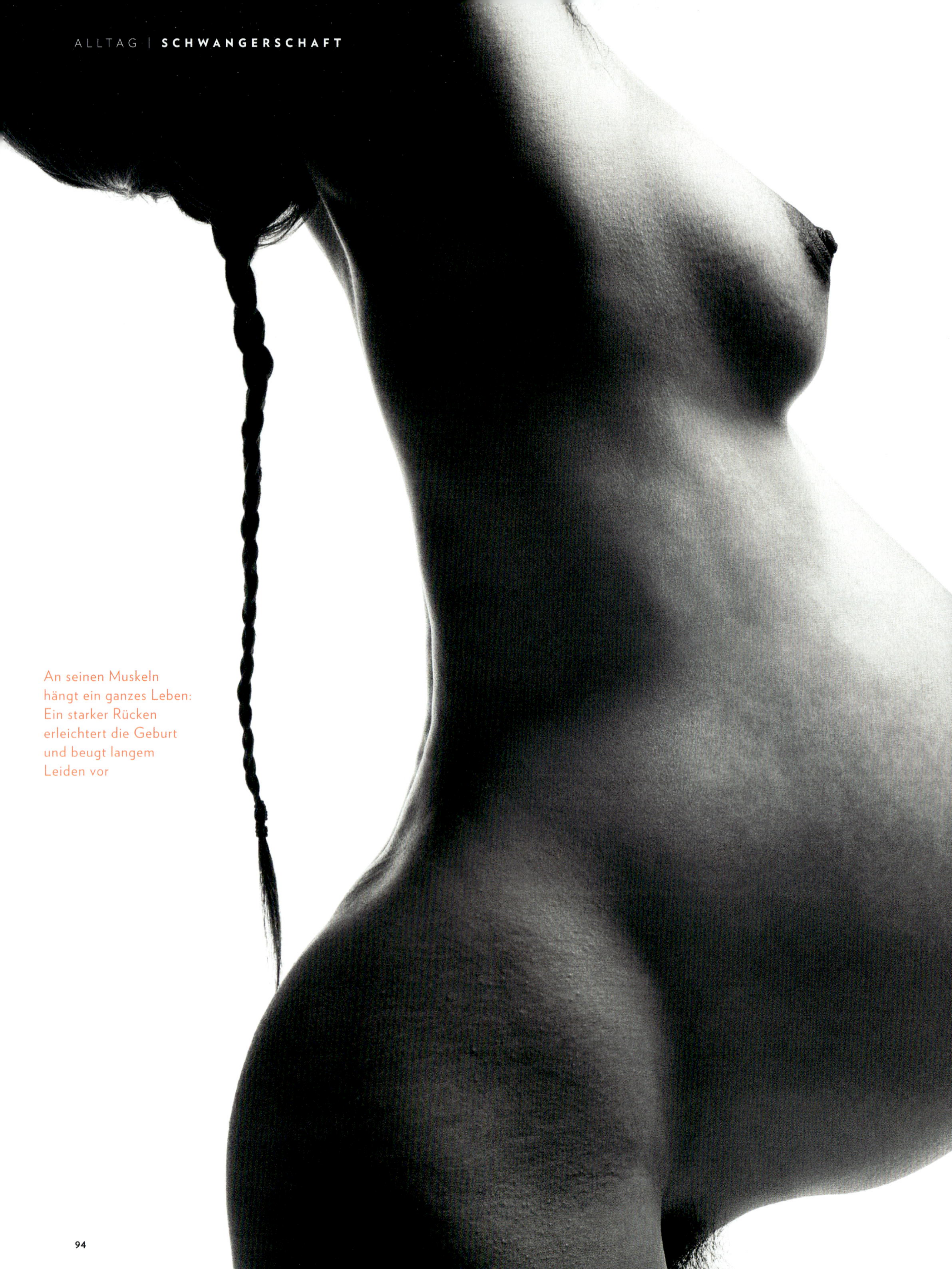

An seinen Muskeln hängt ein ganzes Leben: Ein starker Rücken erleichtert die Geburt und beugt langem Leiden vor

Wenn der Rücken schwer zu tragen hat

TEXT: **Dela Kienle**

Der Bauch wölbt sich, das Baby regt sich: eigentlich eine zauberhafte Erfahrung. Doch der Genuss ist für viele Frauen getrübt, denn jede zweite Schwangere wird in den Wochen vor der Niederkunft von teils heftigen Rückenschmerzen geplagt. Die sollte sie keinesfalls tatenlos ertragen: Rechtzeitiges Handeln kann chronische Beschwerden verhindern

Im fünften Schwangerschaftsmonat, zwischen der 17. und der 19. Woche, wölbt sich der Bauch bereits sichtbar, und zumeist spüren die werdenden Mütter nun die ersten zarten Kindsbewegungen. Häufig aber machen sich ab dieser Zeit auch Rückenschmerzen bemerkbar: Wissenschaftler gehen davon aus, dass mindestens jede zweite Schwangere unter solchen Schmerzen leidet.

Bei manchen Frauen ist es nur ein unangenehmes Ziehen am Morgen, andere klagen über heftige Schmerzen, vor allem im unteren Rückenbereich. Die Betroffenen können häufig nicht mehr längere Zeit sitzen, gehen oder stehen. Sie haben Probleme, sich im Bett zu drehen, aus dem Auto zu steigen, Treppen zu bewältigen oder auch nur kleinere Gewichte zu heben. Besonders heftig sind die Beschwerden meist zwischen der 24. und 36. Woche.

Ärzte unterscheiden zwei typische Formen von schwangerschaftsbedingten Rückenschmerzen, die mitunter auch gleichzeitig auftreten: Bei einem Teil der Frauen beschränken sich die Beschwerden auf den Bereich der Lendenwirbelsäule. Als noch unangenehmer jedoch gelten Schmerzen in der Beckenregion, unter denen nach Expertenschätzungen 20 bis 45 Prozent aller Schwangeren leiden.

Die Frauen spüren die Pein vor allem rund um die Iliosakralgelenke, die das

Becken mit dem Kreuzbein verbinden (dem Abschnitt der Wirbelsäule unterhalb der Lendenwirbel; siehe Seite 29). Manchmal zieht der Schmerz sogar bis in die Oberschenkel.

Wahrscheinlich beeinträchtigen bei Schwangeren gleich mehrere Faktoren die Stabilität des Rückens. Durch die wachsende Gebärmutter, den sich nach vorn wölbenden Bauch und die Gewichtszunahme geraten Schwangere quasi aus dem Gleichgewicht und steuern gegen, indem sie unwillkürlich ihre Haltung verändern. Dabei entwickeln sie oft ein Hohlkreuz oder einen Rundrücken, was Beschwerden auslösen kann.

Zudem lockern sich (wohl aufgrund verstärkt ausgeschütteter Hormone) die Bänder und Gelenke im Beckenraum, um dem wachsenden Kind genug Raum zu lassen – und viele Schwangere versuchen unbewusst, mithilfe ihrer Rücken- und Beckenmuskeln die aufgelockerten Verbindungen zu stabilisieren. Daher beanspruchen die Frauen ihre Muskulatur während einer Schwangerschaft viel stärker als zuvor. Diese ungewohnte Belastung, die oft zu Fehlhaltungen führt, kann Schmerzen mit sich bringen.

Das Risiko, unter schwangerschaftsbedingten Rückenbeschwerden zu leiden, ist indes nicht für alle Frauen gleich. Besonders betroffen sind jene Schwangeren, die sich früher schon einmal am Becken verletzt haben, etwa durch einen Sturz, oder bereits vor der Schwangerschaft unter Rückenschmerzen gelitten haben.

Auch körperlich anstrengende oder stressreiche Arbeit spielt offenbar eine Rolle. Und hat eine Frau bereits eine Schwangerschaft mit Rückenproblemen durchlitten, so muss sie sich bei jeder weiteren auf neuerliche Beschwerden einstellen. Wenig Einfluss scheinen hingegen Größe, Gewicht und Alter der Schwangeren zu haben – sowie die Größe des noch ungeborenen Kindes.

Viele Frauen ertragen die Rückenschmerzen schweigend, weil sie annehmen, dass die nun einmal zur Schwangerschaft gehören. Auch manche Ärzte schenken ihnen keine besondere Beachtung – obwohl es unter Medizinern längst bekannt sein sollte, wie sinnvoll es ist, die Beschwerden einer Schwangeren bereits in einem frühen Stadium zu behandeln.

Zum üblichen Vorgehen gehört zunächst, den Patientinnen die Ursachen ihrer Schmerzen zu erklären und sie zu Gymnastik anzuleiten, vor allem zur Stärkung der Bauchmuskulatur und zur Verbesserung der Haltung.

Auch Physiotherapie scheint sich in vielen Fällen zu bewähren, ebenso Wassergymnastik (insbesondere bei Schmerzen im Lendenwirbelbereich).

Um den Rücken zu entlasten, bekommen viele Frauen häufig auch noch einen stabilisierenden Beckengurt verschrieben – dessen Wirkung allerdings umstritten ist: Viele Experten raten davon ab, eine solche Stütze über längere Zeit zu tragen, denn ein Nutzen konnte in wissenschaftlichen Studien nicht nachgewiesen werden.

Bei der Einnahme von Schmerzmitteln ist unbedingt Vorsicht geboten: Viele effektive Wirkstoffe sollten während einer Schwangerschaft überhaupt nicht eingenommen werden, andere – beispielsweise Ibuprofen – allenfalls in den ersten beiden Dritteln (und nur auf ärztlichen Rat), da sie sonst das ungeborene Kind schädigen können.

Studien weisen darauf hin, dass Akupunktur Linderung verschaffen kann: Schwedische Wissenschaftler untersuchten mehr als 380 Schwangere mit Schmerzen im Beckenbereich. Ein Teil der Probandinnen bekam sechs Wochen lang Akupunkturbehandlungen – und im Vergleich zur Kontrollgruppe sanken bei ihnen die Schmerzwerte durchschnittlich um die Hälfte.

Manchmal können allerdings auch schon einfache Verhaltensänderungen dazu beitragen, dass Schwangere den Alltag besser meistern. So sollten sie Schuhe mit hohen Absätzen vermeiden. Beim Schlafen empfinden es viele als angenehm, sich auf die Seite zu legen und ein Kissen unter den Bauch und zwischen die Beine zu klemmen. Das Aussteigen aus dem Auto schmerzt weniger, wenn die Frau ihre Beine geschlossen hält; eine Plastiktüte auf dem Autositz hilft ihr, sich leichter zu drehen.

Harte Arbeit für den Rücken: **der Bauch zieht nach vorn,** die Bänder lockern sich

Grundsätzlich gilt: Schwangere mit Rückenbeschwerden sollten so aktiv wie möglich bleiben, müssen zugleich aber darauf achten, sich nicht zu überfordern – auch nicht durch zu intensive therapeutische Übungen. Einseitige Belastung und nicht rückengerechtes Heben, Beugen und langes Stehen sind zu vermeiden – eine echte Herausforderung vor allem für Frauen, die bereits Kinder zu versorgen haben.

Trotz ihrer Rückenschmerzen können die meisten Frauen jedoch eine normale Geburt erleben; ein Kaiserschnitt ist nur in extremen Fällen geboten.

Schwangere mit Beschwerden sollten Hebammen und Ärzte allerdings auf ihre Situation hinweisen, alternative Geburtspositionen besprechen – und rechtzeitig herausfinden, wie weit sie ihre Knie schmerzfrei spreizen können. Denn während der Geburt sollte dieser Winkel nicht überschritten werden.

Zu einer solchen Überdehnung kann es vor allem dann kommen, wenn die Frau eine Periduralanästhesie bekommen hat und deshalb den Schmerz nicht spürt. Damit erhöht sich die Gefahr, dass die Rückenprobleme nach der Entbindung bestehen bleiben.

In der Regel verschwinden die Beschwerden innerhalb einiger Wochen nach der Geburt. Bei rund zehn Prozent der Patientinnen jedoch bleiben sie über Jahre bestehen. Der Beginn chronischer Rückenschmerzen kann für Frauen also durchaus in der Schwangerschaft begründet sein.

Umso nachdrücklicher ist daher die Empfehlung der Experten: Eine geeignete Therapie während der Schwangerschaft und eine gezielte Geburtsplanung verhindern womöglich ein lange Zeit andauerndes Leiden. ○

HEILMETHODEN

Was dem Rücken hilft

Eine Massage, eine Bewegungstherapie – oder doch besser Akupunktur? Rückenpatienten stehen vor einem fast unüberschaubaren Angebot an Behandlungsmöglichkeiten aus der Schul- und Alternativmedizin. Hier ein Überblick über die wichtigsten Therapieformen

TEXTE: Josephina Maier, Kristina Maroldt, Dr. Julia Pross, Anja Reumschüssel

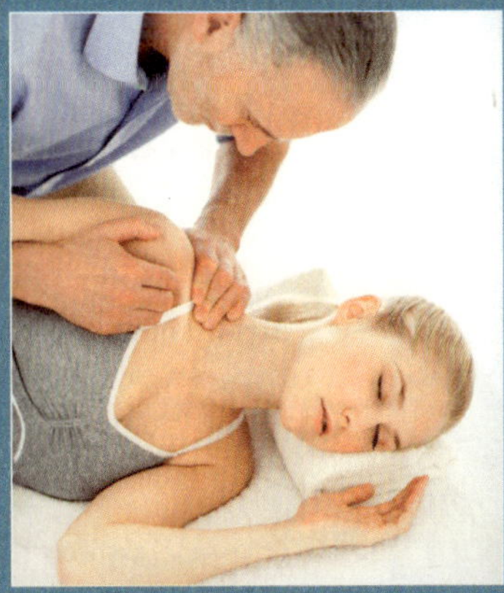

SCHULMEDIZIN

ALTERNATIVMEDIZIN

Weil es sich bewährt hat

Zur Schulmedizin zählen gemeinhin jene Therapien, die in der Mediziner-Ausbildung an den Universitäten gelehrt werden und deren Wirksamkeit von wissenschaftlichen Daten ausreichend belegt ist. Dazu gehören etwa Bewegungs- und Wärmetherapien wie auch der Einsatz bestimmter Medikamente und – als letzte Option – eine Operation. Doch längst konzentriert sich die etablierte Heilkunst nicht mehr ausschließlich auf die Behandlung des Körpers, sondern bezieht auch die Psyche des Patienten mit ein – sodass heute auch die Verhaltenstherapie zur Schulmedizin zählt.

Bewegungstherapie

Nur kein Stillstand!

Alles hilft, was den Menschen in Bewegung bringt. Daher kann sich jeder aus dem großen Angebot das Passende heraussuchen: ob Physiotherapie, Rücken-Yoga oder »segmentale Stabilisation«

Bewegung ist eines der wichtigsten Elemente in der Behandlung des Rückenschmerzes. Das Angebot an unterschiedlichen Techniken ist entsprechend groß. Am bekanntesten ist vermutlich die Physiotherapie (früher: Krankengymnastik). Doch nicht nur die fällt unter den Sammelbegriff „Bewegungstherapie“, sondern letztlich jede gezielte Behandlung von Beschwerden, bei der Patienten bewusst ihre Muskeln einsetzen.

Dabei kann es sich um eine medizinische Trainingstherapie handeln, die vom Arzt verschrieben und durch medizinisches Fachpersonal umgesetzt wird, aber auch um bewegungstherapeutische Programme, die Sportvereine und Fitness-Studios anbieten – etwa Aqua-Jogging, Rückengymnastik oder Krafttraining an Geräten sowie Rücken-Yoga oder spezielle Techniken wie die segmentale Stabilisation und das McKenzie-Konzept.

Angesichts dieser Vielfalt stehen Rückenschmerzpatienten vor der Frage, welche Methode am besten für sie geeignet ist.

In jedem Fall sollte das Programm unter Aufsicht eines ausgewiesenen Experten stattfinden. Ansonsten lautet die Antwort schlicht: Alles hilft, was den Menschen in Bewegung bringt. In einer Studie teilten Schweizer Orthopäden Patienten mit chronischen Kreuzschmerzen nach dem Zufallsprinzip entweder für eine aktive Physiotherapie ein, ließen sie ein Muskelaufbautraining an Geräten absolvieren oder an einem Aerobic-Kurs teilnehmen. Nach Ablauf des dreimonatigen Programms, an dem sie zweimal wöchentlich teilnahmen, hatten alle Probanden seltener Schmerzen, und die waren zudem weniger intensiv. Kein Verfahren war überlegen. Weitere Studien bestätigten dieses Ergebnis.

> Vertrauen in den Körper zurückzugewinnen: Das ist das Ziel jeder Bewegungstherapie

Das Abklingen der Symptome scheint also nicht mit messbaren Kriterien wie verbesserter Kraft oder Beweglichkeit zusammenzuhängen. Es reicht offensichtlich, überhaupt körperlich aktiv zu sein. Ein gutes Bewegungsprogramm zeichnet sich vor allem dadurch aus, dass es dem Patienten zusagt, denn nur dann bleibt er dabei.

Allerdings: Bei akutem Rückenschmerz ist eine spezifische Bewegungstherapie nicht geboten – wichtig ist dann vor allem, die normale Alltagsaktivität beizubehalten.

Vor dem Beginn einer Bewegungstherapie sollte ein Mediziner den Betroffenen eingehend auf direkte körperliche Ursachen der Rückenprobleme untersuchen. Denn in bestimmten Fällen kann Bewegung Krankheitsbilder verschlimmern. Vorsicht ist zudem geboten, wenn innerhalb von 24 Stunden nach den Übungen neue oder

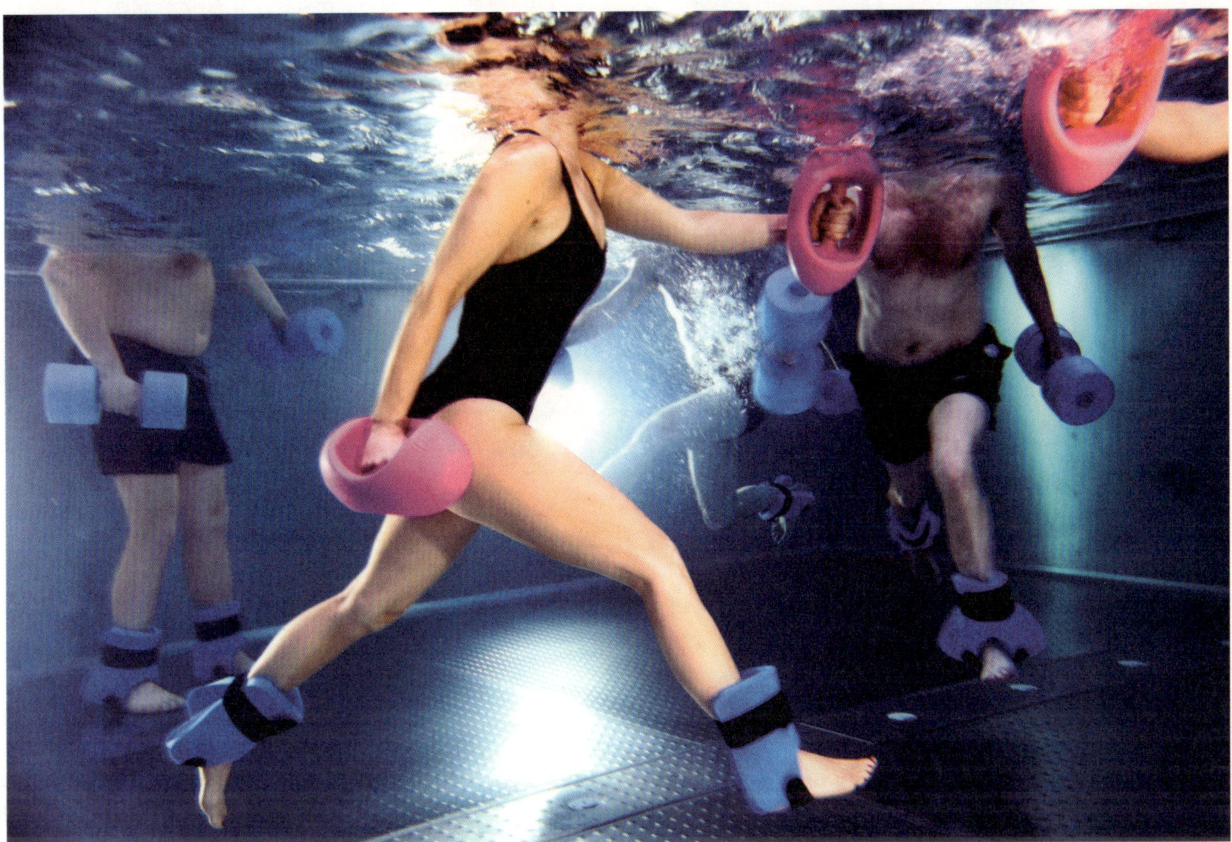

Es muss nicht immer Schwimmen sein: Auch Aqua-Jogging kräftigt die Muskeln, gleichzeitig werden die Gelenke entlastet

stärkere Beschwerden auftreten. Damit gibt der Körper zu verstehen, dass man ihn falsch oder zu intensiv belastet hat.

Eine wichtige Rolle spielt die Bewegungstherapie bei Rückenschmerzen, die länger als sechs Wochen anhalten. In dieser Phase bewältigen viele Betroffene zwar noch ihren Alltag, fühlen sich in ihrem Körper aber zunehmend unsicher. Dann kann der Arzt eine funktionelle Bewegungsanalyse durchführen, bei der er die Haltung und das Zusammenspiel der Muskeln des Patienten untersucht. Auf dieser Grundlage entwirft er dann einen persönlichen Therapieplan.

Ist etwa die Beweglichkeit im Rücken schon stark eingeschränkt, helfen zunächst mobilisierende Verfahren. Dazu zählen Dehntechniken, bei denen verkürzte Muskeln gezielt einer gleichbleibenden, leichten Spannung ausgesetzt werden. Mobilisierend wirkt auch das in manchen Fitness-Studios angebotene McKenzie-Konzept, bei dem Patienten lernen, ihre Beschwerden mit individuell abgestimmten Übungen selbst zu behandeln.

Fehlt dagegen die Kraft oder hat ein Patient Schwierigkeiten mit der Koordination, bieten sich aktivierende Verfahren an. Hierzu gehört die propriozeptive neuromuskuläre Fazilitation (PNF). Dabei trainiert der Therapeut gezielt die Bewegungswahrnehmung des Betroffenen. So findet der Patient zu natürlichen Bewegungsmustern zurück, die er im weiteren Verlauf der Therapie auch ohne Unterstützung und schließlich gegen Widerstand ausführt.

Eine weitere aktivierende Technik ist die segmentale Stabilisation, mit der man gezielt tief im Körper liegende Muskelgruppen trainiert, die den instabilen Segmenten der Wirbelsäule Halt verleihen. Kraft und Koordination verbessern sich aber auch durch herkömmliche Rückengymnastik oder Training an Geräten.

Ein wichtiges gemeinsames Ziel ist es bei allen Methoden, das Vertrauen in den Körper zurückzugewinnen und die Angst vor Bewegung und Belastung zu verlieren. Wenn Patienten schon länger als drei Monate unter Rückenschmerzen leiden, reicht das Bewegen allein oft nicht aus. Studien haben gezeigt, dass in diesem Fall Ansätze aus der Verhaltenstherapie helfen können, besser mit dem Schmerz umzugehen und den Alltag zu bewältigen.

Hat ein Patient erst einmal ein alltagstaugliches Maß an Beweglichkeit, Kraft und Koordination wiedererlangt, kann der Physiotherapeut oder Fitnesstrainer schrittweise im Rahmen einer Trainingstherapie die körperliche Belastung erhöhen.

Auch Übungen auf wackligem Untergrund tun dem Rücken gut. Das Balancieren erfordert Ausgleichsbewegungen mit dem Rumpf und wirkt so besonders auf die tiefe Rückenmuskulatur. Einen vergleichbaren Effekt rufen Sportarten hervor, in denen plötzliche Richtungswechsel und Sprünge vorkommen, etwa Karate. Diese Bewegungsformen eignen sich aber eher für fortgeschrittene Patienten, die sich schon mehr zutrauen.

Was ist gut?

- hilfreich in fast allen Fällen
- große Auswahl an Methoden
- wirkt stimmungsaufhellend

Was ist schlecht?

- zeitaufwendig

Medikamente

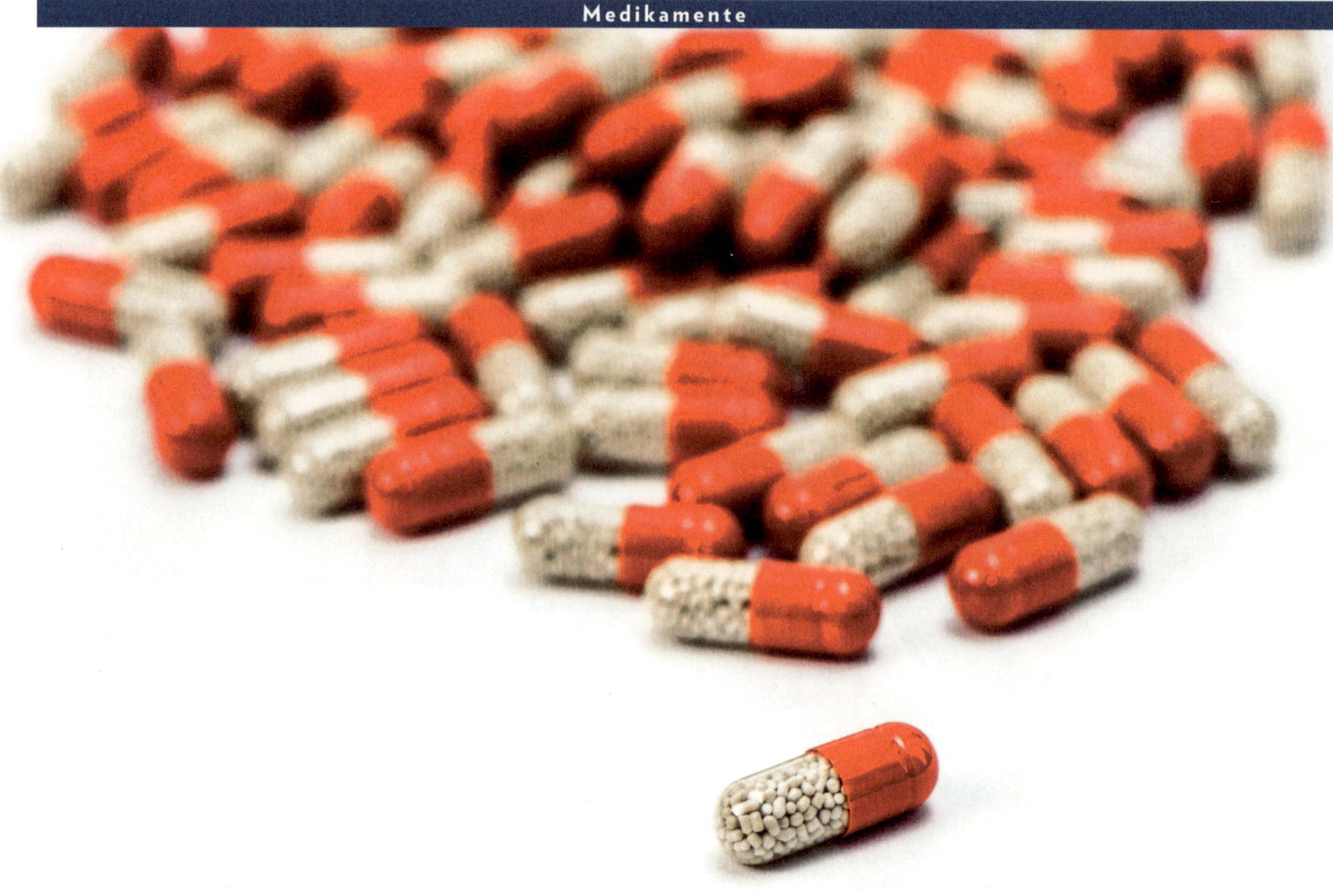

Medikamente versetzen Patienten in die Lage, trotz starker Beschwerden den Alltag zu meistern – und sich möglichst viel zu bewegen

Das Schmerzgedächtnis verhindern

So viel wie nötig und so wenig wie möglich: Medikamente, verabreicht als Tabletten, Saft oder Pflaster, sind in vielen Fällen unverzichtbar – wichtig aber ist der richtige Umgang mit ihnen

Da es bei der Behandlung fast aller Rückenschmerzen wichtig ist, in Bewegung zu bleiben, müssen Betroffene in der Akutphase oft Medikamente nehmen. Zudem können die Mittel verhindern, dass man ein Schmerzgedächtnis ausbildet und die Beschwerden chronisch werden (siehe Seite 134).

Wer Medikamente, auch wenn sie rezeptfrei erhältlich sind, über Tage oder Wochen benötigt, sollte dies unbedingt mit dem Hausarzt besprechen. Der legt die richtige Dosis fest, klärt über Nebenwirkungen auf und prüft, ob es Gründe gibt, weshalb das Präparat nicht eingenommen werden darf. Der Arzt (wie auch der Patient) sollte außerdem eine Liste aller Medikamente führen, um zu beurteilen, ob es zwischen einem neuen Mittel und bereits verordneten Präparaten Wechselwirkungen gibt. Auch wer naturheilkundliche Arzneimittel nimmt, sollte das seinem Arzt mitteilen: Pflanzliche Stoffe haben oft ähnlich starke Nebenwirkungen wie schulmedizinische Präparate.

Geeignete Wirkstoffe gegen Rückenschmerzen sind vor allem Ibuprofen, Diclofenac und Naproxen. Sie sind in Tablettenform rezeptfrei erhältlich, in höherer Dosis müssen sie jedoch von einem Arzt verschrieben werden. Allerdings erhöhen sie auch das Risiko für verschiedene Organschäden und beeinflussen viele andere Wirkstoffe. Daher ist es wichtig, den Hausarzt zu informieren, wenn solche Schmerzmittel länger als ein paar Tage eingenommen werden. Gegen eine Schädigung der Magenschleimhaut kann er magenschützende Medikamente verschreiben, zudem sollte er die Gesamtdosis aller potenziell nierenschädigenden Wirkstoffe im Blick behalten.

Für den Arzneistoff Metamizol gibt es bislang keine Wirksamkeitsstudien bei Rückenschmerz, gleichwohl wird er von Orthopäden gelegentlich verschrieben, wenn die anderen Mittel wegen begleitender Erkrankungen nicht infrage kommen. Nicht geeignet sind Acetylsalicylsäure (der Wirkstoff in Aspirin), die schon in geringer Dosierung das Risiko für Magen-Darm-Blutungen erhöht, und Paracetamol, das selbst bei leichteren Schmerzen kaum Wirkung zeigt.

Medikamente nimmt man am besten nach einem festen Zeitplan ein, also beispielsweise morgens und abends, und nicht erst dann, wenn die Beschwerden sehr ausgeprägt sind. Gemeinsam mit seinem Arzt sollte der Patient die niedrigste notwendige Dosis finden, die den Schmerz vertreibt oder zumindest auf ein erträgliches Maß reduziert. Und nach einigen Tagen sollte er das Präparat versuchsweise und in Absprache mit dem Mediziner absetzen, um herauszufinden, ob es wirklich noch nötig ist.

Manche Ärzte verschreiben, meist kombiniert mit Schmerzmitteln, sogenannte Muskelrelaxanzien, die verhärtete Muskeln im Rücken entspannen sollen. Die möglichen Nebenwirkungen solcher Präparate sind vielfältig, unter anderem machen sie müde und können die Fahrtauglichkeit herabsetzen. Daher raten Experten, Muskelrelaxanzien erst einzusetzen, wenn schmerzlindernde Medikamente allein nicht geholfen haben – und auch dann nicht länger als zwei Wochen, weil sie rasch abhängig machen können.

Wenn Rückenschmerzen sehr stark sind oder chronisch zu werden drohen, kommen auch Opiate infrage. Solche Präparate verschreibt der Arzt jedoch erst nach sorgfältiger Abwägung und nur als Ergänzung zu schwächeren Schmerzmitteln. In einigen Fällen können auch niedrig dosierte Antidepressiva (für eine bessere individuelle Schmerzverarbeitung) sinnvoll sein.

Medikamente sollte der Patient grundsätzlich als Tablette, Kapsel, Tropfen, Saft oder – bei chronischen Rückenschmerzen – als Pflaster (Opiate) verabreicht bekommen. Auch wenn einige Ärzte das anbieten und Patienten es mitunter einfordern: Von schmerzstillenden Spritzen in die Muskulatur raten Experten bei unspezifischen Rückenschmerzen ausdrücklich ab; dies hat keinen Vorteil, kann aber Entzündungen verursachen. Für bestimmte spezifische Krankheitsbilder hingegen eignen sich Injektionen. Wenn beispielsweise Nervenwurzeln durch eine Spinalkanalstenose oder einen massiven Bandscheibenvorfall stark gereizt sind, kann sie der Orthopäde direkt neben den betroffenen Nerv setzen. Verabreicht wird dabei meist eine Mischung aus Kortison und einem örtlich wirkenden Betäubungsmittel.

> Von Spritzen bei unspezifischem Schmerz raten Experten ausdrücklich ab

Mitunter spritzen Mediziner auch Substanzen in Gelenke, die entzündungshemmend oder betäubend wirken. Dies kann bei fortgeschrittener Arthrose der Zwischenwirbelgelenke und einigen anderen klar definierten Krankheitsbildern sinnvoll sein – nicht jedoch bei unspezifischen Rückenbeschwerden.

In Extremfällen, etwa wenn ein Patient nach einer Rückenoperation unter anhaltenden Schmerzen leidet, können Ärzte auch einen dauerhaften Katheter in die Umgebung des Rückenmarks legen. Dieser dünne Schlauch setzt – gesteuert durch eine unter die Haut implantierte Pumpe – kontinuierlich Medikamente (Opiate) frei.

Bei einem ähnlichen, nicht medikamentösen Verfahren legt der Arzt Elektroden in den Spinalkanal, die das Rückenmark über einen schwachen elektrischen Strom stimulieren, was den Schmerz ebenfalls dämpfen kann.

Was ist gut?

- schnelle Schmerzlinderung
- ermöglicht Bewegung
- hemmt Chronifizierung

Was ist schlecht?

- Nebenwirkungen möglich

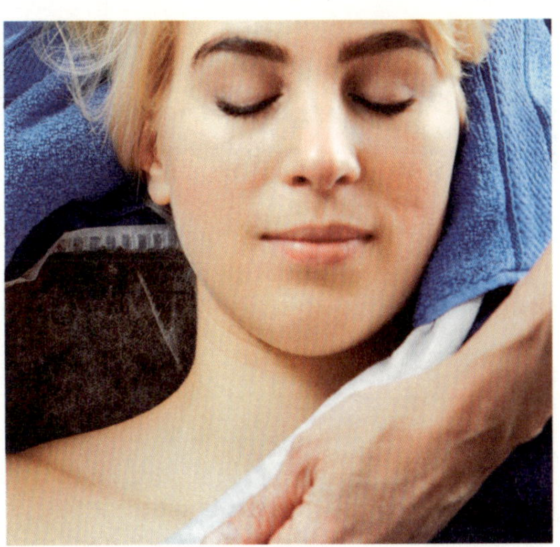

Fango-Behandlungen regen die Durchblutung an

Lindernde Umschläge

Wärmeanwendungen sind bewährt – sofern sie ergänzend zur Bewegungstherapie eingesetzt werden

Wärme ist ein probates Mittel, um Schmerzen zu lindern: Sie verbessert die Durchblutung, regt den Stoffwechsel im Gewebe an und entspannt verkrampfte Muskeln.

Eine professionelle Wärmetherapie in physiotherapeutischen Praxen kann der Hausarzt verschreiben. Dort bereitet der Therapeut warme Fango-Packungen (mit Mineralschlamm) oder walkt die Rückenmuskulatur mit trichterförmig aufgerollten Handtüchern, die innen mit kochendem Wasser getränkt werden.

Die Behandelten empfinden solche passiven Wärmeanwendungen auf Rezept meist als angenehm, Experten bezweifeln jedoch, ob der medizinische Nutzen den Aufwand rechtfertigt. Sinnvoller seien verschiedene Möglichkeiten, um sich zu Hause selbst mit Wärme zu behandeln, beispielsweise Capsaicin-haltige Cremes, Wärmepflaster oder heiße Umschläge: Sie schränken die Bewegungsfreiheit im Alltag nicht ein und können speziell bei akuten Schmerzen dazu beitragen, dass Betroffene körperlich aktiv bleiben.

Grundsätzlich gilt bei akuten wie chronischen Beschwerden: Wärmeanwendungen sind nur als Ergänzung zu Bewegung sinnvoll, nicht als Ersatz. Entsprechend sehen Experten die Gefahr eines passiven „Rückzugs in die Krankheit“, speziell bei Wärmekissen oder -decken. Gegen eine gelegentliche Nutzung ist dennoch nichts einzuwenden, wenn sie subjektiv guttut. Verstärkt Wärmetherapie die Schmerzen, sollte umgehend ein Arzt informiert werden. Abzuraten ist von ihr bei gleichzeitigen Entzündungen im Körper, um diese nicht zu verschlimmern.

Was ist gut?

- einfach anwendbar
- hilft bei akuten Schmerzen

Was ist schlecht?

- rein passives Verfahren
- ungeeignet bei Entzündungen

Verhaltenstherapie

Ein Schmerztagebuch dokumentiert auch den Medikamentengebrauch und dient als Hilfsmittel bei Psychotherapien

Wenn der Kopf das Leid verstärkt

Oft sind chronische Rückenbeschwerden nicht nur körperlich bedingt. In solchen Fällen können Verhaltenstherapeuten dem Patienten helfen, mit dem Schmerz umzugehen und gegenzusteuern

Die Verhaltenstherapie ist eine Form der Psychotherapie: In den Sitzungen lernt der Patient, dass neben körperlichen Faktoren auch seine Gedanken, seine Gefühle und seine Handlungen Rückenbeschwerden entscheidend mitbestimmen können. Ist er etwa überzeugt, dass er ohnehin wieder Rückenschmerzen bekommt, wenn er zur Arbeit geht, kann dies den Schmerz verstärken oder sogar erst hervorrufen.

Um das zu verhindern, trifft der Betroffene beispielsweise eine Abmachung mit dem Therapeuten: Nach dem nächsten Wochenende geht er zur Arbeit und bemüht sich, dort mindestens drei Stunden zu bleiben. In der nächsten Sitzung berichtet er, ob und wann der Schmerz aufgetreten ist – und wie er ihn empfunden hat; im Idealfall stellt er dann fest, dass er den Schmerz durchaus aushalten kann und sich nicht zu sehr schonen muss. So kann der Patient nach und nach lernen, seine Gedanken und Verhaltensweisen zu verändern – und dass er selbst auf seine Beschwerden Einfluss nehmen kann.

Eine typische Methode der Verhaltenstherapie bei Rückenproblemen ist auch das Schmerztagebuch. Darin notiert der Patient etwa für einen festgelegten Zeitraum dreimal am Tag, wie stark seine Schmerzen sind und wann er Medikamente dagegen genommen hat. Mitunter stellt sich dann heraus, dass die Mittel gar nicht wirklich helfen, sondern womöglich nur vorsorglich eingenommen werden. Dann bespricht der Therapeut mit dem Patienten, ob er nicht besser versuchen sollte, sie wegzulassen.

Zu den Hilfsmitteln der Verhaltenstherapie gehören Entspannungstechniken wie Biofeedback und progressive Muskelrelaxation.

Mehrere Studien haben gezeigt, dass die Verhaltenstherapie bei Rückenschmerzen hilft, die länger als sechs Wochen anhalten und dauerhaft zu werden drohen. Leidet der Patient bereits unter chronischen Schmerzen, empfehlen Experten verhaltenstherapeutische Maßnahmen ausdrücklich in Kombination mit Bewegungstherapie sowie im Rahmen einer multimodalen Therapie (siehe Seite 148).

Meistens kommen Patienten zu Einzelgesprächen in eine psychotherapeutische Praxis. Die Krankenkasse übernimmt in der Regel die Kosten, wenn eine ärztliche Verordnung vorliegt.

Ansätze aus der Verhaltenstherapie finden sich auch im Konzept vieler Reha-Kliniken und in Rückenschulprogrammen. Dort arbeitet der Therapeut aber meist mit Gruppen.

Was ist gut?

- Wirksamkeit sehr gut belegt
- kann über Rückenbehandlung hinaus positive Effekte haben

Was ist schlecht?

- lange Wartezeiten

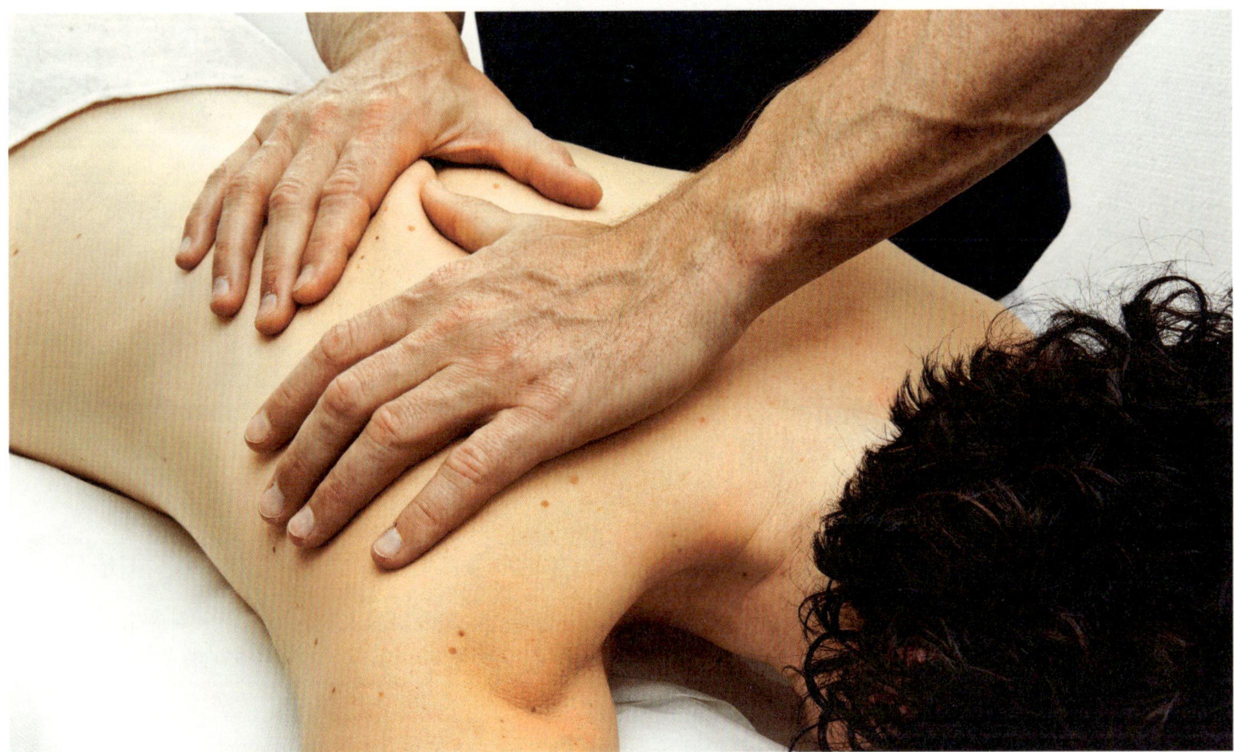

Der Druck der Hände stimuliert nicht nur die Haut, sondern auch Bindegewebe, Nerven und Blutgefäße

Streichen, kneten, klopfen

Ob eine Massage vor allem dadurch wirkt, dass sie Endorphine freisetzt oder die Durchblutung anregt, ist umstritten. Klar ist jedoch: Sie hilft in vielen Fällen

Schmerzt eine Körperstelle, reiben viele Menschen sie automatisch mit der Hand. Auf dieser uralten Erfahrung der Schmerzlinderung beruht auch die klassische Massage. Der Masseur bearbeitet mit seinen Händen aber nicht nur Haut, Unterhaut, Sehnen und Muskeln, sondern auch das umgebende Bindegewebe und deren jeweilige Nerven, Blut- und Lymphgefäße.

Wie die Massage dabei genau den Schmerz lindert, ist umstritten. Vermutlich entspannt die mechanische Stimulation, ähnlich wie eine Wärmetherapie, verhärtete Rückenmuskeln und verbessert die Durchblutung. Auch verdrängt womöglich die intensive Empfindung im massierten Gewebe den Schmerzreiz. Die Massage setzt zudem Endorphine und andere Substanzen frei, die als körpereigene Schmerzmittel wirken und das Wohlbefinden des Patienten steigern.

Der Nutzen von Massagen bei akuten Rückenschmerzen ist allerdings nicht durch Studien belegt. Als rein passive Behandlungsform sind sie nach Meinung von Experten in dieser Phase nicht zu empfehlen. Bei länger als sechs Wochen anhaltenden sowie chronischen Rückenschmerzen könne die Massagetherapie dagegen sinnvoll sein, jedoch nur, wenn sie mit Bewegungstherapie kombiniert werde.

Verschreibt der Hausarzt die Massagen (in der Regel maximal zehn Sitzungen), übernimmt die Krankenkasse den größten Teil der Kosten. Einlösen lässt sich das Rezept bei einem staatlich geprüften Masseur oder Physiotherapeuten. Beide wenden meistens die klassische Massage an, sie streichen also, kneten und klopfen.

Nach Erkenntnis einiger Studien haben sich auch andere Massageformen gegen nicht akute, unspezifische Rückenschmerzen bewährt – so die Thai-Massage, bei der ein Therapeut neben seinen Händen auch Ellenbogen, Knie und Füße einsetzt, um Körperregionen entlang bestimmter „Energielinien“ starkem Druck auszusetzen. Eine solche Behandlung zahlt eine Krankenkasse meist nicht.

Auf Massagen verzichten sollten Patienten, die gerinnungshemmende Medikamente einnehmen oder kürzlich eine Operation oder Verletzung hatten: Die Stimulation des Gewebes kann bei ihnen Blutungen auslösen.

Auch bei Entzündungen im zu behandelnden Bereich oder hohem Fieber sind Massageanwendungen nicht geeignet, weil dadurch im schlimmsten Fall Krankheitserreger ins Blut gelangen und sich im Körper ausbreiten können.

Was ist gut?

- wohltuend und angenehm
- einfache Anwendung

Was ist schlecht?

- nicht bei akutem Schmerz
- rein passives Verfahren

Entspannungstherapie

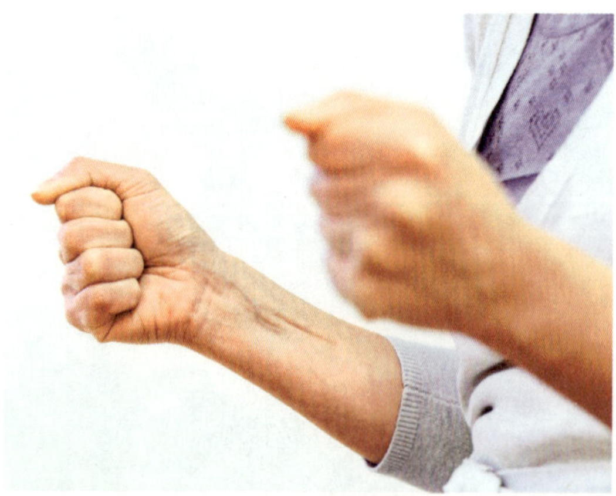

Anspannen und entspannen, eine typische Übung

Besser lockerlassen

Sind Rückenmuskeln verkrampft, können Biofeedback und progressive Muskelrelaxation helfen

Entspannungstherapien wie die progressive Muskelrelaxation nach Jacobson (PMR) oder das Biofeedback sollen dazu führen, dass Menschen mit Rückenschmerzen ihre Muskeln lockern. Denn jede Anspannung ruft auf Dauer Schmerzen hervor, die selbst zu weiterer Anspannung führen. Lernen Betroffene, auf Schmerzen gezielt mit einer Entspannung ihrer Muskeln zu reagieren, lässt sich ein solcher Teufelskreis durchbrechen.

Bei der progressiven Muskelrelaxation lernt der Patient, nacheinander seine einzelnen Muskelgruppen anzuspannen und dann besonders tief zu entspannen. Anfangs dauert dies etwa 30 Minuten, mit Übung lässt es sich auf zehn Minuten verkürzen. Ziel ist es, die Entspannung in Stress-Situationen willentlich und gezielt abrufen zu können – etwa im Büro, wenn Beschwerden auftreten.

Biofeedback-Verfahren machen körperliche Reaktionen sogar hörbar. Mithilfe von Elektroden, die über der Rückenmuskulatur auf die Haut geklebt werden, misst ein Computer die Kontraktion der Muskeln. Sind sie angespannt, hört der Patient einen hohen Ton. Schafft er es, sie willentlich zu lockern, wird der Ton tiefer. Durch diese Rückkopplung kann er die Entspannung präzise trainieren.

Da die progressive Muskelrelaxation ohne komplizierte Technik auskommt, können Patienten die Methode in einem Kurs erlernen oder sie sich über Bücher, CDs oder DVDs selbst aneignen. Experten empfehlen sie vor allem Betroffenen, deren Schmerzen schon mehrere Wochen anhalten. Insbesondere bei chronischen Rückenbeschwerden ist ein schmerzlindernder Effekt gut belegt.

Die Wirksamkeit von Biofeedback bei Rückenschmerzen ist bislang noch wenig erforscht. Einige Studien zeigen aber ebenfalls einen positiven Effekt dieser Methode.

Was ist gut?

- wirkt nachweislich (bei PMR)
- stärkt die Körperwahrnehmung
- Selbstanwendung möglich (PMR)

Was ist schlecht?

- Geräte notwendig (Biofeedback)

Elektrotherapie, Ultraschall und Laser

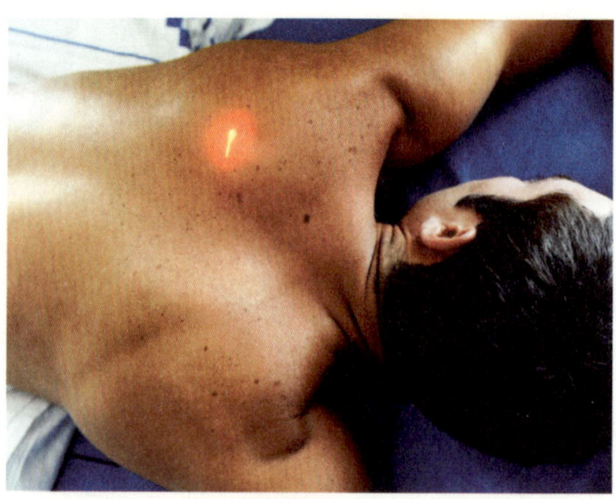

Laserstrahlen sollen gegen Entzündungen wirken

Strom und Strahlen

Viele Patienten wünschen sich Ultraschall-, Laser- oder Elektrobehandlung. Belegt ist deren Wirkung aber nicht

Rückenschmerzpatienten bekommen von Ärzten und Physiotherapeuten mitunter Behandlungen mit Ultraschall, Laser oder Strom angeboten.

Beim therapeutischen Ultraschall durchdringen hochfrequente Schallwellen die Haut am Rücken und erwärmen durch unmerkliche Vibrationen das darunterliegende Gewebe, was für eine Entspannung der Muskulatur sorgen soll.

Bei der Laserbehandlung richtet der Therapeut elektromagnetische Wellen mit niedriger Leistungsdichte auf die schmerzenden Körperstellen. Die Strahlen erzeugen im Gewebe keine Wärme, wirken aber angeblich schmerzlindernd und entzündungshemmend; wissenschaftlich belegt ist dieser Effekt allerdings nicht.

Für beide Verfahren gibt es bislang keine überzeugenden Studien, die zweifelsfrei einen Nutzen belegen, der größer ist als der Placebo-Effekt. Die Autoren der Nationalen Versorgungsleitlinie Nicht-spezifischer Kreuzschmerz raten von diesen Verfahren ab.

Einige orthopädische Praxen bieten eine sogenannte transkutane elektrische Nervenstimulation (TENS) an: Dabei klebt der Therapeut dem Patienten Elektroden auf die Haut und reizt mit leichten Wechselströmen darunterliegende Nerven. Das ruft manchmal ein Kribbeln oder eine schwache Rötung der Haut hervor.

Ähnliches gilt auch für die perkutane elektrische Nervenstimulation (PENS), bei der Akupunkturnadeln den Strom direkt unter die Haut leiten. Auch für diese Verfahren gibt es noch keine überzeugenden Wirkungsnachweise. Trotzdem übernehmen einige Krankenkassen die Kosten für TENS und PENS, wenn ein Arzt die Elektrotherapie verschreibt. Die Lasertherapie müssen Patienten in der Regel selbst bezahlen.

Was ist gut?

- verursacht kaum Nebenwirkungen

Was ist schlecht?

- Wirksamkeit fraglich
- rein passive Methode

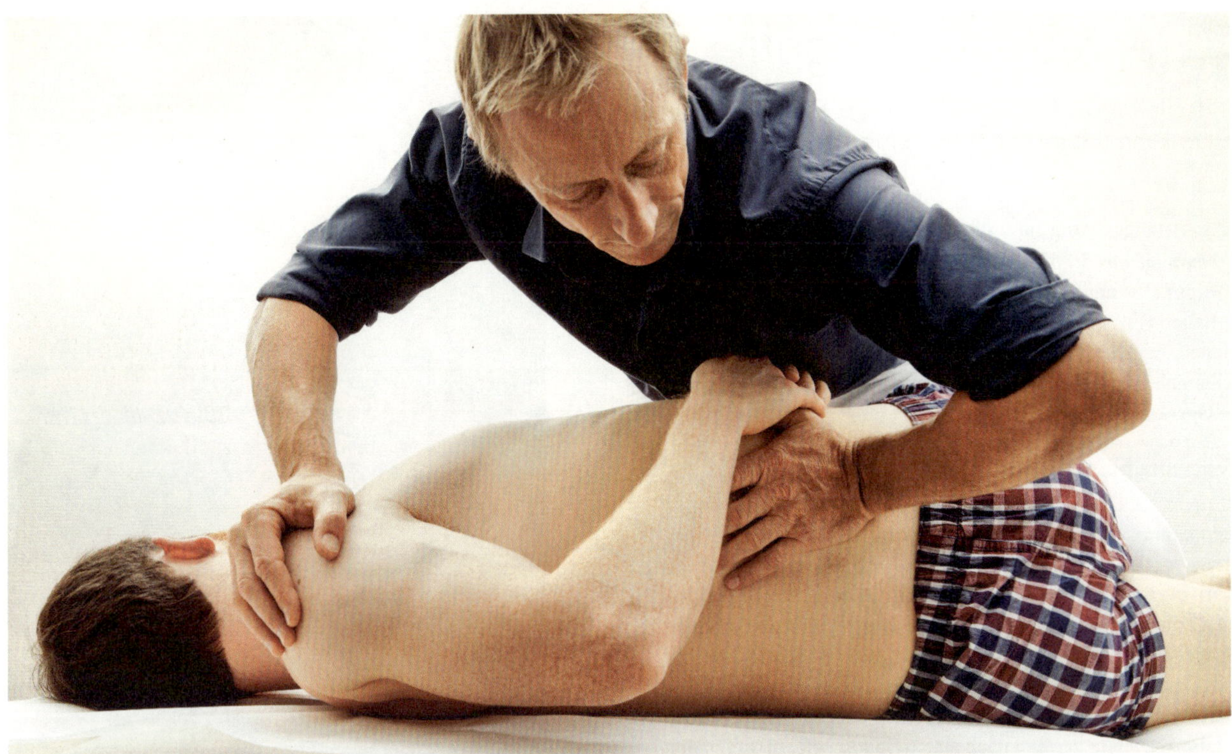

Der Arzt oder Therapeut bewegt blockierte Zwischenwirbelgelenke, um Verspannungen zu lockern

Hilfe für versteifte Wirbelgelenke

Mit Fingerspitzengefühl tastet der Manualtherapeut nach Verspannungen. Einige Techniken sind aber riskant, nur speziell ausgebildete Fachleute sollten Hand anlegen

Ziel der manuellen Medizin ist es, die Beweglichkeit der Wirbelsäule zu verbessern und Rückenschmerzen sowie Muskelverspannungen zu lindern.

Dafür untersucht ein Manualtherapeut zunächst, wie mobil die Wirbelsäule in den einzelnen Abschnitten ist. Findet er ein verspanntes oder versteiftes Segment, versucht er, es mit seinen Händen zu lockern. Bei der sogenannten Mobilisation bewegt der Therapeut das betroffene Zwischenwirbelgelenk dazu vorsichtig bis zum Ende seines natürlichen Spielraumes.

Bei der Manipulation versetzt er dem Gelenk dagegen schnelle, kleine Schübe, die manchmal ganz leicht über den natürlichen Bewegungsspielraum hinausgehen. Dabei entsteht oft ein knacksendes Geräusch, das viele als „Einrenken" bezeichnen, obwohl das Gelenk aus medizinischer Sicht nicht ausgerenkt war. Weil die Manipulation in Ausnahmefällen schwere Nebenwirkungen wie Bandscheibenvorfälle verursachen kann, dürfen nur besonders dafür ausgebildete Ärzte und Physiotherapeuten diese Technik anwenden.

Für die manuelle Behandlung fortgebildete Mediziner sind an der Zusatzbezeichnung „Manuelle Medizin/Chirotherapie" zu erkennen. Physiotherapeuten mit entsprechender Zusatzausbildung dürfen einige manuelle Techniken ebenfalls einsetzen, wenn ein Arzt die Behandlung verschrieben hat, die Methode nennt sich dann „manuelle Therapie". In beiden Fällen zahlt die Krankenkasse.

Derartige Techniken sind in der Schulmedizin weit verbreitet, obwohl nicht eindeutig nachgewiesen ist, dass sie einen Vorteil bieten gegenüber Bewegungstherapie oder Schmerzmitteln. Ärztliche Leitlinien erwähnen die manuelle Medizin zumindest als Behandlungsoption, vor allem in der chronischen Schmerzphase und nach Möglichkeit kombiniert mit Bewegung.

Techniken der manuellen Medizin nutzen auch Chiropraktiker (von griech. *cheír*, Hand), zudem aber wenden sie Methoden an, die auf wissenschaftlich nicht fundierten Annahmen beruhen und nicht zur Schulmedizin zählen. In Deutschland ist die Berufsbezeichnung nicht geschützt, meist bieten Heilpraktiker die Behandlung an.

In jedem Fall sollte vor einer Manualtherapie ein Arzt mögliche Grunderkrankungen wie etwa eine akute Nervenwurzelkompression ausgeschlossen haben – denn die könnte durch die Behandlung noch verschlimmert werden.

Was ist gut?
- schnelle Linderung möglich
- wenig Aufwand für Patienten

Was ist schlecht?
- gefährliche Nebenwirkungen bei falscher Anwendung

Operationen

Der rettende Eingriff

Bei Bandscheibenvorfall, Spinalkanalstenose oder Wirbelgleiten kann mitunter nur noch ein Chirurg helfen

Eine Rückenoperation sollten Patienten nur dann erwägen, wenn sie aus ärztlicher Sicht unumgänglich ist. Denn jeder Eingriff – noch dazu in unmittelbarer Nähe zum empfindlichen Rückenmark – birgt ein Risiko für gefährliche Komplikationen. Entscheidend für den Erfolg ist vor allem die Erfahrung des behandelnden Chirurgen. Im Folgenden werden die vier wichtigsten Operationstypen vorgestellt.

Nukleotomie beim Bandscheibenvorfall

Mit mehr als 150 000 Eingriffen pro Jahr ist dies die häufigste Rückenoperation in Deutschland. Ziel ist es, Bandscheibengewebe zu entfernen, das in den Spinalkanal ausgetreten ist und dort Rückenmark oder Nervenwurzeln schmerzhaft einklemmt. Die Nukleotomie ist unumgänglich, wenn ein akuter Bandscheibenvorfall eine schwerwiegende Lähmung hervorruft oder ein – ebenfalls mit Lähmungserscheinungen verbundenes – Kauda-Syndrom verursacht (siehe Seite 60). Aber auch wenn Schmerzen oder Muskelschwäche in den Gliedmaßen in der Zeit nach einem Bandscheibenvorfall nicht nachlassen oder schlimmer werden, kann eine solche Operation sinnvoll sein. Die konkreten Beschwerden bessern sich danach in der überwiegenden Mehrzahl der Fälle, doch können weiterhin Schmerzen auch aus anderen Gründen auftreten – was Patienten dann oft als Zeichen für eine nicht erfolgreiche Operation interpretieren.

Üblich ist heute die mikrochirurgische Nukleotomie: Unter Vollnarkose setzt der Operateur einen knapp drei Zentimeter langen senkrechten Schnitt über jenem Segment der Wirbelsäule, in dem der Bandscheibenvorfall liegt. Um zum Spinalkanal zu gelangen, muss er zunächst den Muskelstrang lösen und zur Seite schieben, der direkt neben der Wirbelsäule liegt. Dann werden die Wirbelbögen sichtbar, deren Dornfortsätze man am Rücken mit den Fingern tasten kann. Am unteren Rücken bleibt zwischen den einzelnen Wirbelbögen ein Zwischenraum, der mitunter durch Abfräsen kleiner Knochenteile noch erweitert werden muss. Der Spinalkanal ist hier nur von einem straffen, gelblichen Band bedeckt, dem *Ligamentum flavum*. Unter einem Spezialmikroskop schneidet der Operateur ein Fenster in dieses Band. Nun blickt er direkt in den Spinalkanal und kann mit einer winzigen Zange das vorgefallene Bandscheibengewebe herausholen. Meist entnimmt der Chirurg nur den ausgetretenen Teil der Bandscheibe, manchmal entfernt er gleich auch instabile Teile des Bandscheibenrests, der zwischen den Wirbelkörpern verblieben ist. Nach der Operation bleibt eine kleine Narbe zurück.

Weniger invasiv, aber nicht für jeden Behandlungsfall geeignet ist die endoskopische Nukleotomie. Dabei schiebt der Operateur seine Instrumente und eine winzige Kamera durch ein schmales Röhrchen in ein seitlich gelegenes Loch zum Spinalkanal, das dem Spinalnerv als Austrittspunkt dient. Auch hier entfernt er das ausgetretene Bandscheibengewebe. Der Eingriff benötigt nur einen winzigen Hautschnitt, eine lokale Betäubung reicht mitunter aus. Weil der Operateur keine Muskeln lösen und zur Seite schieben muss, erholt sich der Patient schneller. Allerdings ist der Blickwinkel durch die Kamera eingeschränkt, weshalb der Chirurg viel Erfahrung mit dem Verfahren haben sollte – sonst bleibt manchmal Bandscheibengewebe zurück, das neue Beschwerden verursachen kann.

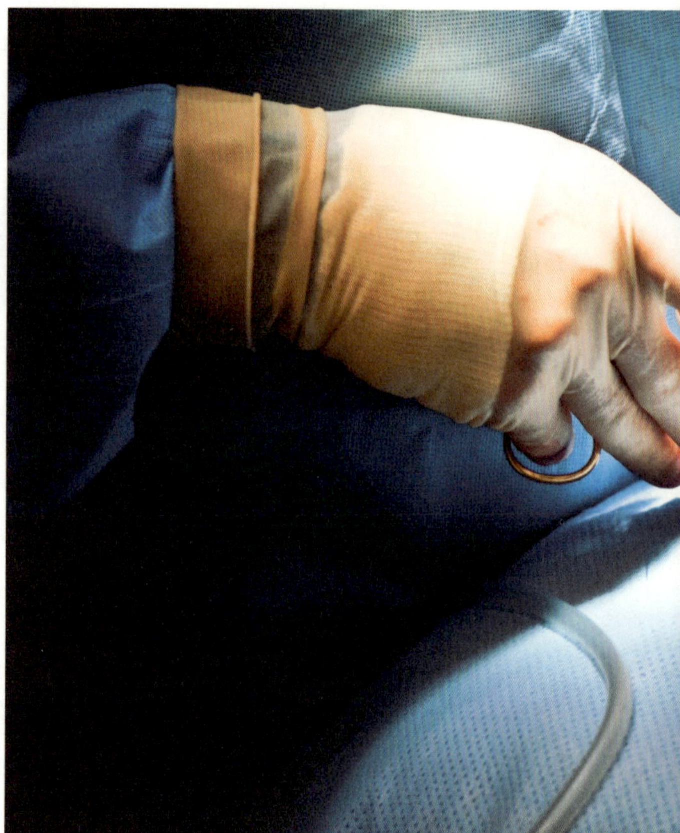

Eingriffe nahe dem empfindlichen Rückenmark sind riskant – Operationen sollten daher nur das letzte Mittel sein

Dekompression bei einer Spinalkanalstenose

Diese zunehmend häufig vorgenommene Operation dient dazu, dem Rückenmark und den daraus abzweigenden Nervenwurzeln mehr Platz im beengten Spinalkanal zu verschaffen. Im Vergleich zur konservativen Behandlung etwa mit Physiotherapie und Medikamenten lindert die Operation schneller und besser belastungsabhängige Beinschmerzen, die für die Spinalkanalstenose typisch sind.

Bei dieser Operation ist der Patient in Vollnarkose. Der Chirurg dringt zum Ligamentum flavum vor. Doch statt ein Fenster in das Band zu schneiden wie bei einem Bandscheibenvorfall, entfernt er es in den betroffenen Segmenten möglichst ganz. Denn bei älteren Menschen kann sich das Band auffalten und das Rückenmark sowie Spinalnerven einengen. Zudem fräst der Arzt meist einen Teil der Wirbelbögen und Zwischenwirbelgelenke ab, die sich im Alter vergrößern und ebenfalls den Kanal einengen können. Bei ausgedehnten Spinalkanalstenosen muss der Chirurg diese Prozedur in mehreren Wirbelsäulensegmenten ausführen und daher mehr als einen Schnitt setzen. Idealerweise ist der Patient nach der Dekompression weitgehend beschwerdefrei. In manchen Fällen wird die Wirbelsäule

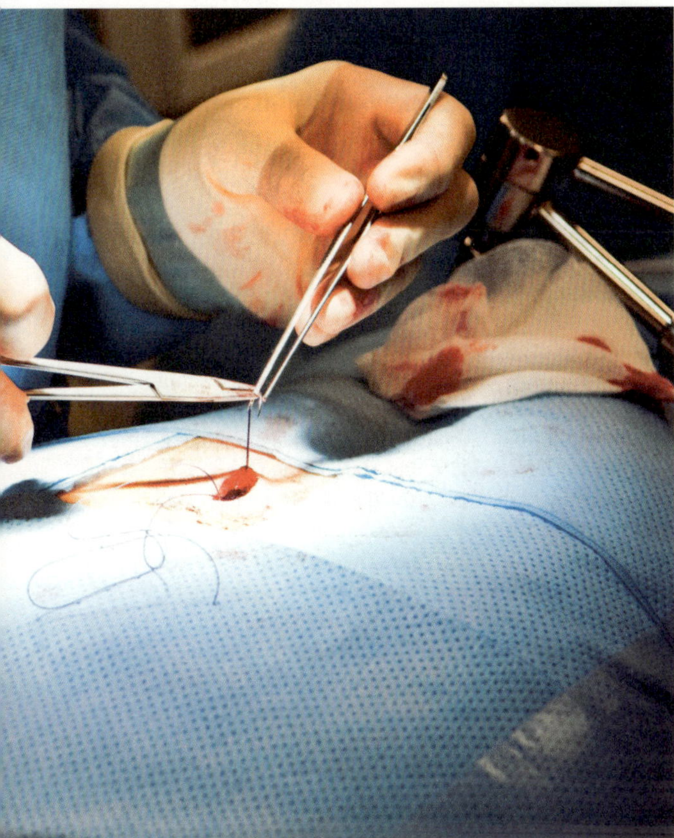

durch das Wegfräsen der knöchernen Anteile aber instabil, sodass in der Folge eine Fusionsoperation erforderlich wird.

Fusionsoperation

Ziel dieses Eingriffs ist es, eines oder mehrere Segmente der Wirbelsäule dauerhaft zu versteifen. Dazu entfernt der Chirurg die Bandscheibe und fixiert die übereinanderliegenden Wirbel mithilfe eines Schrauben-Stab-Systems, das er in mehreren Wirbelkörpern verankert. Die eigentliche Fusion wird schließlich dadurch erreicht, dass die knöchernen Elemente zusammenwachsen.

Ein typischer Grund für eine Fusions-OP sind altersbedingte Verschleißerscheinungen wie geschrumpfte Bandscheiben und abgenutzte Zwischenwirbelgelenke. Die operative Fusion ist dann in der Regel die letzte Option, um starke Rückenbeschwerden in den Griff zu bekommen. Eine Versteifung kann auch geboten sein bei therapieresistentem Wirbelgleiten (siehe Seite 62) sowie bei gravierender Instabilität der Wirbelsäule aufgrund von Frakturen oder Tumoren.

Die Operation findet in Vollnarkose statt. In das freigeräumte Bandscheibenfach füllt der Chirurg Knochenmaterial, das er aus dem Beckenkamm des Patienten entnommen hat, oder er verwendet künstlichen Knochenersatz. Zudem setzt er meistens einen „Cage" aus Metall oder Kunststoff als Platzhalter zwischen die beiden zu verbindenden Wirbelkörper. Der Körper bildet um den Cage neue Knochensubstanz, die Wirbel wachsen zusammen.

Fusionsoperationen gelingen bei jüngeren Patienten mit Wirbelgleiten besser als bei Patienten mit altersbedingter Instabilität. Gerade bei diesen älteren Patienten stellt sich einige Zeit nach der Operation manchmal heraus, dass die Wirbel doch nicht zusammenwachsen oder nun verstärkter Verschleiß in den benachbarten Segmenten auftritt.

Ein Sonderfall der Fusionsoperation ist ihr Einsatz bei einer Skoliose, einer seitlichen Wirbelsäulenverkrümmung. Hier muss der Chirurg zunächst die Fehlstellung der Wirbelsäule korrigieren. Dafür entfernt er neben den Bandscheiben meist auch Teile der Zwischenwirbelgelenke in den betroffenen Segmenten und richtet die Wirbel mit einem Schrauben-Stab-System korrekt aus. Anschließend muss der Chirurg nicht nur zwei, sondern mehrere Wirbel fusionieren. Weil dieser Eingriff anspruchsvoll und risikoreich ist, sollte er in spezialisierten Wirbelsäulenzentren durchgeführt werden.

Kyphoplastie und Vertebroplastie

Dies sind minimalinvasive Eingriffe. Sie dienen dazu, den Wirbelkörper nach einem Bruch wieder zu stabilisieren, bevor er noch weiter in sich zusammensackt. Solche Wirbelkörperbrüche kommen hauptsächlich bei älteren Menschen vor, die unter Osteoporose leiden. Beide Eingriffe werden zumeist in Vollnarkose durchgeführt, mitunter reicht eine lokale Betäubung.

> Oft letzte Hilfe gegen starke Schmerzen: die operative Versteifung

Bei der Kyphoplastie schiebt der Chirurg vom Rücken her eine Kanüle in den zusammengebrochenen Wirbelkörper. Durch die Kanüle führt er einen Ballon ein, den er unter Röntgenkontrolle mit einer Flüssigkeit füllt. Auf diese Weise richtet er den Wirbelkörper von innen wieder auf. Anschließend lässt der Chirurg die Flüssigkeit ablaufen und spritzt Knochenzement in den entstandenen Hohlraum. Der Zement wird innerhalb weniger Minuten hart und stabilisiert den Wirbelkörper.

Die Vertebroplastie funktioniert im Prinzip genauso, nur dass der Operateur den Zement unter höherem Druck direkt in die Bruchstellen des Wirbelkörpers spritzt, ohne vorher einen Hohlraum geschaffen zu haben.

Bei beiden Verfahren kann es in seltenen Fällen zu Komplikationen kommen, etwa wenn Zement aus dem Wirbelkörper austritt, der dann womöglich auf Rückenmark oder Nervenwurzeln drückt und so neue Beschwerden verursacht. Zudem müssen die benachbarten Wirbelkörper nach dem Eingriff mehr Druck aushalten, daher drohen manchmal Anschlussfrakturen.

Studien kommen bislang noch zu widersprüchlichen Ergebnissen über den langfristigen Nutzen von Kyphoplastie und Vertebroplastie. Daher ist weitere Forschung über den sinnvollen Einsatz dieser OP-Verfahren bei der Behandlung schmerzhafter Wirbelkörperbrüche erforderlich.

Was ist gut?
- manchmal unverzichtbar

Was ist schlecht?
- immer mit Risiken verbunden
- häufig kein lang anhaltender Erfolg

Der andere Weg aus dem Schmerz

Bei vielen chronischen Rückenleiden zeigt sich, dass es einen Königsweg zur Genesung nicht gibt – weil die körperlichen Ursachen der Beschwerden im Dunkeln liegen und der Schmerz trotz aller herkömmlichen Therapien nicht weichen will. Da die Kunst der klassisch ausgebildeten Ärzte in solchen Fällen an Grenzen stößt, bekommen häufig Verfahren der alternativen Medizin eine Chance: Manche richten den Fokus vor allem auf das Zusammenspiel der einzelnen Körpersysteme oder wollen die Selbstwahrnehmung stärken, andere greifen auf das traditionelle Heilwissen asiatischer Kulturen zurück. Zu einigen dieser Therapieformen gibt es inzwischen Studien, die ihre Wirksamkeit bestätigen. Und so wird die einst so strikte Trennung zwischen Alternativ- und Schulmedizin immer weniger relevant.

Yoga, Tai-Chi, Qigong, Alexander-Technik

Mit Haltung zur Heilung

Sanfte Bewegungsübungen kräftigen die Muskeln und fördern die Körperwahrnehmung

Seit Jahrtausenden werden in Asien Übungen aus langsamen, bewussten Bewegungen zur Gesunderhaltung von Körper und Geist eingesetzt. Yoga etwa entstand vor wohl 3500 Jahren in Indien und verbindet das Verharren in bestimmten Positionen mit sehr bewusst ausgeführten Atemübungen. Tai-Chi, eine chinesische innere Kampfkunst, und Qigong (chinesische „Energie-Übungen") erfordern fließende, ruhige Bewegungen und tiefes, bewusstes Atmen. All diese Techniken dehnen und kräftigen die Muskeln, fördern Balance und Haltung und stärken die Wahrnehmung des eigenen Körpers; die damit verbundenen Atem- und Konzentrationsübungen wirken entspannend. Und manche Bewegungsabläufe lassen sich selbst bei stärkeren Schmerzen ausführen.

Langsame, bewusste Bewegungen bestimmen auch die aus Australien stammende Alexander-Technik: Dabei hilft ein Lehrer, falsche Bewegungsmuster und Haltungsfehler zu vermeiden. Zusammengesunkenes Kauern am Schreibtisch oder hochgezogene Schultern beim Laufen beispielsweise werden abtrainiert und kraftsparende Bewegungen eingeübt, was Kreuzschmerzen sowie Verspannungen im Nackenbereich verhindern oder bessern soll.

Gut untersucht ist die Wirkung von Yoga. So hat eine Studie ergeben, dass Patienten mit Kreuzschmerzen nach einem zwölfwöchigen Yoga-Programm im Schnitt beweglicher waren und mit ihren Schmerzen besser leben konnten als Patienten, die kein Yoga betrieben hatten.

> Krankenkassen übernehmen oft die Kosten von Yoga-Kursen

Weitere Studien konnten eine positive Wirkung von Yoga bei unspezifischen chronischen Kreuzschmerzen belegen, und zwar sowohl für das in westlichen Ländern hauptsächlich gelehrte Hatha-Yoga als auch für das Iyengar-Yoga, bei dessen Übungen auch Hilfsmittel wie Gurte und Klötze genutzt werden.

Das schweißtreibende Power-Yoga, eine Form des sehr körperbetonten, dynamischen Ashtanga-Yoga, sollten Menschen mit Rückenleiden nur unter professioneller Anleitung durch einen verantwortungsvollen Yoga-Lehrer ausführen. Und besondere Vorsicht ist geboten bei Power-Yoga, das manche Fitness-Studios als rein leistungsorientiertes Work-out anbieten und bei dem die Übungen sehr schnell ausgeführt werden: Ungeübte können sich dabei leicht Muskeln zerren oder Bänder überdehnen.

Dass Tai-Chi bei unspezifischen Rückenproblemen hilfreich sein kann, ist ebenfalls recht gut belegt: Die sanften Bewegungen können dauerhafte Kreuzschmerzen besser verringern als eine konservative Standardbehandlung. In einer Studie wurde ein weiterer Effekt dieser inneren Kampfkunst nachgewiesen: Die Teilnehmer berichteten über eine insgesamt als besser empfundene Lebensqualität; ihre Stimmung hellte sich deutlich auf.

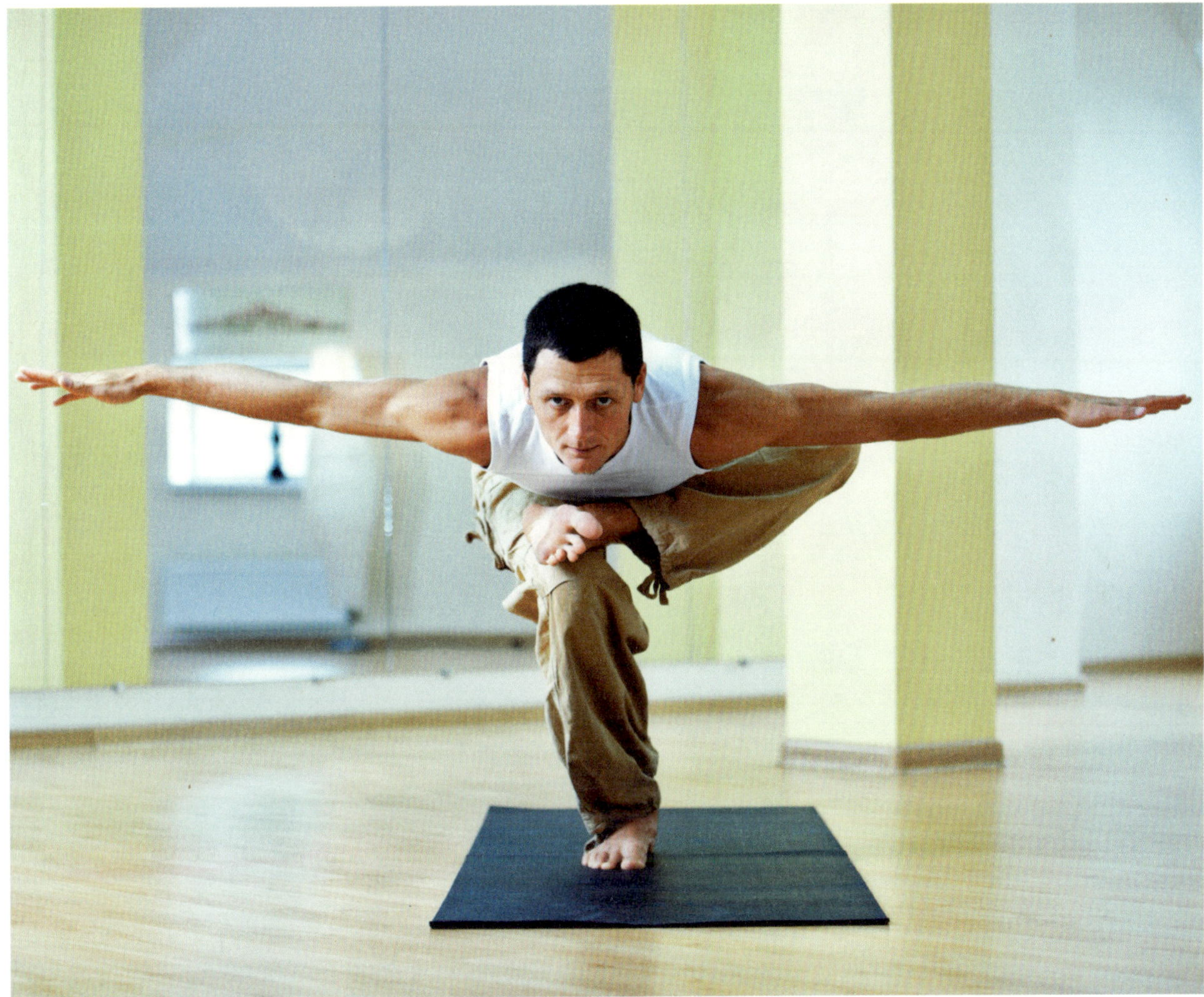

Die Wirkung von Yoga ist gut untersucht: Korrekt ausgeführt, machen die Übungen beweglich – und Schmerzen erträglicher

Qigong erwies sich in den wenigen Studien, die es bisher dazu gibt, als nicht ganz so effektiv. In einer deutschen Untersuchung mit 127 Patienten verringerten die Energie-Übungen den chronischen Kreuzschmerz zwar ähnlich gut wie eine übliche Bewegungstherapie, waren ihr aber nicht überlegen.

Relativ gut untersucht ist der Einfluss der Alexander-Technik: In einer groß angelegten Studie wurden 579 Patienten mit chronischen oder wiederkehrenden Kreuzschmerzen in mehrere Gruppen unterteilt: Zwei Gruppen erhielten entweder sechs oder 24 Stunden Unterricht in der Alexander-Technik, andere Patienten bekamen konventionelle therapeutische Massagen. In jeder untersuchten Gruppe wurde zudem je die Hälfte der Probanden zu Sportübungen motiviert und erhielt eine ergänzende Verhaltensberatung.

Das Ergebnis: Die Patienten mit 24 Stunden Unterricht hatten deutlich weniger Schmerzen als die in den anderen Gruppen; die Sportübungen hatten keinen großen zusätzlichen Einfluss.

Für alle vier Übungsformen gilt: Sie sind für dauerhaft Rückenleidende interessante Alternativen zu konventionellen Bewegungstherapien und Sportarten. Wer sie richtig erlernt, kann davon im Alltag profitieren. Allerdings ist übermäßiger Eifer beim Erlernen und Praktizieren fehl am Platze, denn wer etwa Yoga-Übungen falsch angeleitet und zu ehrgeizig trainiert, kann dadurch zusätzliche Schmerzen auslösen oder im schlimmsten Fall gar Verletzungen riskieren. Nur sorgfältig und vorsichtig ausgeführt, schonen und stärken die Übungen den Rücken gleichermaßen.

Dass insbesondere Yoga Körper und Seele guttut, davon gehen inzwischen auch viele Krankenkassen aus. Zum Teil gewähren sie Kostenzuschüsse für die Prävention von Rückenschmerzen durch Yoga, einige Kassen bieten selbst Kurse an.

Auch für Unterricht in Tai-Chi und Qigong tragen manche einen Teil der Kosten, die Alexander-Technik hingegen wird allenfalls von privaten Kassen übernommen.

Was ist gut?

- kräftigt die Muskulatur
- verbessert die Körperhaltung

Was ist schlecht?

- falsche Ausführung kann Muskeln und Bänder strapazieren

Akupunktur

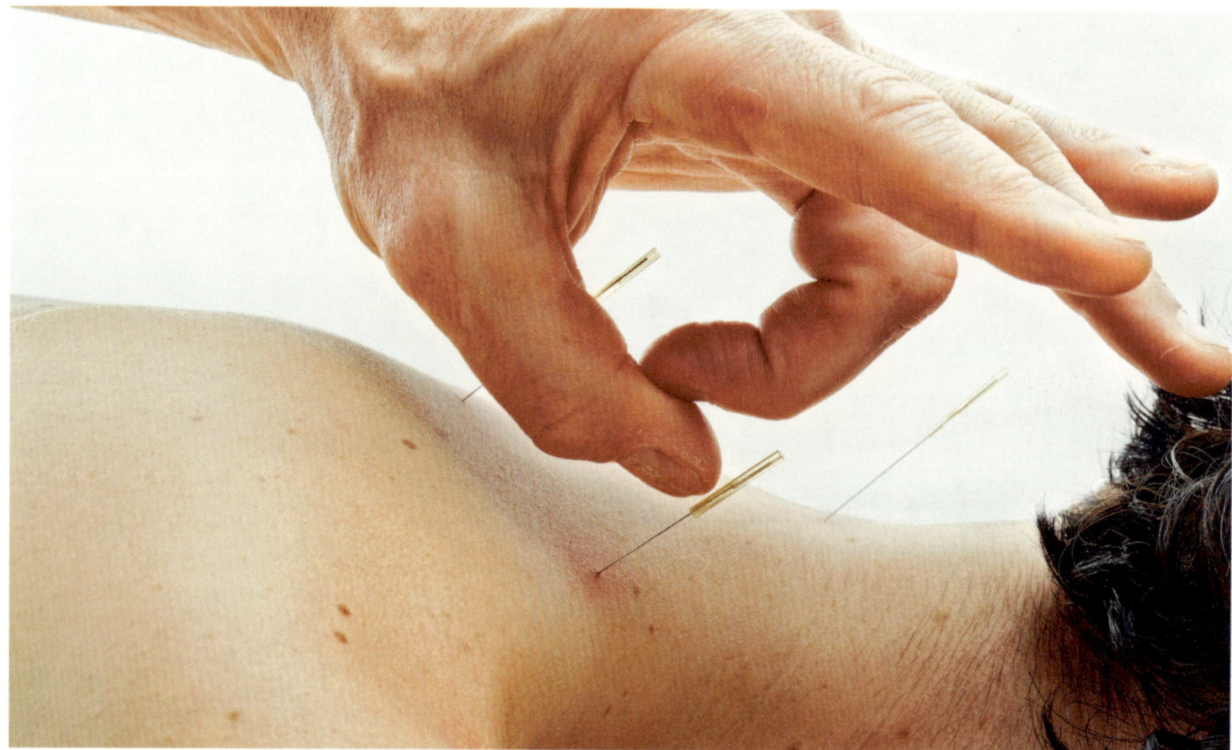

Den Stich spürt der Patient kaum, die Wirkung schon: In einer Studie hatte ein Großteil der Behandelten weniger Schmerzen

Die Energie wieder in Fluss bringen

Der Pikser gegen den Schmerz hat in China eine jahrtausendealte Tradition. Doch die genaue Wirkungsweise der Akupunktur ist bis heute nicht restlos geklärt

Die klassische Akupunktur ist ein Verfahren der Traditionellen Chinesischen Medizin: Nach deren Lehre verlaufen Energiebahnen im menschlichen Körper, durch die die Lebensenergie *Qi* fließt. Ist der Energiefluss blockiert, so die Theorie, können Schmerzen entstehen, auch im Rücken. Um Blockaden zu lösen und Beschwerden zu lindern, sticht der Akupunkteur Nadeln in bestimmte Punkte entlang der Meridiane.

Eine große Studie in Deutschland hat sich mit der Wirkung der Akupunktur auf Beschwerden befasst. Dafür wurden rund 2200 Patienten mit chronischen Schmerzen der Lendenwirbelsäule oder in den Kniegelenken in drei Gruppen eingeteilt. Die erste wurde mit traditioneller Akupunktur behandelt; bei den Patienten der zweiten stachen die Therapeuten die Nadeln entfernt von den Energiebahnen und nicht so tief wie üblich in die Haut (Scheinakupunktur). Die Patienten der dritten Gruppe bekamen eine Standardbehandlung aus physikalischer Therapie und Schmerzmitteln.

Sechs Monate später hatten bei einem Zehntel der Menschen aus der dritten Gruppe die Beschwerden nachgelassen – dagegen ging es 35 Prozent der Akupunktur-Patienten besser; sie brauchten weniger Schmerzmittel und fühlten sich beweglicher. Allerdings: Das Ergebnis in der Gruppe mit Scheinakupunktur war ähnlich positiv.

Zwei Erklärungen gibt es dafür: Entweder löst das Stechen mit den Nadeln einen Placebo-Effekt aus, und den akupunktierten Patienten geht es nur deshalb besser, weil sie an die Wirkung der Behandlung glauben. Oder die Betroffenen schütteten bei jedem Nadelstich schmerzlindernde Botenstoffe wie Serotonin und Endorphine aus.

Andere Studien kamen zu ähnlichen Ergebnissen: Entweder wirkte Akupunktur bei chronischen Schmerzzuständen deutlich besser oder mindestens ebenso gut wie eine konventionelle Behandlung. Und immer war die Scheinakupunktur ähnlich erfolgreich.

Die Wirkung der Nadelstiche hat auch die gesetzlichen Krankenkassen überzeugt: Bei chronischen unspezifischen Schmerzen der Lendenwirbelsäule, die seit mindestens sechs Monaten bestehen, übernehmen sie die Kosten einer Behandlung (in der Regel zehn Sitzungen) bei einem Arzt mit anerkannter Zusatzausbildung in Akupunktur.

Nebenwirkungen gibt es selten. Manchmal bluten die Einstichstellen etwas, einige Patienten spüren nach der Behandlung leichten Schwindel.

Was ist gut?

- Wirksamkeit ist nachgewiesen
- meist Kostenübernahme

Was ist schlecht?

- Nadelung kann unangenehm sein

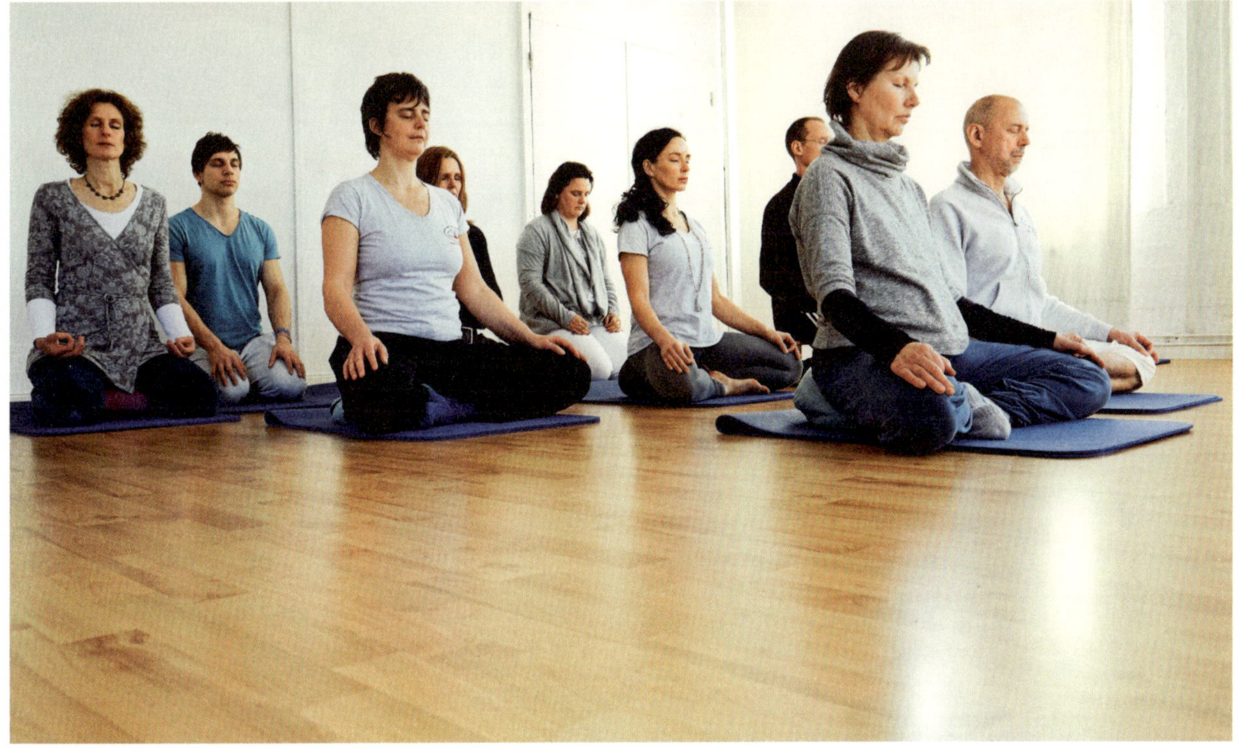

Ob in der Gruppe oder auch allein praktiziert: Achtsamkeit und Meditation helfen, zur Ruhe zu kommen und Stress abzubauen

Der Blick geht nach innen

Tief atmen, den Körper intensiv wahrnehmen, gelassen werden – das lässt den Schmerz zwar nicht einfach schwinden, hilft aber im Alltag, besser mit ihm umzugehen

Chronische Rückenschmerzen und Stress können leicht in einen Teufelskreis führen. Anhaltende körperliche Qual verursacht seelische Pein und andersherum. Gegen beides hilft Entspannung, und dabei kann Meditation helfen – und sei es, dass man dadurch lernt, gelassener mit dem Schmerz umzugehen.

Ein Trainingsprogramm mit meditativen Übungen, das Wissenschaftler im Zusammenhang mit ihrer Wirkung auf chronische Kreuzschmerzen untersucht haben, ist die in den USA entwickelte Achtsamkeitsbasierte Stressreduktion (*Mindfulness-Based Stress Reduction*, MBSR). Dabei werden unter Anleitung speziell ausgebildeter Lehrer mehrere Achtsamkeitstechniken gelehrt, um den eigenen Körper besser wahrnehmen zu können und zur Ruhe zu kommen.

Beim „Body Scan" etwa richtet der sitzende oder liegende Patient seine Aufmerksamkeit auf jeden Bereich des Körpers, möglichst ohne seine Situation als Problem zu empfinden. Mit dieser Übung stärkt man Körperwahrnehmung und Konzentrationsfähigkeit.

Bei der „Sitzmeditation" konzentriert man sich auf jeden Atemzug, lässt Gedanken, Gefühle, Körperempfindungen an sich vorbeiziehen. Bei der „Gehmeditation" wiederum liegt der Fokus auf einer ruhigen und tiefen Atmung sowie auf der bewussten Wahrnehmung des gesamten gegenwärtigen Bewegungsablaufs.

Wer sich ganz darauf konzentriert, hat in seinen Gedanken keinen Raum mehr, sich zu sorgen. Auf diese Weise soll der Geist zur Ruhe kommen und der Übende zu gelassener Entspannung finden.

Freilich: Den chronischen Rückenschmerz kann MBSR einem Betroffenen nicht nehmen. Von drei Studien ergab nur eine, dass das Achtsamkeitstraining die Schmerzintensität reduziert, und das auch nur kurzfristig. Dafür erbrachte die Untersuchung noch ein weiteres Ergebnis: Durch MBSR stieg offenbar bei einigen Teilnehmern die Akzeptanz für die Schmerzen. Jene, die regelmäßig MBSR betrieben, fühlten sich wohler, konnten mit ihrem Leiden besser umgehen und bewegten sich mehr. Sie hatten gelernt, den Schmerz anzunehmen, ohne ihn negativ zu bewerten. Diese Akzeptanz führt offenbar auch zu einer geringeren Schmerzwahrnehmung. Andere Studien kamen zu ähnlichen Resultaten.

Einige Krankenkassen bieten daher eigens Kurse zur Stressbewältigung durch Achtsamkeit an oder übernehmen unter bestimmten Bedingungen einen Teil der Kosten solcher Kurse anderer Anbieter.

Was ist gut?

- verhilft zu Gelassenheit
- erleichtert den Umgang mit Schmerz

Was ist schlecht?

- zeitaufwendig

Rolfing

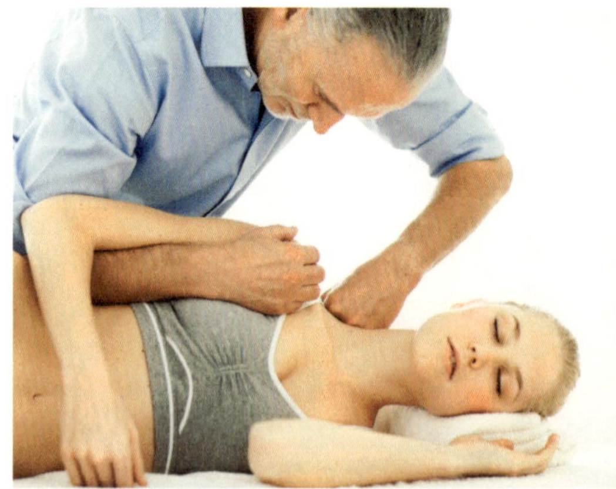

Rolfer arbeiten auch mit Knöcheln und Ellenbogen

Verklebungen lösen

Rolfing dient dazu, Bindegewebsschichten, die Faszien, geschmeidig zu machen

Die US-Biochemikerin Ida Rolf, Erfinderin der nach ihr benannten Tiefenmassage, ging davon aus, dass bei falschen Körperhaltungen die Faszien verhärten und verkleben: Diese Bindegewebsschichten, die Muskeln, Organe und Gelenke umhüllen (siehe Seite 42), reagieren – so die These – auf körperliche Belastungen, indem sie zu viel Fasermaterial produzieren. Das behindere die Bewegungsfreiheit und verursache Haltungsfehler. Da der Körper durch die Faszien großflächig vernetzt ist, könne dessen Haltung auch an entfernten Bereichen gestört werden. Dem versucht der Therapeut entgegenzuwirken, indem er den Patienten vom Kopf bis zu den Zehen mit Fingern, Knöcheln und Ellenbogen bearbeitet, um Verspannungen abzubauen. Das Fasziennetz soll auf diese Weise mobilisiert, die Körperbalance wiederhergestellt werden.

Es gibt bislang nur wenige Studien, die über die Effekte des Rolfings bei Rückenschmerzen berichten. So konnten US-Forscher nachweisen, dass diese Massageform die Schmerzen von Patienten im Hals- und Nackenbereich deutlich verminderte und die Mobilität im Halsbereich vergrößerte. Auch gibt es Hinweise auf eine Schmerzlinderung bei Funktionsstörungen im unteren Rücken.

Befürworter verweisen zudem auf die Ergebnisse der Faszienforschung: Studien legen nahe, dass Rückenschmerzen unter anderem durch Irritationen oder Mikroverletzungen einer großen Faszie im Brust- und Lendenwirbelbereich ausgelöst werden. Eine Behandlung dort könne deshalb Rückenbeschwerden lindern. Die Krankenkassen übernehmen die Kosten aber meist nicht.

Die Gefahr von Verletzungen beim Rolfing ist gering, es verbietet sich allerdings bei Osteoporose, Rheuma, Arteriosklerose und einigen anderen Erkrankungen.

Was ist gut?

- mobilisiert die Faszien
- kann Körpergefühl verbessern

Was ist schlecht?

- schwache Studienlage
- rein passives Verfahren

Neuraltherapie

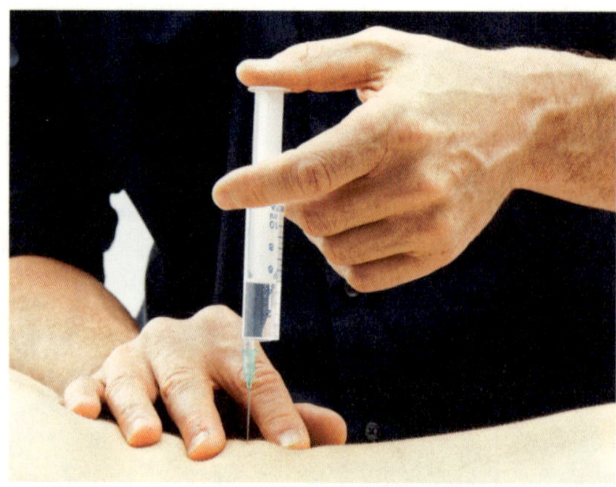

Wichtig ist, dass die Injektionen exakt gesetzt werden

Umstrittene Spritzen

Anästhetika betäuben, klar. Bei dieser Therapie aber werden sie teils ganz anderswo im Körper injiziert

Die Neuraltherapie nutzt lokale Betäubungsmittel, die auch in der Schulmedizin Verwendung finden. Ziel ist jedoch nicht, den Schmerz direkt auszuschalten, sondern durch Injektionen in die Unterhaut oder oberflächennahe Strukturen wie Muskeln und Bänder das „Grundregulationssystem" des Körpers zu beeinflussen. Vermittelt über das vegetative Nervensystem, soll so die schmerzauslösende Störung behandelt werden.

Es gibt zwei Formen der Neuraltherapie: Bei der Segmenttherapie wird das Betäubungsmittel direkt in der schmerzenden Körperregion injiziert. Zeigt das keine Wirkung, folgt die Störfeldtherapie. Diese basiert auf der Annahme, dass entzündetes Gewebe oder alte Narben Schmerzen auch anderswo im Körper auszulösen vermögen – für Nackenschmerzen könnte etwa eine Zahnentzündung verantwortlich sein. Deshalb wird das Lokalanästhetikum in ein potenzielles Störfeld gespritzt, um die schädlichen Impulse zwischen dieser Körperregion und der schmerzenden Stelle zu blockieren. Verschwinden die Beschwerden daraufhin schlagartig, weiß der Therapeut, dass er das richtige Feld getroffen hat.

Das Wirkprinzip der Neuraltherapie, insbesondere der Störfeldtherapie, ist indes umstritten. Die gesetzlichen Krankenkassen übernehmen die Kosten der Behandlung meist nicht.

Wer sich für diese Therapie interessiert, sollte sich an einen qualifizierten Neuraltherapeuten wenden (zu finden etwa über neuraltherapie-online.de). Denn fehlerhaft gesetzte Injektionen können zu Blutdruckabfall, Herzrhythmusstörungen, Krämpfen oder Entzündungen führen sowie Gefäße, Organe oder Nerven verletzen. Bei einer Allergie gegen örtliche Betäubungsmittel darf das Verfahren nicht angewandt werden.

Was ist gut?

- kann schnell Wirkung zeigen
- auch für immobile Menschen

Was ist schlecht?

- Nervenverletzungen möglich
- rein passives Verfahren

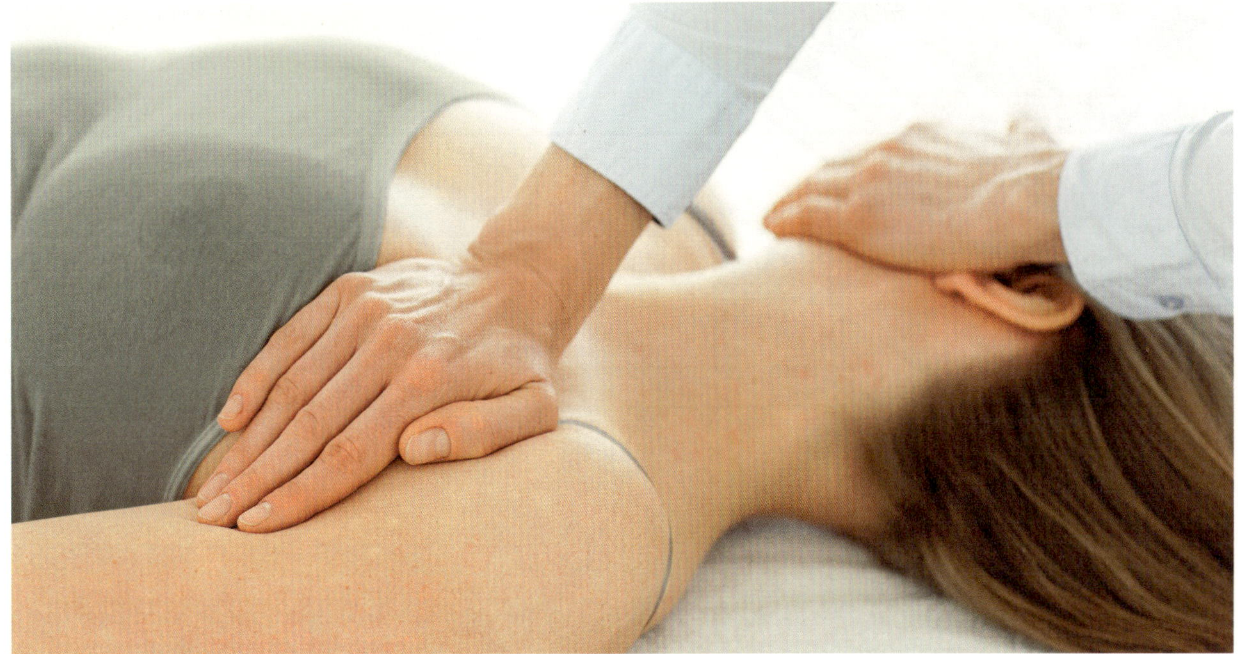

Mit seinen Berührungen will der Therapeut Störungen im Bewegungsapparat beheben – und damit Rückenschmerzen lindern

Die Selbstregulation des Körpers fördern

Osteopathen wenden sanfte manuelle Techniken an, um sogenannte Blockaden zu lösen: Mit den Händen fahnden sie nach der Quelle, von der die Ruckenleiden ausgehen

Vertreter der Osteopathie sehen den Körper als Einheit und verstehen ihre Heilkunst als ganzheitliches Verfahren: Nach ihrer Auffassung sind die Körpersysteme, etwa Blut- und Lymphgefäße, die Nerven oder die Verdauungsorgane, in einer ständigen Bewegung. Störungen in diesem Fluss sind die Ursache von Krankheiten und Schmerzen, wobei solche „Blockaden“ in einem System sich auch auf andere Bereiche auswirken können.

Das gilt auch für den gesamten Bewegungsapparat und speziell für den Rücken. Allein mit den Händen versucht der Therapeut hier, die Quelle der Beschwerden zu ertasten und die Blockade an der entsprechenden Stelle zu lösen.

Die Techniken, die dafür zum Einsatz kommen, ähneln der Mobilisation und Manipulation in der manuellen Medizin, sie werden von Osteopathen jedoch sanfter ausgeführt. Ihr Ziel ist nicht die unmittelbare Korrektur von Fehlstellungen, sondern die Aktivierung der Selbstheilungskräfte des Patienten.

Die physiologischen Grundannahmen der Osteopathie, die Ende des 19. Jahrhunderts von dem Amerikaner Andrew Taylor Still begründet wurde, konnten mit wissenschaftlichen Methoden bislang nicht bestätigt werden, die genauen Wirkmechanismen sind weitgehend unklar; neuere Forschungen vermuten einen engen Zusammenhang mit den Faszien (siehe Seite 42).

Gleichwohl halten es viele Ärzte und Forscher für erwiesen, dass die Osteopathie Rückenschmerzen lindern kann. Das ist auch das Ergebnis einer Meta-Analyse zur Wirksamkeit der Osteopathie bei unspezifischen Rückenbeschwerden: Aus Hunderten von Forschungsarbeiten wurden dabei 15 Vergleichsstudien mit insgesamt 1502 Teilnehmern herausgefiltert, die wissenschaftlichen Anforderungen genügten. Die Auswertung ergab: In fast allen Untersuchungen führte die osteopathische Behandlung nach einigen Wochen oder Monaten zu einer deutlichen Abnahme der Beschwerden. Auch im Vergleich zu anderen Therapieformen schnitt sie meist besser ab.

Dennoch ist die Osteopathie bei Rückenschmerzen bislang keine kassenärztliche Regelleistung. Viele Krankenkassen übernehmen aber einen Teil der Kosten. Bei der Suche nach einem geeigneten Therapeuten ist es sinnvoll, sich an die großen Verbände (etwa den Bundesverband Osteopathie) zu wenden, da Berufsbezeichnung und Ausbildung nicht gesetzlich geregelt sind.

Die Risiken sind gering. Wichtig ist wie bei allen alternativmedizinischen Verfahren, dass zuvor ein Arzt mögliche Ursachen ausgeschlossen hat, die schulmedizinisch behandelt werden sollten, etwa einen massiven Bandscheibenvorfall oder einen Tumor – und dass andere Therapieformen, vor allem eine Bewegungstherapie, nicht vernachlässigt werden.

Was ist gut?

- aktiviert Selbstheilungskräfte
- Wirksamkeit ist nachgewiesen

Was ist schlecht?

- Berufsbezeichnung und Ausbildung uneinheitlich

Homöopathie

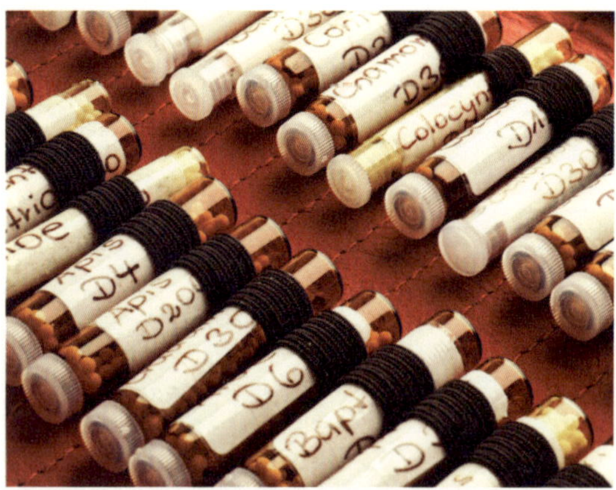

Für Laien unüberschaubar: das Arsenal an Globuli

Kraft aus Kügelchen?

Die Homöopathie ist umstritten – das gilt auch für ihren Einsatz bei Rückenbeschwerden

Homöopathen setzen bei Patienten mit Rückenschmerzen individuell für den Betroffenen ausgewählte Mittel ein, die stark verdünnt werden. Die Behandlung gründet auf zwei Annahmen: Zum einen soll ein Mittel, das bei Gesunden ein bestimmtes Symptom hervorruft, eine Person heilen können, die an dem Symptom leidet. So verschafft zum Beispiel Rhus toxicodendron (dessen Wirkstoffe unter anderem zu rheumatischen Schmerzen führen) angeblich Linderung bei Kreuz- oder Gelenkschmerzen. Zum anderen geht man davon aus, dass die Wirkung homöopathischer Mittel durch extreme schrittweise Verdünnung und die sogenannte „Verschüttelung" (eine Vermischung von Rohstoff und Trägersubstanz durch mehrere Schüttelschläge per Hand) potenziert wird.

Wissenschaftlich sind solche Behandlungen umstritten. Es gibt aber Studien, die gewisse Effekte bei Rückenschmerzen nachweisen. So kam 2009 ein Forscherteam der Berliner Charité nach einer zweijährigen Beobachtung von 129 Patienten mit chronischen Rückenschmerzen zu dem Ergebnis, dass eine individualisierte homöopathische Behandlung die Lebensqualität der Patienten deutlich verbesserte. Demnach nahmen am Ende der Studie nur noch die Hälfte der Patienten Schmerzmittel ein. Da die Wirkung nicht mit einer Kontrollgruppe verglichen wurde, kann es aber sein, dass sie schlicht eine Folge der erhöhten Zuwendung und der positiven Erwartung an die Wirksamkeit war: also ein Placebo-Effekt. Studien mit Kontrollgruppen, denen ein Scheinmedikament verabreicht wurde, gibt es hingegen nur wenige, und die Homöopathie schnitt darin nur unwesentlich besser ab. Da das Risiko geringfügig ist, spricht allerdings kaum etwas dagegen, sie – neben anderen Behandlungsformen – auszuprobieren.

Was ist gut?

- wenig Nebenwirkungen
- intensiver Arzt-Patient-Kontakt

Was ist schlecht?

- wissenschaftlicher Nachweis fehlt

Kraniosakraltherapie

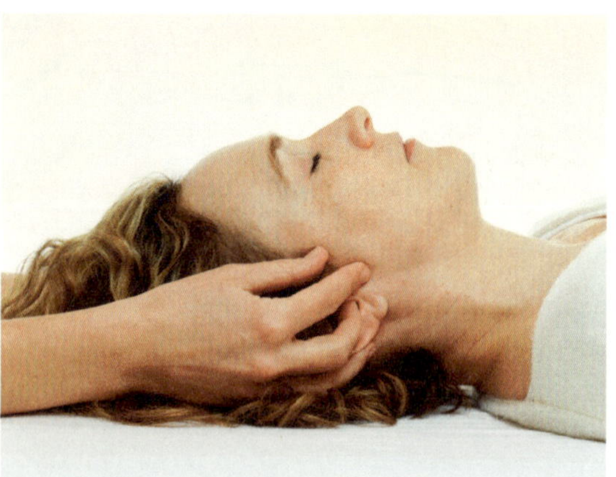

Der Patient liegt, der Therapeut behandelt den Kopf

Der Puls des Nervenwassers

Bewegungseinschränkungen der Schädelknochen sollen für Kreuz- oder Nackenschmerz verantwortlich sein

Bei der Kraniosakraltherapie behandelt der Therapeut mit seinen Händen den Schädel und das Kreuzbein eines Patienten. Die Vertreter dieser Behandlungsform gehen davon aus, dass sich die durch Nähte verbundenen Schädelknochen minimal gegeneinander bewegen. Einschränkungen dieser Bewegung würden das rhythmische Pulsieren der Gehirn-Rückenmarks-Flüssigkeit (des sogenannten Nervenwassers) verhindern, was Folgen im ganzen Körper haben könne, etwa Kreuz- und Nackenschmerzen. Der Therapeut könne diese Pulsation durch Berührung bestimmter Punkte im Bereich des Schädels und auch des Kreuzbeins ertasten. Dadurch ließe sich die Zirkulation des Nervenwassers normalisieren und Bewegungseinschränkungen der Schädelknochen durch sanften Druck lösen. Auf diese Weise könne man Schmerzen lindern.

Dass Bewegungseinschränkungen der Schädelknochen für die Gesundheit relevant sind, ist aber ebenso wenig belegt wie eine sich auf den ganzen Körper auswirkende Pulsation des Nervenwassers.

Eine Übersichtsarbeit von 2012 fand lediglich zwei qualitativ akzeptable Studien zur Wirksamkeit dieser Behandlungsform. Beide konstatierten bei Menschen, die per Kraniosakraltherapie behandelt wurden, im Vergleich zu einer Gruppe mit Placebo-Behandlung eine deutliche Linderung sowie eine Verbesserung des Allgemeinbefindens. Da es sich um Patienten mit Faser-Muskel-Schmerz handelte, die oft auch unter Rückenbeschwerden leiden, lassen sich daraus womöglich gewisse Rückschlüsse auf eine Wirksamkeit der Therapie bei im Rücken lokalisierten Schmerzen ziehen.

Für einen überzeugenden Nachweis ist die Studienlage aber zu dürftig. Viele Experten halten diese Therapieform für völlig wirkungslos, einige raten ausdrücklich davon ab.

Was ist gut?

- sanft und entspannend
- kaum Nebenwirkungen

Was ist schlecht?

- schwache Studienlage
- umstrittene Wirkungsweise

Feldenkrais-Methode

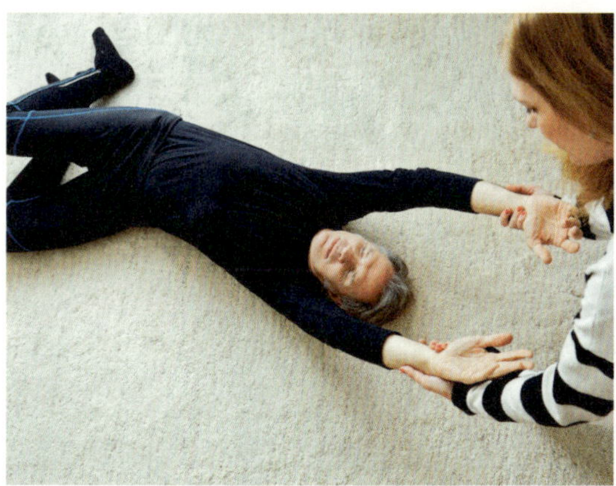

Sieht ungewöhnlich aus, fördert aber die Mobilität

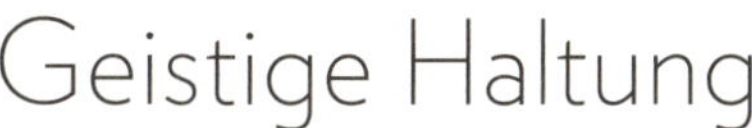

Geistige Haltung

Eine Schärfung der Körperwahrnehmung lässt Patienten neue, schonende Bewegungsmuster erlernen

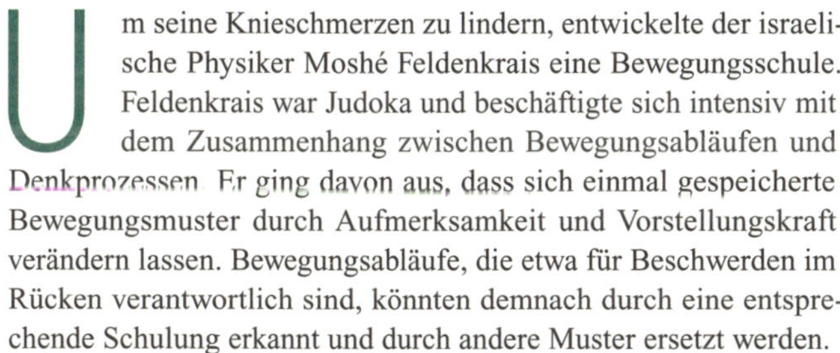

Um seine Knieschmerzen zu lindern, entwickelte der israelische Physiker Moshé Feldenkrais eine Bewegungsschule. Feldenkrais war Judoka und beschäftigte sich intensiv mit dem Zusammenhang zwischen Bewegungsabläufen und Denkprozessen. Er ging davon aus, dass sich einmal gespeicherte Bewegungsmuster durch Aufmerksamkeit und Vorstellungskraft verändern lassen. Bewegungsabläufe, die etwa für Beschwerden im Rücken verantwortlich sind, könnten demnach durch eine entsprechende Schulung erkannt und durch andere Muster ersetzt werden.

Daher geht es beim Feldenkrais-Unterricht vor allem um eine Schärfung der Körperwahrnehmung: In Einzelsitzungen mit einem Therapeuten oder in Gruppenstunden erforscht der Betreffende seine Bewegungsgewohnheiten und verändert sie, wenn sie die Mobilität einschränken oder Schmerzen bereiten. So kann man den Wechsel vom Sitzen zum Stehen etwa durch eine behutsame Spiraldrehung des Körpers erleichtern, anstatt gerade aufzustehen. Auch Rückenbeschwerden sollen durch solche Übungen vermindert werden.

In einer Studie kam ein Professor für alternative Medizin zu dem Schluss, dass die wissenschaftlichen Belege für eine Wirksamkeit der Feldenkrais-Methode allenfalls „ermutigend", aber „bei Weitem nicht überzeugend" seien. Immerhin berichteten sechs klinische Studien über positive Effekte – auch bei Nacken- und Kreuzschmerzen. Schaden können die sehr langsam ausgeführten Bewegungen kaum. Zudem fördert der Unterricht Mobilität und Körperbewusstsein.

Gesetzliche Krankenkassen übernehmen die Kosten in Ausnahmefällen bei Vorlage einer ärztlichen Verordnung und des Nachweises, dass die Beschwerden mit schulmedizinischen Heilverfahren nicht gelindert werden konnten.

Was ist gut?

- schult Selbstwahrnehmung
- fördert Beweglichkeit

Was ist schlecht?

- Wirksamkeit nicht ausreichend belegt

Hypnotherapie

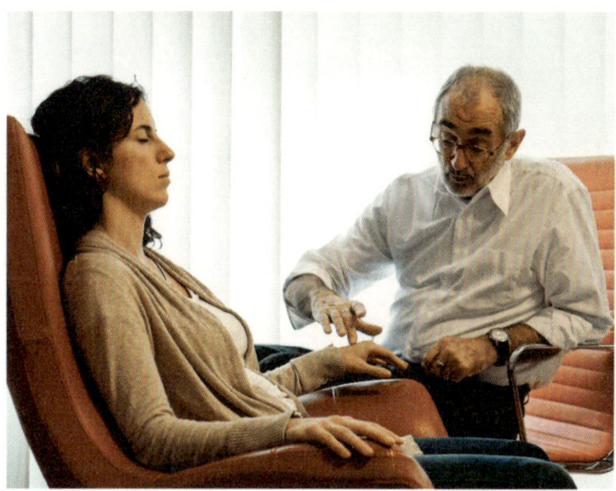

Unter Hypnose lässt sich Wohlgefühl suggerieren

In Trance versetzt

Die Aufmerksamkeit nach innen richten: Hypnotische Techniken können bei chronischem Rückenschmerz helfen

Die Wirkung von Hypnotherapie – bei der Patienten in Trance versetzt werden – auf verschiedene Formen chronischer Schmerzen ist recht gut belegt: Zum Teil schnitt dieses Verfahren besser ab als andere Therapien wie beispielsweise Massage oder Biofeedback.

Eine Studie der Universität Göttingen hat den Effekt der Hypnotherapie bei 14 chronischen Schmerzpatienten untersucht, die an Rückenproblemen, Migräne oder Rheuma litten und denen nichts anderes mehr geholfen hatte. In einem elfwöchigen Kurs lernten die Männer und Frauen, sich durch einen auf Band gesprochenen, individuell abgestimmten Text in tiefe Entspannung zu versetzen. Diese Selbsthypnose (die mit der landläufigen Vorstellung eines schlafwandlerischen Zustandes mentaler Abwesenheit wenig gemein hat, sondern eher einer persönlichen Fantasiereise gleicht) sollten die Probanden – neben den Sitzungen beim Therapeuten – regelmäßig bei sich daheim anwenden.

Vor Therapiebeginn stuften die Patienten ihre Schmerzen auf einer Skala von eins bis zehn im Schnitt zwischen sieben und acht ein. Ein paar Wochen später lag der Wert nur noch zwischen zwei und drei; auch ihr allgemeines Wohlbefinden nahm zu. Zudem konnten Patienten einer Folgestudie ihre normale Medikamentendosis um deutlich mehr als die Hälfte reduzieren. Auch drei Monate nach der Therapie hielten die positiven Effekte in den meisten Fällen an. Krankenkassen tragen die Kosten aber nur in Ausnahmefällen.

Seriöse Anbieter nennen die Deutsche Gesellschaft für Hypnose und Hypnotherapie (hypnose-dgh.de) sowie die Milton H. Erickson Gesellschaft für Klinische Hypnose (meg-hypnose.de).

Was ist gut?

- Wirksamkeit ist nachgewiesen
- durch Selbsthypnose jederzeit einsetzbar

Was ist schlecht?

- psychisch invasives Verfahren, setzt Vertrauen voraus

Krafttraining und Pilates

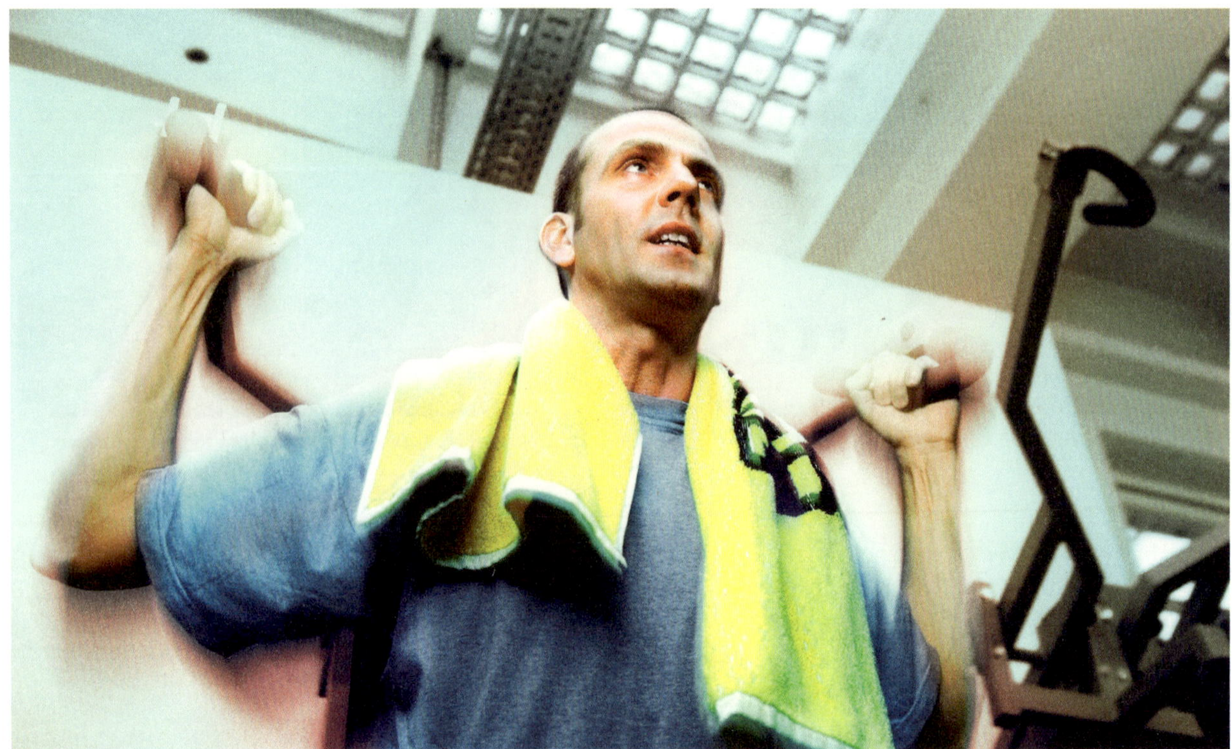

Bei der Wahl eines Studios kommt es darauf an, ob genügend gut ausgebildete Trainer präsent und ansprechbar sind

Die Wirbelsäule stabilisieren

Ob im Fitness-Studio, mit einem Physioband oder dank Pilates: Wer seine Muskulatur aufbaut, stärkt und stabilisiert damit den gesamten Rücken

Oft haben unspezifische Rückenschmerzen ihre Ursache in verkümmerten Muskeln des Rumpfes. Krafttraining kann helfen, sie wieder aufzubauen – vor allem jene Schichten der Rückenmuskulatur, die die Wirbelsäule stabilisieren.

In einem Fitness-Studio lassen sich die unterschiedlichen Muskelpartien mithilfe der Geräte gezielt trainieren. Dazu bedarf es allerdings einer professionellen Anleitung etwa durch einen Physiotherapeuten. Zu Beginn des Programms sollte er die Leistungsfähigkeit des Kunden testen, einen Trainingsplan aufstellen und regelmäßig prüfen, ob die Übungen an den Geräten korrekt ausgeführt werden, um gegebenenfalls gleich Hilfestellung geben zu können.

Die Stiftung Warentest hat 2017 sieben große Fitness-Ketten untersucht: Ausreichend präsent waren Trainer nur in den getesteten Studios der Kieser-Kette (die sich zudem als einzige ganz auf den gesundheitsorientierten Muskelaufbau durch Geräte konzentriert).

Studien haben gezeigt, dass chronische Schmerzen deutlich abnehmen und Betroffene im Alltag beweglicher werden, wenn sie acht bis zwölf Wochen lang ein- oder zweimal wöchentlich trainieren.

Eine Alternative ist das Training daheim, etwa mit elastischen Latexbändern, die in verschiedenen Widerstandsstufen erhältlich sind. Mit den zumeist beigelegten Anleitungen lassen sich einfache Übungen für verschiedene Muskelgruppen praktizieren. Je kürzer der Nutzer das jeweilige Band fasst, desto mehr Kraft muss er aufbringen und desto größer ist der Trainingseffekt. Da es aber keine Kontrolle durch einen Trainer gibt, besteht bei zu viel Ehrgeiz oder zu rasch ausgeführten Bewegungen die Gefahr der Überlastung.

Auch Pilates kann bei Rückenproblemen helfen. Diese Methode der Körperkräftigung soll die Muskulatur der Körpermitte stärken, die Bewegungskoordination schulen und zu einer verbesserten Haltung durch optimale Ausrichtung der Wirbelsäule führen. Die Übungen werden konzentriert, fließend und mit bewusst koordinierter Atmung ausgeführt. Allerdings erreicht man bei Dehnübungen und Training auf einem Fahrradergometer ähnlich gute Ergebnisse.

Stets gilt: Erst sollte geklärt werden, dass Beschwerden nicht auf spezifische Ursachen zurückzuführen sind, etwa einen Bandscheibenvorfall. Treten nach den ersten Trainingseinheiten Schmerzen auf, die stärker sind als bei einem Muskelkater, sollte unbedingt ein Arzt aufgesucht werden. ○

Was ist gut?

- Wirkung nachgewiesen
- Selbstwirksamkeit wird gestärkt

Was ist schlecht?

- zeitaufwendig

IMPRESSUM

Gruner + Jahr GmbH
Am Baumwall 11, 20459 Hamburg. Postanschrift der Redaktion: Brieffach 24, 20444 Hamburg, Telefon 040/37 03-0, Telefax 040/37 03 56 48, Internet: www.geo-wissen.de

CHEFREDAKTEUR
Michael Schaper

STELLVERTRETENDE CHEFREDAKTEURE
Claus Peter Simon (Konzept dieser Ausgabe), Rainer Harf

ART DIRECTOR
Torsten Laaker

TEXTREDAKTION
Tilman Botzenhardt, Maria Kirady, Bertram Weiß, Sebastian Witte

BILDREDAKTION
Carolin Kuest; Ulrike Jürgens, Carla Rosorius, Katrin Trautner

VERIFIKATION
Regina Franke, Dr. Götz Froeschke, Susanne Gilges, Stefan Sedlmair, Bettina Süssemilch

LAYOUT
Lena Uphoff

CHEF VOM DIENST / SCHLUSSREDAKTION
Ralf Schulte

TECHNISCHER CHEF VOM DIENST
Rainer Droste

REDAKTIONSASSISTENZ
Ümmük Arslan, Anastasia Mattern, Helen Oqueka, Saskia Patermann, Thomas Rost

HONORARE/SPESEN
Angelika Györffy, Andreas Koseck

GESCHÄFTSFÜHRENDE REDAKTEURIN
Maike Köhler

VERANTWORTLICH FÜR DEN REDAKTIONELLEN INHALT
Michael Schaper

PUBLISHER
Dr. Gerd Brüne, Florian Gless

EXECUTIVE DIRECTOR DIRECT SALES
Heiko Hager / G + J Media Sales

VERANTWORTLICH FÜR DEN ANZEIGENTEIL
Daniela Krebs, Director Brand Solutions, G + J e|MS, Am Baumwall 11, 20459 Hamburg. Es gilt die jeweils aktuelle Preisliste. Infos hierzu unter: www.gujmedia.de

SALES DIRECTOR
Franziska Bauske, DPV Deutscher Pressevertrieb

MARKETING
Pascale Victoir

HERSTELLUNG
G + J Herstellung, Heiko Belitz (Ltg.), Oliver Fehling

Der Export der Zeitschrift GEO WISSEN GESUNDHEIT und deren Vertrieb im Ausland sind nur mit Genehmigung des Verlages statthaft.
GEO WISSEN GESUNDHEIT darf nur mit Genehmigung des Verlages in Lesezirkeln geführt werden.

BANKVERBINDUNG:
Deutsche Bank AG Hamburg,
IBAN DE30200700000032280000, BIC DEUTDEHH.
Heft-Preis: 11,50 Euro (mit DVD: 16,50 Euro);
ISBN 978-3-652-00799-3 (978-3-652-00801-3).

ISSN 2364-3617
Litho: Peter Becker GmbH, Würzburg
Druck: Neef + Stumme premium printing, Wittingen
Printed in Germany

GEO-LESERSERVICE
Fragen an die Redaktion
Tel.: 040/37 03 20 84 Fax: 040/37 03 56 48
E-Mail: briefe@geo.de

Kundenservice und Bestellungen
Anschrift: GEO-Kundenservice, 20080 Hamburg
E-Mail: kundenservice@dpv.de
Tel.: +49/40/55 55 89 90
Telefax: 040/55 55 78 03

BEI DER FOTOPRODUKTION ZU DEN THERAPIEN HABEN UNS UNTERSTÜTZT:

SCHULMEDIZINISCHE HEILMETHODEN:
Annette Friedrich, Hamburg; Birgit Klenke, Hamburg; Scholz Naturheilzentrum, Hamburg; Verhaltenstherapie Falkenried, Hamburg

ALTERNATIVE HEILMETHODEN:
Annette Dinkels, Hamburg; Martina Frank, München; Himalaya Institut, Hamburg, Isabelle Manig, Hamburg; Burkhard Peter, München; Dr. Robert Schleip, München; Scholz Naturheilzentrum, Hamburg.
Vielen Dank!

BILDNACHWEIS/COPYRIGHT-VERMERKE

Anordnung im Layout: l. = links, r. = rechts, o. = oben, m = Mitte, u. = unten

TITEL
Illustration: Sebastian Kaulitzki

EDITORIAL
Benne Ochs: 3 o.; Dorit Eichmann: 3 u.

INHALT
siehe entsprechende Seiten

DIE HEILKRAFT DER BEWEGUNG
Benno Kraehahn für GEO WISSEN: 6/7, 14/15, 18/19; Armin Smailovic für GEO WISSEN/Agentur Focus: 8/9; Regina Recht für GEO WISSEN: 10/11; Franz Bischof für GEO WISSEN: 12/13, 16/17, 20/21; Andreas Chudowski: 22

WAS UNS AUFRECHT HÄLT
Illustrationen: Tim Wehrmann: 26/27; Karl Wesker: 28–29

DIE KRAFTPAKETE
Howard Schatz/M. Enste-Jaspers SFCO: 30–34; Illustrationen: Karl Wesker: 36; DK Images: 37

»NACH DREI MONATEN SIND DIE MEISTEN BESCHWERDEFREI«
Jörg Klaus für GEO WISSEN: 38–40

DIE FASERN, DIE UNSEREN KÖRPER STÜTZEN
Illustrationen: Tim Wehrmann: 42, 45 l. o., 45 r.; Dr. J. C. Guimberteau/EndovivoProductions: 45 l. u.

SO FINDE ICH DEN BESTEN ARZT
Illustrationen: Stephanie Wunderlich für GEO WISSEN: 46–48; Susanne Lencinas: 49

WARUM DER RÜCKEN SCHMERZT
Illustrationen: Karl Wesker: 51–65

MEIN »SYNDROM« UND ICH
Armin Smailovic für GEO WISSEN: 68–70

ERSTE HILFE GEGEN DEN SCHMERZ
Christan Lohfink für GEO WISSEN: 72–81

»KINDER SIND VON NATUR AUS BEWEGUNGSWESEN«
Dörthe Hagenguth/Ag. Focus: 82–84; Markus Breig/KIT: 85

»ZÄHNE ZUSAMMENBEISSEN? KEINE GUTE IDEE«
Berthold Steinhilber für GEO WISSEN: 86–92

WENN DER RÜCKEN SCHWER ZU TRAGEN HAT
Howard Schatz/M. Enste-Jaspers SFCO: 94/95; Philipp Horak/Anzenberger: 97

WAS DEM RÜCKEN HILFT
Christopher Thomas: 99, 114 l., 115; Jochen Tack/Okapia/imagebroker: 101; Frank Bienewald/LightRocket/GettyImages: 102; Heiner Müller-Elsner für GEO WISSEN: 103–105, 106 l.,107, 112, 113, 114 r., 116 r., 117 l.; Javier Larrea/age fotostock/mauritius images: 106 r.; Arno Massee/Science Photo Library: 108/109; sandsun/GettyImages: 111; Rainer Dittrich/Westend61/dpa picture alliance: 116 l.; Peter Granser: 117 r.; Jörg Müller/Visum: 118

»DAS HAT MIR GEHOLFEN«
Franz Bischof für GEO WISSEN: 120/121, 132/33, 135; Armin Smailovic für GEO WISSEN: 122–131, 137

»DER NÄCHSTE, BITTE!«
Henrik Spohler für GEO WISSEN: 140–146

WAS MACHT DER SCHMERZ MIT MEINEM LEBEN?
Franz Bischof für GEO WISSEN: 148–150, 153; Dorit Eichmann: 151

REGENERATION IM LABOR
Marco Moog/TETEC AG: 154, 155 r.; Innerspace Imaging/Science Photo Library: 155 l.

BANDSCHEIBEN AUS METALL
Neurochirurgische Universitätsklinik Basel: 156 l.; Zephyr/Science Photo Library: 156 r.; Medtronic: 157

DIE BESTEN ÜBUNGEN FÜR EINEN STARKEN RÜCKEN
Gulliver Theis für GEO WISSEN: 159–177

WAS HILFT DEM RÜCKEN BEIM LAUFEN, SCHLAFEN, SITZEN?
Christan Lohfink für GEO WISSEN: 181–185

HERR Z. UND DIE RÜCKENSCHULE
Kiên Hoàng Lê und Alina Emrich für GEO WISSEN: 188–193

»Das hat mir ge

FOTOS: **Armin Smailovic**
TEXT: **Ute Eberle**
PROTOKOLLE: **Olaf Tarmas**

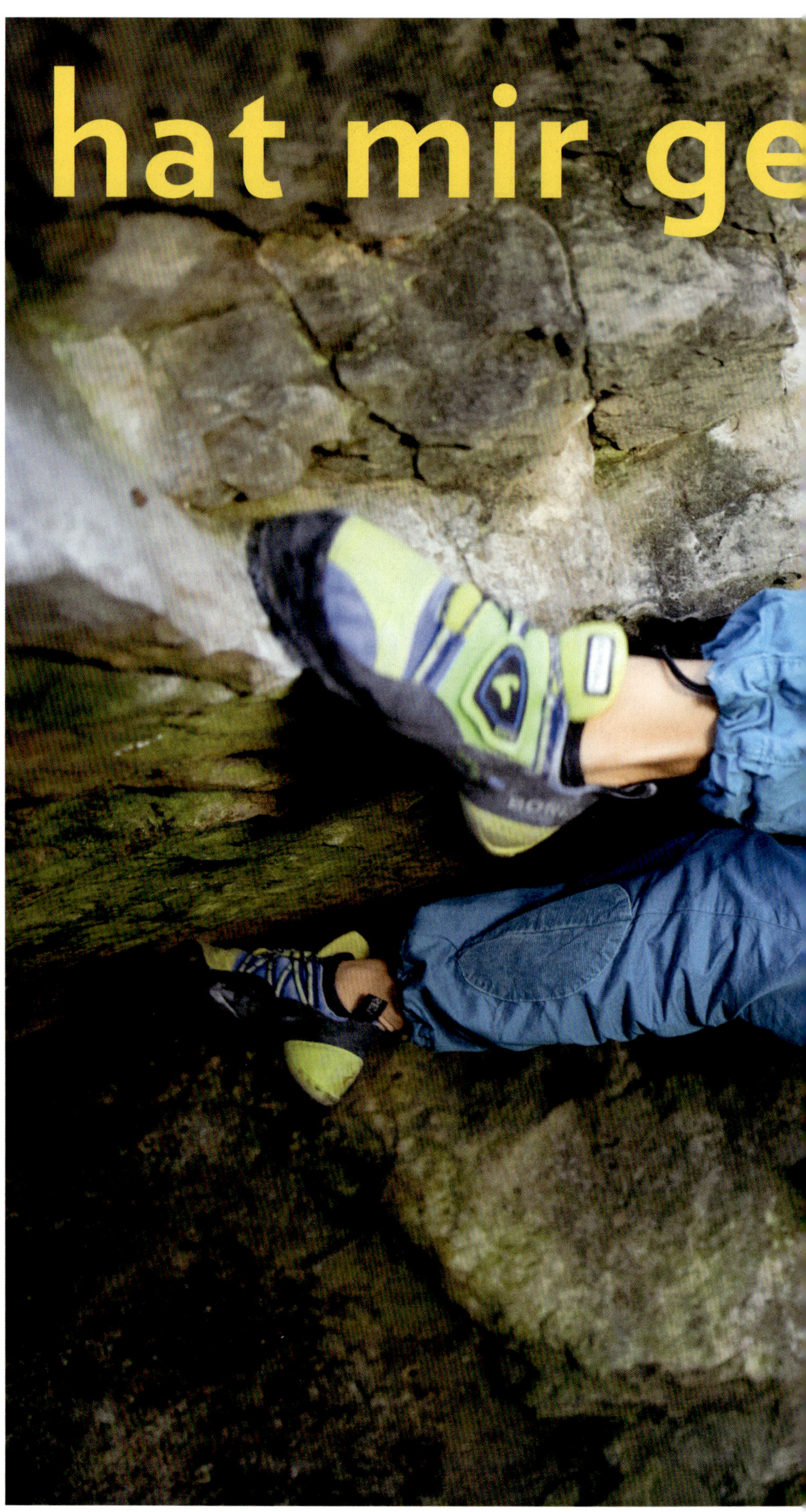

Fast jeden kann die Volkskrankheit Rückenschmerz treffen. Dann kommt es sehr auf individuelle Therapien an, damit der Alltag nicht vom Leiden bestimmt wird. Acht Frauen und Männer berichten von ihren höchst unterschiedlichen Erfahrungen: Manchen hat eine Operation geholfen, andere besuchten eine Rückenschule – und fanden so neuen Lebensmut

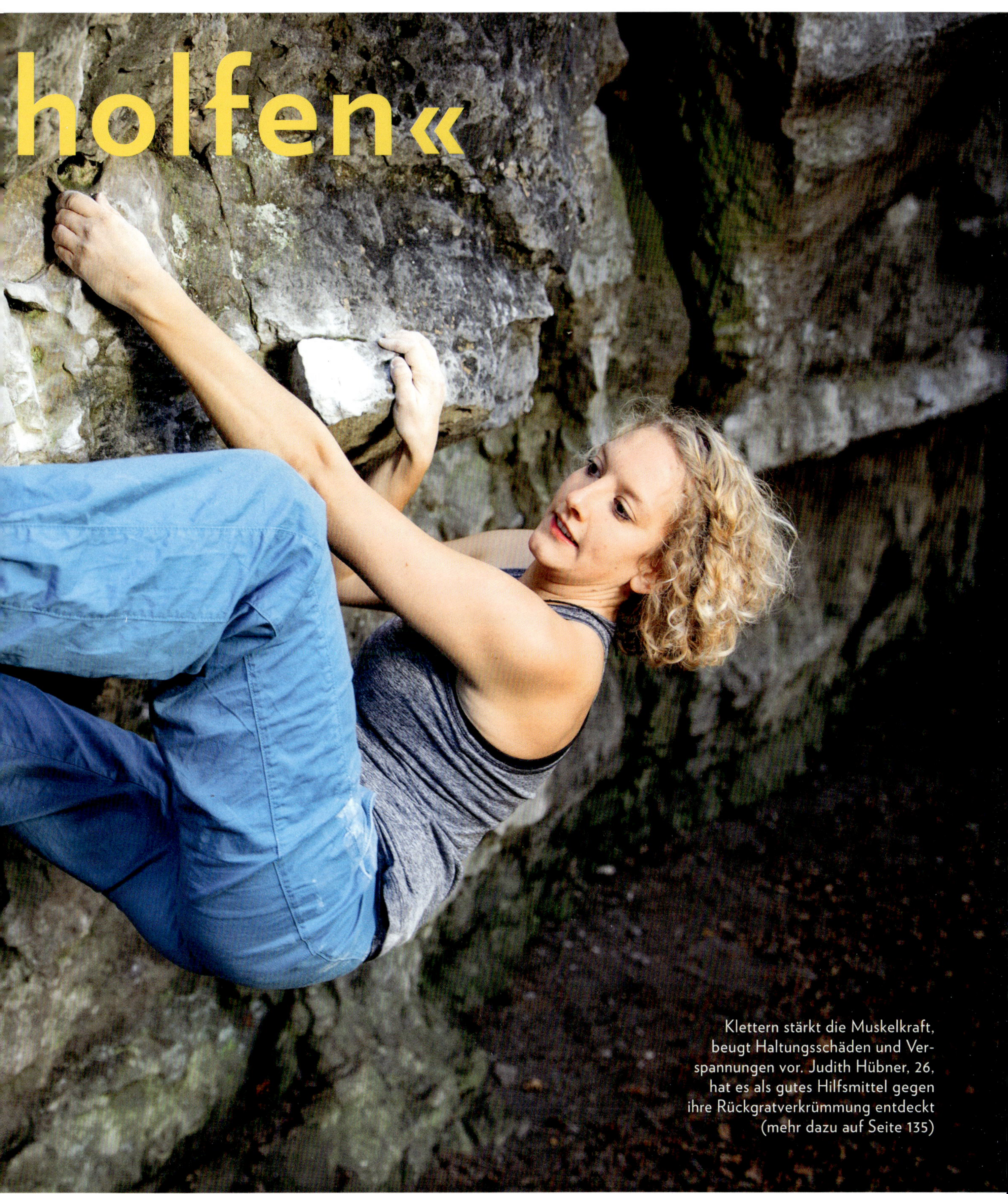

Klettern stärkt die Muskelkraft, beugt Haltungsschäden und Verspannungen vor. Judith Hübner, 26, hat es als gutes Hilfsmittel gegen ihre Rückgratverkrümmung entdeckt (mehr dazu auf Seite 135)

Harte Landung

Der Sprung aus zehn Metern endete mit einem angebrochenen Wirbel: Erst nach vielen Monaten konnte der Unternehmensberater Philipp Stamm, 30, sein normales Leben fortführen

Im Juli 2008 nahm ich mir etwas vor, was ich nie zuvor gewagt hatte: einen Sprung vom Zehnmeterturm.

Schnurgerade kam ich mit den Füßen zuerst auf. Im Wasser spürte ich sofort, dass mit meinem Rücken etwas nicht stimmte. Ich schwamm zum Beckenrand, und als ich mich hochziehen wollte, ließ ich mich vor Schmerz gleich wieder ins Wasser zurückfallen. Dann kletterte ich vorsichtig die Leiter hinauf – aber sobald ich aus dem Wasser kam, fuhr ein heftiger Schmerz durch meinen gesamten Rücken.

Als es nach Tagen nicht besser wurde, ließ ich mich im Krankenhaus untersuchen. Dort behielten sie mich gleich da: angebrochener, gestauchter Lendenwirbel. Der Arzt erklärte, dass meine Wirbelsäule dort eine Fraktur erlitten hatte, wo sie der höchsten Belastung ausgesetzt war; wie beim Spannen eines Bogens bis zum äußersten Punkt.

Ich musste sofort in die Waagerechte und durfte fortan noch nicht einmal für Toilettengänge aufstehen, neun Tage lang.

Danach folgten anderthalb Monate strenge Bettruhe daheim, mit einem Korsett für die kurzen Zeiten, in denen ich mich in der Wohnung bewegte. Die Wirbelsäule musste absolut geschont werden und wurde nach und nach mit Rückengymnastik wieder gestärkt. Erst zwei Monate später durfte ich wieder für vier Stunden am Tag arbeiten – im Stehen, an einem speziellen, höhenverstellbaren Schreibtisch.

Die Verletzung war ein Weckruf: Ich habe seither in Kursen gelernt, wie ich mich rückenschonend bewege. Vor allem, wie ich richtig am Schreibtisch sitze: möglichst aufrecht, Becken stabil, Schultern zurück und tief. Und ganz wichtig: häufig die Sitzhaltung wechseln und zwischendurch aufstehen, etwa bei Telefonaten. Das habe ich so verinnerlicht, dass ich hoffentlich noch davon profitiere, wenn sich im Alter die Rückenprobleme mehren.

Heute bin ich völlig beschwerdefrei, habe schon mehrfach einen Halbmarathon absolviert, kann schwimmen und snowboarden. Und viermal pro Woche gehe ich zum Ganzkörpertraining – so bleibe ich fit.

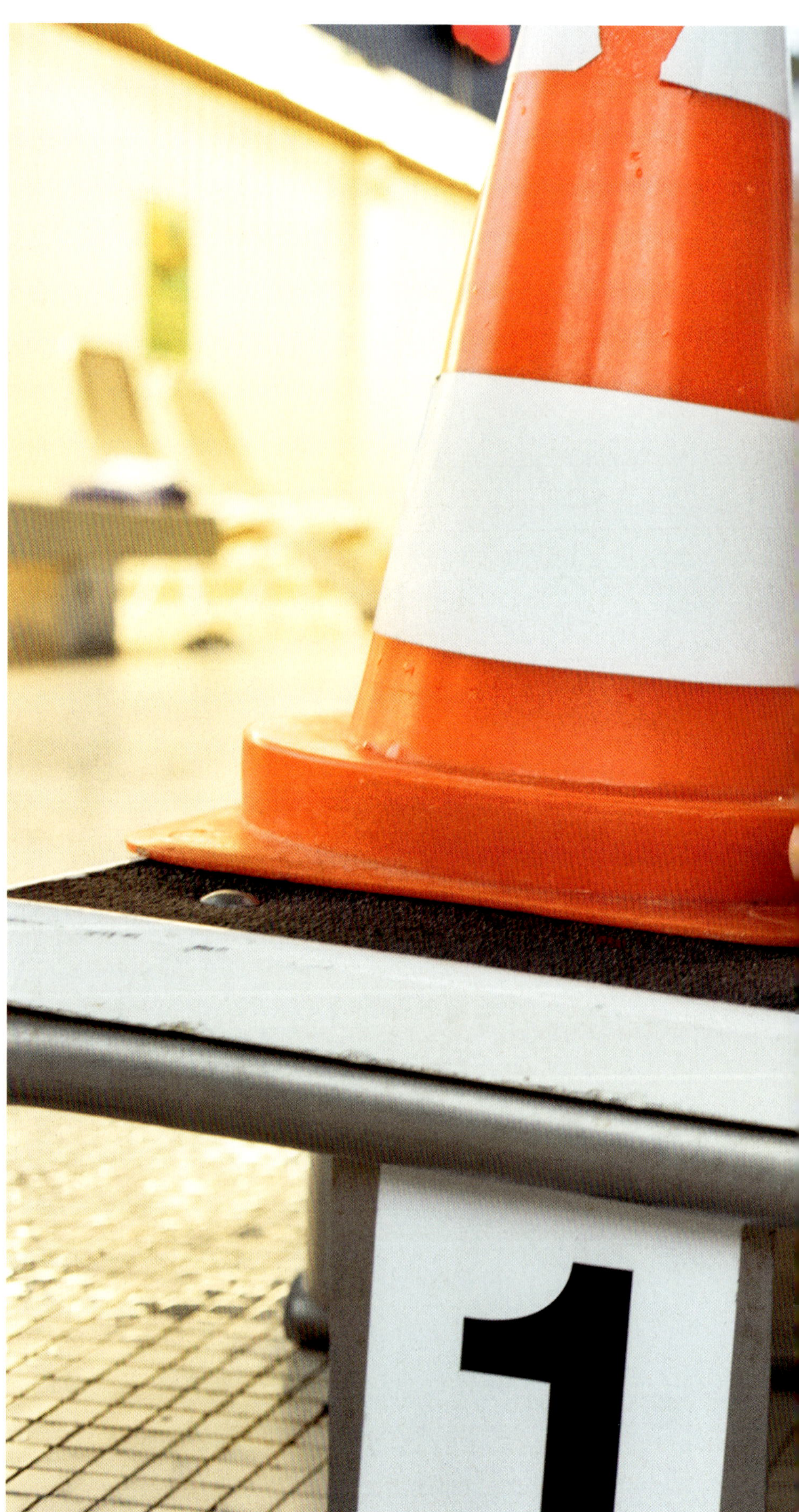

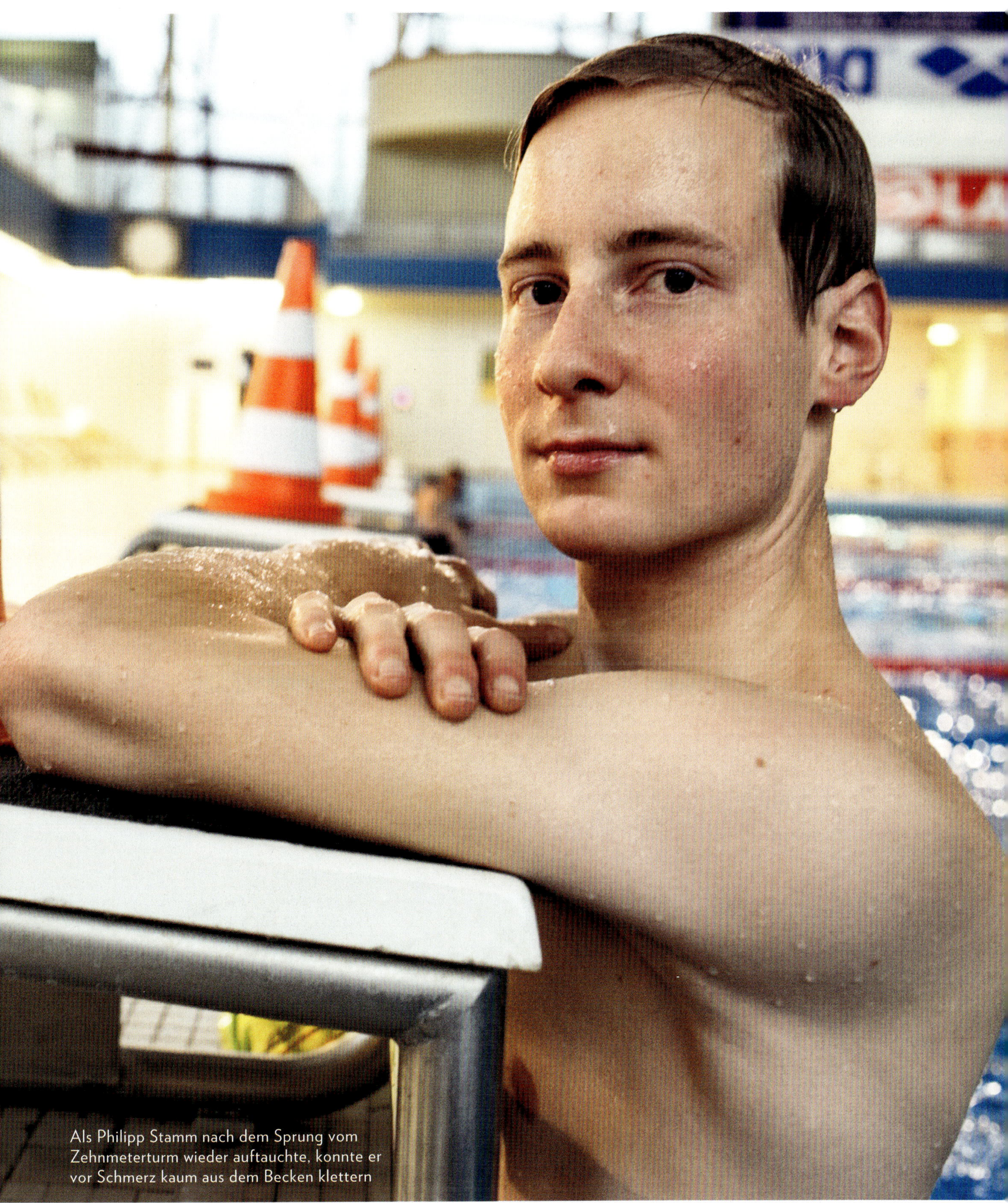

Als Philipp Stamm nach dem Sprung vom Zehnmeterturm wieder auftauchte, konnte er vor Schmerz kaum aus dem Becken klettern

Rückgrat aus Metall

Ihre Skoliose hätte tödliche Folgen haben können. Zwei Metallstangen halten Katharina Prünte nun gerade – und ermöglichen der 20-Jährigen ein fast normales Leben

Eines Tages fragte mich ein Klassenkamerad, warum ich eigentlich so schief aussehe. Daheim im Spiegel habe ich dann gesehen, dass ein Schulterblatt merkwürdig vorstand. Der Arzt hatte schnell eine Erklärung: Skoliose, eine seitliche Verkrümmung der Wirbelsäule in S-Form. Sie hatte sich innerhalb eines halben Jahres so schnell entwickelt, dass weder mir noch meinen Eltern etwas aufgefallen war. Und sie war derart stark ausgeprägt, dass sie sich durch Krankengymnastik nicht korrigieren ließ. Nur eine Operation könne helfen, hieß es. Die Skoliose schreite so schnell fort, dass infolge der Verdrehung des Brustkorbs irgendwann Lunge und Herz gequetscht worden wären – mit tödlichen Folgen.

Die Operation sollte also meine Rettung sein, und dennoch hatte ich große Angst. In Internetforen las ich schreckliche Berichte über die Folgen einer OP.

Doch nach dem Eingriff ging es mir viel besser als gedacht, schon nach drei Tagen konnte ich wieder aufstehen. Die Ärzte hatten den oberen Teil der Brustwirbelsäule mithilfe von zwei Metallstangen aufgerichtet; sie hofften, dass sich dadurch auch der untere Teil der Wirbelsäule wieder strecken würde. Leider war das nicht der Fall. Eine zweite OP war nötig.

Dabei wurden die Metallstäbe von der Lendenwirbelsäule bis zur Brustwirbelsäule verlängert. Mein Rücken wird jetzt durch eine Art Innenkorsett gerade gehalten, krumm machen kann ich ihn nicht mehr.

Mit den Einschränkungen kann ich inzwischen umgehen, habe nach dem Abitur einen Freiwilligendienst im Ausland absolviert und studiere in Schottland. Meinen ursprünglichen Wunsch, Archäologin zu werden, musste ich aber aufgeben, weil Ausgrabungen zu belastend gewesen wären. Stattdessen studiere ich Geschichte und Journalismus.

Obwohl die Skoliose meine Lunge stark beeinträchtigt, habe ich wieder mit Sport angefangen. Ich bin nicht mehr nur „krank", sondern viel mehr als das; ich bin engagiert, habe Freunde und eine Zukunft.

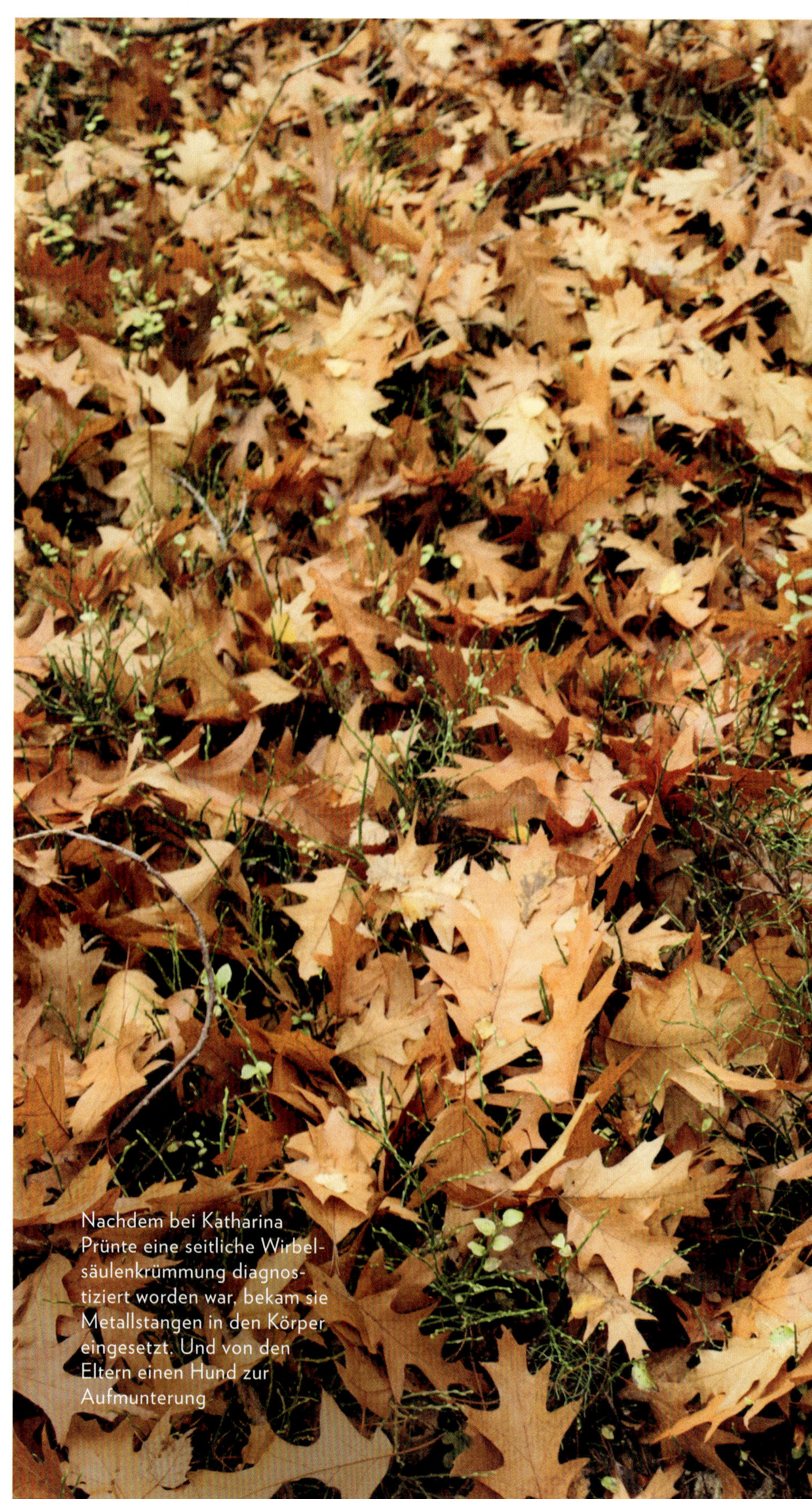

Nachdem bei Katharina Prünte eine seitliche Wirbelsäulenkrümmung diagnostiziert worden war, bekam sie Metallstangen in den Körper eingesetzt. Und von den Eltern einen Hund zur Aufmunterung

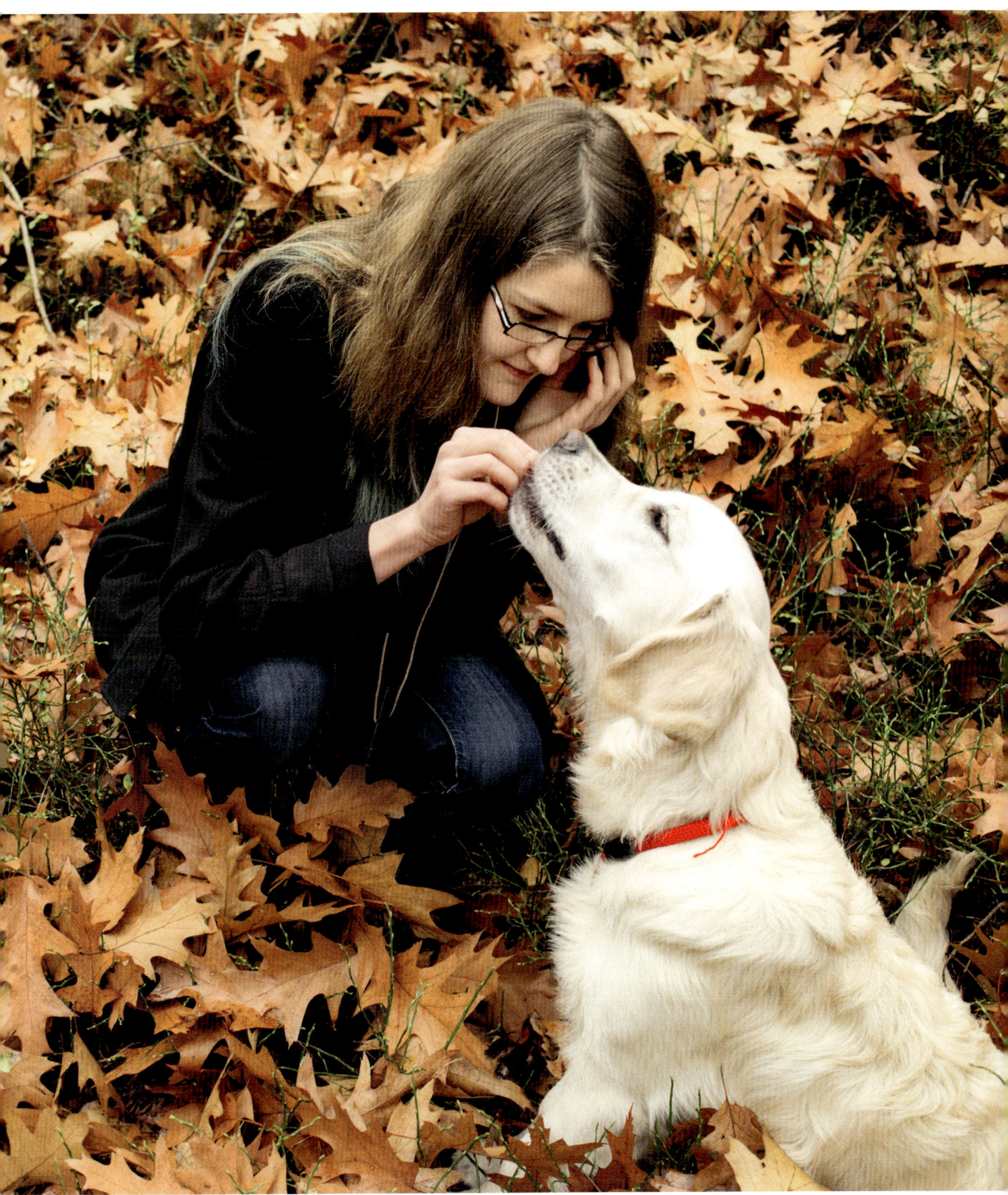

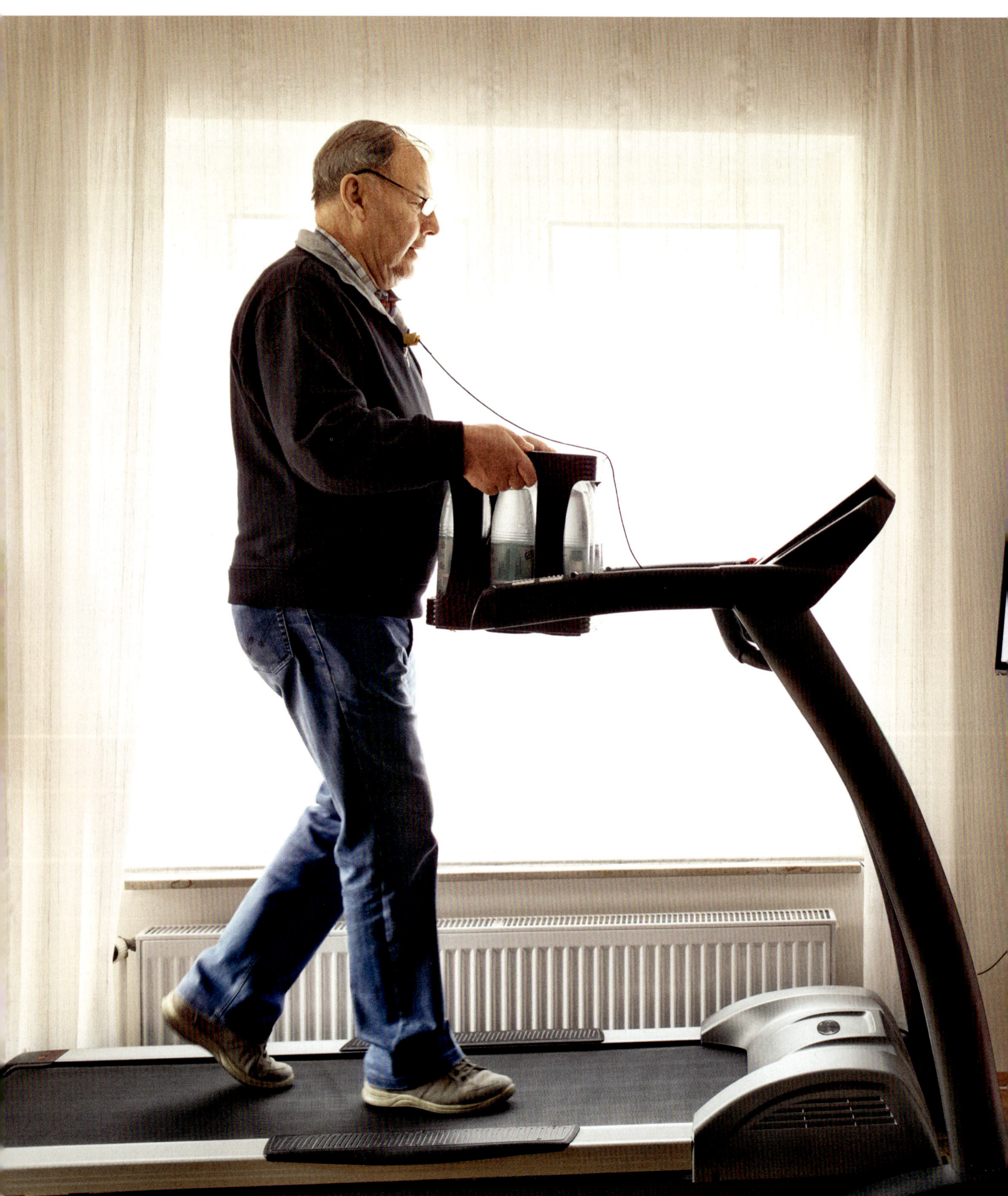

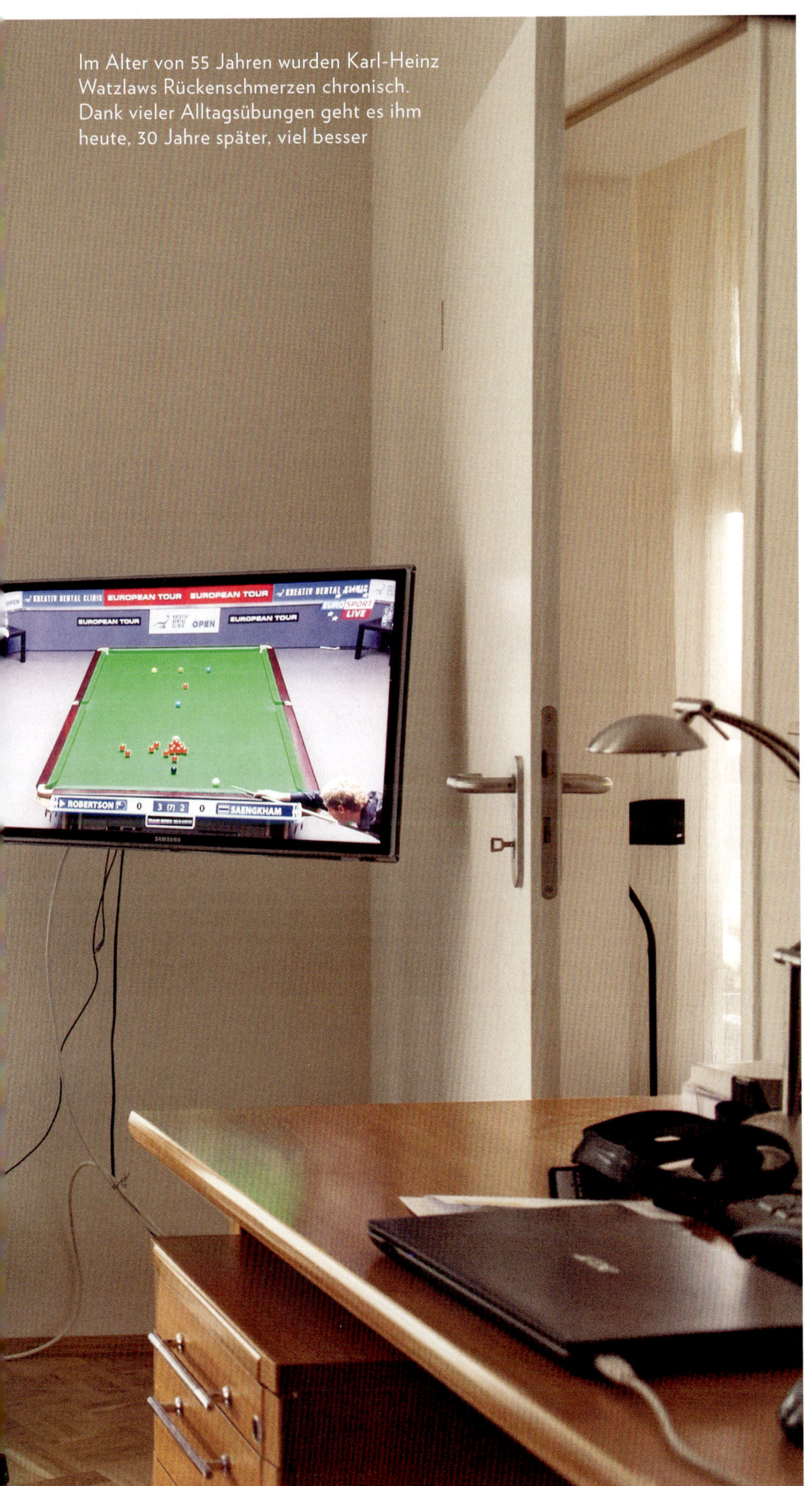

Im Alter von 55 Jahren wurden Karl-Heinz Watzlaws Rückenschmerzen chronisch. Dank vieler Alltagsübungen geht es ihm heute, 30 Jahre später, viel besser

Kisten schleppen

Von Kindesbeinen an hatte Karl-Heinz Watzlaw, 85, Probleme mit dem Rücken. Nichts half. Bis er im Rentenalter einen Kurs in einem Rückenzentrum belegte

Schon als Achtjähriger hatte ich Rückenschmerzen. Die Ursache war unklar. Mit 15 empfahl mir der Arzt „viel Ruhe" und ein Heizkissen. Später bekam ich Massagen, außerdem versuchte man, meine Muskelverspannungen mit Saugglocken zu lockern. Dann kam Chiropraktik hinzu – ein kräftiger Ruck, und mir ging es gut, eine Zeitlang zumindest.

Mit Mitte 50 wurden meine Schmerzen chronisch. Weder Akupunktur noch Akupressur halfen, weder Gerätetraining oder Schlammbäder, noch Stromimpulse. Verspannungen im Nacken kamen hinzu. Jede Nacht wachte ich von den Schmerzen auf und versuchte bis zum Morgen, eine Schlafposition zu finden, meist vergebens.

Es war nicht die Stärke des Schmerzes, sondern die schiere Dauer, die mich mürbe machte. Er plagte mich tagein, tagaus, ohne Aussicht auf Besserung. Ich muss gestehen, dass ich mit 70 lebensmüde war.

Meine letzte Hoffnung war ein Kurs an einem Rückenzentrum. Vier Wochen lang, jeden Tag acht Stunden Training und Unterricht; Gymnastik, Geräte. Hinzu kamen Übungen im Alltag: Wasserkästen schleppen, Gardinen aufhängen. Also das Gegenteil von Ruhe. Außerdem vermittelten mir Therapeuten Wissen über Schmerzentstehung und -chronifizierung. Und über die psychologischen Aspekte, etwa über den Teufelskreis aus Schmerz, Erwartungsängsten, weiteren Verspannungen. Aber auch über autogenes Entspannungstraining zum Beispiel. Damit habe ich gute Erfahrungen gemacht. Zudem bekam ich Schmerzmittel und Antidepressiva.

Schon nach den ersten Wochen fühlte ich mich viel besser. Wegen der Übungen. Und weil ich endlich das Gefühl hatte, dass sich nun jemand richtig um mich kümmert.

Die Rückenschmerzen nahmen kontinuierlich ab. Mit 85 geht es mir viel besser als mit Mitte 50. Ich trainiere daheim auf meinem Crosstrainer, dazu mache ich Gerätetraining. Selbst wenn der Schmerz sich mal wieder meldet, weiß ich jetzt, was ich dagegen tun kann.

So kann ich alt werden.

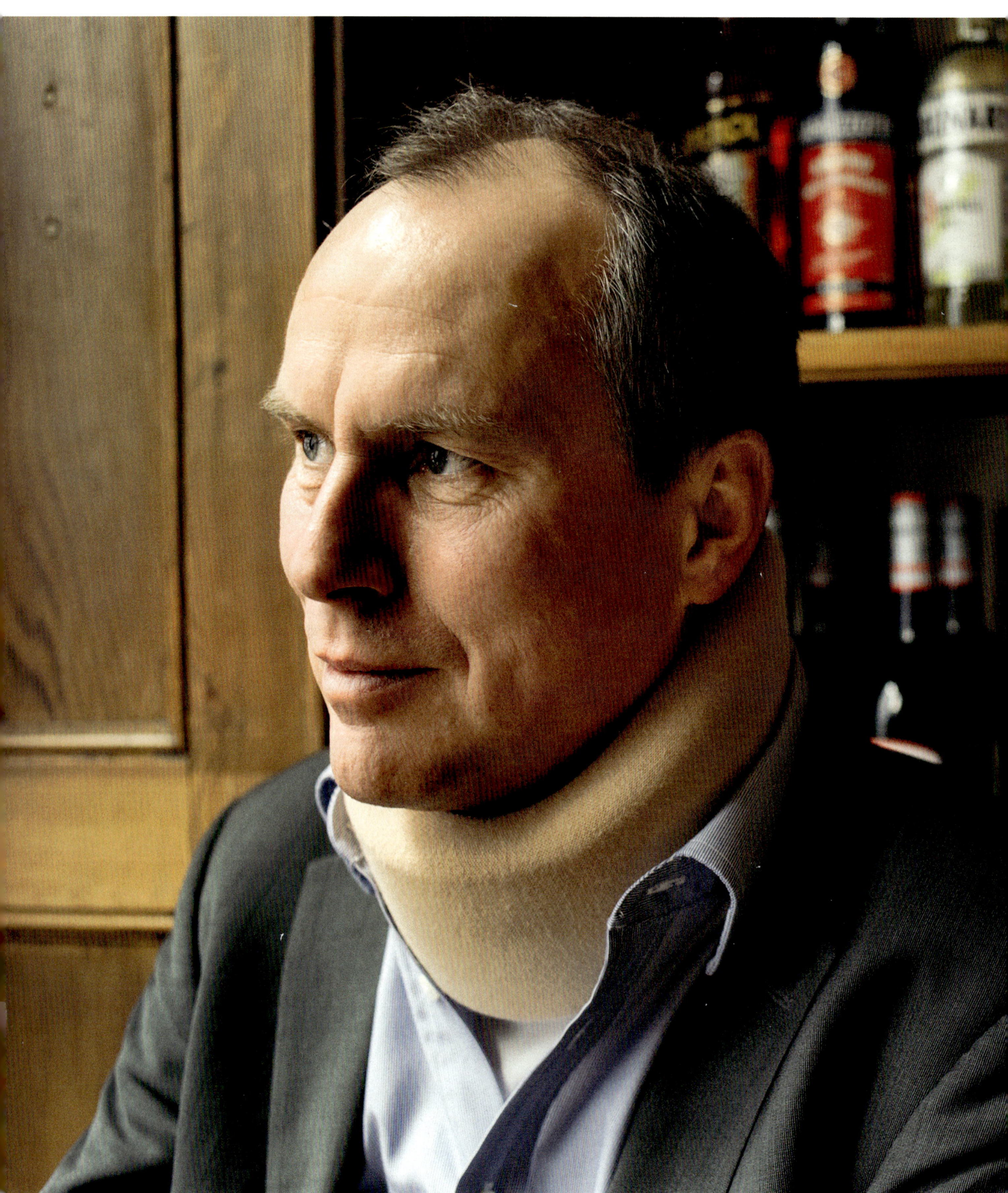

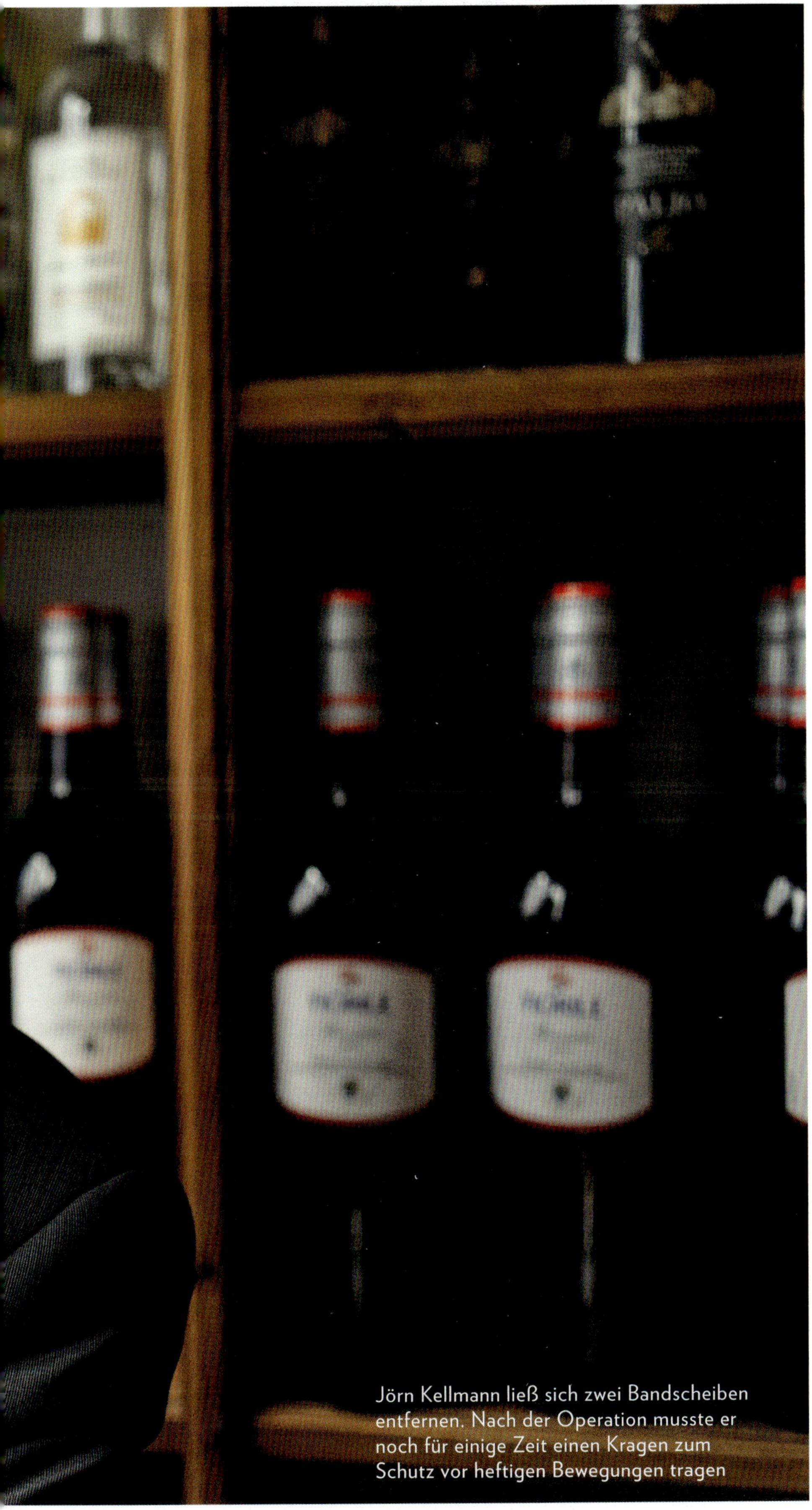

Prothese im Nacken

In der Halswirbelsäule erlitt der Jurist Jörn Kellmann, 57, zwei Bandscheibenvorfälle. Zwei Wirbel wurden operativ versteift, der Schmerz ist nun verschwunden

Auf einer Bahnfahrt bekam ich plötzlich starke Schmerzen in der rechten Schulter und im Arm, die auch die folgende Nacht hindurch anhielten. Als mir ein Arzt am Tag darauf in einer Notfallambulanz erklärte, ich hätte ein Problem mit der Halswirbelsäule, war ich überrascht: Der Nacken tat mir ja gar nicht weh.

Spritze und Tabletten halfen nicht viel, der Schmerz wurde unerträglich. Hinzu kam ein Taubheitsgefühl in der rechten Hand. Ich ließ Dinge fallen, vermochte meinen Griff nicht mehr richtig zu kontrollieren. Liegen konnte ich auch nicht, versuchte stattdessen im Sitzen auf dem Sofa zu schlafen, dämmerte aber immer nur für eine halbe Stunde weg.

Eine Computertomographie ergab Bandscheibenvorfälle bei zwei übereinanderliegenden Segmenten der Halswirbelsäule. Nach zehn Tagen in diesem Zustand – Schlafentzug, permanente Schmerzen, keine Aussicht auf Besserung – war ich körperlich und psychisch am Ende.

Es kam zu einer Operation. Zwei Bandscheiben wurden entfernt, die eine wurde durch eine flexible Prothese, die andere durch einen festen Platzhalter ersetzt. Außerdem wurden hier die beiden benachbarten Halswirbel mit Schrauben versteift.

Als ich nach der OP aufwachte, war der Schmerz weg: eine unglaubliche Erleichterung. In den ersten Tagen danach fühlte ich mich noch etwas unsicher, aber nach dreieinhalb Wochen habe ich wieder angefangen, ins Büro zu gehen, erst für vier, dann für sechs Stunden am Tag, heute in Vollzeit. Die einzige Veränderung: Ich habe nun einen Bürostuhl mit Nackenstütze, damit ich meinen Kopf zwischendurch ablegen kann.

Ich bin immer noch schockiert, wie schnell ich aus meinem normalen Leben gerissen wurde, ohne dass sich ein Unfall oder Ähnliches ereignet hätte. Ich bin bis dahin immer gesund gewesen.

Mit dem Ergebnis der Operation bin ich sehr zufrieden: Die Beweglichkeit der Halswirbelsäule war anfangs beeinträchtigt, aber dank Physiotherapie bin ich schmerzfrei und habe keine Einschränkungen mehr.

Jörn Kellmann ließ sich zwei Bandscheiben entfernen. Nach der Operation musste er noch für einige Zeit einen Kragen zum Schutz vor heftigen Bewegungen tragen

Zu viel auf einmal

Nach Monaten voller Schmerzen bat Gunnar Geller, 51, seinen Orthopäden dringend um eine Spritze, doch auch die half nicht. Erst eine Operation erlöste ihn

Als Fotograf schleppe ich oft viel Ausrüstung mit auf meine Jobs: vollgestopfte Kamerataschen, Stative, Lichtausrüstung. So war es auch im Sommer 2011, als ich am Gepäckband des Flughafens von Palma de Mallorca stand und kein Kofferwagen zu sehen war. Also hängte ich mir die Taschen um und ging völlig überladen zum Mietwagenschalter.

Damit fing alles an. Aber es dauerte noch fast drei Wochen, bis die Schmerzen im linken Bein so schlimm wurden, dass ich kaum noch gehen konnte. Schon der Weg zur Notfallambulanz war eine Tortur: Ich musste mich alle paar Meter an eine Hauswand lehnen oder auf Stufen setzen.

„Bandscheibenvorfall" lautete die Diagnose. Ich erhielt zwar Physiotherapie, doch meine Schmerzen verschlimmerten sich dadurch eher noch. Nach einem halben Jahr bettelte ich bei einem Orthopäden um eine spezielle Spritze gegen chronische Schmerzen, die direkt an der Nervenwurzel appliziert wird. Ich bekam sie auch, aber der Effekt war gleich null.

Nach einiger Zeit verschwand der Schmerz dann wundersamerweise von allein. Bis zu dem Tag, an dem ich einer jungen Kollegin half, ein schweres Fahrradergometer die Treppe hinaufzutragen. Das fühlte sich nicht gut an – und kurz darauf durchzuckte mich beim Sonntagsfrühstück ein unglaublicher Schmerz.

Zum Glück geriet ich dann an einen Orthopäden, der für mich einen OP-Termin machte. Alle Risiken waren mir egal. Am Morgen nach der Operation, bei der das rausgedrückte Bandscheibenmaterial und ein wenig Wirbelknochen entfernt worden waren, wachte ich auf – und war völlig schmerzfrei.

Vor einiger Zeit hatte ich dann einen weiteren Bandscheibenvorfall. Aber diesmal gingen die Schmerzen schnell zurück. Gegen die Einschränkungen hat eine Spritze an den Nerv sowie Training geholfen.

Seither bin ich beschwerdefrei. Und wenn ich nicht unvernünftig bin und wieder zu viele vollgepackte Fototaschen auf einmal trage, bleibe ich es hoffentlich auch.

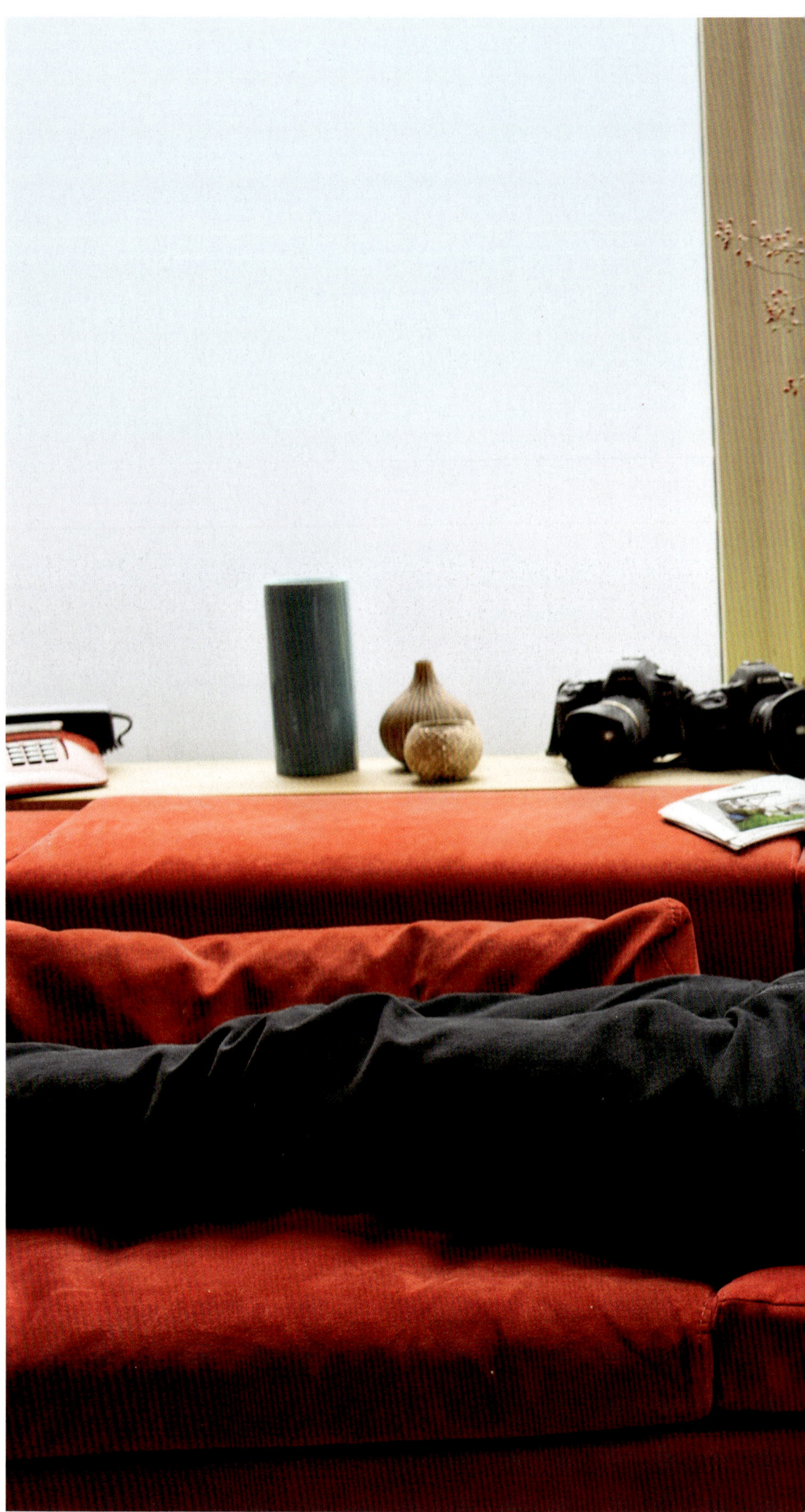

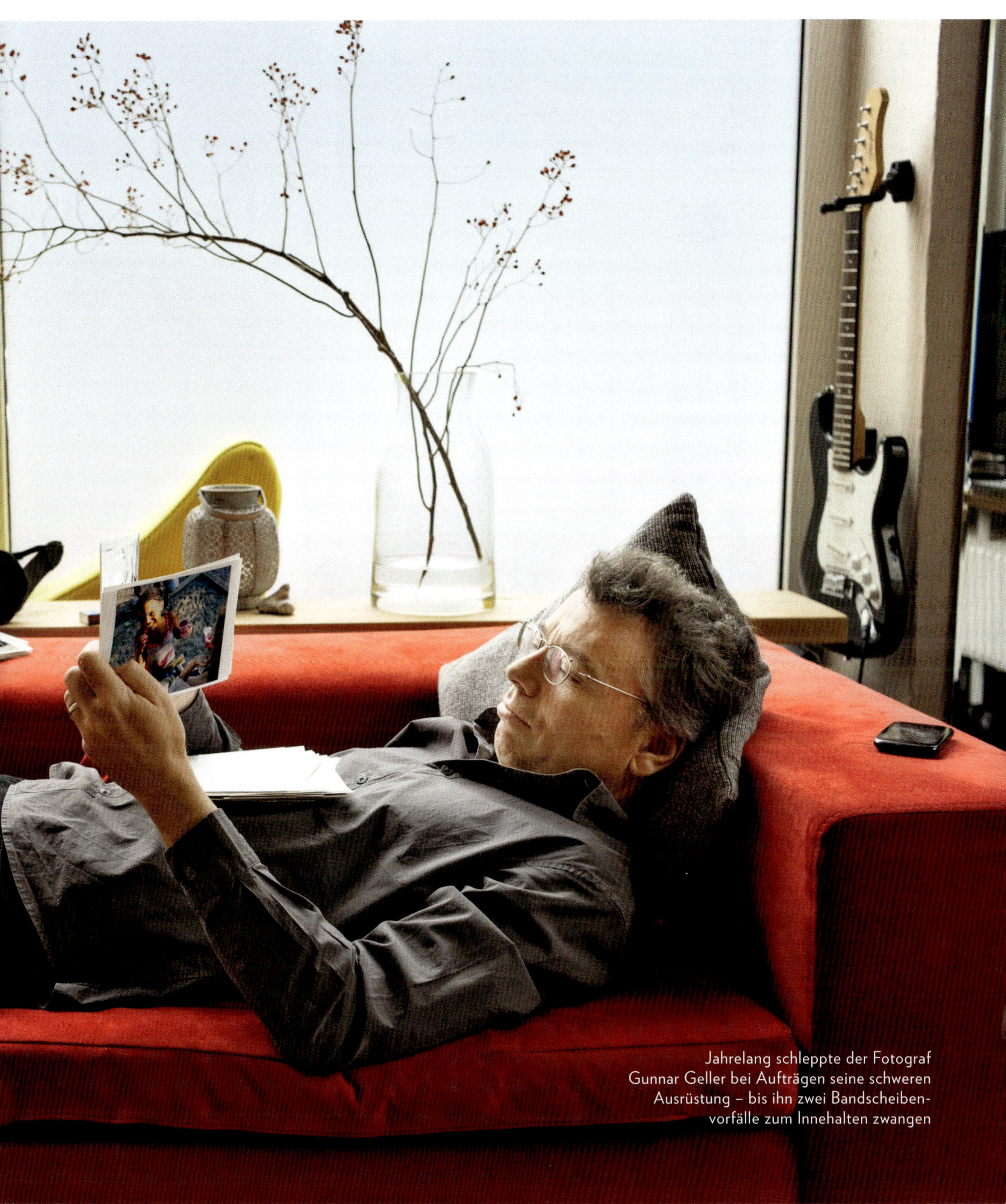

Jahrelang schleppte der Fotograf Gunnar Geller bei Aufträgen seine schweren Ausrüstung – bis ihn zwei Bandscheibenvorfälle zum Innehalten zwangen

Tempo am Deich

Christine Bollweg, 50, konnte sich nach der Gartenarbeit oft kaum noch aufrichten. Seit sie häufig Sport mit Inlineskates treibt, hat sie kaum noch Kreuzschmerzen

Was genau mit mir nicht gestimmt hat, weiß mein Arzt bis heute nicht. Wahrscheinlich waren verspannte Rückenmuskeln schuld daran, dass ich mich nach der Gartenarbeit oder dem Wäschezusammenlegen oft kaum wieder aufrichten konnte.

Mein gesamter Rücken hat geschmerzt, es war immer ein Kampf, bis ich wieder eine gerade Haltung einnehmen konnte. Ich bekam Physiotherapie verschrieben – allerdings habe ich die Übungen daheim nie fortgeführt. Oft hatte ich keine Zeit, manchmal habe ich es schlicht vergessen.

Geholfen hat mir dann ein Sport, der eigentlich für meine Kinder gedacht war. Sie besuchten einen Inlineskate-Kurs und flitzten ganz begeistert auf den Rollen herum. Irgendwann bot mir die Trainerin an, mitzukommen. Das ist nun 15 Jahre her.

Nach Abschluss des Kurses ging ich weiterhin mit meinen Kindern skaten und probierte auch Inline-Hockey aus. Die Rückenschmerzen traten aber trotzdem immer wieder. auf. Nur durch Zufall fiel mir auf, dass die Schmerzen abnahmen, sobald ich häufiger skaten ging.

Deshalb habe ich mich einer Skater-Gruppe angeschlossen, die zweimal pro Woche längere Strecken unterwegs ist – wir laufen bis zu 20 Kilometer an einem Nachmittag –, und ich spiele zudem einmal wöchentlich mit meiner Tochter Inline-Hockey. Seither geht es mir viel besser.

Nach meiner ersten langen Strecke hatte ich noch fürchterlichen Muskelkater im Rücken. Doch nach einiger Zeit stellte ich fest, dass ich schneller aus einer gebückten Haltung wieder in den Stand kam. Und dass sich meine Muskulatur dabei nicht mehr so verkrampfte, die Schmerzen weniger wurden. Durch die Haltung beim Skaten wird offenbar die Rückenmuskulatur gestärkt, der Bewegungsapparat stabiler. Das hat auch mein Orthopäde bestätigt.

Skaten ist natürlich kein Allheilmittel. Aber wenn es einem Spaß macht, hilft es in jedem Alter. Eine Frau in unserer Gruppe hat mit über 60 Jahren angefangen – und skatet jetzt, zehn Jahre später, immer noch.

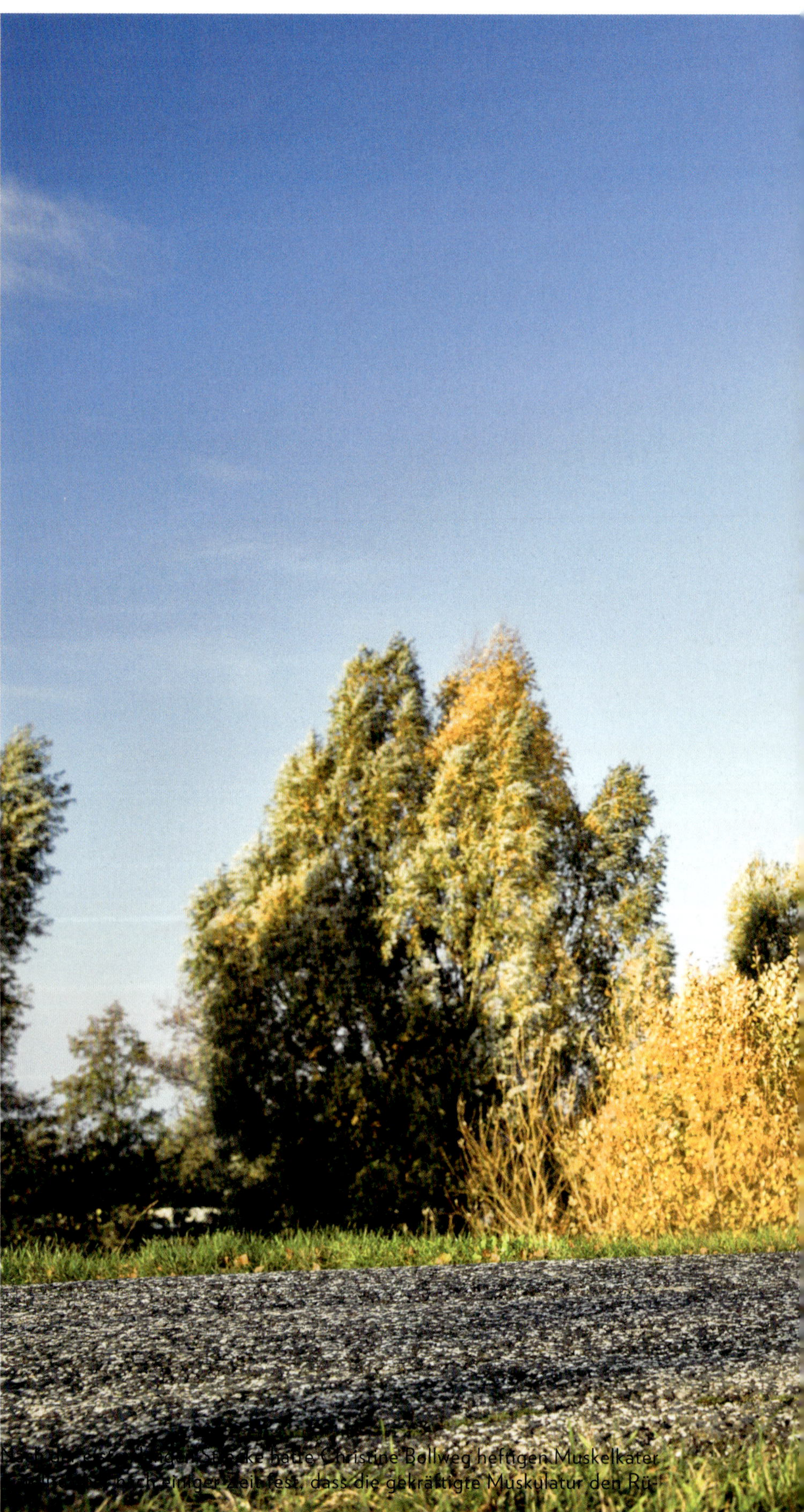

[illegible] Strecke hatte Christine Bollweg heftigen Muskelkater [illegible] nach einiger Zeit fest, dass die gekräftigte Muskulatur den Rü-

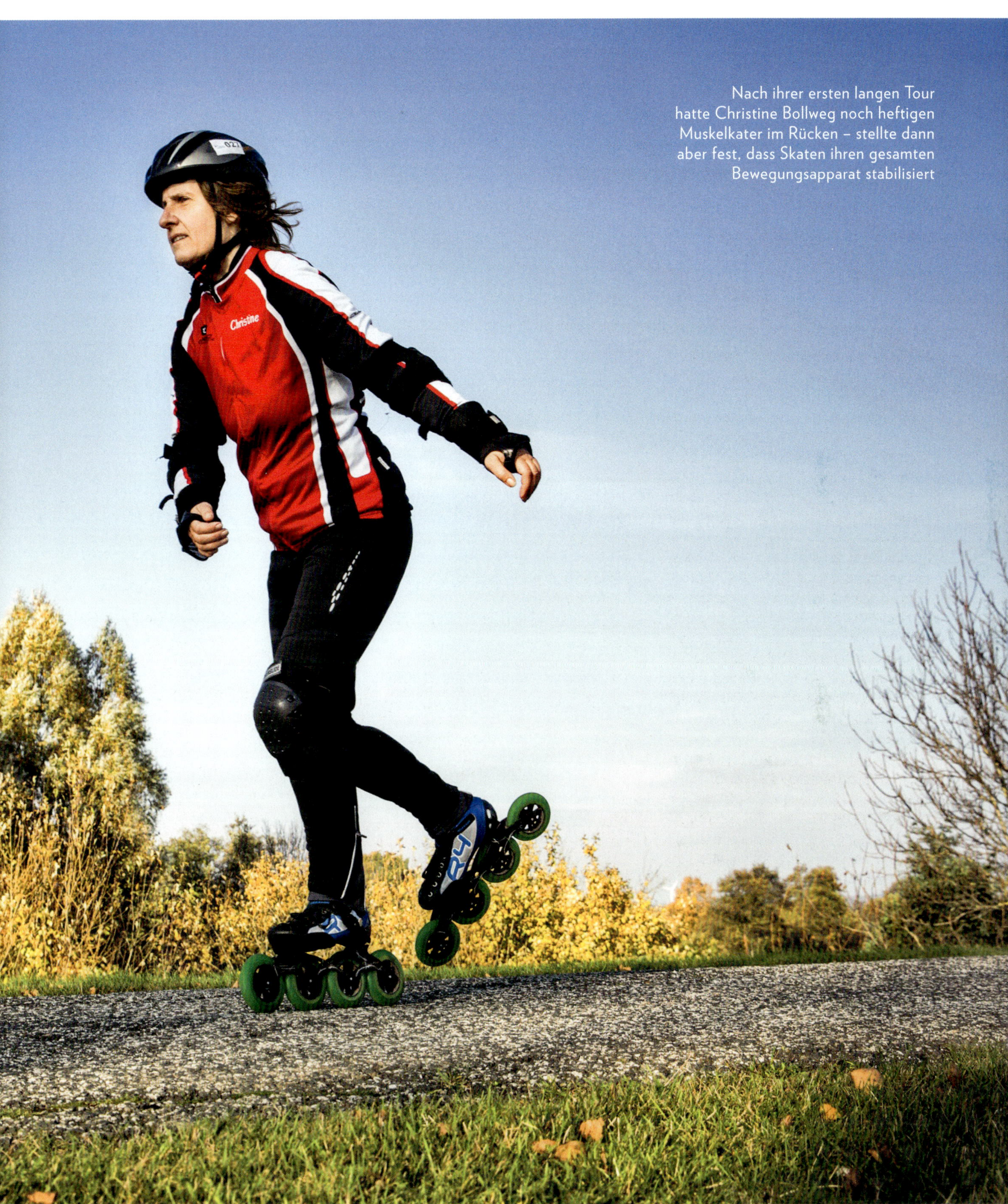

Nach ihrer ersten langen Tour hatte Christine Bollweg noch heftigen Muskelkater im Rücken – stellte dann aber fest, dass Skaten ihren gesamten Bewegungsapparat stabilisiert

Ist etwas im Körper defekt, kann Schmerz entstehen. Ganz einfach. Aber manchmal ist nichts defekt, und dennoch quält einen die körperliche Pein. Der Grund dafür: Sie entsteht vor allem im Gehirn. Und kann auch dort gelindert werden

Das mit dem Schmerz ist doch eigentlich ganz simpel, sollte man meinen: Man haut sich sacht mit dem Hammer auf den Daumen, und es tut ein bisschen weh; man haut mit Wucht darauf, und es schmerzt stark.

Gemäß der allgemeinen Vorstellung von der Schmerzentstehung gibt es eine direkte Beziehung zwischen einer körperlichen Schädigung und empfundenem Leid.

Geradezu mysteriös muten daher die Rückenschmerzen vieler Menschen an. Denn häufig können Ärzte keinerlei Ursachen entdecken, die die Qualen hervorrufen.

Und umgekehrt gibt es eine Vielzahl von Menschen mit Wirbelschäden oder Bandscheibenvorfällen, die sich etwa auf Bildern eines Computertomographen deutlich abzeichnen, aber keinerlei Beschwerden verursachen.

Wie lässt sich das erklären? Lügen oder simulieren viele Patienten, die anscheinend ohne handfesten Grund darüber klagen, dass sie sich nicht mehr rühren können?

Um das Rätsel der Schmerzentstehung und -empfindung zu lösen, haben sich Forscher in den vergangenen Jahren allerlei Experimente einfallen lassen.

Sie haben beispielsweise Probanden gebeten, ihre Arme in Eiswasser zu tauchen, und sie befragt, welchen Schmerz sie dabei verspürten: Sie konnten dies auf einer Skala von null (kein Schmerz) bis zehn (extreme Pein) angeben.

Dabei stellte sich heraus: Es gab Menschen, die bewerteten das eisige Bad mit einer Null, andere gaben ihrem Schmerzempfinden eine Zehn. Der Rest verteilte sich dazwischen.

Legten die Wissenschaftler die Freiwilligen bei vergleichbaren Versuchen in die Röhre eines Magnetresonanztomographen, der abbildete, was während des Experiments in ihrem Gehirn vor sich ging, sahen sie: Bei jenen Probanden, die kaum Pein spürten, blieben die Hirnregionen, die mit der Schmerzempfindung verbunden sind, eher ruhig.

Bei Menschen, die über heftige Schmerzen klagten, zeigte sich dort starke Aktivität.

Das heißt: Der exakt gleiche Stimulus kann verschiedenen Menschen komplett unterschiedliche Qualen bereiten.

Daher sollten Ärzte es unbedingt ernst nehmen, wenn manche Patienten schon bei kleineren Blessuren jammern, und deren Klagen nicht einfach als Übertreibung abtun.

Andere Tests zeigten darüber hinaus, dass Schmerz nicht nur von Mensch zu Mensch unterschiedlich empfunden wird, sondern dass auch jeder Einzelne die Pein, je nach Stimmung und äußeren Umständen, anders verspürt. Sind wir ausgeruht und gut gelaunt, schmerzt beispielsweise der Rücken eher weniger; gibt es Ärger am Arbeitsplatz oder streiten wir mit unserem Beziehungs- oder Ehepartner, tut er mehr weh.

Solche Versuche haben zu einem völlig neuen Verständnis geführt: Demnach ist der Schmerz nicht zu verallgemeinern, er ist auch nicht statisch; vielmehr ist er unberechenbar und hochvariabel.

Denn er beruht nicht nur darauf, was im betroffenen Körperteil geschieht, sondern ist auch eng mit den Vorgängen im Gehirn verflochten; mit dem, was wir denken, fühlen und glauben.

Jeder Mensch erlebt Schmerz individuell. Das macht ihn mitunter zu einer einsamen Erfahrung. Doch die enge Verwobenheit von Psyche und Pein eröffnet auch neue Möglichkeiten der Therapie.

Britische und deutsche Forscher testeten vor einigen Jahren, wie sehr der Geist Schmerz beeinflusst.

Sie heizten dafür eine Stelle am Bein von Freiwilligen über ein spezielles medizinisches Gerät so lange auf, bis die Probanden einen Schmerz verspürten, der einem individuellen Wert von 70 auf einer Skala von null bis 100 entsprach.

Die Versuchsteilnehmer waren dabei an einen Tropf angeschlossen. Denn es war eine Serie solcher Tests geplant, und die Forscher hatten den Freiwilligen versprochen, dass sie zu einem späteren Zeitpunkt ein schmerzstillendes Opioid bekommen würden.

Tatsächlich aber wurde den Probanden ohne deren Wissen das Medikament bereits kurz nach Beginn der Testserie über die Kanüle in ihren Arm eingeflößt.

Das Mittel wirkte, und die Probanden schätzten die Stärke des Schmerzes trotz

Drei Stufen entscheiden, wie stark wir Schmerz empfinden: Nerven, Gehirn – und Gefühle

des unverminderten Hitzereizes bald nur noch auf einen durchschnittlichen Wert von 55.

Erstaunlicherweise fiel dieser Wert aber weiter – auf 39 –, als die Forscher den Freiwilligen mitteilten, dass sie nun das Opioid bekommen würden.

Tatsächlich erhielten sie weiterhin genau die gleiche Dosis Schmerzmittel wie zuvor. Und auch der Wärmereiz war stets der gleiche. Dennoch tat die Hitze den Probanden weniger weh.

Und sie fühlten wieder stärkeren Schmerz, als die Wissenschaftler sie erneut anlogen und verkündeten, dass die Opioidgabe nun beendet sei. Obwohl das Medikament nach wie vor in die Arme der Teilnehmer tropfte, verspürten sie nun Pein im Mittelwert von 64.

Mit anderen Worten: Die Hitze tat den Versuchsteilnehmern dann weniger weh, wenn sie weniger Schmerz erwarteten. Und mehr, wenn sie glaubten, es käme mehr Leid auf sie zu.

Obwohl sie also einem gleichbleibenden Reiz ausgesetzt waren, reagierten ihre Körper nicht gleichförmig darauf.

Vielmehr unterdrückte etwas – nennen wir es Faktor X – manchmal die Pein, und manchmal verstärkte es sie. Der durch den Faktor X verursachte und zu messende Unterschied der Schmerzempfindung ist so groß, zeigten andere Studien, dass er der Gabe von sechs bis acht Gramm Morphin entsprechen kann.

Wie ist das möglich?

Um den von Mensch zu Mensch sehr unterschiedlich wirkenden Faktor X zu verstehen, muss man wissen, dass sich eine Schmerzerfahrung nicht geradlinig

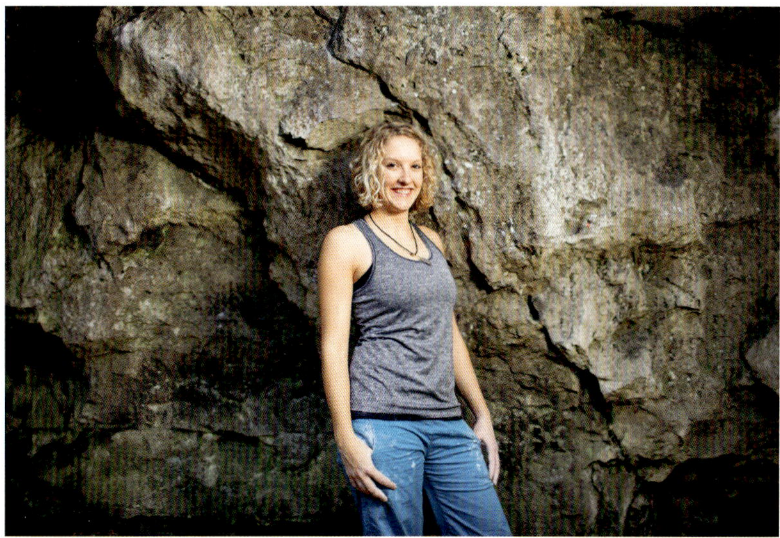

Ihre Rückgratverkrümmung sieht man Judith Hübner fast nicht mehr an

Klettern als Therapie

Die Physiotherapeutin Judith Hübner hat von Kindheit an eine Skoliose. Erst regelmäßiges Bouldern ließ den Schmerz nachhaltig schwinden

Das krumme Rückgrat fiel meiner Mutter erstmals auf, als ich in der Grundschule war. Ein Orthopäde ließ mich daraufhin hin- und herlaufen, um meinen Gang zu untersuchen. Er nahm Abdrücke von meinen Füßen, und ich bekam Einlagen. Außer höllischen Schmerzen haben die allerdings nichts bewirkt.

Meine Mutter schickte mich außerdem zur Physiotherapie, achtete darauf, dass ich aufrecht ging und viel Sport machte. Schwimmen, Turnen und Volleyball waren damals meine Hobbys.

All dem habe ich es zu verdanken, dass man mir die Rückgratverkrümmung heute kaum ansieht.

Beschwerden hat die Skoliose trotzdem gemacht. Meine Muskeln waren ständig verspannt, zwischen den Schulterblättern plagte mich häufig ein unangenehmes Stechen, hinzu kamen Kopfschmerzen. Wenn ich keine Zeit hatte, mich viel zu bewegen, nahm ich Schmerzmittel, etwa in der Prüfungsphase vor dem Abitur, als ich zudem noch nebenbei als Kellnerin arbeitete.

Aber das Hilfsmittel meiner Wahl ist seit Langem Sport. Inzwischen vor allem das Klettern.

Seit ich vor sechs Jahren damit angefangen habe, spüre ich fast gar keine Schmerzen im Rücken mehr. Damals nahm mich eine Freundin mit zum Bouldern – also dem Klettern ohne Seil und Sicherung an Felsblöcken oder künstlichen Kletterwänden entlang, und in einer Höhe, aus der man gefahrlos abspringen kann. Diese Sportart hat mich sofort gepackt.

Wenn ich nur noch an meinen Fingerkuppen hänge und mich allein durch Muskelkraft nach oben ziehe, das gesamte Gewicht auf die Zehenspitzen verlagere, meine Beine strecke, jeden Muskel spüre und mich in die Höhe stemme: Dann ist mein ganzer Körper im Einsatz, sämtliche Muskelpartien sind gefordert. Besonders die Tiefenmuskulatur, die die Wirbelsäule stützt, wird dadurch gestärkt.

Seit ich zweimal pro Woche in einer Kletterhalle trainiere, gehe ich stärker und gerader durchs Leben. Ich habe ein Gefühl dafür bekommen, was mein Körper kann. Und wie stark ich trotz der Skoliose bin.

Bei einem Umzug habe ich jetzt sogar problemlos schwere Kisten mit anpacken können.

aufbaut. Sie entsteht vielmehr in drei Stufen. Dabei geht es um:

- Empfindlichkeit der Nerven,
- Deutung des Schmerzes im Gehirn,
- emotionale Bewertung der Pein.

I. Nervenempfindlichkeit: Den Startschuss geben die Nozizeptoren, jene Nervenenden, die in der Haut und in Organen sitzen und melden, wenn dem Körper Schaden entsteht – etwa wenn Zellen verbrennen, durch einen Messerschnitt aufplatzen oder wenn sie (wie bei manchen Rückenkranken) durch Entzündungen geschädigt werden.

Registrieren die Nozizeptoren solche Vorgänge, jagen elektrische Impulse durch Nervenfasern, über das Rückenmark gelangen sie zum Gehirn. Die Signale setzen sich teils so rasant fort, dass etwa eine Hitzemeldung in Millisekunden im Kopf ankommt. So können wir von einer heißen Herdplatte wegzucken, bevor wir uns ernsthaft verbrennen.

II. Schmerzdeutung: Im Kopf verteilen sich die Signale der Nozizeptoren auf verschiedene Hirnregionen. Diese Areale bewerten die Signale, ordnen sie einer Körperregion zu und verleihen ihnen die Qualität „Schmerz".

Funktioniert aber die Signalübertragung oder die Verarbeitung im Gehirn nicht richtig, spüren wir keinen Schmerz. Viele Zuckerkranke etwa verlieren das Gefühl in ihren Füßen. Ihre Nozizeptoren sind desensibilisiert, sie feuern nicht korrekt.

Oft merken die Patienten daher erst sehr spät, wenn sich an ihren Fußsohlen schlecht heilende Geschwüre gebildet haben, die sich manchmal so sehr ausbreiten, dass eine Amputation des Fußes erforderlich wird.

Bei anderen Menschen verläuft die Verarbeitung des Schmerzimpulses im Gehirn fehlerhaft. Sie leiden an einer seltenen Erbkrankheit, die bewirkt, dass sie zwar teils Signale von Nozizeptoren im Kopf empfangen (sie spüren etwa, wenn ein Messer durch ihre Haut dringt), diese aber nicht richtig „übersetzt" werden: Die Impulse fühlen sich nicht schmerzhaft an. Deshalb zucken solche Menschen nicht von heißen Herdplatten zurück. Sie entwickeln auch nie Rückenschmerzen. Aber sie leben in ständiger Todesgefahr.

Als Kinder beißen sie sich manchmal Teile der Zunge ab, ohne es zu merken. Selbst wenn es ihnen gelingt, furchtbare Verletzungen zu vermeiden, sterben sie meist vorzeitig an schweren Infektionen, die sie nicht bemerken.

III. Emotionale Bewertung: Doch damit gesunde Menschen einen Schmerz als quälend empfinden, muss noch etwas hinzukommen: eine Gefühlsreaktion. Darauf weisen zumindest extreme Operationen hin, die Ärzte im vergangenen Jahrhundert vornahmen und die heute niemand mehr durchführen würde.

Überliefert ist etwa der Fall einer Patientin in Indien, die an solch unerträglichen und unheilbaren Unterleibsschmerzen litt, dass sie einem Chirurgen erlaubte, ihr rechts und links je ein Loch in den Schädel zu bohren. Gemäß einer damals anerkannten Behandlungsmethode fädelte ihr der Arzt danach über diese Öffnungen einen Draht quer durch den Kopf. Auf diese Weise trennte er die Nervenbahnen durch, die einen Teil ihres Vorderhirns mit dem Rest des Denkorgans verbanden. Für die Patientin brachte das eine enorme Erleichterung.

Denn wir fühlen Schmerz normalerweise nie in seiner puren Form, als reine Empfindung. Vielmehr weckt er in uns fast automatisch Emotionen, macht uns Angst, lässt die Welt düster erscheinen. Diese Gefühle entstehen in Hirnarealen wie der sogenannten Insula oder der Amygdala, die im Kopf hinter den Frontallappen liegen. Der Draht des Chirurgen trennte im Schädel der Frau vermutlich die Verbindung zu denjenigen Hirnregionen ab, die Pein emotional bewerten. Das ließ ihren Schmerz zwar nicht verschwinden. Im Gegenteil: Er tobte unverändert stark.

Aber die Frau störte das kaum noch. „Er macht mir nichts mehr aus", sagte sie und lachte, als ein Arzt sie befragte.

Kein Arzt kann beurteilen, wie sehr sich ein Rückenkranker quält. Das kann er nur selbst

Die Nervenempfindlichkeit, die Deutung im Gehirn und die emotionale Bewertung spielen also zusammen, um einen als belastend empfundenen Schmerz zu erzeugen. Sie machen den Faktor X aus. Dabei sind zwei Erkenntnisse wichtig.

- Zum einen: Die Schmerzempfindung entsteht nicht am Ort einer Wunde oder Verletzung – sondern erst, wenn die Signale der Nozizeptoren bestimmte Areale im Kopf aktivieren. Aufwendige Gehirnscans können das sichtbar machen, allerdings lässt sich Schmerz nicht wie Blutdruck oder Fieber messen. Kein Arzt vermag daher zu beurteilen, wie sehr sich etwa ein Rückenkranker quält. Nur der Betroffene selbst weiß das.

Deshalb verlangt Schmerz Vertrauen. Der Arzt muss dem Patienten glauben, wenn der sein Leid beschreibt. Und der Kranke muss sich darauf verlassen, dass man ihn nicht für einen Simulanten hält.

- Zum anderen: Bestimmte Faktoren, etwa unsere genetische Veranlagung, bestimmen maßgeblich, wie Nerven Schmerzsignale weiterleiten und wie diese im Gehirn verarbeitet werden. Zudem arbeiten neuronale Netze (und damit auch das Schmerz-Nervennetz) umso besser, je häufiger sie aktiv sind.

Das ist wie beim Erlernen einer Sprache, wenn durch ständiges Vokabelpauken die Verbindungen zwischen den Nervenzellen stimuliert werden.

Das heißt: Wir „lernen" Schmerz, indem wir immer wieder Schmerz fühlen. Verletzt sich etwa jemand am Rücken, melden die Nozizeptoren die damit verbundenen Zellschäden ans Gehirn, das die Impulse in Pein übersetzt.

Mit jedem Schmerztag funktioniert das besser. Die steten Impulse lösen nachweisbare Veränderungen in den Nervenbahnen und im Gehirn aus, die bewirken, dass Schmerzsignale effizienter übertragen und verarbeitet werden.

Bei manchen Menschen führt dies dazu, dass sie nach und nach immer empfindlicher reagieren. Das heißt: Selbst wenn die Verletzung abheilt und die Schadenssignale aus dem Gewebe schwächer werden, fühlen sie weiter Schmerz. Manchmal sogar dann noch, wenn die Blessur auskuriert ist. Der Schmerz ist chronisch geworden.

Der Körper hat dann ein „Schmerzgedächtnis" entwickelt, wie Mediziner es nennen. Man könnte auch sagen: Die Nervenzellen in Körper und Gehirn leben in der Vergangenheit.

Sie feuern weiter, obwohl es keinen Grund mehr gibt.

Solch chronische Pein kann Monate oder Jahre anhalten. Sie entwickelt sich statistisch bei rund jedem zehnten Patienten mit Akutschmerz.

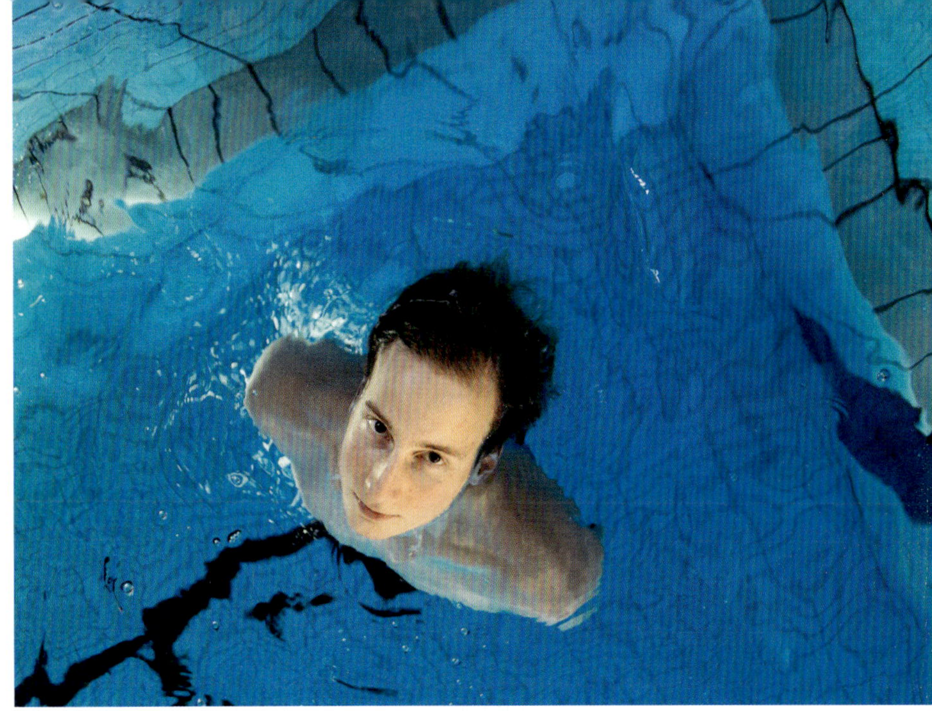

Philipp Stamm hat seine Lendenwirbelfraktur überwunden

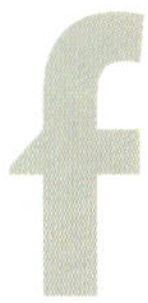

Forscher haben beobachtet, dass sich unter chronischen Schmerzpatienten – auch unter Rückenkranken – viele finden, die als Kinder körperlich misshandelt, emotional vernachlässigt oder sexuell missbraucht wurden. Manche Experten spekulieren, dass die extremen körperlichen und seelischen Qualen, die damit verbunden waren, das Schmerzempfinden dieser Menschen so dauerhaft prägten, dass sie noch Jahrzehnte später überaus sensibel reagieren.

Eine weitere Risikogruppe sind Erwachsene, die als Kinder operiert wurden und große Schmerzen erlitten, weil sie zu wenig Mittel erhielten.

Um chronischen Schmerz zu vermeiden, empfehlen Ärzte heute Patienten, akute Beschwerden rasch durch Medikamente zu lindern, auch bei Problemen am Rücken. Kein Betroffener sollte sich zwingen, tapfer zu sein. Wer die Zähne zusammenbeißt, der trainiert damit nur seine Schmerzwahrnehmung.

Sind die Qualen bereits chronisch geworden, setzen Mediziner zunehmend auf Therapien, die auf den Körper wirkende Maßnahmen wie Medikamente und Physiotherapie mit kognitiven Strategien kombinieren, die einem Patienten dabei helfen, die Entstehung von Schmerz im Kopf zu beeinflussen, etwa Psychotherapie oder Biofeedback (siehe Seite 106).

Denn negative Gedanken können die Pein verstärken. Wer sich beispielsweise sagt „Das wird nie besser" oder „Ich halte das nicht aus", der aktiviert die für widrige Gefühle verantwortlichen Hirnareale – und leidet mehr.

Eine positive Einstellung kann dagegen körpereigene Systeme aktivieren, die Leid unterdrücken. Glaubt ein Patient, dass ein Schmerz bald nachlassen wird, schüttet sein Gehirn Endorphine aus – Stoffe, die ähnlich wie Morphin gebaut sind und auch so wirken. Sie dämpfen die Übertragung von Schmerzsignalen und ihre Verarbeitung.

Das ist ein Grund dafür, warum wir uns oft besser fühlen, sobald uns ein Arzt ein Medikament verschreibt, selbst wenn es nur ein Placebo ist.

Der Patient erwartet, dass das Mittel seine Qualen erleichtern wird – und der Körper setzt dies teilweise bereits selbst um. Etwa die Hälfte der schmerzlindernden Wirkung von Medikamenten geht auf diesen Mechanismus zurück.

Auch Ablenkung hilft. Denn Schmerz erfordert Aufmerksamkeit, wir fühlen ihn nur, wenn die Signale, die aus dem Körper kommen, ins Bewusstsein dringen. Richten wir unsere Gedanken auf etwas anderes, spüren wir darum weniger Schmerz. So lenken sich Patienten in manchen Zentren zur Behandlung schwerer Verbrennungen während der besonders qualvollen Verbandswechsel erfolgreich mit Computerspielen ab.

Das Gehirn kann sich Schmerz also gewissermaßen wegdenken. Forscher haben dies sogar in Echtzeit beobachtet. Sie legten dafür chronisch Schmerzkranke in Magnetresonanztomographen und spielten ihnen auf einem Bildschirm vor, wie aktiv eine der dabei betroffenen Hirnregionen war, der anteriore cinguläre Kortex. Ein Computer übersetzte die Information in das Bild einer Flamme. Je höher sie loderte, desto reger war die Aktivität in diesem Bereich.

Die Patienten sollten sich dann einreden, dass ihr Schmerz harmlos sei und gleich aufhören werde. Oder sie beschworen angenehme Bilder aus dem Urlaub herauf, um sich abzulenken.

Nach etwas Übung gelang es ihnen, die Flamme auf dem Monitor gleichsam kleiner zu drehen. Und auch wenn die Pein nicht ganz verschwand: Je mehr die Flamme in sich zusammenfiel, desto weniger Schmerz spürten die Probanden.

Daraus lässt sich auch für Rückenkranke Hoffnung schöpfen. Es mag ihr Körper sein, der sie plagt. Aber die Qual, die sie spüren, lässt sich über den Kopf zurückdrängen. So mysteriös das einem Laien auch vorkommen mag. ○

UTE EBERLE, Jg. 1971, lebt als Wissenschaftsjournalistin in den USA. Der Fotograf **ARMIN SMAILOVIC**, Jg. 1968, ist für seine Porträts und Reportagen vielfach ausgezeichnet worden.

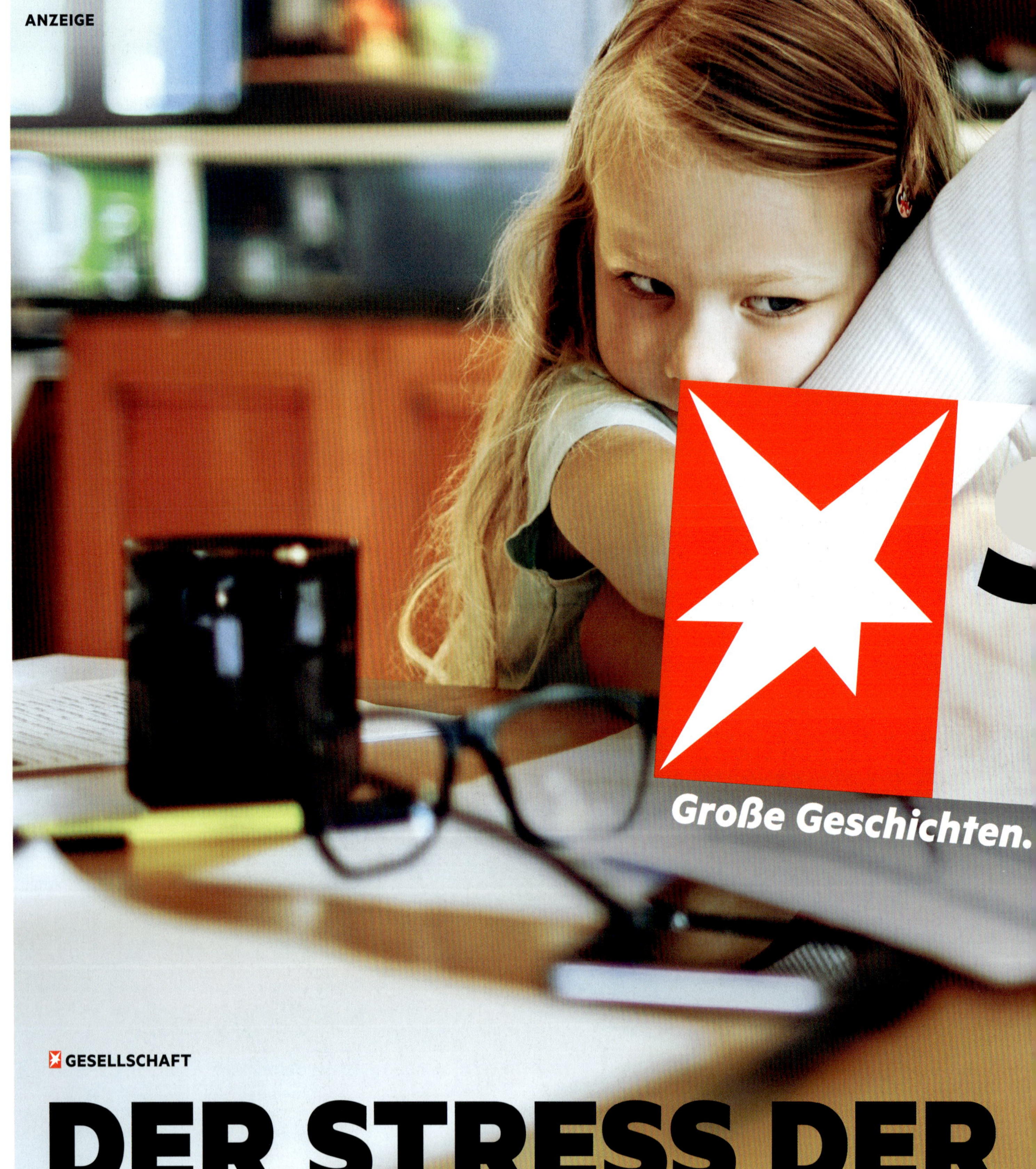

GESELLSCHAFT

DER STRESS DER

Alles im Griff, aber nichts unter Kontrolle. Eine neue Studie zeigt, wie sich Frauen und eigenen Ansprüchen zerreißen. Vielen droht der Burnout. Es ist Zeit zum

Von Silke Gronwald; Fotos: Jonas Wresch

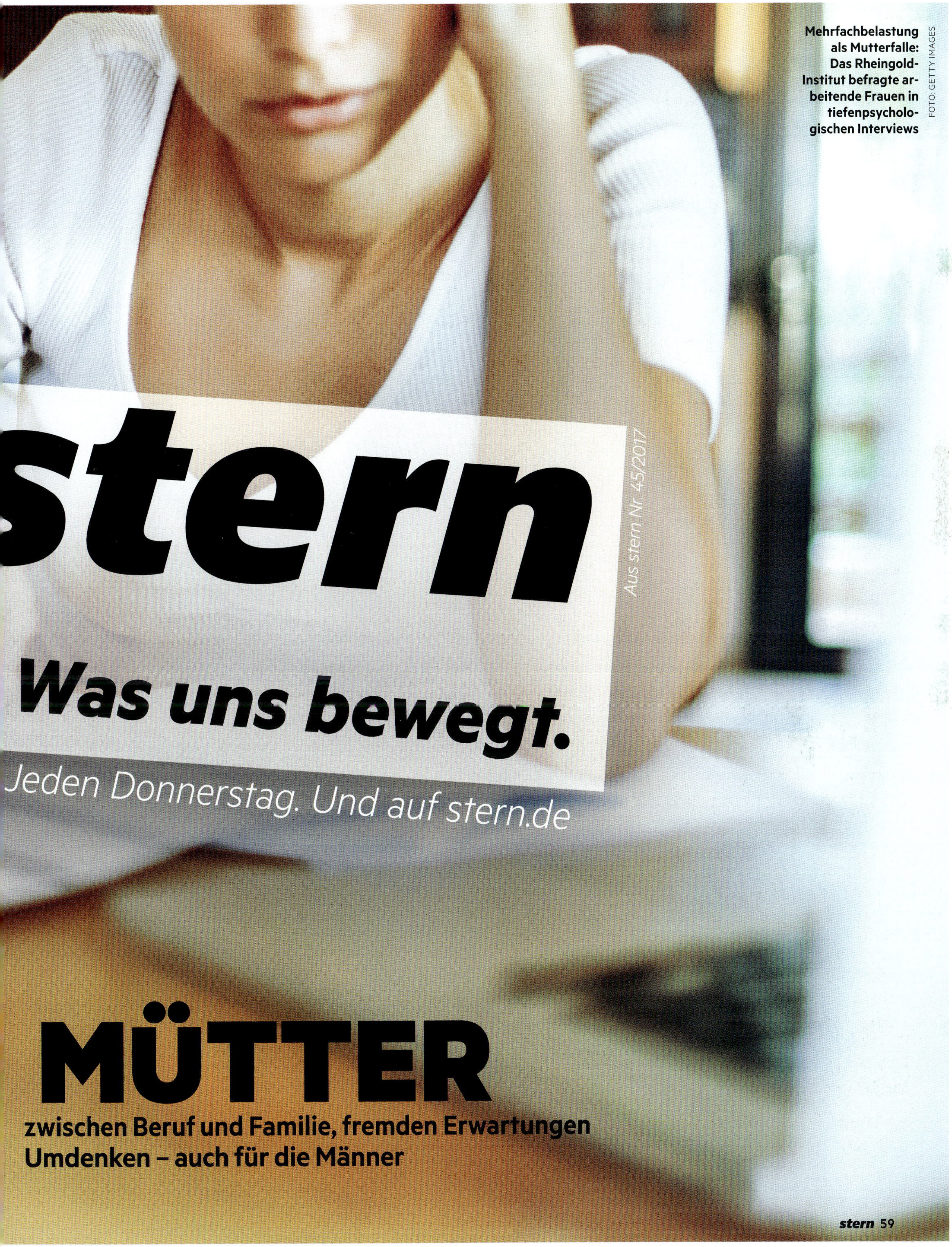

Mehrfachbelastung als Mutterfalle: Das Rheingold-Institut befragte arbeitende Frauen in tiefenpsychologischen Interviews

FOTO: GETTY IMAGES

stern

Aus stern Nr. 45/2017

Was uns bewegt.

Jeden Donnerstag. Und auf stern.de

MÜTTER

zwischen Beruf und Familie, fremden Erwartungen
Umdenken – auch für die Männer

»Der Nächste, **bitte!**«

Auf den Großteil seines Alltags als Orthopäde haben ihn weder sechs Jahre Studium noch sechs Jahre Facharztausbildung vorbereitet. Ein niedergelassener Mediziner aus Berlin berichtet über Patienten, denen er nicht helfen kann, und eine maßlose Bürokratie

AUFGEZEICHNET VON **Ralph Geisenhanslüke** • FOTOS: **Henrik Spohler**

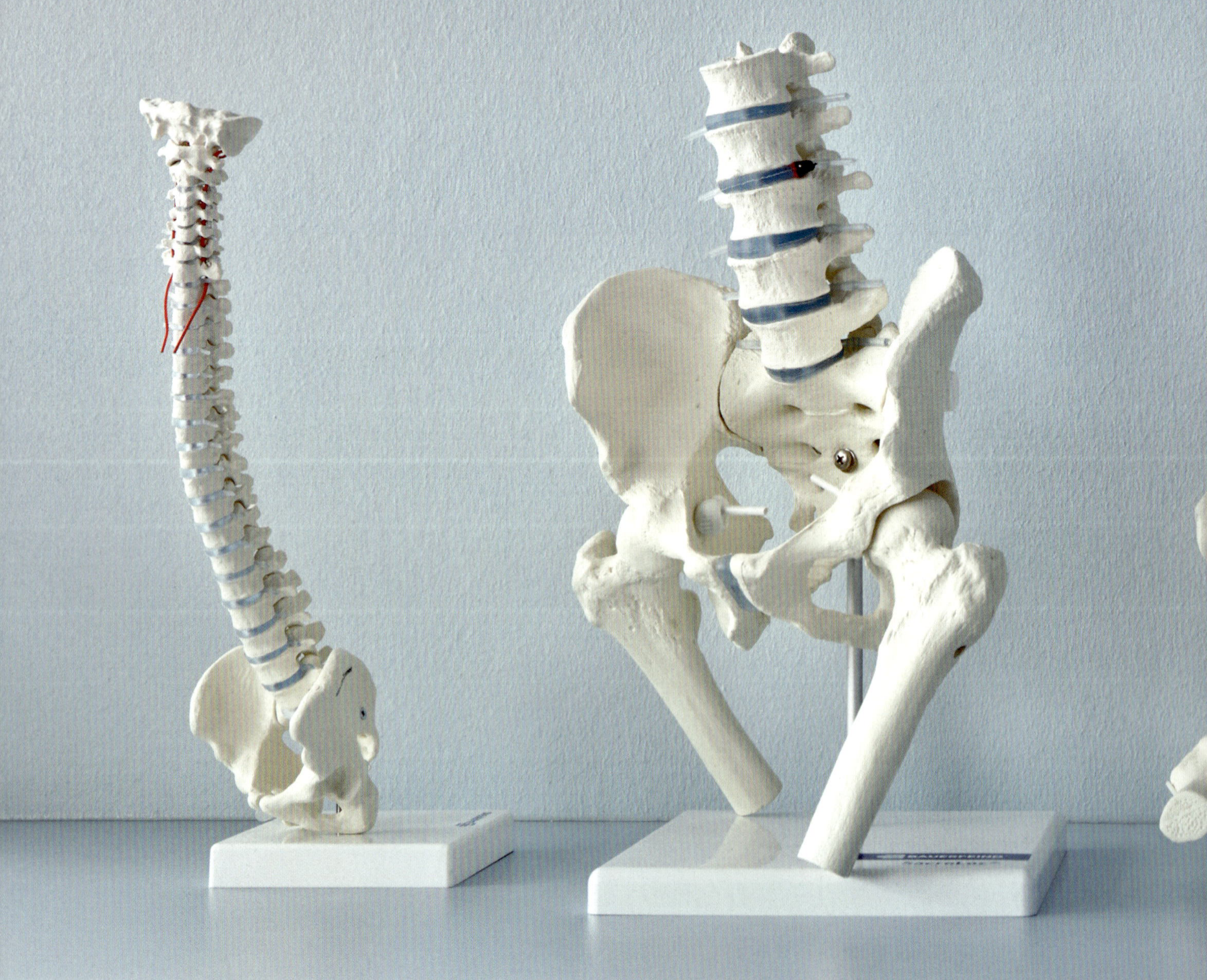

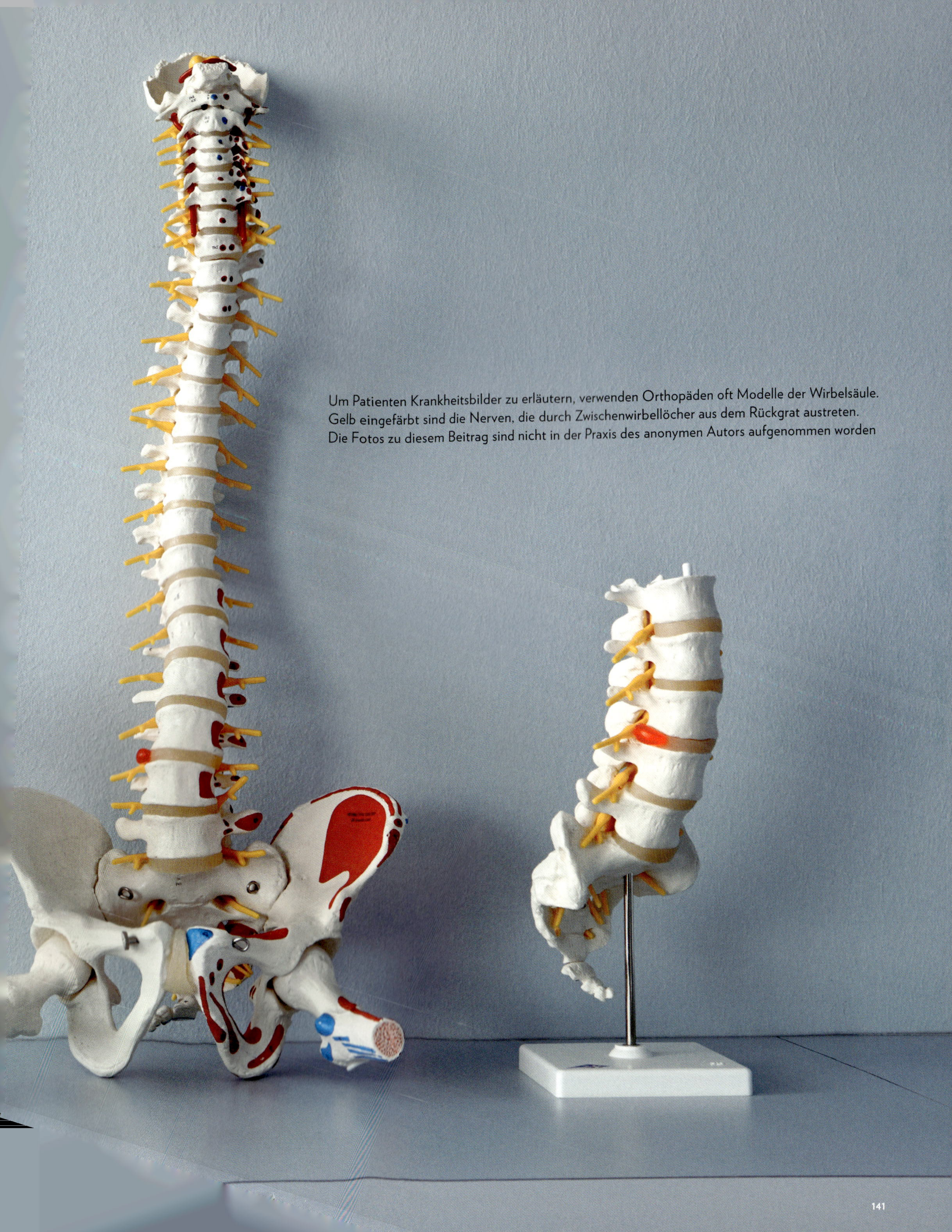

Um Patienten Krankheitsbilder zu erläutern, verwenden Orthopäden oft Modelle der Wirbelsäule. Gelb eingefärbt sind die Nerven, die durch Zwischenwirbellöcher aus dem Rückgrat austreten. Die Fotos zu diesem Beitrag sind nicht in der Praxis des anonymen Autors aufgenommen worden

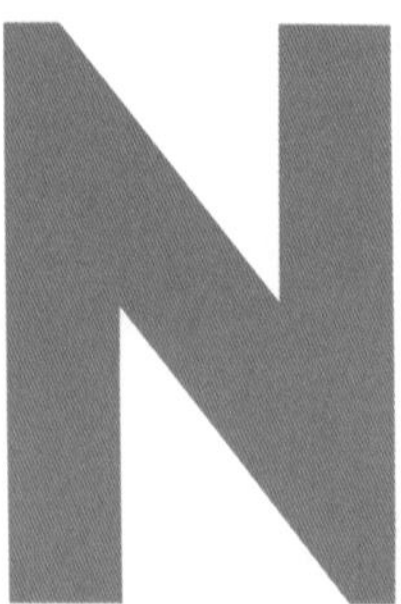

Neulich hat mich ein Mann auf der Straße angesprochen: „Sie sehen aus wie mein Orthopäde. Haben Sie vielleicht einen Bruder?"

Ich antwortete: „Nein, ich bin es selbst."

„Ach! Im Sprechzimmer habe ich Ihr Gesicht gar nicht richtig gesehen, weil Sie immer nur auf den Computer geblickt haben."

„Aber ich habe Sie doch untersucht."

„Da haben Sie aber nicht mich angeschaut, sondern meinen Rücken."

Das hat mir zu denken gegeben.

Und es stimmt, ich habe relativ wenig Kontakt zu meinen Patienten, ich meine: von Angesicht zu Angesicht. Denn zwischen dem Patienten und mir steht: der Computer. Der muss gefüttert werden mit vielen – teils sinnlosen – Informationen, die ich nur deshalb eintippe, weil ich jedes Mal genau dokumentieren muss, was der Patient gesagt hat und was ich untersucht habe.

Die Dokumentation ist für einen Arzt wichtiger als alles andere. Wenn ich nur dokumentiere und gar nicht untersuche, bin ich sicherer, als wenn ich untersuche. Der größte Fehler, den ich machen kann: nur untersuchen, nicht dokumentieren.

Das ist natürlich irrsinnig. Ich verstehe durchaus den Wunsch nach Kontrolle, wenn man für eine Leistung bezahlt. Aber es ist unfassbar, was an Dokumentation verlangt wird. Damit verbringe ich etwa die Hälfte meiner Arbeitszeit.

Der zweite große Bereich ist Psychologie, auch im Umgang mit den Patienten. Auf den Großteil der Arbeit in meiner Praxis bin ich also in sechs Jahren Studium und sechs Jahren Facharztausbildung nicht vorbereitet worden.

Früher war ein Orthopäde für richtig wilde Krankheitsbilder zuständig: Fehlbildungen, X- und O-Beine, Skoliose, Arthrose, Hüftdysplasie. Das ist selten geworden. Wenn jemand eine massive Fehlbildung hat, kommt er selten zu einem niedergelassenen Orthopäden.

Der Orthopäde wird mit Rückenschmerz assoziiert. Doch nur ein kleiner Teil der Patienten hat wirklich etwas Ernstes. Die meisten Fälle sind „unspezifisch", kein Mensch kann sagen, woher der Schmerz kommt.

Ich habe überwiegend Patienten mit chronischem Rückenschmerz. Sogar schon Kinder. Meist aufgrund von Überlastung. Psychisch und physisch. Überlastung heißt auch: Die Muskulatur ist dem, was sie eigentlich leisten muss, nicht mehr gewachsen. Viel mehr Sitzen zum Beispiel. Einseitige Fehlhaltungen, immer mehr Bürojobs. Früher wurde mehr körperlich gearbeitet und sich überhaupt mehr bewegt.

Dafür wurde ich nicht ausgebildet. Das waren vielleicht mal drei Monate. Im Studium beschäftigt man sich mit Krankheiten, die auf klare strukturelle Veränderungen zurückzuführen sind – aber die meisten Rückenschmerzpatienten leiden gar nicht unter strukturellen Veränderungen, sondern unter leichten Fehlhaltungen, die viele Menschen betreffen.

Trotzdem stehe ich vor der Aufgabe: Wie kann ich für diese Menschen wieder so etwas wie Normalität herstellen?

Einen Großteil meiner täglichen Arbeit könnte auch ein Physiotherapeut erledigen. Oder ein durchschnittlich intelligenter Student. Die meisten Patienten haben ja nichts außer Schmerzen. Der Arzt ist nur dazu da, diejenigen herauszufischen, bei denen es wirklich ernst ist.

Es gibt einige Kliniken, die sich auf konservative Therapie spezialisiert haben. Das ist schön, die Patienten fühlen sich gut betreut, haben jeden Tag Anwendungen, Selbsthilfegruppe, Entspannungstechniken, psychologische Gespräche. Sie werden auch angehalten, eine Psychotherapie zu beginnen – wenn sich schon keine körperliche Ursache der Schmerzen finden lässt, dann vielleicht eine seelische. Doch da beginnt häufig das Problem: Sie finden keinen Therapeuten.

Meist schaffen es solche Patienten nicht, grundlegend etwas in ihrem Verhalten zu ändern. Und so habe ich sie nach einigen Wochen wieder bei mir.

Der Mann, der mir auf der Straße sagte, ich sähe aus wie mein Bruder, war ein anspruchsvoller Patient. Sehr viele Fragen. Alles ganz genau. Ich hatte mir viel Zeit für ihn genommen. Dass trotzdem ein so schlechter Eindruck von mir entstand, war mir ein Warnzeichen.

»Das Bild des Patienten entsteht am Computer – ***nicht am Menschen***«

Wenn ein Patient ins Sprechzimmer kommt, schaue ich ihn nicht lange an. Nach der Begrüßung blicke ich in seine Datei: Was war der Befund, was habe ich mit ihm gemacht, als er vor zwei Wochen da war? Aha. Rückenschmerzen, Spritze. Hatte schon Physiotherapie (oder nicht). Wartet auf ein MRT, also eine Magnetresonanztomographie-Aufnahme (oder nicht). Das alles lese ich kurz durch, während der Patient sich hinsetzt.

Dann frage ich ihn: Wie geht es Ihnen? Dann sagt er vielleicht: Nach der Spritze war es erst einmal besser. Das muss ich alles dokumentieren, sonst kann ich ihm keine zweite geben – jede Leistung muss ja begründet werden. Also schreibe ich das auf, während er es mir sagt.

Auf diese Weise entsteht [...] Bild des Patienten [...] Computer [...]

In kaum einem anderen Land werden Patienten häufiger durchleuchtet als in Deutschland: im Schnitt 1,7 Mal pro Jahr

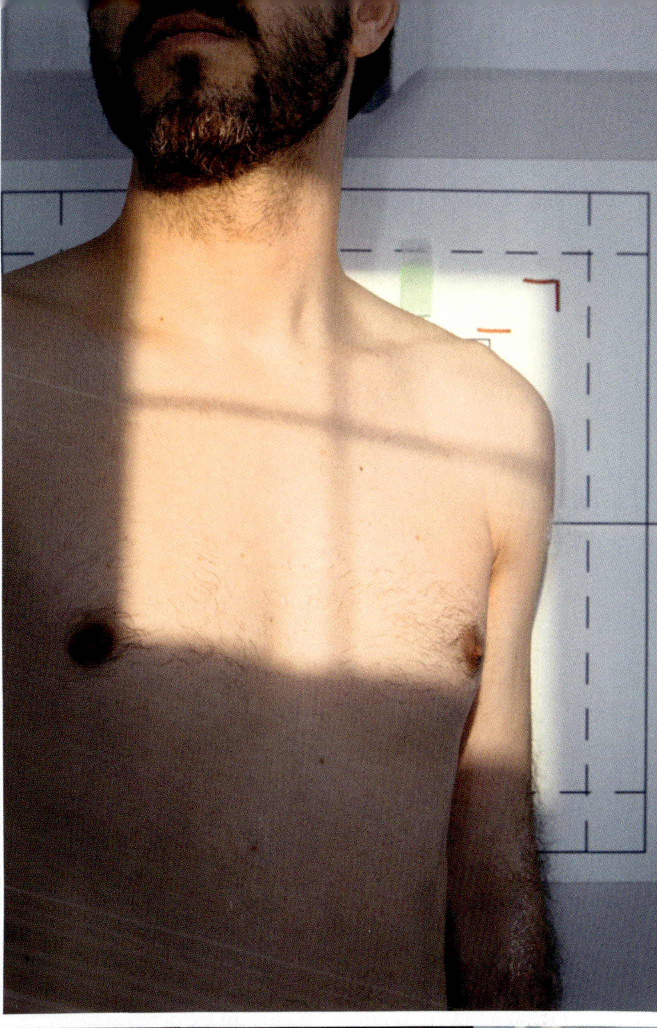

Mit Ultraschallgeräten wie diesem untersuchen Orthopäden vor allem Gelenke sowie Sehnen und Muskeln

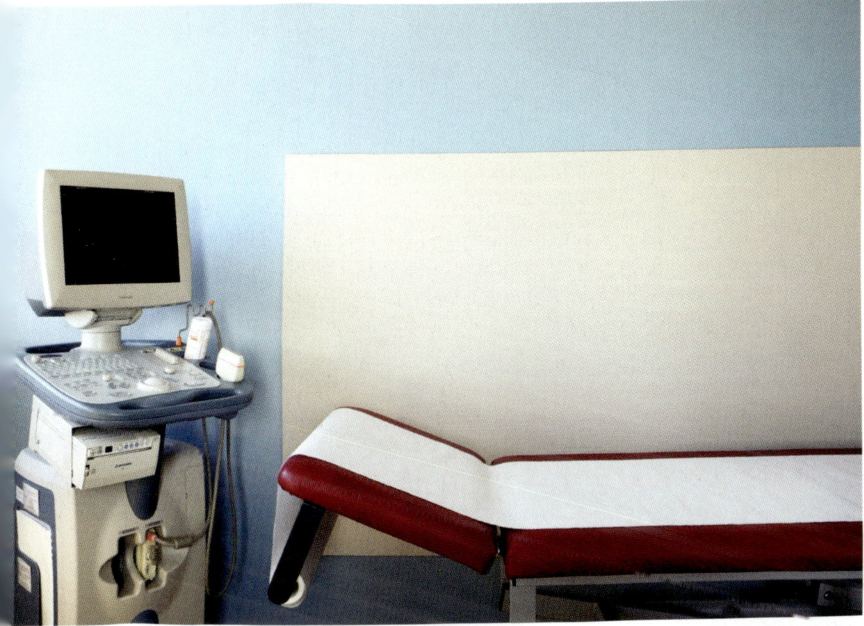

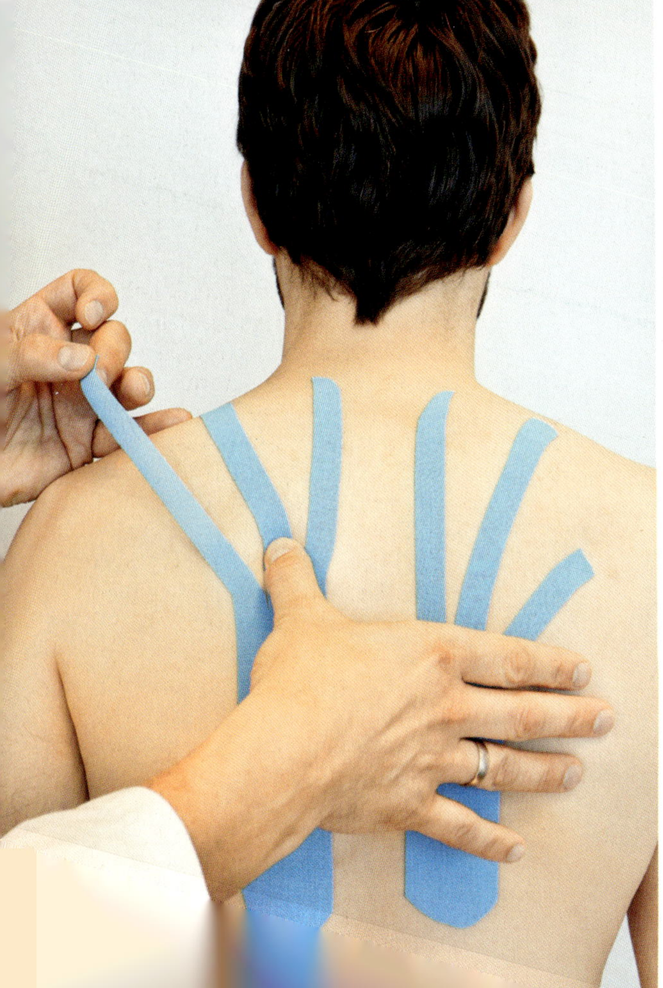

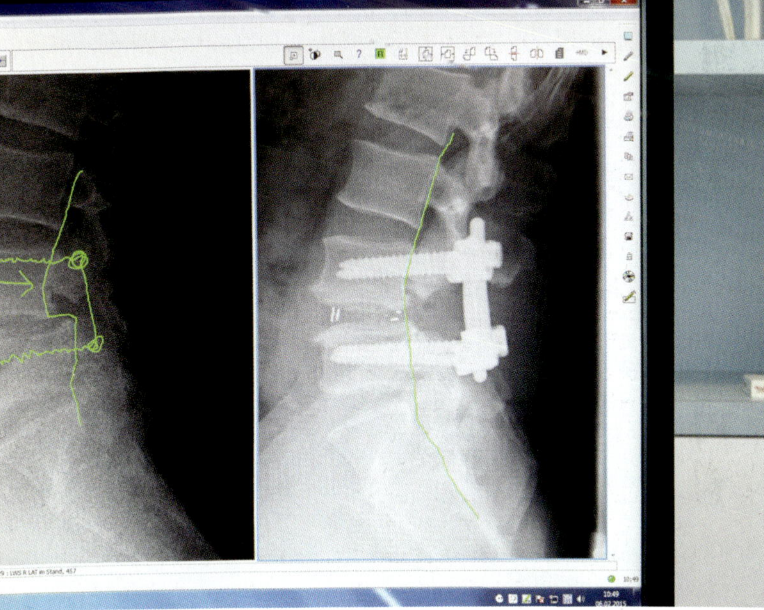

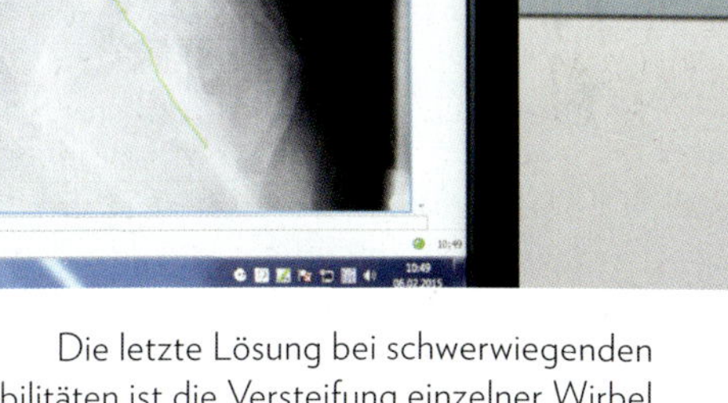

Die letzte Lösung bei schwerwiegenden Instabilitäten ist die Versteifung einzelner Wirbel

Bei Schmerzen und zur Unterstützung der Muskulatur setzen Orthopäden manchmal selbstklebende Tapes ein

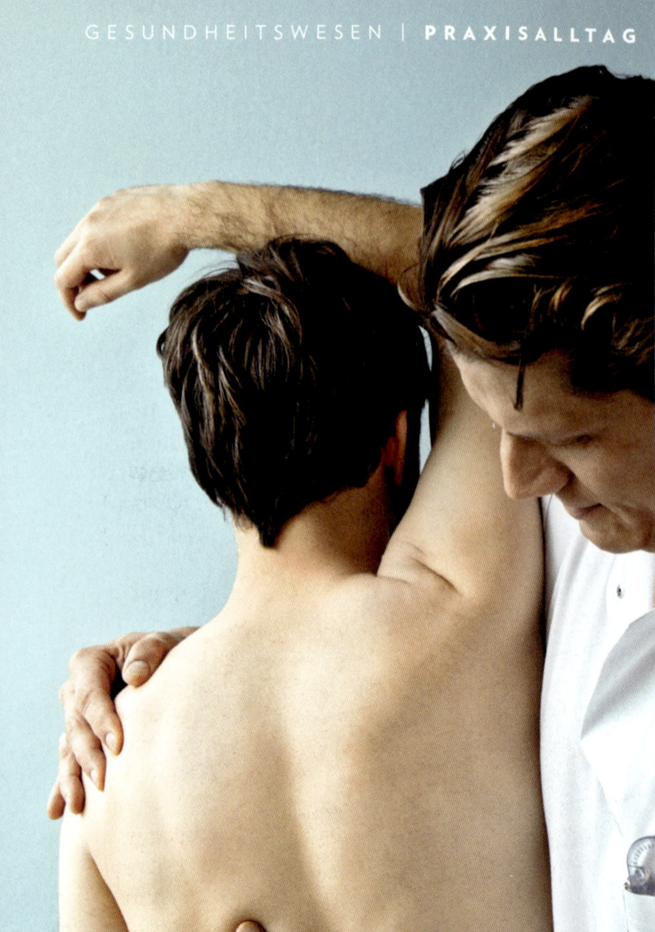

Für die Grundversorgung eines gesetzlich Versicherten kann der Orthopäde 26 Euro pro Quartal abrechnen

Gesetzlichen Krankenkassen zufolge müssen deren Versicherte durchschnittlich sechs Tage länger auf einen Termin warten als Privatversicherte

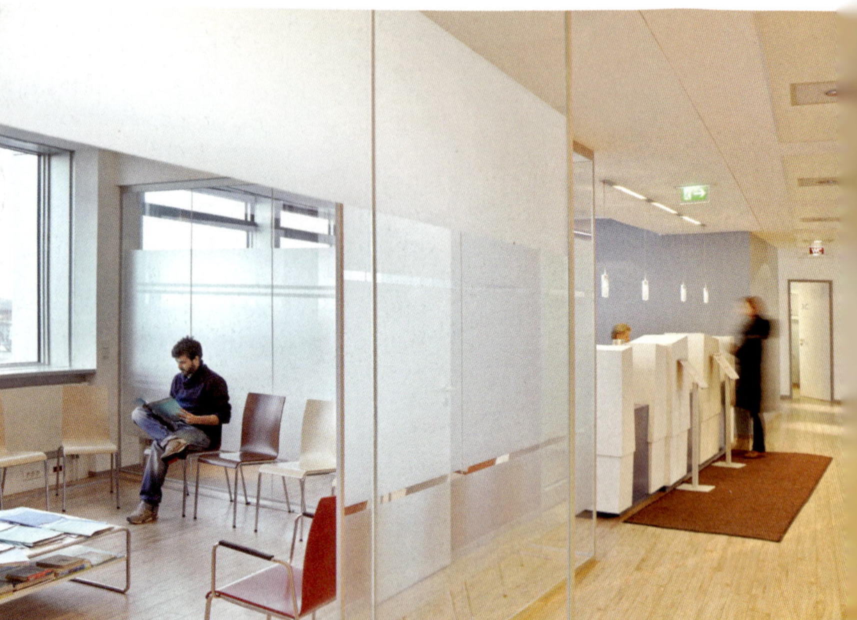

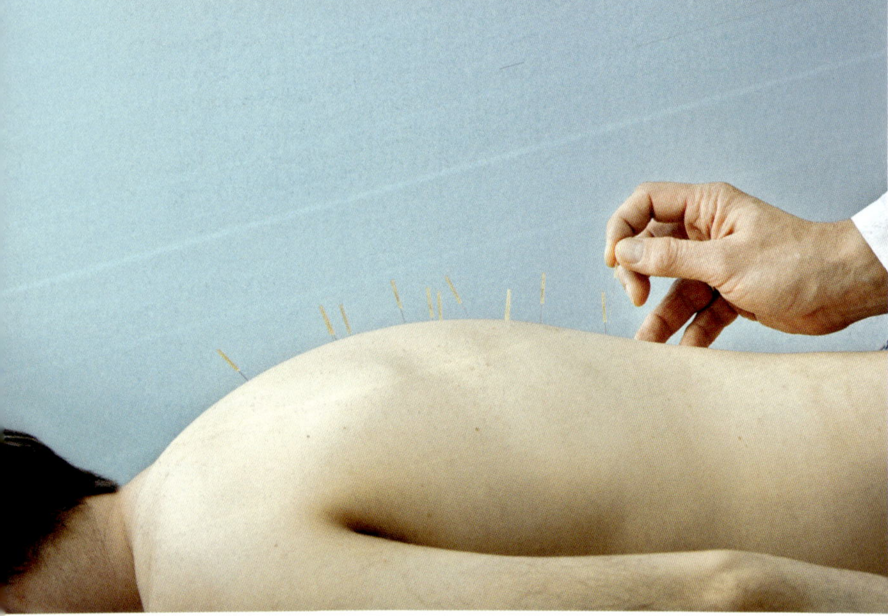

Nadelstiche gegen Rückenschmerzen: Akupunktur, ein Verfahren der Alternativmedizin, verspricht Linderung

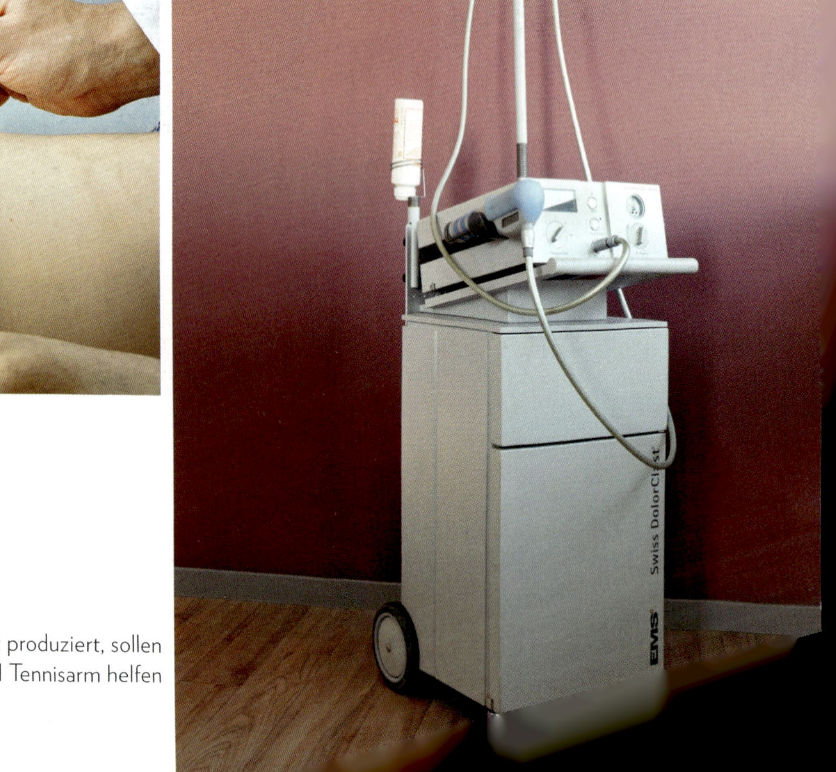

Stoßwellen, wie sie dieses Gerät produziert, sollen gegen Gelenkverkalkung und Tennisarm helfen

Früher hat die Schwester die Dokumentation gemacht und die Anamnese schon vorher geschrieben. Dann kam der Arzt zur Untersuchung ins Zimmer. Die Schwester sagte ihm, worum es geht, der Arzt begann zu untersuchen, während der Untersuchung diktierte er den Befund. Dann wurde das Prozedere festgelegt. Die Spritzen waren allesamt schon vorbereitet. In einer normalen Praxis wurden am Morgen erst einmal 500 Spritzen aufgezogen.

Und dann gab es bis vor zehn Jahren noch überall das Kabinensystem, weil die Spritzen alle noch von der Krankenkasse bezahlt wurden. Wenn da jemand Rückenschmerzen hatte, wurde nicht groß geschaut, sondern es wurden erst einmal zehn Spritzen angesetzt. Der normale Rückenschmerz war dann sowieso weg, mit Spritzen oder ohne. Also musste man sich auch nicht kümmern. Und wenn was Schlimmeres war, konnte man ja immer noch später nachschauen.

Also Spritzen. Es gab zehn Kabinen, abgetrennt durch Vorhänge. Hinter dem Vorhang machten sich die Patienten frei, drehten sich um, beugten sich vornüber. Die Schwester zog den Vorhang auf, der Arzt bekam die Spritze in die Hand und erkannte die Patienten im Prinzip am Gesäß, nicht am Gesicht.

Zehn Spritzen – und zwei Jahre beschwerdefrei. Weil der Schmerz nicht chronisch wurde. Weil man sich aufgehoben fühlte. Vielleicht der Placebo-Effekt. So sahen früher orthopädische Behandlungen aus.

Den Patienten ging es auch nicht schlechter. Es ist ja nicht so, dass der Rückenschmerz damals seltener war. Es war eine andere Form von Therapie. Der Patient wurde konditioniert. Viele waren vollauf zufrieden.

Der normale Rückenschmerz – bei Patienten, an denen nichts Auffälliges festgestellt wurde – dauert eine Woche. Mit Arzt sieben Tage. Egal, was man macht. Der ist dann weg. Ob Sie den Patienten mit Pillen, Spritzen oder Gymnastik zuknallen oder nicht, macht keinen Unterschied.

Das ist heute die Kategorie: „normaler Rückenschmerz". Es gibt jede Menge Studien, die zu dem Ergebnis kommen, dass man da eigentlich gar nichts machen muss.

Ich bin konservativer Orthopäde, ich operiere nicht selbst. Und ich würde jedem davon abraten, sich unnötigerweise in diese Maschinerie zu begeben. Das Krankenhaus ist der gefährlichste Ort von allen. Unter anderem wegen der Keime. Für Operationen, aber auch für andere Maßnahmen gilt: Wenn einem ein Arzt nicht mit normalen Worten erklären kann, was man hat, sollte man ihm auch nicht vertrauen.

Vor allem dann, wenn man vor der Entscheidung steht, ob eine Operation notwendig ist oder nicht, finde ich: Es gibt keine nicht zu verstehende Begründung. Oder Sie haben den falschen Arzt. Wenn er sich vor einer Erklärung drückt und Ihnen irgendwelche Fachbegriffe an den Kopf wirft, kann das nicht gut sein. Das sage ich nicht als Arzt, sondern als Mensch. Wenn jemand mir das nicht erklären kann, dann mache ich es nicht.

Es ist wie in der Autowerkstatt, da ist man auch ausgeliefert. Man hat ja keine Ahnung. Nur hat eine Autowerkstatt nicht so einen hohen Stellenwert. Da wird per se schon angenommen, dass man übervorteilt wird. Also muss ich aufpassen, mir eine zweite Meinung holen. Da macht das jeder. Was kostet es, den Vergaser auszuwechseln? Müssen die Bremsscheiben wirklich raus?

Beim Arzt ist das nicht so. Die Begegnung auf Augenhöhe: Brauche ich wirklich eine Hüftprothese? Reicht nicht ein Überhol-Service? Oder einfach mal saubermachen, einfach nur eine Arthroskopie? Der „gute" Orthopäde ist ein Mythos, so wie insgesamt die Idee vom Arzt als Heiler oder als Heiliger. Ein Arzt ist nicht per se gut. Es gibt unter Ärzten genauso viele Idioten wie unter anderen Menschen.

Ich behandele etwa 1000 Patienten pro Quartal. Mein Rahmen für Kassenpatienten ist begrenzt. Für die Grundversorgung pro Patient und Quartal zahlt die gesetzliche Krankenversicherung 26 Euro, egal, wie oft der Patient kommt. Wenn ich mein „Richtgrößenvolumen" für Arznei-, Verband- und Heilmittelverordnungen überziehe, bekomme ich E-Mails vom „Frühwarnsystem" der Kassenärztlichen Vereinigung. Dann weiß ich: Bald drohen Regresszahlungen wegen zu viel verschriebener Medikamente oder Krankengymnastik. Wir Ärzte wissen noch nicht einmal, was wir verdienen, das stellt sich erst am Ende des übernächsten Quartals heraus.

»Mit Ärzten ist es wie mit Autowerkstätten:
Der Kunde hat ja keine Ahnung«

Das deutsche Gesundheitssystem ist unübersichtlich und hektisch geworden. Viele Patienten haben das Gefühl, allein gelassen zu sein. Sie erwarten Hilfe, Rettung, Erlösung. Das ist verständlich. Aber dahinter steckt auch die Mentalität: Ich lege meine Versichertenkarte auf den Tisch, und der Arzt wird schon alles für mich machen.

Ist der Patient wirklich alleingelassen? Bis zu einem gewissen Grade: ja. So wie jeder Mensch. Das ist unsere Lebenssituation. Viele Menschen haben sich in dem Gedanken eingerichtet, dass der Staat sich um alles kümmert. Aber wir müssen uns um uns selbst kümmern. Das ist für viele zu viel.

Sie sind getrieben von Angst und Halbwissen. 90 Prozent der Leute begreifen nicht, was man ihnen erzählt. Ich habe zehn bis zwölf Patienten pro Stunde und vor allem: wenig Zeit.

Wenn der Patient das zweite und dritte Mal kommt, gibt es beim Orthopäden sogenannte „Komplexziffern" zur Abrechnung mit der Kassenärztlichen Vereinigung. Beim Rücken ist es so: Ein Patient muss zweimal im Quartal kommen, ein bestimmter Untersuchungsumfang muss erfüllt und dokumentiert sein. Kann er sich bewegen? Ist er irgendwo eingeschränkt?

Nur wenn der Patient das zweite Mal kommt, erhalte ich mein volles Geld. Wenn er nicht kommt, kann ich die Komplexziffer nicht abrechnen. Wenn ich einen Patienten, der eigentlich kein großes Problem hat, untersuche und berate, und er kommt damit gut klar – dann schade ich mir damit de facto selbst. Ich habe mir vielleicht mehr Zeit genommen, ihn zu beraten, aber ich bekomme weniger Geld.

Es ist also besser, den Patienten noch einmal einzubestellen. Reine Verwaltungstechnik. Die Wiedereinbestellung erfolgt nicht nach medizinischen, sondern nach geschäftlichen Gesichtspunkten.

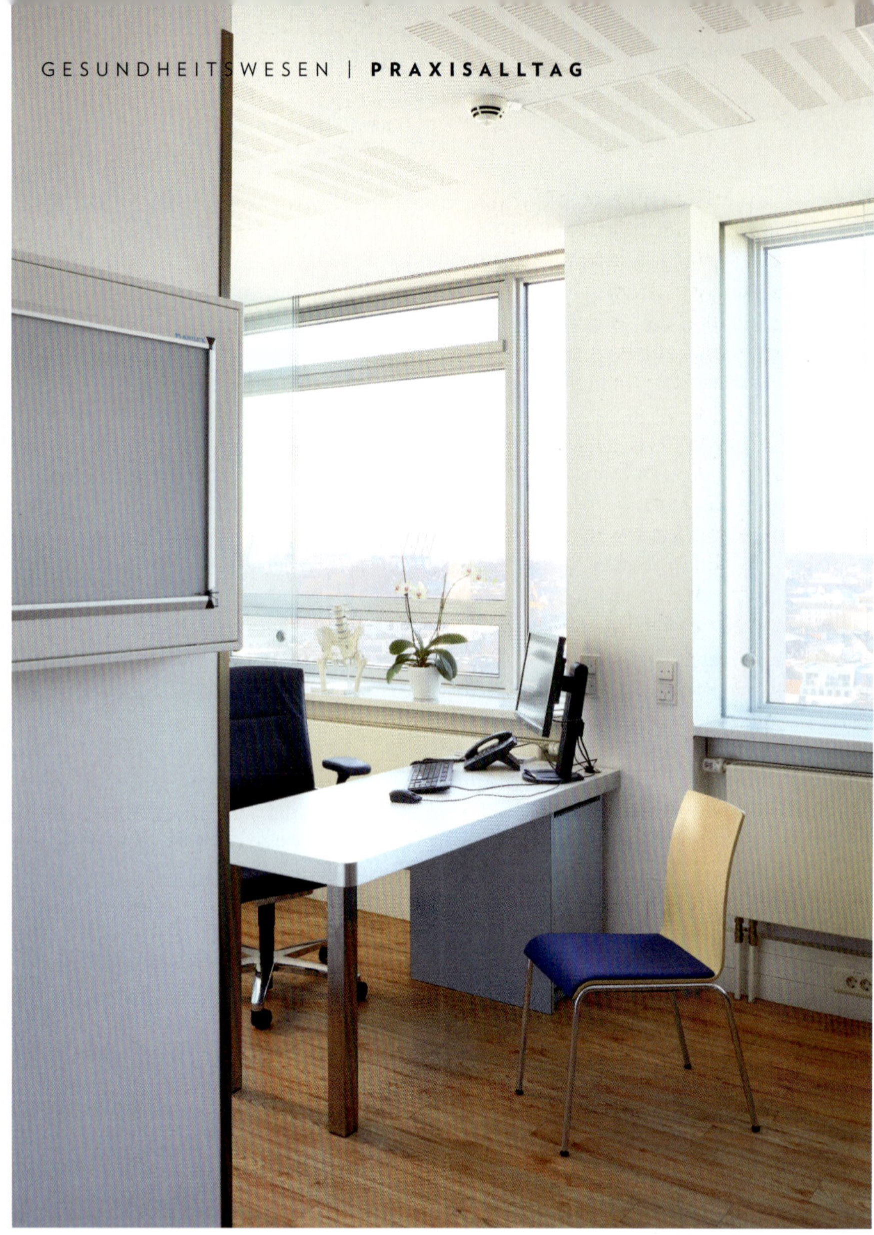

Rund 1000 Patienten behandelt der Autor dieses Textes im Durchschnitt pro Quartal

Privatpatienten wissen, dass sie mehr wert sind. Es ist Heuchelei, zu sagen: Wir wollen keine Zweiklassenmedizin. Selbstredend bekommt ein Privatpatient schneller einen Termin. Es wäre schon aus ökonomischen Gründen dumm, ihn eine Woche lang warten zu lassen. Aber das darf ich natürlich nicht sagen.

Mit Kassenpatienten kann ich gerade eben meine Kosten decken. Viele Praxen existieren nur durch Privatpatienten. Das sind meist Leute, die arbeiten und nur zu bestimmten Zeiten können, die sagen: Ich bin morgen in der Stadt, kriege ich einen Termin? Da sage ich doch nicht Nein. Im Fall eines Privatpatienten bekomme ich für jeden Besuch Geld. Kommt er fünfmal, werde ich fünfmal bezahlt. Der Durchschnitt pro Privatpatient liegt bei 150 bis 250 Euro im Monat. Das sind mindestens 450 Euro im Quartal. Gegenüber maximal 60 Euro bei Kassenpatienten, und das auch nur bei sehr vielen Zusatzausbildungen.

Privatpatienten zeigen häufig auch mehr Eigeninitiative. Sie haben einfach mehr zu tun und können nicht krank sein. Viele sind selbstständig. Sage ich denen: Schonen Sie sich mal zwei Tage, geht das oft nicht. Die vernachlässigen ihre Gesundheit eher, weil sie beruflich so eingebunden sind. Die fragen: Ist es etwas Schlimmes? Und wollen ein Medikament, um zu funktionieren. Das ist auch schädlich. Das Gefühl für Balance kommt mehr und mehr abhanden.

Es wäre unehrlich zu sagen, dass man jeden Patienten gleich mag. Und ich gebe auch zu: Ich kann nicht mit jedem Patienten. Ich versuche, mich auf die zehn Prozent zu konzentrieren, die wirklich ein körperliches Problem haben.

Hier eine Liste von Sätzen, die Sie vermeiden sollten, wenn Sie Ihren Arzt nicht gegen sich einnehmen wollen:

1. „Herr Doktor, ich brauch mal wieder Massage."

Das Schönste ist das „mal wieder" – statt zu sagen: „Ich habe Schmerzen" oder seine Beschwerden zu schildern. Der Patient degradiert den Arzt zur Abholstelle. Das hat für den Arzt aber auch den Vorteil, gleich zu wissen, woran er ist. Sofern Sie nicht gerade der 50. Rücken an diesem Tag sind und der Arzt gelassen bleibt, antwortet er vielleicht: „Haben Sie denn ein Problem? Dann schaue ich es mir an und überlege, wie Ihnen zu helfen ist."

2. „Herr Doktor, ich habe drei Probleme und zwei akute Sachen. Seit fünf Jahren habe ich's hier am Finger und Ellenbogen und schon immer am Knie. Dann brennen die Füße. Aber ganz akut ist der Rückenschmerz."

Und wenn Sie das alles untersucht haben, kommt der Satz: „Aber das Wichtigste habe ich Ihnen noch gar nicht gesagt …"

Das ist zu viel auf einmal! Versuche ich, dem gerecht zu werden, sage ich dem Patienten in den zehn Minuten sieben Sachen, von denen er die meisten schon auf dem Weg zur Schwester wieder vergisst. Wenn man einen Arzt mit einer Handvoll Probleme gleichzeitig konfrontiert, gerät er unter Stress. Er weiß genau, wie voll das Wartezimmer ist. Der Arzt sieht den Patienten womöglich zum ersten Mal und hat nicht das Vorwissen des Menschen, der sich vielleicht bereits jahrelang mit etwas quält, dann irgendwann beschlossen hat, zum Orthopäden zu gehen, und sich sagt: Wenn ich jetzt

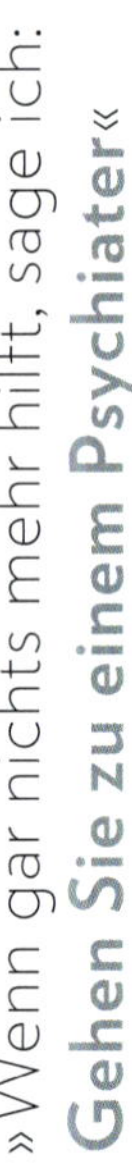

schon mal hingehe, muss aber auch alles auf den Tisch.

3. „Meine Kasse hat gesagt: Ich bekomme Massagen! Die haben gesagt: Ich bekomme alles."

Meist wird der Zusatz vergessen: „Wenn es medizinisch notwendig ist." Manche Patienten wenden sich an die Ärztekammer, weil ich kein MRT mache oder keine Massage verschreibe. Viele machen sich nicht klar, dass unsere Aufgabe nicht nur ist, Krankheiten zu entdecken, sondern auch erst einmal zu sortieren: Was ist das Hauptproblem? Und bewusst zu machen: Der Orthopäde ist nicht dazu da, persönliche Probleme zu beseitigen. Wir können das ansprechen. Aber konkrete Hilfe dafür müssen Sie woanders suchen. Hier geht es um die Ursache Ihrer Beschwerden. Ist das etwas für den Orthopäden, den Hausarzt, einen Psychologen oder das Sozialamt?

4. „Ich habe Schwindel. Ich war schon beim HNO-Arzt, beim Neurologen und beim Internisten. Jeder hat gesagt, das kommt von der Halswirbelsäule." Alle Kollegen schieben es weg. Jeder weiß: Das ist eine komplexe Geschichte. Dann bleibt es bei mir hängen.

Wenn gar nichts mehr hilft, sagt man als Orthopäde dem Betroffenen: Gehen Sie zum Psychiater.

Wenn der Arzt aber Glück hat, trifft er auf einen Patienten, der das versteht und sich selbst die Puzzleteile zusammensucht. Er hat verstanden, dass er als Betroffener im Prinzip auf sich gestellt ist. Es ist ja sein Leben.

Er selbst muss aktiv werden. Der ideale Patient stellt sich und mir die Frage: Wie werden wir ein gutes Team? Er sieht den Arzt als Informationsbringer, der helfen kann, sein Problem zu lösen. Wenn so ein Mensch kommt, öffne ich mich sofort. Ich bin als Arzt gern Ihr Partner, wenn ich sehe, dass Sie Hilfe suchen und selbst etwas dazu beitragen.

Nicht einfach nur sagen: Reparier mich! Mach mich wieder gesund!

Da habe ich als Arzt schon einen so hohen Druck, dem kann ich in der Regel nicht gerecht werden. Weil ich genau weiß: Ich kann das nicht allein.

»Ich konzentriere mich auf die Patienten, **die wirklich ein körperliches Leiden haben**«

Eigentlich müsste ich jedem Patienten sagen: Ich kann Ihnen nicht helfen – Sie können sich nur selbst helfen. Ich erkenne die Muster der chronisch Unzufriedenen, oft hat es mit der Arbeit oder der Beziehung oder beidem zu tun.

Doch es wäre psychologisch unklug, die Leute ungefragt damit zu konfrontieren. Viele Menschen muss man erst langsam dahin führen.

Der ideale Patient ist sich bewusst: Es liegt in seiner Hand, wie er seine Beschwerden in den Griff bekommt. Und es ist sein gutes Recht, sich Hilfe zu holen. Die bietet der Arzt. Der Arzt versucht die Ursache zu erklären und ihm Lösungsansätze zu bieten.

Der ideale Patient will nicht sofort in die Röhre. In seinem eigenen Interesse. Die Bilderhörigkeit vieler Patienten heutzutage hat dazu geführt, dass immer weniger angefasst und wirklich hingeschaut wird, wie sich jemand bewegt.

Der ideale Patient fragt: Was kann *ich* denn eigentlich machen? Wie finde ich jemanden, der mir auf meinem Weg hilft? Wie kriege ich einen Arzt dazu, dass er mich gut behandelt? Das ist auch ein Kennenlernen, wie ein Vorstellungsgespräch. Jemand, der Eigeninitiative zeigt, bekommt mehr Medizin von mir.

Was macht einen guten Arzt aus? Ein guter Arzt kann auf komplexe Zusammenhänge eingehen und hat gute Ideen, wie er welches Problem bearbeitet.

Oder er kann sofort sagen: Das ist nichts für mich. Ein guter Arzt ist zugewandt, aber nicht zu sehr involviert. Er macht, wie auch ein guter Trainer, die Leute nicht abhängig von sich.

Er will, dass die Patienten aus eigener Kraft stehen. ○

Der **ANONYME AUTOR** ist Ende 40 und praktiziert in einer großen Gemeinschaftspraxis in Berlin. **HENRIK SPOHLER**, Jg. 1965, ist für seine Fotoarbeiten vielfach ausgezeichnet worden und unterrichtet an der Berliner Hochschule für Technik und Wirtschaft Fotografie.

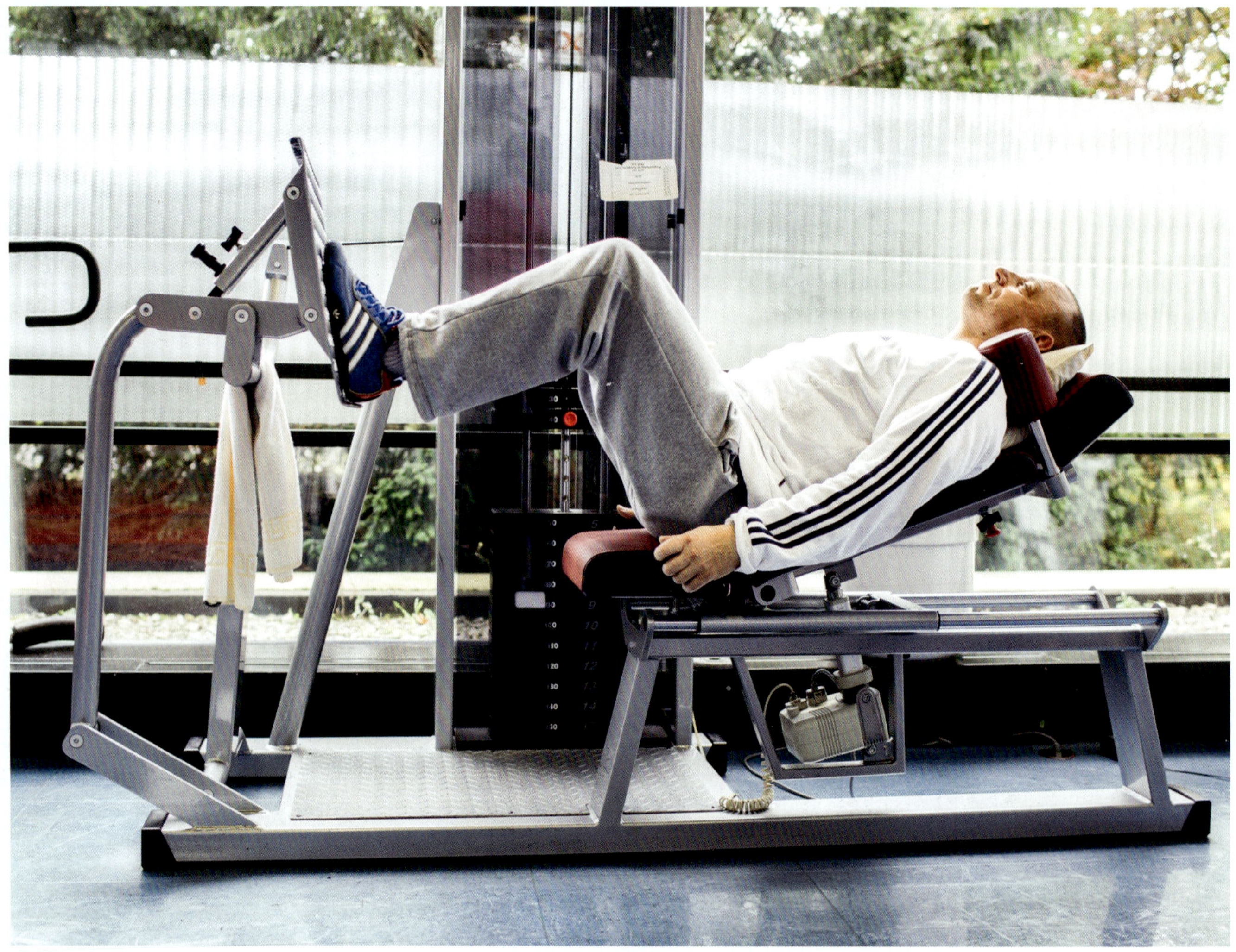

Die Beinpresse ist eines der Hilfsmittel, mit denen Gerhard Schulz am Universitätsklinikum Göttingen an seiner Rekonvaleszenz arbeitet. Der frühere Schlosser leidet seit Jahren an chronischen Rückenschmerzen

Was macht **der Schmerz** mit meinem Leben?

Ja, es darf wehtun. Wanderungen, Ballspiele, Krafttraining: Bei der multimodalen Therapie soll Bewegung die Muskeln stärken, selbst wenn der Rücken rebelliert. Und da Schmerz nicht nur körperliche Ursachen hat, wird die Heilmethode durch Gespräche mit Psychologen ergänzt

TEXT: **Johannes Schweikle** • FOTOS: **Franz Bischof**

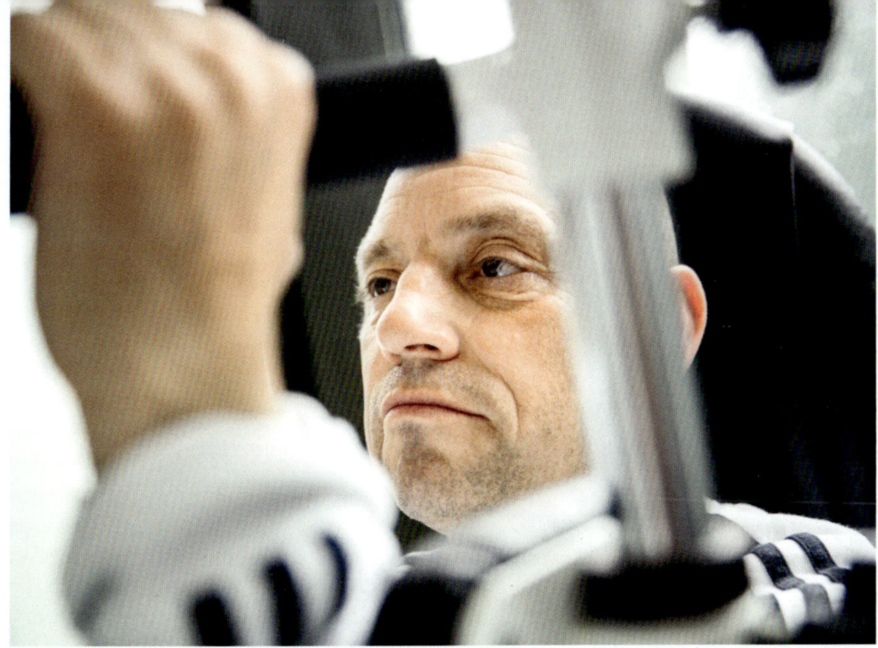

Die vielen Jahre harter Arbeit haben seine Lendenwirbelsäule ruiniert, Massagen und Schmerztabletten allein haben Schulz nicht geholfen

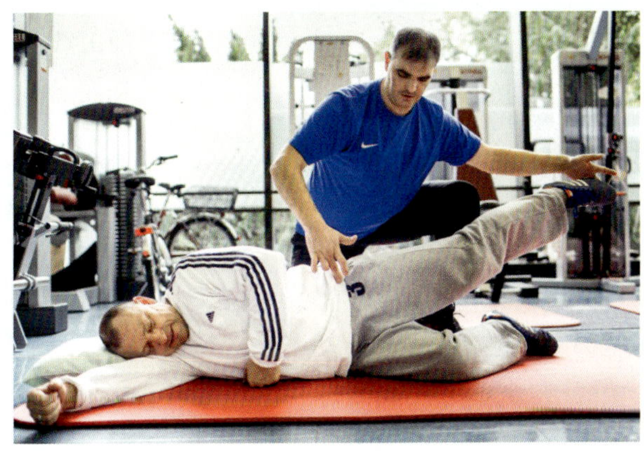

Rückengymnastik mit dem Physiotherapeuten: Dabei geht es nicht nur um exakte Übungen, sondern auch um die Angst vor dem Schmerz

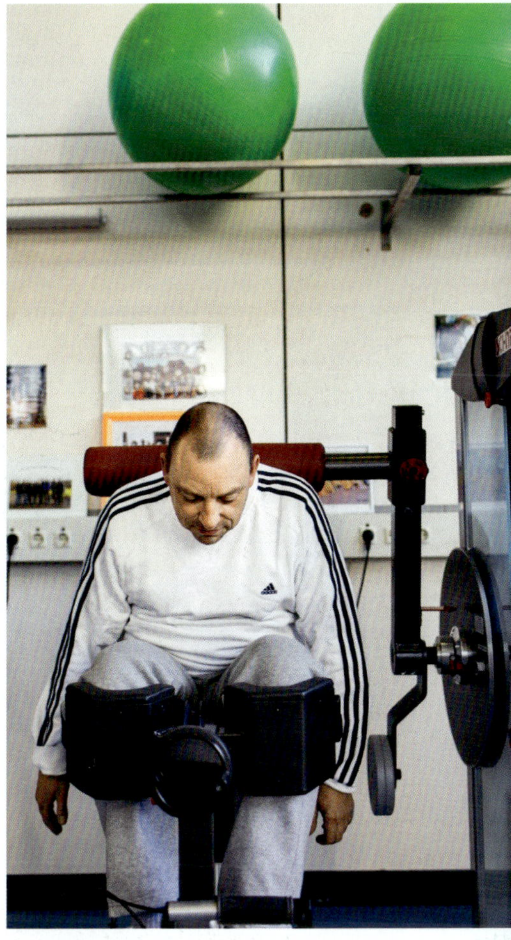

Die Last auch mal wegdrücken – was am Rückenstrecker noch einfach geht, ist im Alltag weitaus schwieriger

Er liegt am Boden. Auf einer roten Matte, in Seitenlage. Mit dem rechten Arm rollt er einen Ball langsam vom Körper weg und wieder zurück. Seine Stirn hat sich in Falten verzogen, die einfache Übung strengt ihn sichtbar an. Dabei ist der Gymnastikball luftgefüllt, und der Mann am Boden hat die Statur eines Boxers. Doch trotz der Schaumgummimatte ist die Seitenlage alles andere als bequem für ihn. Ursache dafür ist der chronische Schmerz, den er seit Jahren in der Lendenwirbelsäule spürt.

Gerhard Schulz*, 54, lebt in einer Kleinstadt am Rande des Harzes und ist gelernter Schlossermeister. Viele Jahre hat er im Montagebau gearbeitet. Als er Mitte 40 war, begann er im unteren Rücken Schmerzen zu haben. Er schenkte den Beschwerden zunächst wenig Beachtung und hoffte, dass sie von allein wieder verschwinden würden.

Schulz ließ sich Massagen verschreiben und schluckte Schmerztabletten. Aber auch das half nicht.

Deshalb hat er nun am Universitätsklinikum Göttingen eine Therapie begonnen, die als das derzeit am ehesten erfolgversprechende Konzept gegen chronische Rückenschmerzen gilt: die multimodale (also mehrere Verfahrensweisen verbindende) Schmerztherapie.

Diese Behandlungsform ist von Orthopäden und Psychologen in Dallas, Texas, entwickelt worden. Während zuvor die medikamentöse Schmerzbekämpfung im Fokus stand, rückte nun die Wiederherstellung der Funktionsfähigkeit in den Mittelpunkt, etwa durch die Überwindung der Angst vor schmerzauslösenden Bewegungen.

Der Erfolg war gewaltig: Mehr als 80 Prozent der chronisch Rückenkranken konnten wieder in ein normales Arbeitsleben zurückkehren.

In Dallas haben auch Ärzte, Psychologen und Psychotherapeuten des Universitätsklinikums Göttingen die neue Therapieform kennengelernt und sie anschließend in Deutschland eingeführt. Jedes ihrer zahlreichen Behandlungselemente war auch vorher schon bekannt, aber bis dahin waren sie nur isoliert angewendet worden – und nicht eng miteinander verzahnt.

Das will die multimodale Therapie ändern. Statt Patienten mit chronischen Rückenschmerzen Ruhe zu verordnen, beginnen Ärzte, die auf diese Behandlungsform setzen, sogleich mit der körperlichen Aktivierung der Betroffenen.

Physiotherapeuten leiten sie an, ihre Muskulatur zu kräftigen: bei Wanderun-

* Name von der Redaktion geändert

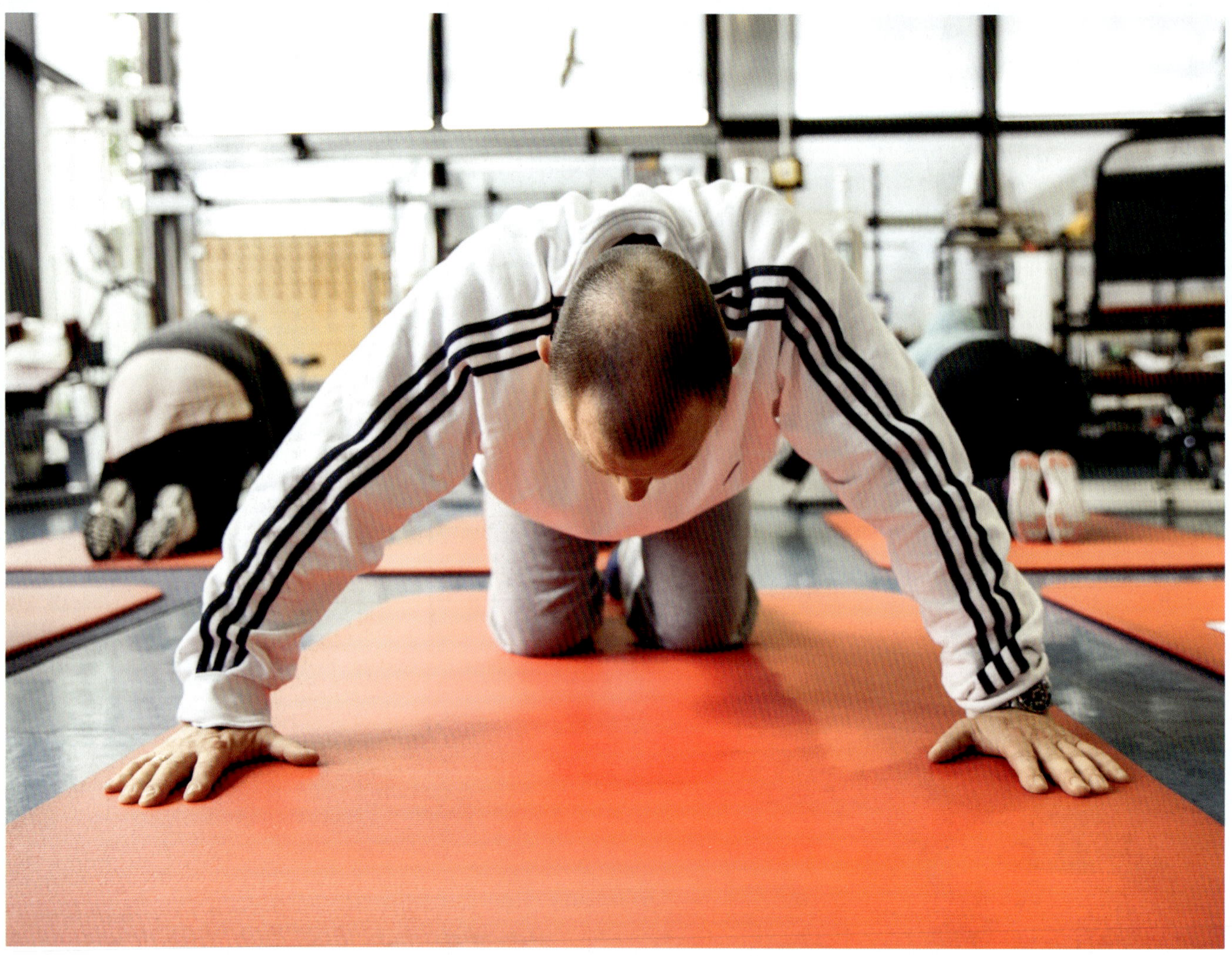

Bloß kein Vermeidungsverhalten angewöhnen und nicht warten, ob der chronische Schmerz doch irgendwann abklingt: Die Behandlung setzt auf permanente Aktivierung

gen, mit Ballspielen, durch Übungen an Geräten, ähnlich wie im Fitness-Studio. Ergotherapeuten zeigen den Betroffenen, wie sie Bewegungsabläufe aus dem Alltag besser bewältigen können.

Hinzu kommen Gespräche mit Psychologen. Sie dienen auch dazu, den Schmerz anders zu bewerten. Dabei geht es um Fragen wie: Was macht die Pein mit meinem Leben? Wie gehe ich mit ihr um? Wie ist es zu dem Dauerschmerz gekommen? Wo habe ich nicht auf meinen Körper gehört?

Ein Schmerzmediziner begleitet die Therapie. Er entscheidet beispielsweise, welche Medikamente ein Patient in welcher Dosierung zur Schmerzlinderung erhält, doch er ist den Psychologen und den anderen Therapeuten nicht übergeordnet.

Es gibt eine flache Hierarchie: Multimodale Therapie ist eine Team-Behandlung, jeder hat seine spezifische Expertise und Verantwortung.

Gerhard Schulz wird in Göttingen von solch einem eingespielten Team betreut. Das gemeinsame Ziel: Der Patient soll möglichst schnell wieder zurückfinden in ein normales Leben.

Seine Krankengeschichte folgte einem üblichen Schema: Die Fehlzeiten am Arbeitsplatz wurden länger, der Orthopäde wollte ihm Spritzen verabreichen, das aber lehnte Schulz ab. Sein Hausarzt empfahl ihm schließlich die multimodale Behandlung.

Eine Wunderheilung ist nicht zu erwarten, **aber das Leid wird abnehmen**

D

Der Therapieplan ist klar strukturiert: Von Montag bis Freitag findet sich Schulz morgens in der Tagesklinik des Uniklinikums ein. Seine Therapiegruppe besteht aus fünf Frauen und drei Männern im Alter von 32 bis 73 Jahren.

Die psychotherapeutischen Einzelgespräche in dieser Gruppe führt Professor Michael Pfingsten, leitender Psychologe der Abteilung Schmerzmedizin. Pfingsten gehört zu den Pionieren der multimodalen Therapie in Deutschland und

»Ein akuter Rückenschmerz hat meist **keine besonders schlimme Ursache**«

Der Orthopäde Dr. Joachim Mallwitz rät zur Gelassenheit bei den meisten Rückenbeschwerden – und bei chronischem Leid zur multimodalen Schmerztherapie

GEO WISSEN: Herr Dr. Mallwitz, Bewegung wird als das Heilmittel schlechthin angepriesen. Aber gibt es nicht Situationen, etwa bei akutem Rückenschmerz, in denen erst einmal Schonung das Beste ist?

Dr. Joachim Mallwitz: In einer akuten Schmerzepisode kann kurzfristig etwas Schonung erforderlich sein, aber generell gilt: Bewegung ist gut und notwendig. Wer sich hinlegt und abwartet, macht es nur noch schlimmer. Entscheidend ist, dem Patienten zu sagen: Ein akuter Rückenschmerz hat weit überwiegend keine schlimme Ursache, bewegen Sie sich so gut Sie können, dann verschwindet der Schmerz meist von allein.

Und so kommt es dann auch?

Wenn der Arzt die Botschaft richtig transportiert und seinen Patienten erreicht: ja. Doch das ist nicht so einfach. Information muss für unterschiedliche Menschen unterschiedlich aufbereitet werden. Keine oder sehr drastische Informationen verunsichern die Patienten. Vielfach wirkt nur die alleinige Aufklärung, wie ein frappierendes Beispiel aus Australien zeigt: Dort lief in einem Distrikt vor den Abendnachrichten ein Werbespot mit der Botschaft: Kreuzschmerz ist nichts Bedrohliches, bleib aktiv, der Schmerz wird wieder verschwinden. Man hat dann diesen Distrikt mit anderen verglichen. Das Ergebnis war eindeutig: Dort, wo der Werbespot lief, gab es signifikant weniger Arbeitsunfähigkeitstage und weniger Arztbesuche aufgrund von Kreuzschmerzen.

Aber mitunter kann ein akuter Schmerz ja auch durch ernste Probleme etwa mit der Wirbelsäule ausgelöst worden sein.

In einem geringen Prozentsatz verbergen sich entzündliche Erkrankungen, Tumorerkrankungen, Brüche und neurologische Beschwerden hinter dem Rückenschmerz. Solche ernsthaften Ursachen gilt es auszuschließen. Daher sollte unbedingt eine gründliche Befragung und Untersuchung erfolgen und die Ergebnisse dem Patienten verständlich vermittelt werden. Röntgenbilder oder auch eine Kernspintomografie können hilfreich sein, allerdings vermögen sie die aktuelle Schmerzursache häufig nicht abzubilden und verunsichern die Betroffenen.

Können Sie uns dafür ein Beispiel nennen?

Mir saß vor einiger Zeit ein 76-jähriger Imker mit einem abklingenden Hexenschuss gegenüber, also mit einer akuten Funktionsstörung und einer muskulären Verspannung. Sein Hausarzt hatte empfohlen, ein Röntgenbild machen zu lassen. Darauf zeigten sich tatsächlich schwere degenerative Veränderungen an der Wirbelsäule. Der Imker vermutete nun einen direkten Zusammenhang seiner Beschwerden mit den Verschleißveränderungen und fragte mich, was er tun solle.

Ich habe ihm deutlich gemacht, dass es in seinem Fall keinerlei Zusammenhang zwischen dem Bild und seiner akuten Schmerzepisode gibt, denn er hatte vor dieser akuten Episode keine Schmerzen, während es die Veränderungen an der Wirbelsäule schon seit Langem gab.

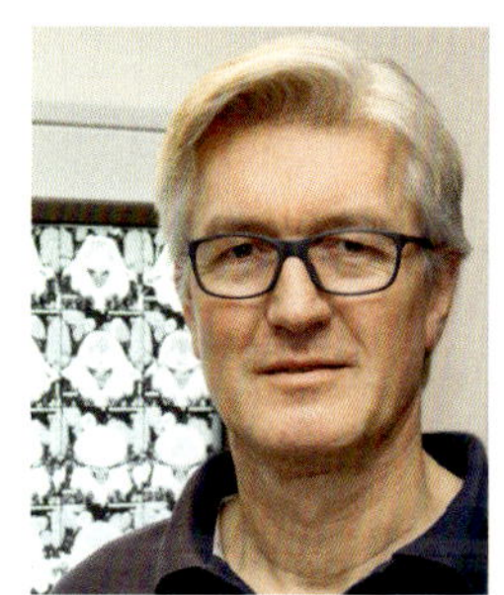

DR. JOACHIM MALLWITZ, Jg. 1961, ist ärztlicher Leiter des multimodal arbeitenden »Rückenzentrums Am Michel« in Hamburg.

Ist das nicht ein Einzelfall?

So etwas gibt es oft. Die Patienten wünschen eine sehr exakte und technisch hochwertige bildliche Darstellung der schmerzhaften Region. Dabei werden häufig Befunde erhoben, die bedeutungslos, also nicht Ursache für die Schmerzen sind. Diese Befunde haben sich aber vielfach im Kopf festgesetzt und leiten häufig einen körperlichen Rückzug ein. Der Mensch wird schwächer, und es kommt bei geringeren Belastungen wieder zu Schmerzen, was einen weiteren Rückzug zur Folge hat. Eine Abwärtsspirale entwickelt sich.

Aber sind es nicht ganz oft die Bandscheiben, die Probleme machen, vor allem wenn es zu einem Vorfall kommt?

Zunächst einmal ist es wichtig zu wissen, dass Bandscheiben extrem viel aushalten, die springen nicht einfach heraus, nur weil man sich falsch bewegt. Die Patienten haben eine rein mechanische Vorstellung: Der Bandscheibenvorfall drückt auf die Nerven, es tut weh – also muss das eine die Ursache für das andere sein.

Und das ist nicht der Fall?

Ich kann aus einer Veränderung am Rücken nicht immer eine Kausalbeziehung zum Schmerz herstellen. Studien zeigen, dass jeder dritte kreuzschmerzfreie 30-Jährige Auffälligkeiten an der Bandscheibe wie eine Vorwölbung oder gar einen Vorfall hat; unter den 60-Jährigen sind es sogar doppelt so viele. Und wenn man hochfeine Untersuchungen macht, dann entdeckt man bei 75 Prozent aller 28-Jährigen leichte Risse in den Bandscheiben. Wenn der Arzt dann auf diese Vorwölbungen oder Risse hinweist, dann entsteht eine Verunsicherung des Betreffenden, die zu einer Angst vor Bewegung führen kann, obwohl die Schmerzursache eventuell nur eine Muskelverspannung ist und sehr gut auf Bewegung reagieren würde.

Aber wenn der Patient tatsächlich einen Bandscheibenvorfall hat, der auf einen Nerv drückt, dann kann heftiger Schmerz bis in die Beine ausstrahlen.

Das ist richtig, aber jetzt sprechen wir über einen Nervenschmerz im Bein, und den müssen wir vom reinen Kreuzschmerz trennen. Neben dem mechanischen Druck auf den Nerv gibt es eine weitere sehr wichtige Erklärung für die Schmerzentstehung: Durch den ausgetretenen Teil des Bandscheibenkerns kommt es zu einer Entzündung. Daher hilft in diesem Fall auch eine Behandlung mit Kortison. Lässt sich so der Beinschmerz kontrollieren und besteht keine relevante Lähmung der Muskulatur im Bein, so ist häufig auch keine Operation mehr erforderlich.

In manchen Fällen ist ein Jahr später in der Kernspintomografie nur noch ein unbedeutender Rest des Vorfalls zu sehen.

Wenn Bandscheibenvorfall für Sie keine Diagnose ist – wie ließe sich dann beschreiben, woran der Patient leidet?

Viele Ärzte stellen heutzutage eine sogenannte Strukturdiagnose: Sie schauen nach, was ist an der Wirbelsäule das Problem, und dann diagnostizieren sie beispielsweise eine Spinalkanalstenose, ein Facettensyndrom oder eben einen Bandscheibenvorfall. Doch das sind Beschreibungen für Befunde auf einem Röntgenbild oder in der Kernspintomografie – Befunde, von denen wir im Einzelfall gar nicht wissen, ob sie den vom Patienten beschriebenen Schmerz verursachen.

Wir brauchen stattdessen eine Funktionsdiagnose: Wenn der Patient Schmerzen beim Stehen oder Sitzen hat, so muss ich ihm dabei helfen, die Einschränkung zu reduzieren, nicht mehr und nicht weniger. Die Schmerzen müssen aber, wie schon erwähnt, nicht unbedingt in Bezug stehen zu den im Röntgenbild erkennbaren Befunden. Daher muss eine Behandlung immer auf eine Funktionsverbesserung zielen.

Das hilft Menschen, die chronische Schmerzen haben, aber nicht weiter.

Auch bei Patienten mit chronischen Rückenschmerzen stehen die Funktion und die Funktionsverbesserung im Vordergrund. Warum kann der Patient nicht seinen üblichen Tagesablauf realisieren, warum nicht an den Arbeitsplatz zurückkehren? Das größte Problem des chronisch kranken Patienten ist, dass er behandelt wird, als ob er akut unter Schmerzen leide: mit passiven Therapien wie Massage oder Wärmebehandlungen. Die helfen aber allenfalls kurzfristig. Der chronische Rückenschmerz kann auf diese Weise nicht erfolgreich therapiert werden.

Weshalb nicht?

Weil sich durch die chronische Schmerzerkrankung die körperliche Leistungsfähigkeit deutlich reduziert hat. Passive Therapieformen können diese verlorene Leistungsfähigkeit nicht zurückgeben. Darüber hinaus hat der chronische Schmerz weitere Dimensionen: Er wird durch Veränderungen in unserem Gehirn verstärkt empfunden, ein Schmerzgedächtnis entwickelt sich. Psychosoziale Belastungsfaktoren wie zum Beispiel eine Stressbelastung können dann zu einer weiteren Schmerzverstärkung führen – sei es durch mangelnde Wertschätzung und Überlastung im Beruf oder nach einer Trennung vom Partner oder bei der Pflege von Angehörigen. Deshalb ist bei solchen Patienten eine zusätzliche Untersuchung durch einen Psychologen und einen Physiotherapeuten erforderlich. Die jeweiligen Einschätzungen müssen dann zusammengetragen werden und in einer gemeinsamen Empfehlung an den Patienten münden. Gewinnt man den verunsicherten Patienten nicht für ein aktives Umgehen mit dem Schmerzproblem, dann wird er sich immer weiter sozial und körperlich zurückziehen.

Worin zeigt sich das konkret?

Der Betroffene trifft sich nicht mehr mit Freunden, geht kaum noch aus dem Haus. Er kauft keine schweren Getränkekisten mehr ein, er mäht keinen Rasen mehr, zieht sich immer mehr zurück, die Muskeln bauen sich ab, der Körper wird weniger leistungsfähig – und das Problem wird größer, der Schmerz kommt schneller oder heftiger.

Was können Sie in dem Fall tun?

Wir versuchen Patienten mit chronischen Rückenbeschwerden vor allem die Angst vor dem Schmerz zu nehmen: mit einer Expositionstherapie, bei der der Betreffende mit seinen Ängsten vor Bewegung konfrontiert wird, zum Beispiel dem Heben von Lasten. Die sehr Ängstlichen stellen sich die Hebebewegungen zunächst nur vor, dann bewegen sie sich ohne Gewicht, und schließlich heben sie selbst Kisten mit Sandsäcken auf ein Regal. Und wer das gut schafft, bekommt immer mehr Gewicht. So gewinnen die Patienten langsam wieder Vertrauen in ihre Bewegungs- und Belastungsmöglichkeiten.

Und so etwas scheinbar Simples hilft?

Nicht alleine. Wir bauen es in eine vierwöchige multimodale Therapie ein: die einzige Therapieform für chronische Schmerzpatienten, die bewiesenermaßen hilft.

Die ein Arzt allein gar nicht leisten kann.

Als Einzelkämpfer vermag man den Dimensionen des Problems nicht gerecht zu werden – das kann nur ein medizinisches Zentrum mit unterschiedlichen Experten. Das ist derzeit im ambulanten Gesundheitssystem nicht zu finanzieren. Es geht nur, wenn man als Zentrum direkte Versorgungsverträge mit den Krankenkassen schließt. Bislang begreifen allerdings erst wenige Kassen, dass sich damit langfristig pro Patient nachgewiesenermaßen mehrere Tausend Euro sparen lassen, weil die Betroffenen dann nicht über Jahre immer wieder passiv behandelt werden, sich vielleicht mehrfach operieren lassen – und am Ende womöglich doch berufsunfähig bleiben.

Wenn ich ab und zu Rückenschmerzen habe: Was kann ich tun?

Die eigene körperliche Fitness verbessern. Dazu gehören neben einem Krafttraining auch Ausdauertraining und ein koordinatives Training. Dies kann in vielen verschiedenen Formen absolviert werden, Sie sollten allerdings darauf achten, dass Sie sich gut aufwärmen und dehnen. Sehr hilfreich ist zu Beginn eines Trainings auch die segmentale Stabilisation, bei der man gezielt die innere Muskulatur trainiert, die für die Grundstabilität des Körpers wichtig ist.

Und wenn ich gerne brustschwimme, mein Orthopäde aber davon abgeraten hat?

Dann sage ich: Natürlich dürfen Sie brustschwimmen, probieren Sie es einfach aus. Es kann sein, dass Sie zunächst Beschwerden oder Verspannungen bekommen, aber es bedeutet nicht, dass Sie Ihre Wirbelsäule schädigen. Oder versuchen Sie es mit Rückenschwimmen, das löst bei einem ungeübten Schwimmer nicht so leicht Schmerzen und Verspannungen aus.

Entscheidend aber ist: überhaupt wieder aktiver zu werden.

Warum scheitern so viele Menschen an dem regelmäßigen Training?

Weil sie nicht die erforderliche Intensität wählen oder diese nicht nach einem festen Plan steigern.

Wie kann man es besser machen?

Den Schmerzpatienten muss man sagen: Sie müssen Ihrem Rücken Zeit geben, sich an die zunehmende Belastung anzupassen. Es sollte nach Quote trainiert werden. Beispiel: Wenn Sie zehn Minuten joggen können, fangen Sie mit acht Minuten an, an jedem zweiten Tag. Wenn es Ihnen gut geht, joggen Sie nicht länger als acht Minuten, und wenn es Ihnen nicht so gut geht, trotzdem nicht weniger. Nach einiger Zeit steigern Sie, aber langsam. Das gilt auch für das Rückentraining. So kann sich der Körper gut auf die zunehmenden Reize einstellen, sich anpassen und unempfindlicher werden.

Das hat in fast allen Fällen Erfolg.

Informationen zum Rückenschmerz geben die Experten vom Rückenzentrum auch in dem Blog ruecken-zentrum.de/blog

sagt: „Schmerzerleben ist immer von mehreren Faktoren abhängig, deshalb können Ansätze, die nur auf eine einzige Ursache zielen, nicht wirksam sein."

Der Psychologe will seine Patienten dazu bringen, dass sie sich stärker für ihren Körper verantwortlich fühlen (bei Schulz war es so, dass er sich auch privat ständig überlastete, nicht Nein sagen konnte, wenn Freunde um Hilfe baten, etwa bei einem Umzug).

Die Kernbotschaft der Göttinger Therapeuten lautet: Aktivität reduziert den Schmerz. Und sie versuchen, ihren Patienten zwei wichtige Erkenntnisse mit auf den Weg zu geben:

- Eine Wunderheilung ist nicht zu erwarten, der Schmerz wird auch nach vier Wochen Therapie noch zum Leben gehören – aber er wird abnehmen.
- Der Patient muss sein Verhalten ändern; weil er nun weiß, dass der Rückenschmerz nicht allein körperliche, sondern auch seelische Ursachen hat.

Zahlreiche Studien belegen die Wirksamkeit der multimodalen Therapie. Und so empfiehlt die aktualisierte „Nationale Versorgungsleitlinie Kreuzschmerz" aus dem Jahr 2017 (an der Experten aus diversen Fachgesellschaften und Ärztekammern mehrere Jahre lang mitgearbeitet haben): Unspezifische Rückenschmerzen, die länger als sechs Wochen andauern und bei denen weniger intensive Therapien keinen Erfolg haben, sollten mittels einer multimodalen Schmerztherapie behandelt werden.

Umgesetzt werden die Empfehlungen indes nur langsam. So erhielten 2014 etwa 60 000 Patienten eine mindestens sieben Tage dauernde stationäre Behandlung – immerhin mehr als doppelt so viele wie noch 2008. Nach Schätzungen wird damit nur jeder fünfte Patient, der von einer multimodalen Therapie profitieren könnte, auch tatsächlich entsprechend versorgt.

Zum Vergleich: Injektionen, bei denen Schmerzmittel direkt in die Nervenstrukturen der Wirbelsäule gespritzt werden, wurden erheblich häufiger verabreicht, obwohl diese Behandlung meist nur eine kurzfristige Besserung bewirkt.

Dass dieses Missverhältnis fortbesteht, liegt nach Meinung von Experten auch daran, dass diese Behandlungsformen noch nicht überall verfügbar und die Anbieter mitunter schwer zu finden sind.

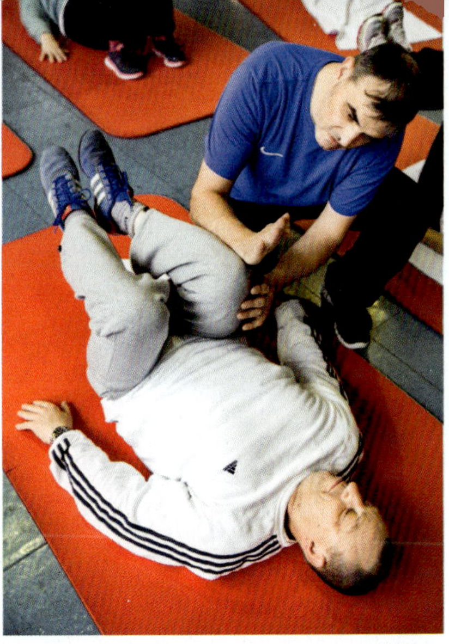

Auch wenn Verschleißerscheinungen nicht rückgängig zu machen sind – Gerhard Schulz lernt, sich rückenfreundlicher zu bewegen

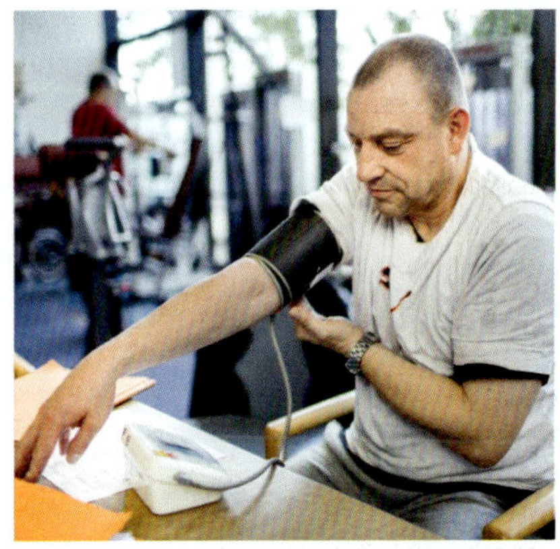

Stimmt der Blutdruck? Bei der multimodalen Therapie sollen Patienten auf ihren gesamten Körper achten

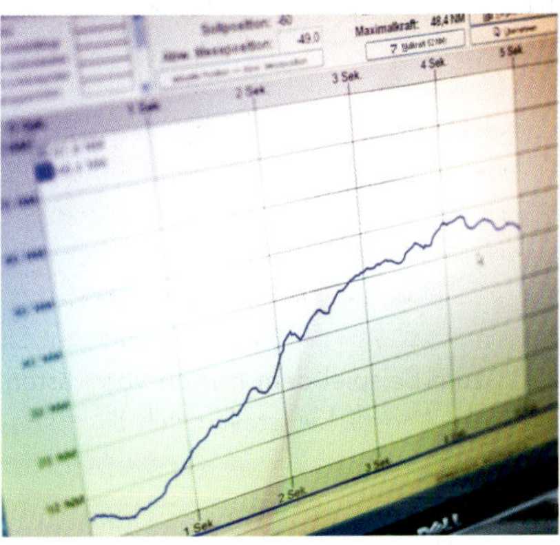

Jeder Patient absolviert ein individuelles Trainingsprogramm. Ob es vorangeht, zeigt die Kraftmesskurve

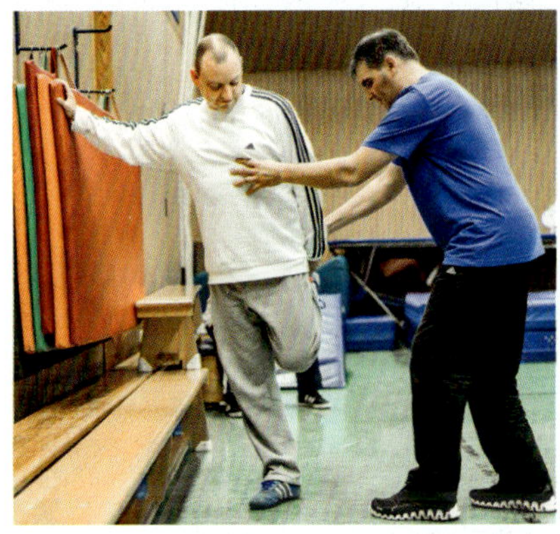

Regelmäßige Dehnübungen sind wichtig, um die Muskulatur geschmeidig zu erhalten

Häufig scheuen Ärzte wie Patienten wohl auch den Aufwand: Offenbar erscheint es beiden Seiten manchmal einfacher, eine vermeintlich schnelle Methode wie die Injektion zu wählen, statt den langen und gelegentlich unbequemen Weg einer Verhaltensänderung zu gehen.

Dabei ist multimodale Therapie, so aufwendig sie auch erscheinen mag, auf lange Sicht gar nicht die teuerste Behandlung. Zwar kostet die vierwöchige Therapie von Gerhard Schulz rund 6000 Euro, doch dank der hohen Erfolgsquote sind die zu erwartenden Folgekosten geringer.

So ergab eine Untersuchung, dass herkömmliche Spritzenkuren und Rückenoperationen zwar zunächst Geld sparen, dass aber in der Folgezeit häufig weitere Behandlungen nötig sind und zudem Krankengeld für die Fehlzeiten der Arbeitnehmer anfällt, sodass die Gesamtkosten die Ausgaben für eine multimodale Therapie übersteigen.

Inzwischen kooperieren zwar viele Krankenkassen mit den Anbietern einer multimodalen Therapie, nur erfahren bislang viele Patienten noch nichts von dieser Möglichkeit.

Denn deren wichtigste Informationsquelle sind nach wie vor ihre Ärzte – und denen fehlt es häufig selber an Wissen und Erfahrung mit dieser Methode.

Daher ist Gerhard Schulz seinem Hausarzt bis heute dankbar. Auch wenn er sagt: „Eigentlich hätte ich so etwas schon vor zehn Jahren machen sollen, es hätte mir viele Schmerzen erspart." ○

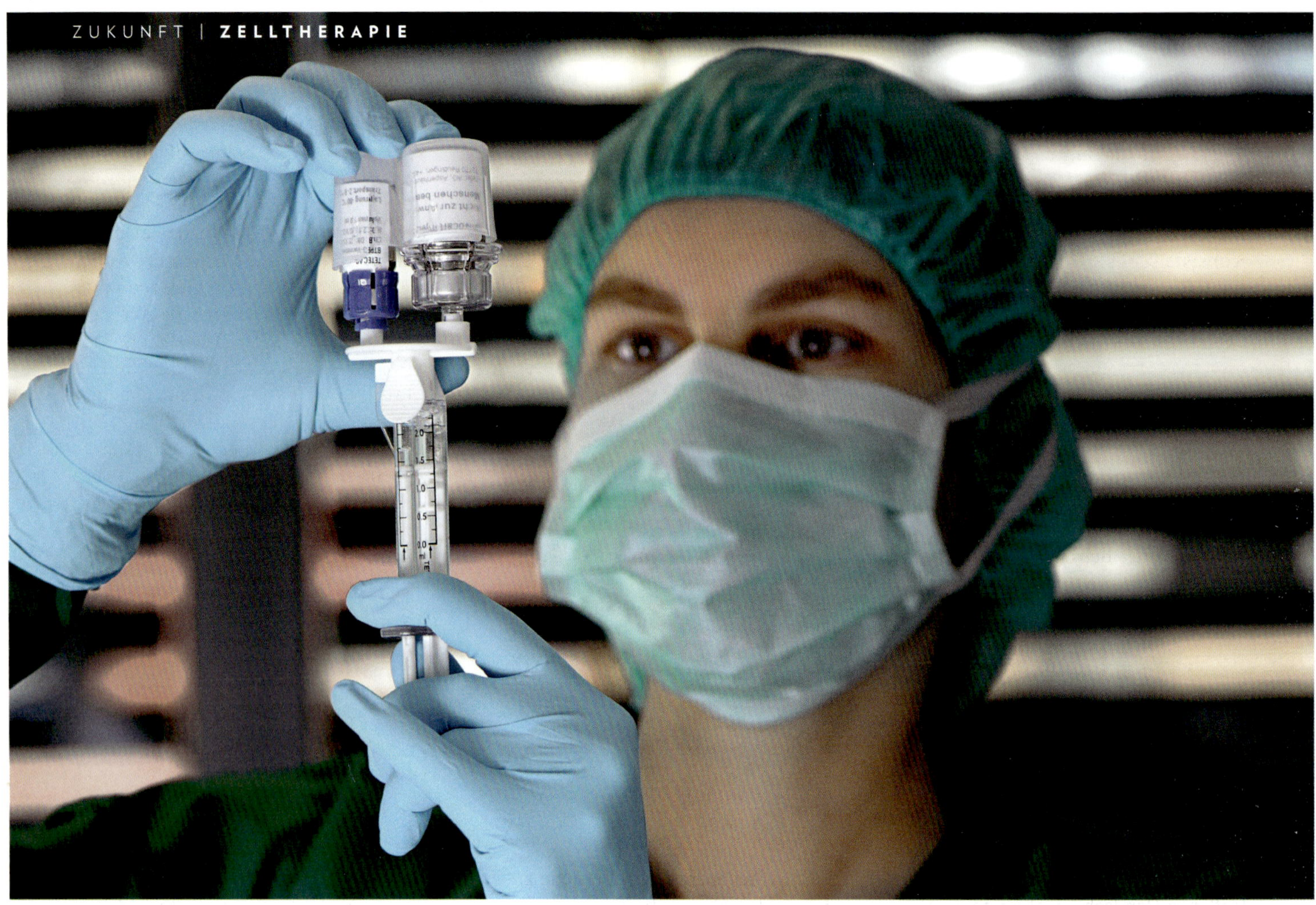

Erst während der Injektion vermischen sich die Knorpelzellen mit einer Substanz, die für die richtige Konsistenz sorgt

Regeneration **im Labor**

Für Bandscheiben, die ihre Elastizität eingebüßt haben, gab es bislang kaum Hilfe. Doch Forscher arbeiten an Verfahren, bei denen körpereigene Knorpel- und Stammzellen genutzt werden – oder auch fremde Spenderzellen. Direkt in die spröde gewordenen Dämpfer gespritzt, sollen sie die Wirbelsäule gleichsam verjüngen

TEXT: **Dr. Julia Pross**

Von Rückenschmerzen geplagte Erwachsene klagen oft über ihre Bandscheiben. Mit zunehmendem Alter (und bei mangelndem Training) trocknen die körpereigenen Stoßdämpfer gewissermaßen aus: Die Knorpelzellen in ihrem Inneren produzieren nach und nach immer weniger an bestimmten Stoffen, die Wasser binden können, oder sterben sogar ganz ab. Schon in relativ jungen Jahren wird zudem der Faserring, der den gallertigen Kern umschließt, spröde und rissig. Teile des Kerns können austreten, sich entzünden oder auf empfindliche Nervenwurzeln drücken, was große Schmerzen auszulösen vermag. Später verlieren die Bandscheiben durch den weiter sinkenden Flüssigkeitsgehalt deutlich an Höhe, was manchmal ebenfalls starke Beschwerden hervorruft.

Schon länger hoffen Forscher, diesen Verschleiß aufhalten oder gar rückgängig machen zu können. Ideen dafür gab es viele – etwa das Bandscheibeninnere durch Einspritzen gelartiger Kunststoffe oder natürlicher Substanzen ähnlicher Konsistenz wieder aufzufüllen. Oder die Knorpelzellen durch Injektionen von Wachstumsfaktoren anzuregen. Die Erfahrungen waren aber oft ernüchternd, weil die Wirkung nur kurz anhielt.

Eine weit elegantere Lösung wäre es, träge gewordene oder abgestorbene Knorpelzellen im Innern der betroffenen Bandscheibe durch neue körpereigene Zellen zu ersetzen.

Und genau das wurde an den Berufsgenossenschaftlichen Kliniken Bergmannstrost in Halle versucht: Ärzte entfernten bei 36 Patienten das durch einen Bandscheibenvorfall hervorgetretene Gewebe, isolierten daraus Knorpelzellen und vermehrten sie im Labor. Nach zwölf Wochen bekamen die Probanden diese Zellen in den betroffenen Bandscheibenkern injiziert.

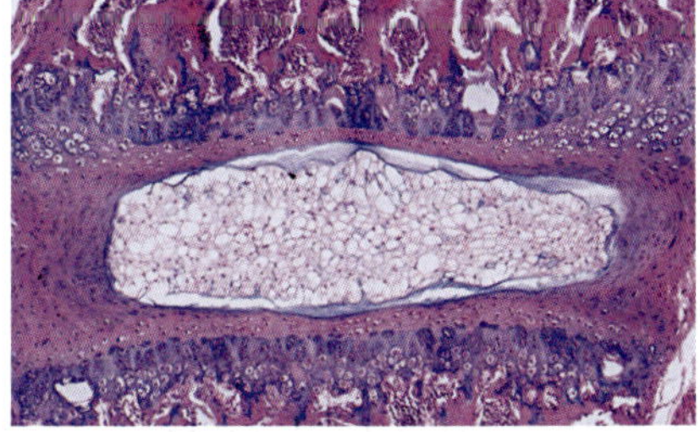

Der Kern einer gesunden Bandscheibe enthält Millionen Knorpelzellen

Ergebnis: Noch zwei Jahre später empfanden die so Behandelten weniger Schmerzen als die Patienten einer Vergleichsgruppe, bei denen nur der Bandscheibenvorfall entfernt worden war; die mit Knorpelzellen verjüngten Bandscheiben wiesen zudem im Mittel einen höheren Flüssigkeitsgehalt auf.

Doch wäre es auch möglich, diesen Effekt zu erreichen, ohne dass durch eine Operation vermehrungsfähiges Gewebe gewonnen werden muss? Einige Forscher setzen Hoffnungen auf körpereigene Stammzellen (etwa aus Knochenmark oder Fettgewebe), die die Eigenschaft haben, sich zu unterschiedlichen Zelltypen entwickeln zu können, auch zu Knorpelzellen.

Solche Stammzellen lassen sich vergleichsweise einfach gewinnen, beispielsweise aus dem Becken: Eine Hohlnadel wird durch den Knochen bis ins Mark geführt, anschließend saugt man mit der Spritze eine Mischung aus Blut und kleinsten Knochenmarkbröckchen ab, in der auch Stammzellen enthalten sind. Doch haben Injektionen von Stammzellen noch nicht zu eindeutigen Ergebnissen geführt: In Studien hat es bislang Belege sowohl für als auch gegen die Wirksamkeit dieser Methode gegeben.

Wie lange transplantierte Zellen überleben, weiß bisher niemand

Daher versuchen die Forscher nun, das Verfahren weiter zu verbessern, indem sie nach besonders geeigneten Stammzellen fahnden. Denn es gibt verschiedene Arten – und für die Bandscheibenregeneration gilt es jene zu finden, die sich am besten zu solchen Knorpelzellen weiterentwickeln, wie sie in den Gallertkernen vorkommen.

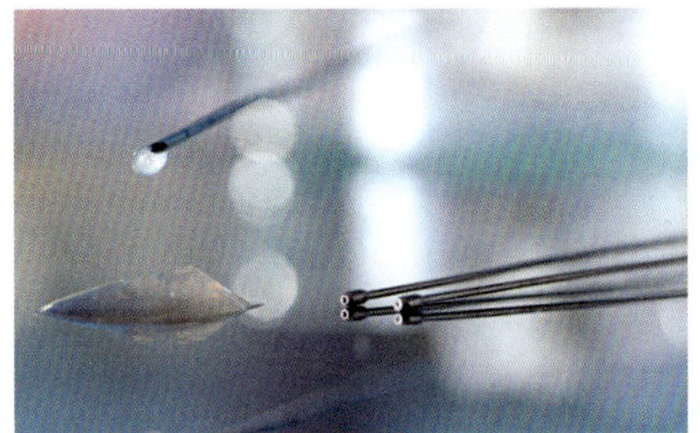

Ein nährstoffreiches Gel dient als Trägersubstanz für die Knorpelzellen

Eine weitere Möglichkeit, Bandscheiben zu regenerieren, ist die Injektion von Spenderzellen anderer Menschen.

So erhielten 15 Patienten mit verschleißbedingten Kreuzschmerzen im Rahmen einer Studie Knorpelzellen aus dem Knie eines verstorbenen jugendlichen Organspenders in die Bandscheiben gespritzt. Auch bei ihnen besserten sich die Beschwerden. Abstoßungsreaktionen gegen die fremden Zellen konnten nicht auftreten, da das Bandscheibeninnere nicht durchblutet ist und somit auch keine körpereigenen Abwehrzellen eingreifen konnten.

Spenderzellen von jungen Menschen haben den Vorteil, dass sie leistungsfähiger sind als die von älteren. Außerdem lässt sich aus dem Gewebe eines einzigen Spenders Zellmaterial für viele Patienten gewinnen. Allerdings hat Knorpel aus dem Knie eine andere Beschaffenheit als der Bandscheiben-Knorpel – ob das langfristig ein Problem werden kann, ist noch unbekannt.

So vielversprechend die ersten Auswertungen auch klingen: Von einer etablierten Behandlungsmethode ist die Medizin noch weit entfernt. Ergebnisse von Langzeitstudien gibt es bislang nicht, und niemand weiß, wie lange die in die Bandscheibe transplantierten Zellen überleben, ob sie den Verschleißprozess dauerhaft aufhalten können. Und Stammzellen bergen womöglich die Gefahr, dass eines Tages anstelle von Knorpel Knochensubstanz oder sogar krankhaftes Gewebe aus ihnen hervorgeht.

Zudem müssen die Zellen mit einer Spritze in die Bandscheibe eingebracht werden. Das ist risikoreich, da schon ein kleiner Nadelstich das sensible Milieu im Innern der Bandscheibe durcheinanderbringen und so den Verschleißprozess verschlimmern kann. Auch besteht die Gefahr, dass die eingebrachten Substanzen durch den Stichkanal im Faserring wieder austreten. Daher arbeiten Forscher beispielsweise daran, dem Gemisch eine so zähe Konsistenz zu verleihen, dass es in der Bandscheibe verbleibt.

Noch wie aus ferner Zukunft klingt die Vision, eines Tages körpereigene Stammzellen über Botenstoffe so zu lenken, dass sie von allein den Weg in die Bandscheibe finden. Ähnliche Verfahren, bei denen die derart „angelockten" Stammzellen die Heilung von Wunden oder Knochenbrüchen fördern sollen, werden schon seit Längerem erforscht.

Doch die Bandscheibe stellt die Forscher vor Probleme: Bislang weiß noch niemand, wie die Stammzellen in ihr Inneres gelangen könnten, denn das ist von der Blutversorgung abgeschnitten.

Daher ist es bis auf Weiteres die beste Strategie, die eigenen Bandscheiben durch viel Bewegung möglichst lange jung und widerstandsfähig zu erhalten – sodass es keiner aufwendigen Reparaturversuche bedarf. ○

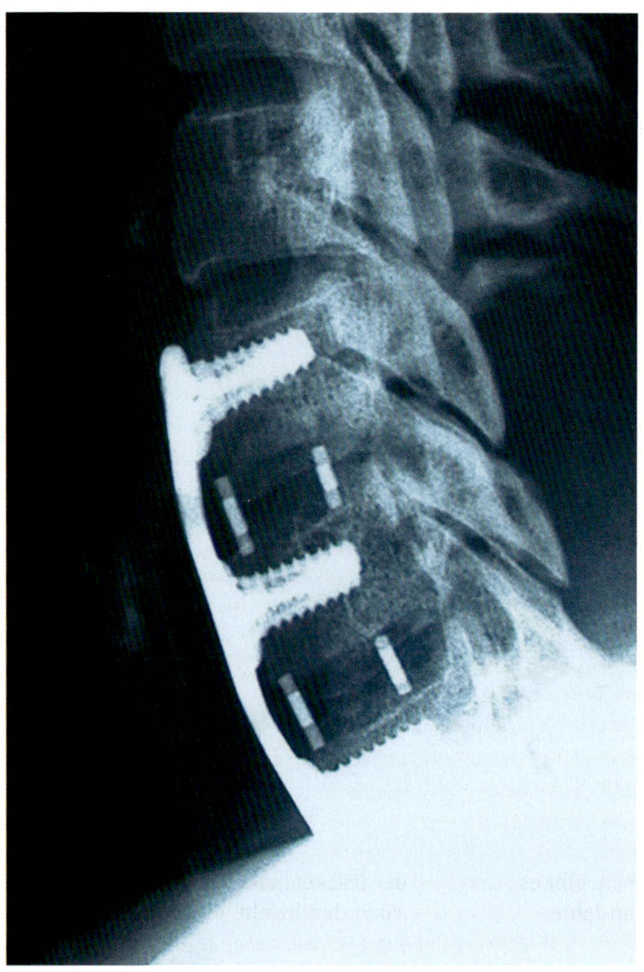

Bewährte Technik, aber wenig Beweglichkeit: In dieser Halswirbelsäule sind zwei Bandscheiben durch »Cages« ersetzt, das sind mit Knochenspänen gefüllte Käfige (dunkel), die eine feste Verbindung der Wirbel ermöglichen sollen. Zusätzlich sind sie mit einer Titanplatte und Schrauben versteift

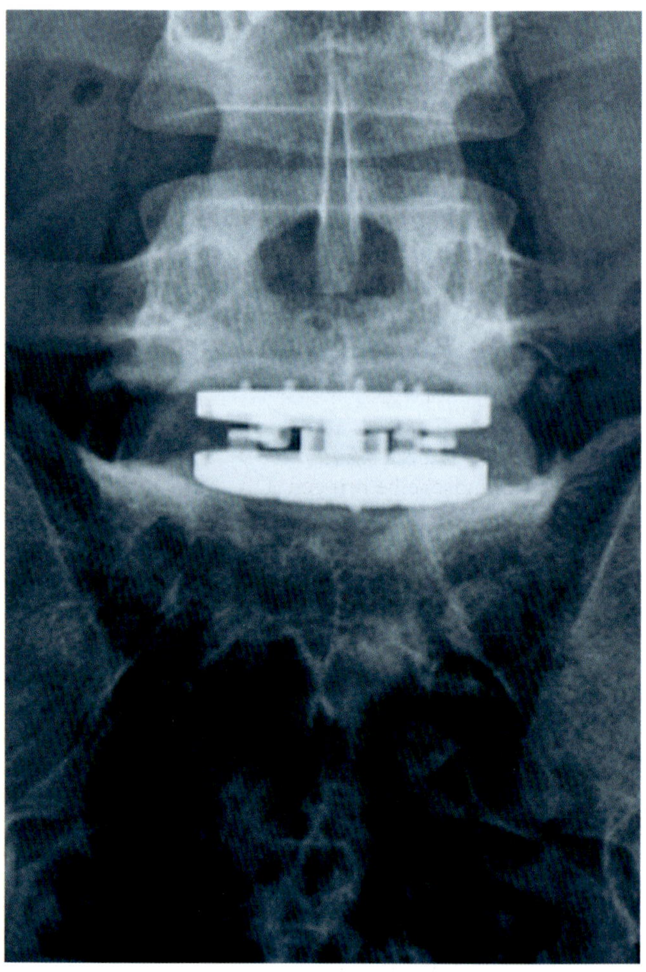

Größere Beweglichkeit, aber noch nicht technisch ausgereift: Anstelle der Bandscheibe haben Chirurgen hier ein Metall-Implantat mit Gelenk eingesetzt, das die Flexibilität der Wirbelsäule erhalten soll. Oben sind Dornen zu erkennen, mit denen die Prothese in den Wirbeln verankert ist

Bandscheiben **aus Metall**

Wenn unsere biologischen Stoßdämpfer verschlissen sind, bleiben Chirurgen nur zwei Möglichkeiten: Sie können die umliegenden Wirbel versteifen – oder bewegliche Prothesen implantieren, was die Flexibilität der Wirbelsäule erhalten soll. Allerdings sind die Erfahrungen damit noch begrenzt

TEXT: **Dr. Julia Völker**

Wenn ein Mensch älter wird, nimmt die Beweglichkeit seiner Wirbelsäule ab. Die Bandscheiben verschleißen, sie werden dünner und verlieren an Elastizität; im schlimmsten Fall drücken die nicht mehr voll funktionsfähigen Puffer auf das Rückenmark und die Nervenwurzeln. Das kann zu derartig starken Schmerzen und Lähmungserscheinungen führen, dass eine Operation notwendig wird.

Linderung kann die Entfernung der abgenutzten Bandscheibe bringen. Oft wird die betroffene Stelle zwischen zwei Wirbeln mittels eines „Cage“ (engl. für „Käfig“) stabilisiert, eines Hohlkörpers aus Kunststoff, Karbonfasern oder Metall, um den herum eine feste knöcherne Verbindung zwischen den Wirbeln wachsen soll.

Eine solche Versteifung vermindert jedoch die Beweglichkeit der Wirbelsäule. Zudem müssen die verbleibenden Bandscheiben nun zusätzlichen Druck aushalten – da sich die Gesamtbelastung der Wirbelsäule nicht ändert. Das führt zu vermehrtem Bandscheibenverschleiß.

Daher suchten Ärzte schon vor Jahrzehnten nach einem Ersatz, der die natürliche Beweglichkeit der Wirbelsäule zu erhalten vermag.

Die ersten Bandscheibenprothesen waren um 1960 noch schlichte Edelstahlkugeln. Am Universitätskrankenhaus Charité in Berlin entstanden dann in den 1980er Jahren aufwendigere Prothesen für den Lendenwirbelbereich.

Sie bestanden aus zwei Metallplatten, die auf jeweils einer Seite in den beiden angrenzenden Wirbeln verankert wurden und auf der anderen Seite eine Höhlung aufwiesen, die Platz ließ für einen Kern aus besonders gleitfähigem Kunststoff. Auf diese Weise sollte die natürliche Gelenkfunktion einer Bandscheibe imitiert werden.

Diesem Grundprinzip folgen auch die heute noch verwendeten Modelle. Versuche, durch geeignetes Material auch die Elastizität natürlicher Bandscheiben nachzuahmen, führten aber bislang nicht zu optimalen Ergebnissen. Daher gilt der Einsatz der derzeit gebräuchlichen Prothesen noch immer nicht als vollends bewährte Technik.

Vor allem existieren bislang kaum Studienergebnisse, die den Implantaten eine bessere Langzeitprognose bescheinigen als der seit Langem erprobten Entfernung der Bandscheibe mit anschließender Wirbelversteifung.

Professor Andreas Unterberg, Direktor der Neurochirurgie am Universitätsklinikum Heidelberg, spricht aber immerhin von „ersten vertrauenswürdigen Langzeitergebnissen“ für Implantate in der Halswirbelsäule.

Solche wissenschaftlich abgesicherten Verlaufsbeobachtungen, die einen Vergleich der beiden Verfahren erlauben, gibt es allerdings erst über etwa zehn Jahre.

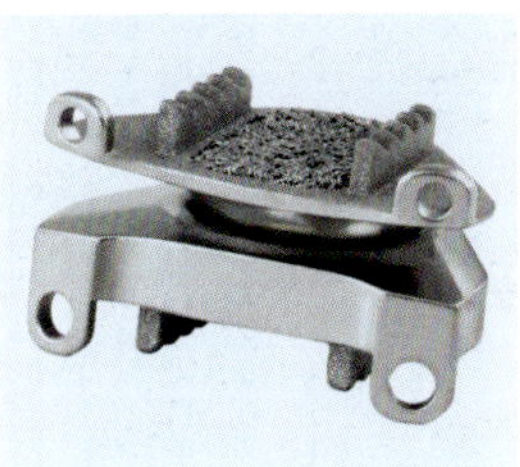

Die Prothese für die Halswirbelsäule ähnelt einem Kugelgelenk und imitiert die natürliche Bandscheibenfunktion

BISLANG GIBT ES BEI PROTHESEN ERST WENIGE **LANGZEITUNTERSUCHUNGEN**

Ob sich die Prothesen im Halswirbelbereich auch deutlich länger bewähren, was gerade für jüngere Patienten wichtig wäre, lässt sich derzeit noch kaum abschätzen. „Und für die Lendenwirbelsäule liegen bislang überhaupt keine Studienresultate vor, die eine Verwendung einer Prothese rechtfertigen“, so Andreas Unterberg.

Das liegt unter anderem daran, dass eine Prothese stets von vorn über den Bauch implantiert wird, was etwa bei stark übergewichtigen Patienten ein erhöhtes Operationsrisiko mit sich bringt. Die seit Langem etablierte Versteifung an der Lendenwirbelsäule lässt sich hingegen auch von hinten vornehmen oder von der Seite.

Daher sind die Ärzte bei dieser Methode in der Lage, ihre Operationstechnik den Patienten anzupassen und die Risiken des Eingriffs zu minimieren (nur bei der Halswirbelsäule muss für eine Versteifung wie für eine Prothese von vorn operiert werden; die OP-Risiken der beiden Verfahren sind daher etwa gleich).

Sowohl bei der Lenden- als auch bei der Halswirbelsäule kommt eine künstliche Bandscheibe meist ohnehin allein für Patienten unter 60 Jahren in Betracht. Denn nur wenn die Wirbelsäule noch ausreichend beweglich ist, lässt sich diese Mobilität auch erhalten.

Außerdem müssen die Wirbelkörper ausreichend massiv und stabil sein, da die Metallelemente der Prothese mithilfe von Zähnen, Dornen oder einer Art Kiel in den Wirbeln befestigt werden; der Betroffene darf also nicht unter Knochenschwund (Osteoporose) leiden.

Eine Prothese verbietet sich auch, wenn der Rückenmarkskanal, der die Wirbelsäule durchzieht, eingeengt ist (Spinalkanalstenose). Denn das Implantat könnte zu einer zusätzlichen Verengung sowie zu vermehrten Schmerzen führen.

Nur wenn all diese Voraussetzungen erfüllt sind, kann ein Patient von einer Prothese im Halswirbelbereich ebenso profitieren wie von einer Versteifungsoperation – oder sogar mehr: Immerhin berichten mehr als 90 Prozent der Implantat-Träger über eine deutliche Verringerung ihrer Schmerzen und eine langfristige Verbesserung der Lebensqualität.

Auch die Rehabilitation ist meist problemlos: Erste Bewegungen im Krankenhaus sind bereits am Tag nach der Operation möglich. Nach einer stationären Woche und einer rund sechswöchigen Schonphase können die Betroffenen in der Regel wieder uneingeschränkt am Alltagsleben teilnehmen.

Doch ein Problem bleibt in jedem Fall: Je älter ein Patient ist, umso größer ist die Gefahr, dass die umliegenden Wirbelknochen mit der Zeit in die Prothese einwachsen. Dann verknöchern die beweglichen Teile des Implantats, auch sie versteifen – und die Vorzüge der künstlichen Bandscheibe gehen unwiederbringlich verloren. ○

So kommen die Übungen auf das **Smartphone**

Das auf den folgenden Seiten vorgestellte Rückentraining können Sie auch als Videofilme auf einem Mobiltelefon abspielen. Dafür benötigen Sie ein Smartphone mit Internetverbindung sowie eine App, um diesen QR-Code zu scannen

Und so geht es:

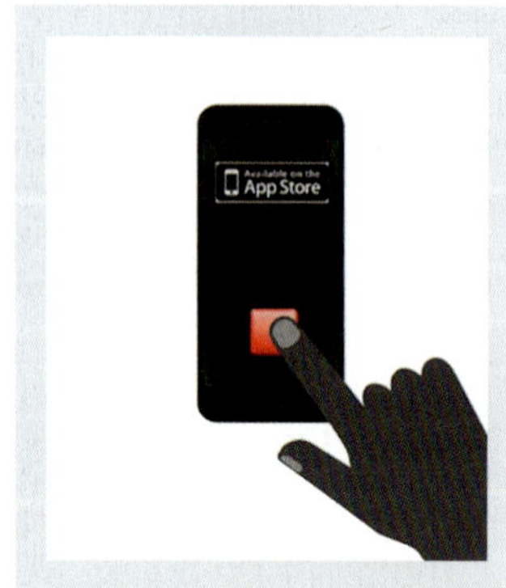

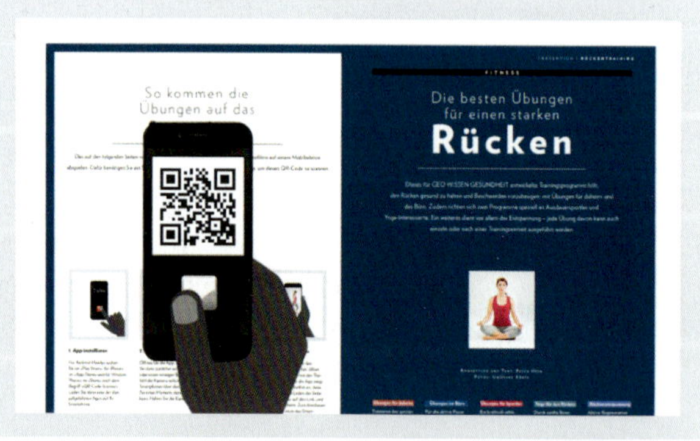

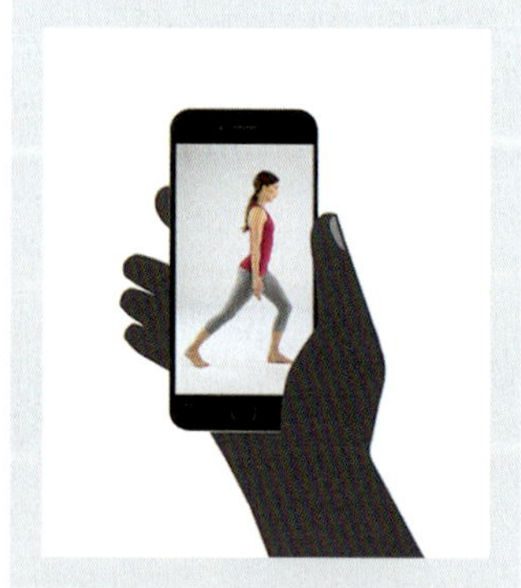

1. App installieren

Für Android-Handys suchen Sie im »Play Store«, für iPhones im »App Store« und für Windows-Phones im »Microsoft Store« nach dem Begriff »QR Code Scanner«. Laden Sie dann eine der dort aufgeführten Apps auf Ihr Smartphone.

2. Code scannen

Öffnen Sie die App: Bei manchen Programmen müssen Sie dann zunächst auf ein Symbol (zum Beispiel eine Kamera oder einen winzigen Barcode) klicken, bei anderen ist das Suchfeld der Kamera sofort aktiviert. Halten Sie nun die Kamera Ihres Smartphones über den QR-Code auf dieser Seite und warten Sie einen Moment, damit das Programm den Code erkennen kann. Halten Sie die Kamera nicht zu dicht an den Code.

3. Videos anschauen

Sobald das Programm den QR-Code gescannt hat, öffnet sich eine Webseite mit den Trainingsvideos. Oder die App zeigt Ihnen den Link dorthin an, dann klicken Sie zum Laden der Seite auf »OK« oder auf den Link, und die Seite erscheint. Zum Anschauen der Videos muss das Smartphone stets mit dem Internet verbunden sein. Viel Spaß!

FITNESS

Die besten Übungen für einen starken Rücken

Dieses für GEO WISSEN GESUNDHEIT entwickelte Trainingsprogramm hilft, den Rücken gesund zu halten und Beschwerden vorzubeugen: mit Übungen für daheim und das Büro. Zudem richten sich zwei Programme speziell an Ausdauersportler und Yoga-Interessierte. Ein weiteres dient vor allem der Entspannung – jede Übung davon kann auch einzeln oder nach einer Trainingseinheit ausgeführt werden

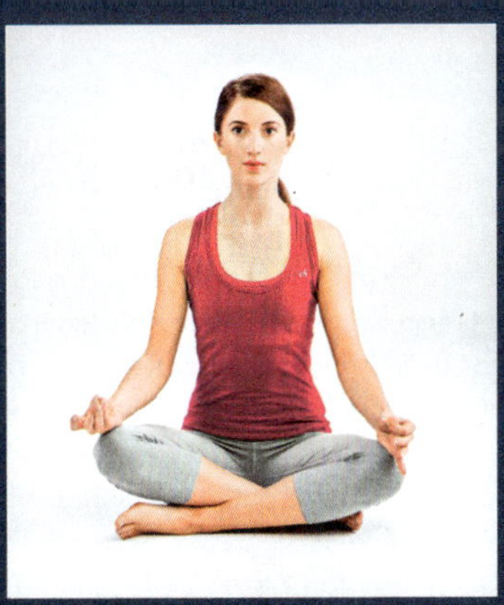

KONZEPTION UND TEXT: Petra Otto
FOTOS: Gulliver Theis

→ **LENDENWIRBELSÄULE**

→ ÜBUNGEN FÜR **DAHEIM**

So kommt der **untere Rücken** in Form

Diese Übungen verbessern die Stabilität der Wirbelsäule, kräftigen den Rumpf und entlasten die Bandscheiben.

Das gesamte Rückentraining wurde von Petra Otto entwickelt. Sie ist Bewegungs- und Gesundheitspädagogin sowie zertifizierte Rückenschullehrerin.

1. BECKEN BEWEGEN

1

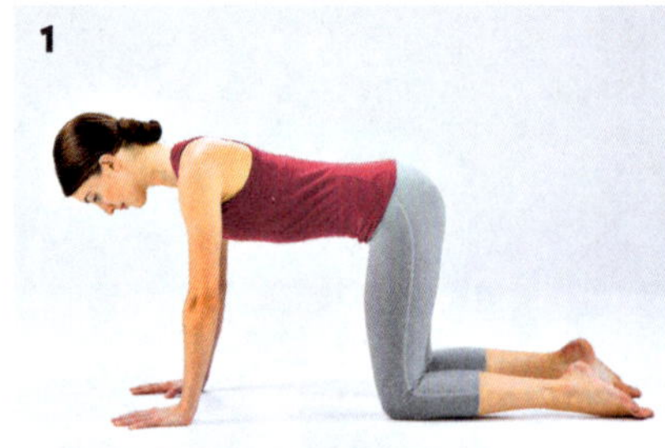

2

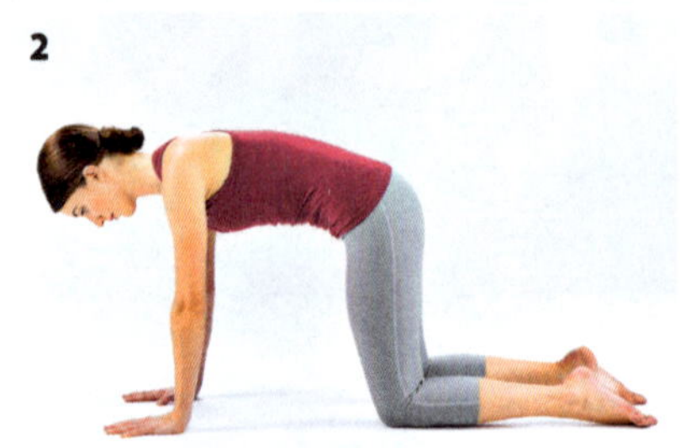

3

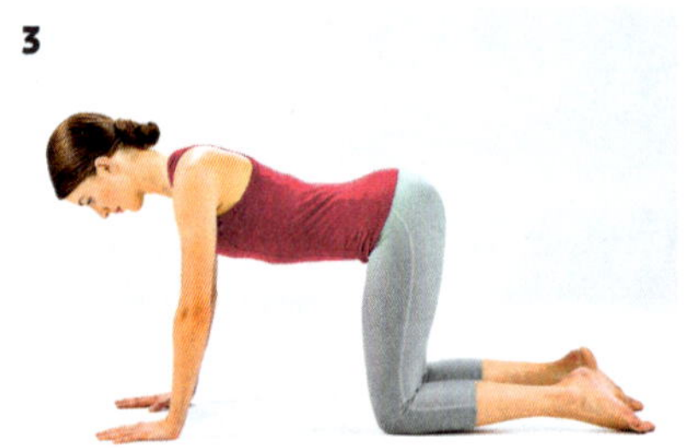

Mobilisiert die Lendenwirbelsäule, regt den Stoffwechsel an

1 Gehen Sie in den Vierfüßlerstand, gegebenenfalls ein Polster unter die Knie legen. Die Hände befinden sich unter den Schultern (bei empfindlichen Handgelenken zwei Zentimeter vor den Schultern) und zeigen leicht nach außen, die Knie sind unter den Hüftgelenken. Arme und Oberschenkel stehen möglichst senkrecht, der Kopf ist in Verlängerung der Wirbelsäule, der Blick geht zum Boden.

2 Die Lendenwirbelsäule sanft beugen, also nach oben bewegen (dabei einatmen).

3 Dann die Lendenwirbelsäule behutsam nach unten bewegen, dazu das Becken nach hinten kippen (dabei ausatmen). Die Brustwirbelsäule bleibt dabei möglichst stabil.

• 20 bis 25 Wiederholungen.

2. KNIE HEBEN

1

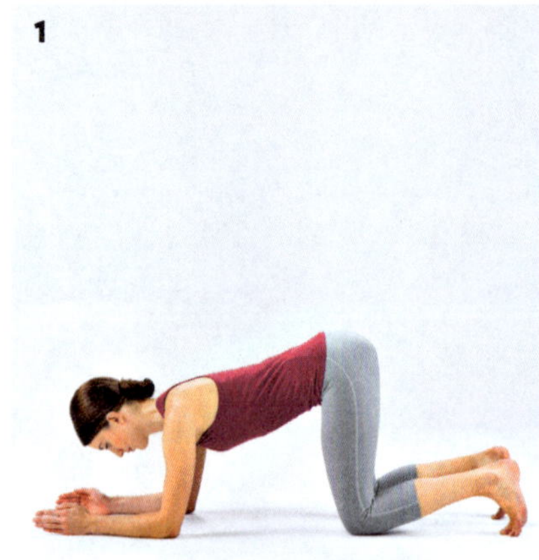

2

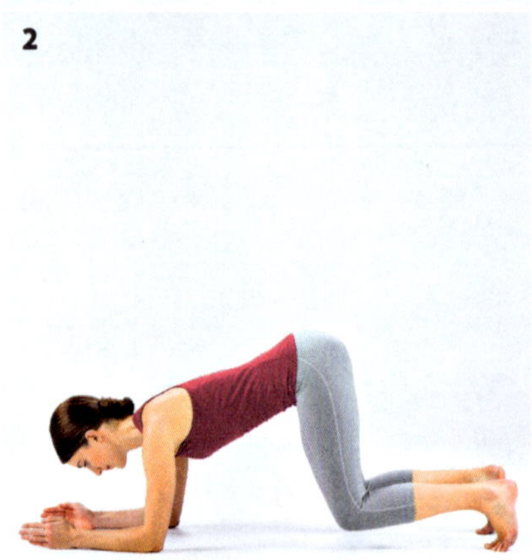

Stabilisiert die Wirbelsäule, kräftigt die Rumpfmuskulatur

1 Gehen Sie in den Unterarmstand. Die Ellenbogen befinden sich unter den Schultergelenken, die Unterarme liegen parallel zueinander, die Knie sind unter den Hüftgelenken, die Fußballen aufgestellt. Nun den Unterbauch sanft nach innen ziehen, ohne dass sich die Wirbelsäule bewegt (dabei ausatmen). Diese Muskelaktivierung halten und weiter in den Bauch atmen.

2 Unterarme und Fußballen gegen den Boden drücken und beide Knie leicht vom Boden abheben. Dann die Knie wenige Zentimeter auf- und abbewegen. Die Brustwirbelsäule bleibt gestreckt, das Becken stabil, der Blick zum Boden gerichtet. Anschließend die Knie behutsam senken.

• 30 Sekunden, zwei Durchgänge.

3. BEINE SCHIEBEN

1

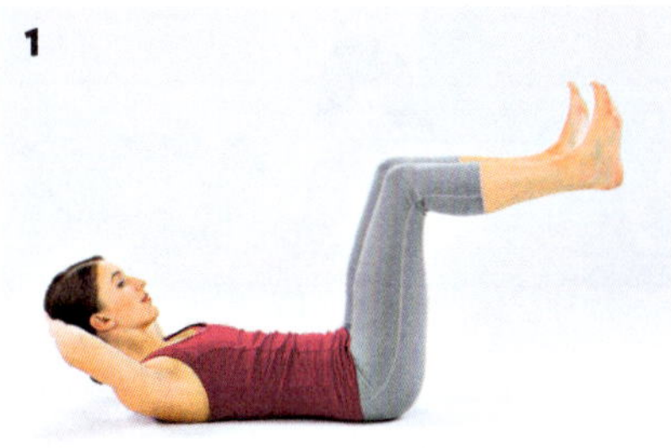

2

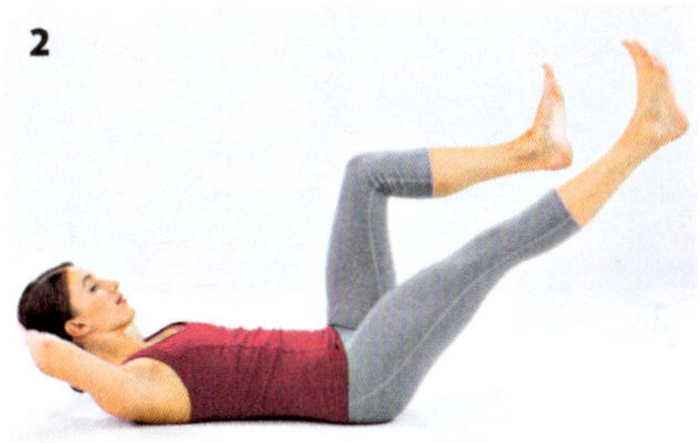

3

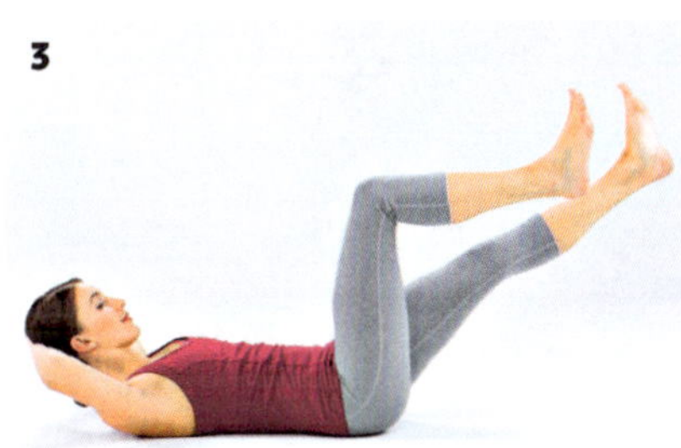

Kräftigt die tiefe Bauchmuskulatur

1 Legen Sie sich auf den Rücken und halten Sie die Beine im 90-Grad-Winkel in der Luft. Die Oberschenkel stehen senkrecht, die Unterschenkel sind parallel zum Boden. Das Becken liegt auf dem Boden, sodass sich die natürliche Kurve im unteren Rücken einstellt. Die Hände liegen unter dem Hinterkopf. Ziehen Sie den Unterbauch sanft nach innen (dabei ausatmen) und halten Sie die Lendenwirbelsäule möglichst stabil, dabei weiter atmen. Nun Brustkorb, Kopf und Arme leicht anheben.

2+3 Wechselseitig die Beine langsam nach vorn schieben, ohne dass sich Becken oder Lendenwirbelsäule bewegen. Der Blick geht zu den Knien.

• 15 bis 20 Wiederholungen, zwei bis drei Durchgänge.

4. BECKEN HEBEN

1

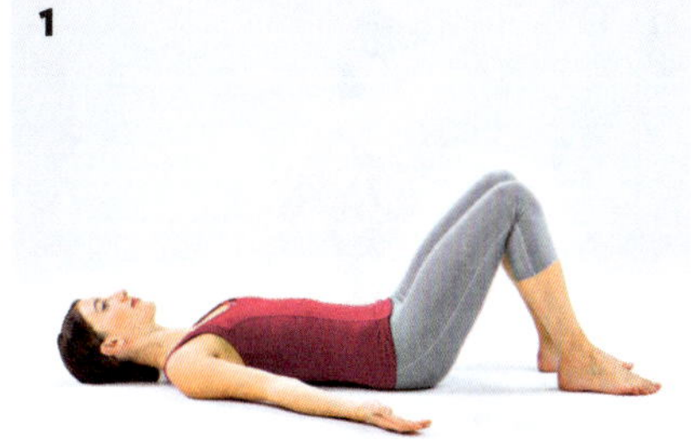

2

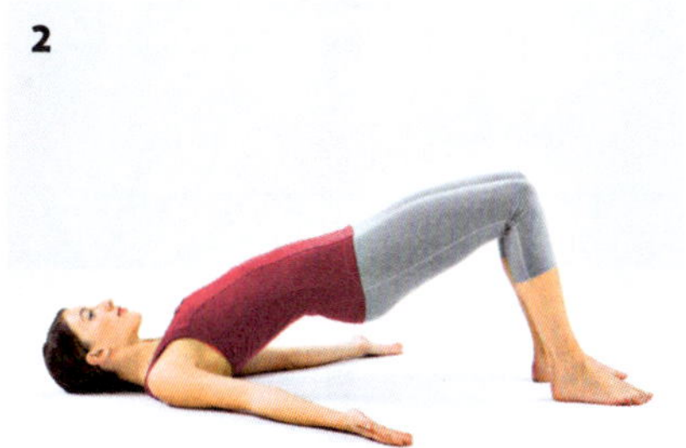

3

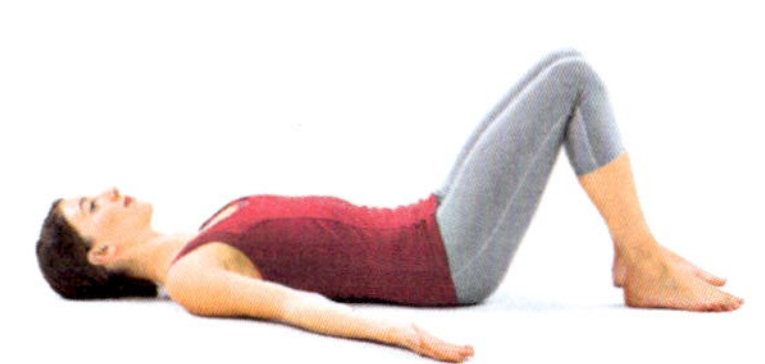

Kräftigt die Gesäßmuskulatur und die Oberschenkelrückseite

1 Legen Sie sich auf den Rücken, die Beine angewinkelt, die Füße hüftgelenkweit auseinander. Die Arme ruhen neben dem Oberkörper, die Handflächen zeigen nach oben. Ziehen Sie den Unterbauch nach innen (dabei ausatmen).

2 Jetzt die Füße gegen den Boden drücken und das Becken nach oben heben, bis die Hüfte gestreckt ist (das Gewicht ruht auf Füßen und Schultergürtel). Danach das Becken mit vier kleinen Bewegungen noch etwas höher schieben (dabei ausatmen).

3 Anschließend das Becken wieder ablegen.

• Zehn Wiederholungen, zwei bis drei Durchgänge.

5. HÜFTE DEHNEN

1

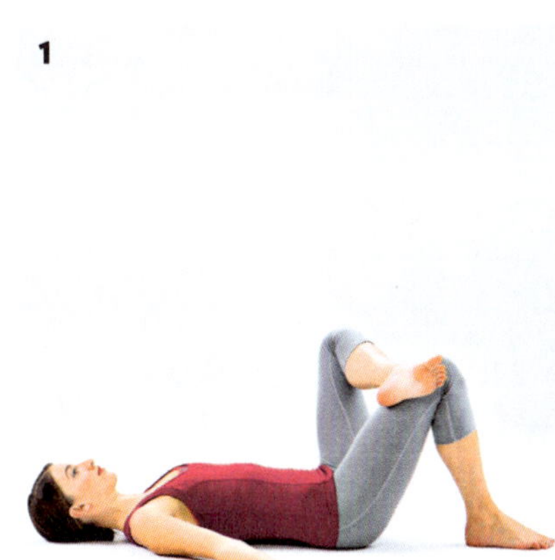

2

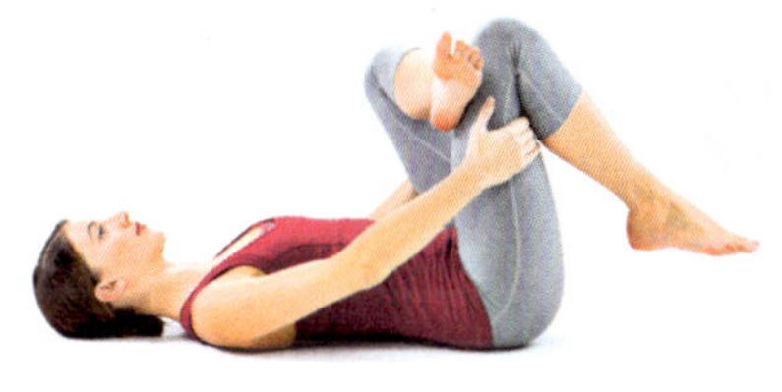

Verbessert die Beweglichkeit der Hüftgelenkmuskulatur

1 Legen Sie sich auf den Rücken, die Beine angewinkelt. Das linke Sprunggelenk auf den rechten Oberschenkel platzieren.

2 Nun beide Beine Richtung Oberkörper bewegen, das Becken dabei möglichst auf dem Boden lassen. Die rechte Hand umfasst den rechten, die linke Hand den linken Oberschenkel von außen. Kopf (gegebenenfalls ein Kissen unterlegen) und Schultern liegen auf dem Boden. Die Dehnung sollte links außen im Hüftbereich spürbar sein. Dann die Dehnung sanft verstärken, dabei einatmen. Beim Ausatmen entspannen. Danach die Seite wechseln.

• 30 bis 60 Sekunden pro Seite, zwei Durchgänge.

→ **BRUSTWIRBELSÄULE**

→ ÜBUNGEN FÜR **DAHEIM**

So richtet sich **der Rumpf** leichter auf

Das folgende Programm stärkt den gesamten Rücken, verbessert die Körperhaltung und entspannt die Schultern.

1. ARME PENDELN

Mobilisiert die Schultergelenke und die Brustwirbelsäule

1+2 Stellen Sie sich aufrecht hin, die Füße hüftgelenkweit, das Körpergewicht gleichmäßig auf Fersenmitte und Vorfuß verteilt. Nehmen Sie in jede Hand ein Gewicht, zum Beispiel kleine Hanteln (1 bis 2 Kilogramm) oder gefüllte Wasserflaschen (1,5 Liter). Den Brustkorb aufrichten, den Kopf in Verlängerung der Wirbelsäule halten, der Blick ist zum Horizont gerichtet. Dann die Arme gegenläufig in einer sanft-rhythmischen Bewegung vor- und zurückschwingen. Handgelenke und Ellenbogen bleiben gestreckt, die Arme nicht höher als bis auf Schulterhöhe bewegen. Der Oberkörper ist in leichter Vorneigung, die Knie bleiben locker und schwingen im Rhythmus der Arme mit. Ruhig weiteratmen.

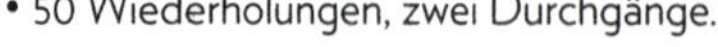

• 50 Wiederholungen, zwei Durchgänge.

2. ELLENBOGEN SCHIEBEN

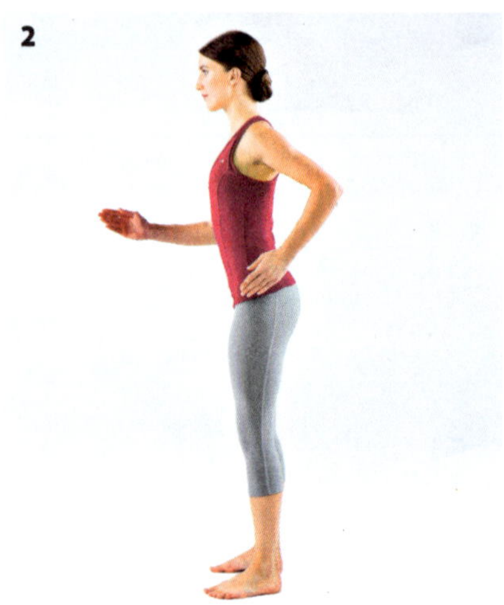

Stabilisiert die Brustwirbelsäule

1+2 Stellen Sie sich aufrecht hin, die Füße hüftgelenkweit, das Körpergewicht gleichmäßig auf Fersenmitte und Vorfuß verteilt, Oberarme am Körper, Ellenbogen rechtwinklig gebeugt, die Handflächen zeigen zueinander, die Finger sind gestreckt. Den Unterbauch sanft nach innen ziehen. Nun die Ellenbogen gegenläufig in kleinen schnellen Bewegungen vor- und zurückschieben. Die Schultern sind dabei gesenkt, der Brustkorb ist aufgerichtet. Die Knie bleiben stabil, der Rumpf sollte nicht rotieren. Weiter ruhig atmen.

• 15 Sekunden, vier Durchgänge.

3. RÜCKEN STRECKEN

1

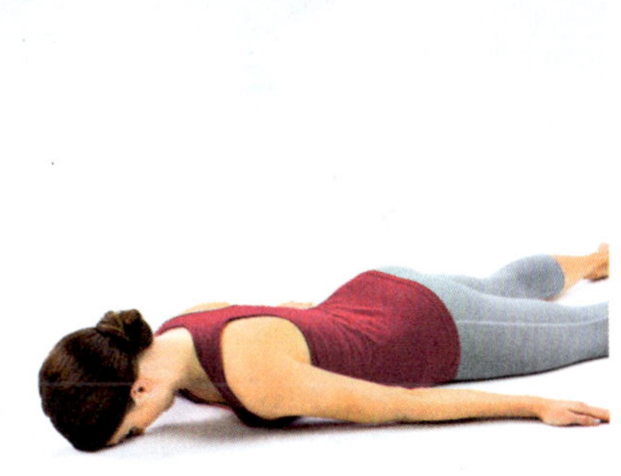

2

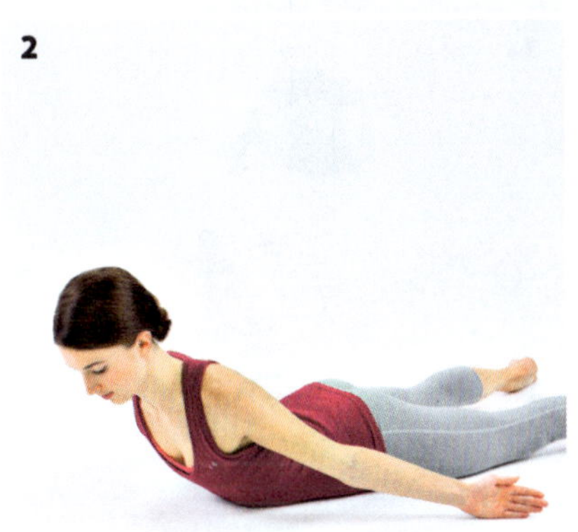

Kräftigt die Rückenstrecker

1 Legen Sie sich auf den Bauch. Die Beine sind hüftgelenkweit geöffnet und leicht nach außen gedreht, die Fersen zeigen nach innen. Arme neben dem Oberkörper ablegen, die Handflächen zeigen zum Boden, der Kopf liegt mit der Stirn am Boden.

2 Nun den Unterbauch sanft nach innen ziehen (dabei ausatmen), die Brustwirbelsäule strecken und den Oberkörper anheben. Dabei die Arme leicht nach außen drehen, der kleine Finger behält Bodenkontakt. Den Schulterbereich leicht Richtung Gesäß bewegen. Der Nacken bleibt gestreckt, der Blick geht zum Boden. Die Gesäßmuskulatur ist locker. Langsam den Oberkörper wieder senken und dabei einatmen.

• Zehn bis 15 Wiederholungen, zwei Durchgänge.

4. SCHULTERBLÄTTER FIXIEREN

1

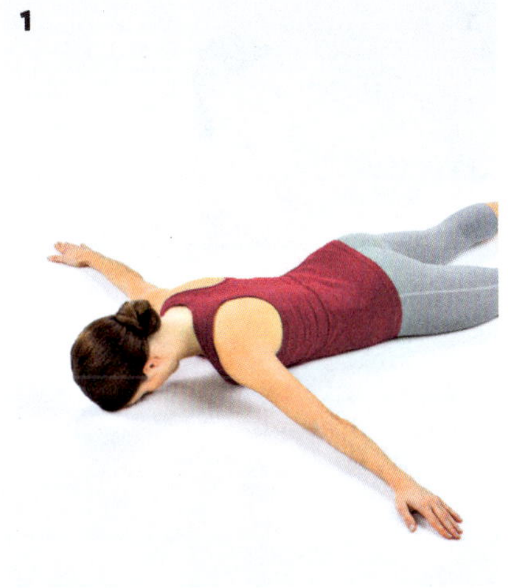

2

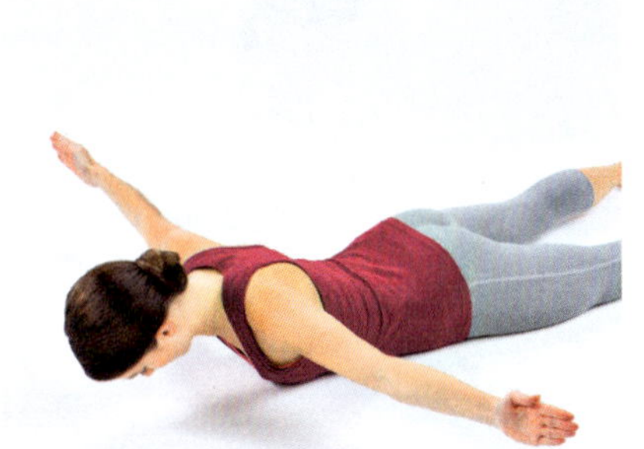

Kräftigt die Schultergürtelmuskulatur

1 Legen Sie sich auf den Bauch, die Beine leicht nach außen gedreht, die Fersen zeigen nach innen. Die Arme sind seitlich auf Schulterhöhe ausgestreckt, die Handflächen zeigen nach unten. Der Kopf ist in Verlängerung der Wirbelsäule, die Stirn berührt den Boden.

2 Den Unterbauch sanft nach innen ziehen, Brustkorb, Kopf und Arme leicht anheben, die Schulterblätter zusammenziehen und Richtung Becken bewegen (dabei ausatmen). Die Handflächen zeigen nach vorn. Dann mit kleinen schnellen Bewegungen die Arme zwei, drei Zentimeter auf und ab bewegen. Die Schulterblätter weiterhin zusammenziehen. Die Arme bleiben lang, ruhig weiteratmen. Gesäß- und Beinmuskulatur bleiben locker. Dann langsam Brustkorb, Arme und Kopf wieder senken.

• 15 Sekunden, vier Durchgänge.

5. BAUCH DEHNEN

1

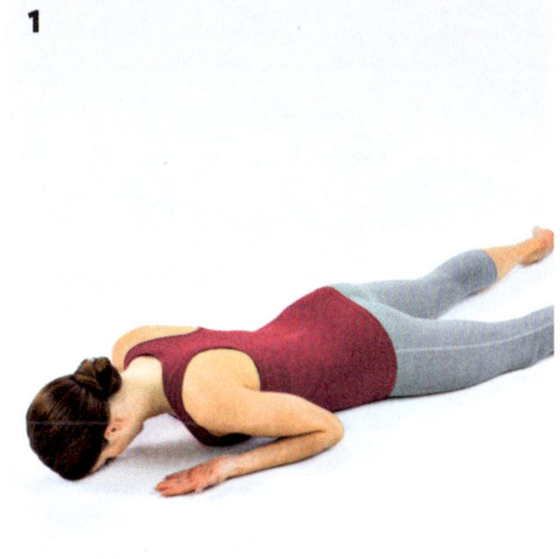

2

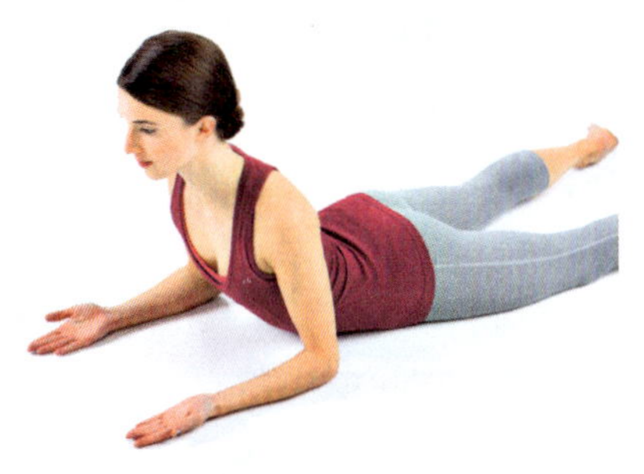

Dehnt die Bauchmuskulatur, richtet die Brustwirbelsäule auf

1 Legen Sie sich auf den Bauch, die Beine leicht nach außen gedreht, die Fersen zeigen nach innen. Arme anwinkeln, die Ellenbogen befinden sich seitlich am Körper, die Unterarme zeigen nach vorn, die Handflächen nach oben, die Stirn berührt den Boden.

2 Nun den Unterbauch sanft nach innen ziehen, um die Lendenwirbelsäule zu stabilisieren. Den Oberkörper mithilfe der Rückenmuskulatur nach vorn und oben ziehen. Dabei die Unterarme gegen den Boden drücken. Das Becken bleibt auf dem Boden, Gesäß und Beinmuskulatur sind locker. Der Nacken ist gestreckt, der Blick geht schräg nach vorn zum Boden. Die Dehnung am Bauch spüren. Tief in den Bauch atmen.

• 30 Sekunden, zwei Durchgänge.

→ **HALSWIRBELSÄULE**

→ ÜBUNGEN FÜR **DAHEIM**

So bleiben **Nacken und** Schultern locker

Diese Übungen mobilisieren die Schultergelenke, optimieren die Kopfhaltung und beugen Spannungskopfschmerz vor.

1. SCHULTER ROTIEREN

Mobilisiert die Schultergelenke, richtet die Halswirbelsäule auf

1 Stellen Sie sich aufrecht hin und strecken Sie die Arme nach unten und etwas nach vorn, die Handflächen zeigen ebenfalls nach vorn. Den Brustkorb aufrichten, die Schultern sind gesenkt, der Blick geht geradeaus.

2 Jetzt Schultern und Arme nach innen rotieren (dabei einatmen) und dann nach außen rotieren (dabei ausatmen). Kopf und Brustwirbelsäule folgen der Bewegung und richten sich auf. Die Arme bleiben immer vor dem Körper, der Oberkörper bleibt in leichter Vorneigung. Nicht nach hinten kippen.

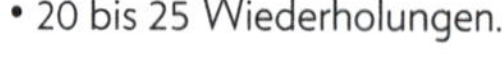

- 20 bis 25 Wiederholungen.

2. KOPF KREISEN

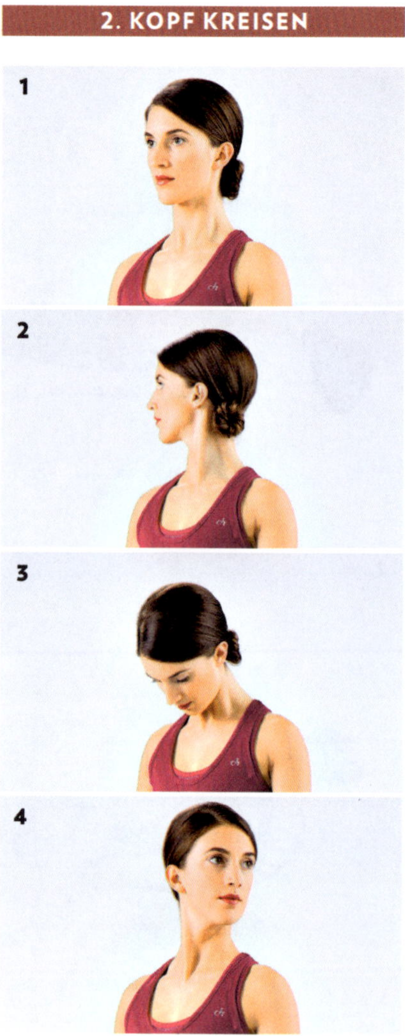

Mobilisiert die Kopfgelenke und die Halswirbelsäule

1 Stellen Sie sich aufrecht hin, blicken Sie zum Horizont. Die Arme sind nach unten und etwas nach vorn gestreckt, die Handflächen zeigen nach vorn. Den Hinterkopf sanft nach oben gleiten lassen – das Kinn senkt sich ein klein wenig, der Nacken streckt sich.

2 Mit dem Blick am Horizont entlang den Kopf nach rechts drehen.

3 Nun einen Halbkreis über unten nach links ausführen.

4 Auf der linken Seite den Kopf wieder aufrichten, den Nacken lang machen – nicht nach hinten abknicken. Den Kopf wieder über unten nach rechts bewegen. Der Brustkorb bleibt stets aufrecht, der Unterkiefer locker.

- Zehn Wiederholungen.

3. AUF DEM KOPF BALANCIEREN

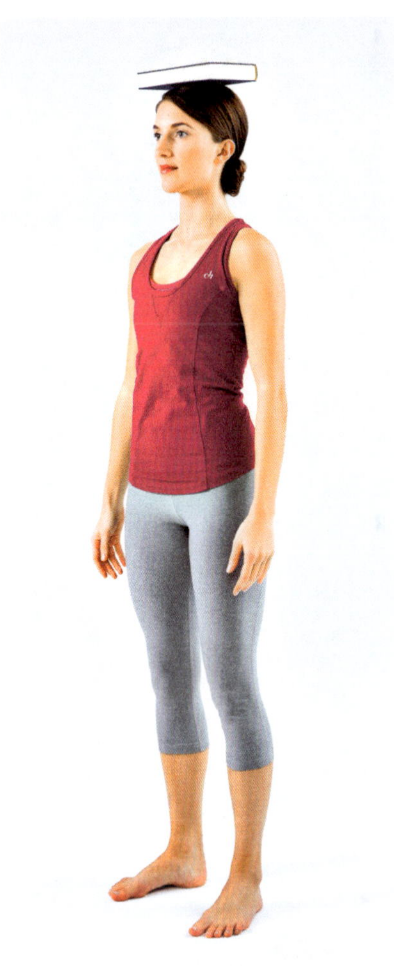

Aktiviert die Halsmuskeln, stabilisiert die Halswirbelsäule

Stellen Sie sich aufrecht hin und legen Sie sich ein Buch auf den Kopf. Nun die Wirbelsäule möglichst lang machen, den Nacken behutsam strecken, wodurch sich das Buch leicht nach oben bewegt. Kopf und Buch ausbalancieren. Die Schultern locker lassen. Wenn das Buch wackelt, nicht mit dem Kopf ausgleichen, sondern die Hände zu Hilfe nehmen. Weiter ruhig atmen. Wenn Sie etwas Übung haben, können Sie ein paar Schritte mit dem Buch auf dem Kopf gehen. Immer wieder den Nacken sanft strecken.

• Eine bis zwei Minuten.

4. SCHULTER HEBEN

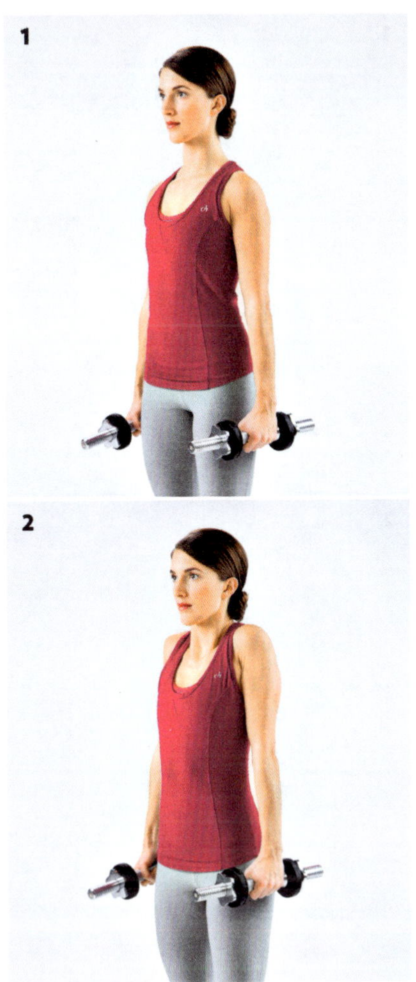

Kräftigt die Muskulatur des Schultergürtels

1 Stellen Sie sich aufrecht hin und nehmen Sie kleine Hanteln (1 bis 2 Kilogramm) oder gefüllte Wasserflaschen (1,5 Liter) in die Hände. Dann den Brustkorb aufrichten, die Schultern senken. Den Unterbauch sanft nach innen ziehen, weiter ruhig atmen.

2 Die Schultern so hoch wie möglich heben (dabei einatmen). Nicht den Kopf nach hinten kippen. Nun Schultern und Schulterblätter maximal nach hinten ziehen (dabei ausatmen), anschließend nach unten – und auf diese Weise eine kreisende Bewegung ausführen. Die Arme und der Nacken bleiben lang.

• 20 bis 25 Wiederholungen, zwei Durchgänge.

5. SCHULTER DEHNEN

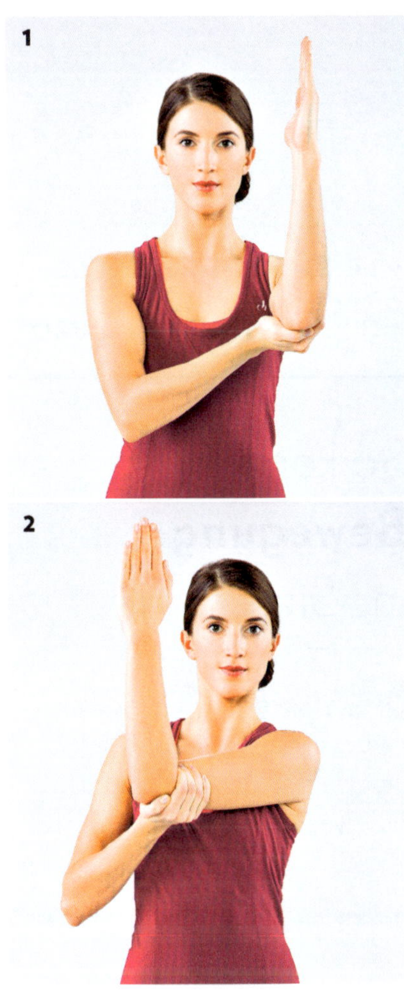

Dehnt die Schulterblattmuskulatur

1 Stellen Sie sich aufrecht hin und richten Sie den Brustkorb auf. Heben Sie den linken Arm auf Schulterhöhe an, dabei wird der Unterarm um 90 Grad angewinkelt. Mit der rechten Hand den Oberarm von unten umfassen.

2 Nun den Oberarm an den Oberkörper heranführen. Dabei den Brustkorb aufgerichtet lassen, die Schultern gesenkt. Den Oberarm noch etwas dichter heranziehen. Becken und Rumpf dabei nicht verdrehen. Tief atmen. Die Dehnung ist um die linke Schulter herum zu spüren. Position langsam auflösen, Arme hängen lassen und einen Moment der Dehnung nachspüren. Dann die Seite wechseln.

• Jede Seite zweimal für jeweils 30 Sekunden.

→ **LENDENWIRBELSÄULE**

→ ÜBUNGEN FÜR DAS **BÜRO**

So kommt **Bewegung** ins Sitzen

Das hier vorgestellte Programm verbessert die Beweglichkeit, gibt Halt von innen und fördert das dynamische Sitzen.

1. BECKEN SCHAUKELN

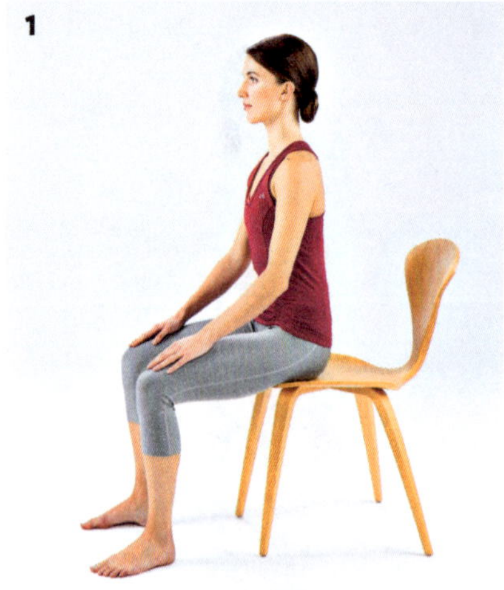

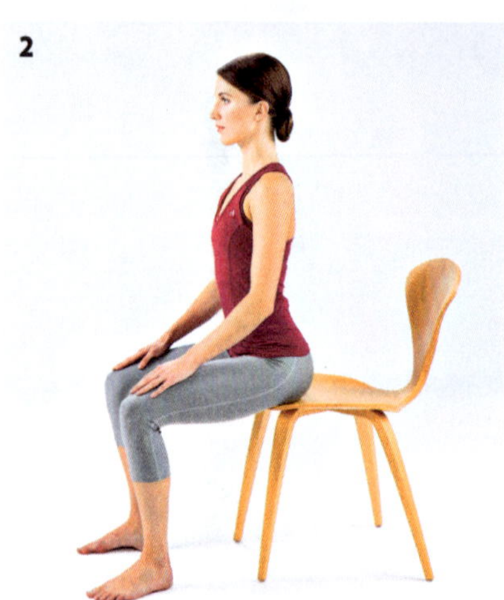

Mobilisiert die Lendenwirbelsäule

1 Setzen Sie sich aufrecht auf das vordere Drittel der Sitzfläche, das Becken ruht auf den Sitzbeinen (das sind die spitzen Knochen unten am Becken), die Füße sollten mehr als hüftgelenkweit auseinanderstehen. Die Hände liegen auf den Oberschenkeln, dabei zeigen die Finger nach vorn. Der Oberkörper ist in leichter Vorneigung aufgerichtet. Jetzt das Becken nach hinten kippen. Die Lendenwirbelsäule rundet sich dabei.

2 Dann das Becken nach vorn kippen, die Lendenwirbelsäule streckt sich. Der Brustkorb bleibt aufgerichtet und möglichst ruhig. Anschließend in die Ausgangsstellung zurückkehren.

• 20 bis 25 Wiederholungen, mehrmals täglich.

2. FUSS HEBEN

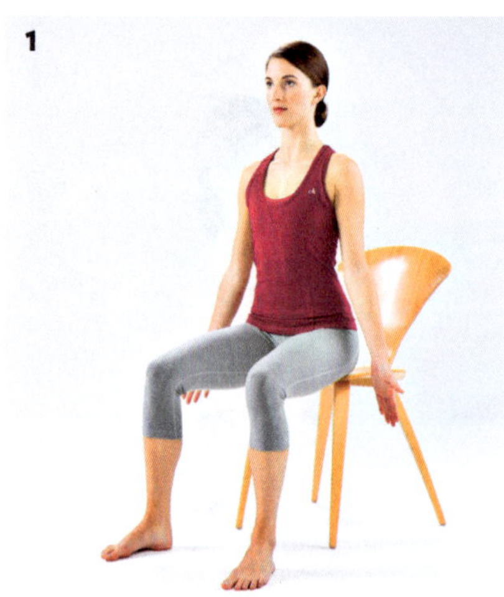

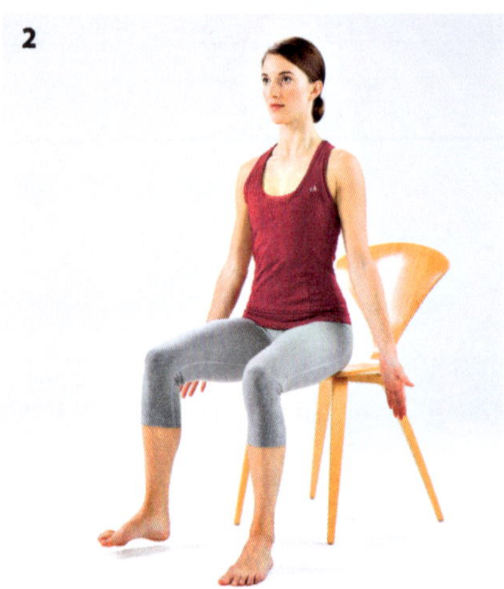

Aktiviert die tiefe Bauchmuskulatur

1 Setzen Sie sich aufrecht in leichter Vorneigung vorn auf die Sitzfläche, die Beine leicht gespreizt, die Füße stehen fest am Boden und weisen in die gleiche Richtung wie die Knie. Die nach unten gestreckten Arme befinden sich vor der Hüfte, die Handflächen zeigen nach vorn. Nun den Beckenboden (das sind die Muskeln, die das Becken nach unten verschließen) sanft anspannen und den Unterbauch etwas nach innen ziehen. Diese Aktivierung halten und weiter in den Bauch atmen.

2 Jetzt einen Fuß nur um wenige Millimeter anheben. Becken und Rumpf dabei stabil halten. Danach den Fuß abstellen und den anderen Fuß anheben.

• Pro Seite zwei bis drei Atemzüge, drei bis fünf Durchgänge.

3. RUMPF NEIGEN

1

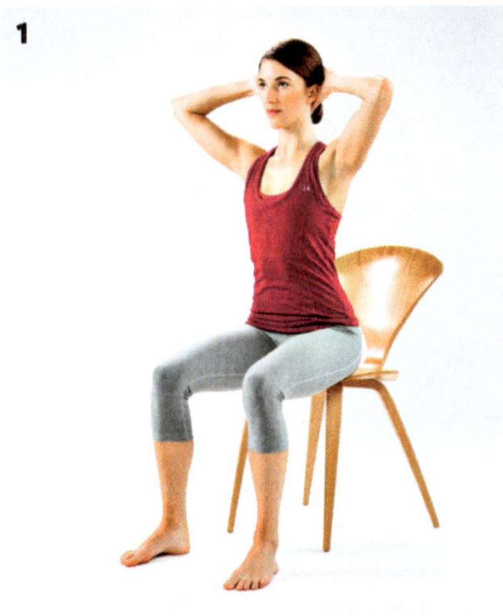

2

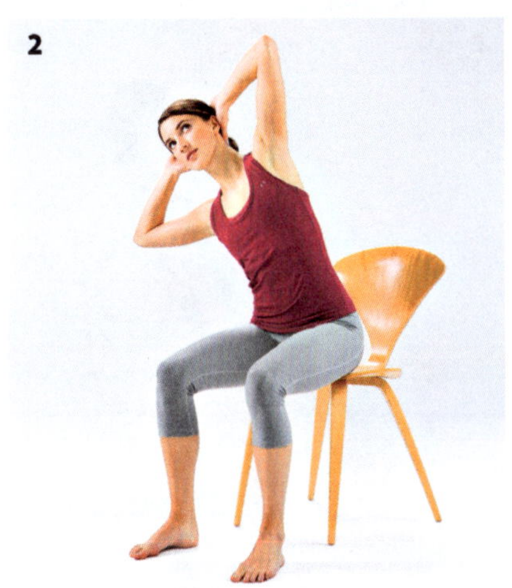

Kräftigt die seitliche Rumpfmuskulatur

1 Setzen Sie sich aufrecht hin. Die Beine sind leicht gespreizt, die Füße zeigen in die gleiche Richtung wie die Knie und stehen fest auf dem Boden. Die Hände berühren den Hinterkopf, der Blick geht nach vorn, die Ellenbogen zeigen nach außen, die Schultern sind gesenkt. Nun den Brustkorb aufrichten, den Unterbauch sanft nach innen ziehen und den Oberkörper aus der Hüfte heraus etwas nach vorn neigen.

2 Jetzt den Rumpf zur Seite neigen. Erst nach rechts (dabei einatmen), zurück zur Mitte (dabei ausatmen), dann nach links (dabei einatmen) und wieder zur Mitte zurück (dabei ausatmen). Den Brustkorb stets aufgerichtet und das Becken stabil halten.

• 15 bis 20 Wiederholungen, zwei Durchgänge.

4. HÜFTE STRECKEN

1, 2, 3

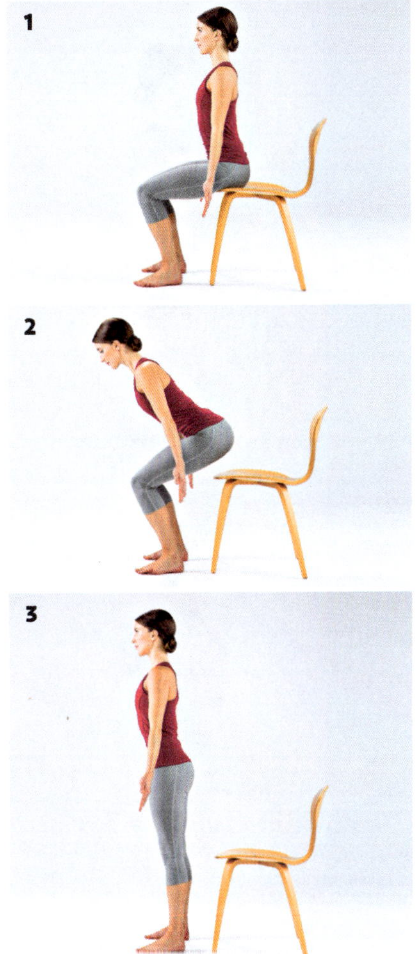

Kräftigt die Gesäß- und die Beinmuskulatur

1 Setzen Sie sich aufrecht vorn auf die Sitzfläche. Strecken Sie die Arme nach unten, wobei die Handflächen nach vorn zeigen. Stellen Sie die Füße dicht an den Stuhl (Kniewinkel kleiner als 90 Grad). Ziehen Sie den Unterbauch sanft nach innen (dabei ausatmen).

2+3 Den Oberkörper nach vorn neigen, die Füße gegen den Boden drücken. Dabei die Belastung gleichmäßig auf Fersenmitte und Vorfuß verteilen, Knie und Hüfte langsam strecken (dabei ausatmen) und dadurch zum Stehen kommen. Die Knie zeigen stets in die gleiche Richtung wie die Fußspitzen. Anschließend in umgekehrter Bewegung das Becken der Sitzfläche wieder annähern, aber nicht hinsetzen.

• 20 bis 25 Wiederholungen, zwei bis drei Durchgänge.

5. HÜFTE DEHNEN

1

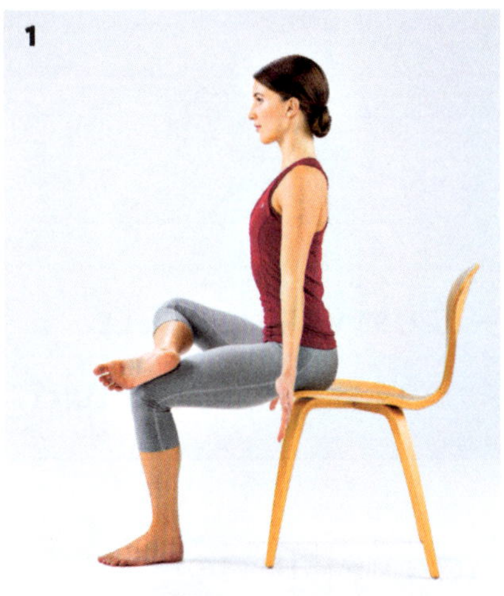

2

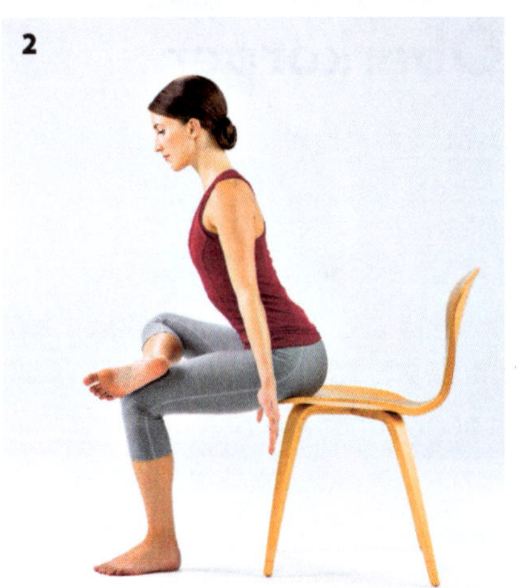

Dehnt die Hüftgelenkmuskulatur

1 Setzen Sie sich auf das vordere Drittel der Sitzfläche und stellen Sie die Füße hüftgelenkweit auf. Legen Sie das rechte Sprunggelenk auf den linken Oberschenkel und senken Sie das rechte Knie. Nun den Oberkörper aufrichten, die Arme nach unten vor die Hüfte strecken, die Handflächen zeigen nach vorn.

2 Jetzt das Becken nach vorn kippen, dann den Oberkörper nach vorn verlagern, bis die Dehnung im rechten Hüft- und Gesäßbereich spürbar wird. Die Dehnung noch etwas vergrößern (dabei einatmen), dann entspannen (dabei ausatmen). Die Seite wechseln.

• 30 bis 60 Sekunden pro Seite, zwei Durchgänge.

→ **BRUSTWIRBELSÄULE**

→ ÜBUNGEN FÜR DAS **BÜRO**

So bleibt der **Oberkörper** aufrecht

Dieses Programm fördert die Spannkraft von Rücken und Bauch, verbessert die Atmung und beugt einem Rundrücken vor.

1. WIRBELSÄULE STRECKEN

1

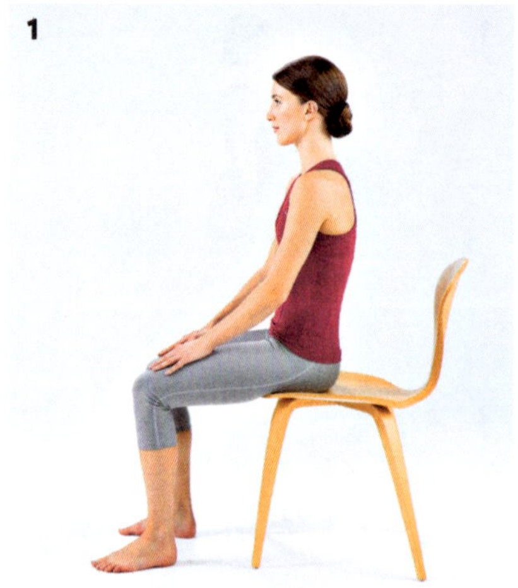

2

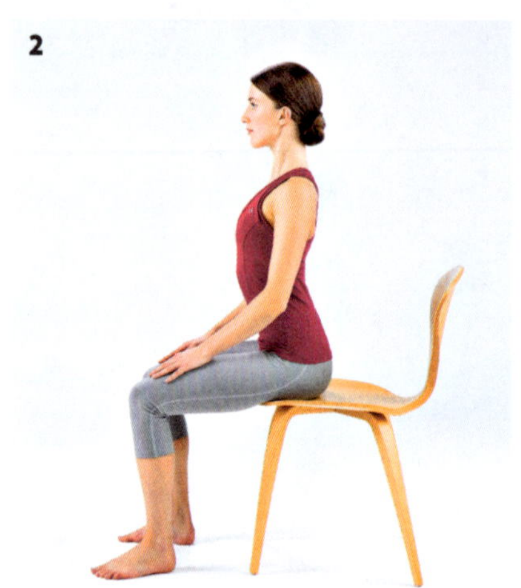

Mobilisiert die Brustwirbelsäule

1+2 Setzen Sie sich aufrecht auf das vordere Drittel der Sitzfläche, die Füße befinden sich unter den Knien. Die Hände liegen auf den Oberschenkeln, die Finger zeigen nach vorn. Den Oberkörper aufrichten, die Schultern senken. Dann im Atemrhythmus die Brustwirbelsäule in gleichmäßigen Bewegungen abwechselnd beugen und strecken: beim Einatmen sanft nach hinten beugen, beim Ausatmen nach vorn strecken und den Brustkorb anheben. Den Kopf aufrecht halten, den Blick nach vorn richten, das Becken bleibt stabil.

- 20 bis 25 Wiederholungen.

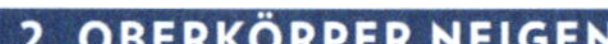

2. OBERKÖRPER NEIGEN

1

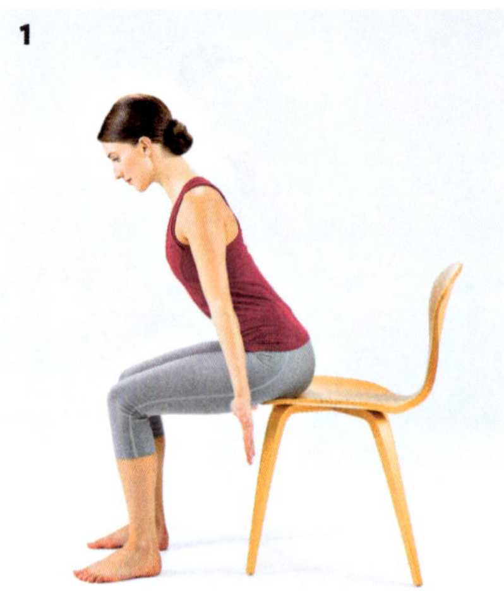

2

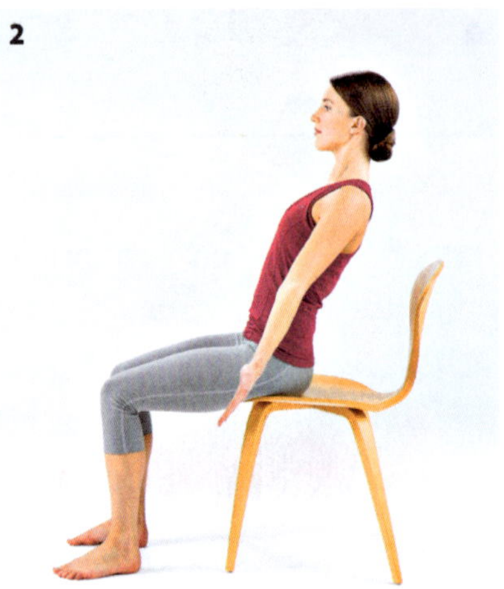

Stabilisiert die Brustwirbelsäule, kräftigt die Rumpfmuskulatur

1 Setzen Sie sich aufrecht hin, die Arme sind nach unten und etwas vor die Hüfte gestreckt, die Handflächen zeigen nach vorn. Die Beine sind leicht gespreizt, die Unterschenkel senkrecht, die Füße stehen fest am Boden und zeigen in die gleiche Richtung wie die Knie. Den Brustkorb heben und den Unterbauch sanft nach innen ziehen. Jetzt den Rumpf in sich aufrecht und stabil nach vorn verlagern (dabei ausatmen).

2 Nun den Rumpf wie ein Pendel nach hinten verlagern (dabei einatmen). Die Brustwirbelsäule stabil, die Schultern gesenkt halten. Die Arme bleiben dabei immer etwas nach vorn gestreckt. Dann wieder nach vorn verlagern (dabei ausatmen).

- 15 bis 20 Wiederholungen.

3. SCHULTERBLÄTTER SCHIEBEN

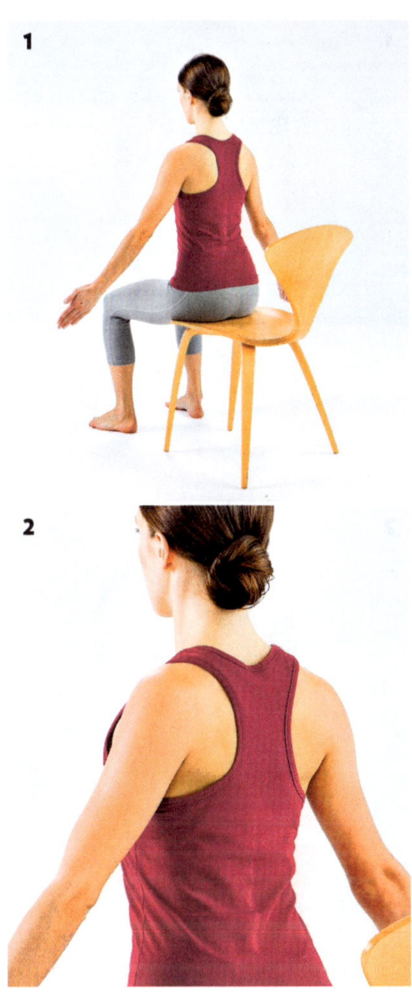

Kräftigt die Schulterblattmuskulatur

1 Setzen Sie sich aufrecht auf den Stuhl, die Füße stehen fest auf dem Boden. Der Oberkörper ist gestreckt und in leichter Vorneigung. Die Arme zeigen nach unten und etwas nach vorn, die Handflächen sind ebenfalls nach vorn gedreht. Der Kopf ist aufrecht, die Schultern sind gesenkt.

2 Nun die Schulterblätter zusammenziehen (aber nicht heben). Dabei die Arme nicht bewegen. Die Muskelanspannung zwischen den Schulterblättern halten, der Nacken bleibt gestreckt, ruhig atmen. Die Arme bleiben die ganze Zeit vor den Hüften.

- 30 Sekunden, zwei Durchgänge.

4. ARME BEWEGEN

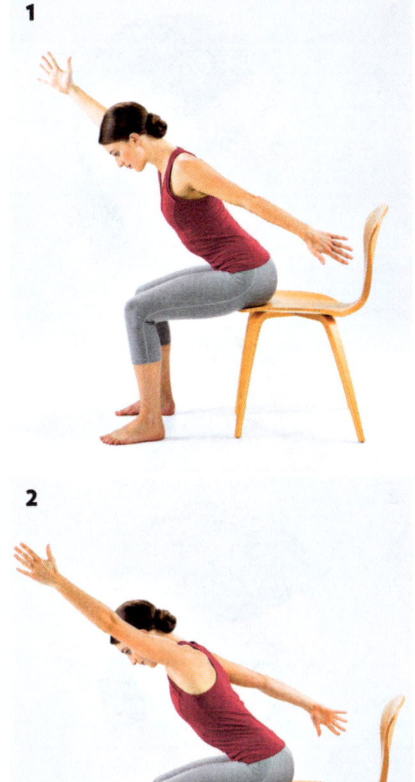

Kräftigt die Rückenstrecker und die Schultergürtelmuskulatur

1 Setzen Sie sich aufrecht auf das vordere Drittel der Sitzfläche, ziehen Sie den Unterbauch sanft nach innen und neigen Sie den Oberkörper aus der Hüfte heraus um mehr als 45 Grad nach vorn. Der Kopf ist in Verlängerung der Wirbelsäule, der Blick geht schräg zum Boden. Jetzt den rechten Arm in Verlängerung des Rückens gestreckt nach vorn heben, die Handfläche zeigt nach innen, der Daumen weist nach oben. Gleichzeitig den linken Arm in die Gegenrichtung strecken, die Handfläche zeigt nach innen. Die Schultern nicht hochziehen. Nun beide Arme aus dem Schultergelenk heraus noch etwas weiter anheben.

2 Vom höchsten Punkt beide Arme senken – und dann die entgegengesetzte Bewegung ausführen.

- 15 bis 20 Wiederholungen.

5. BRUSTKORB DEHNEN

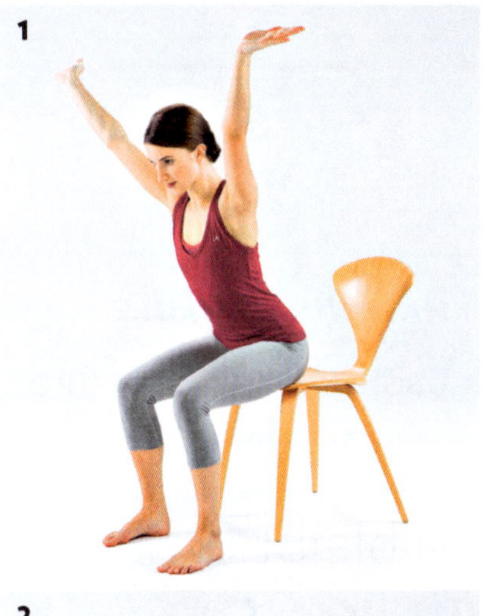

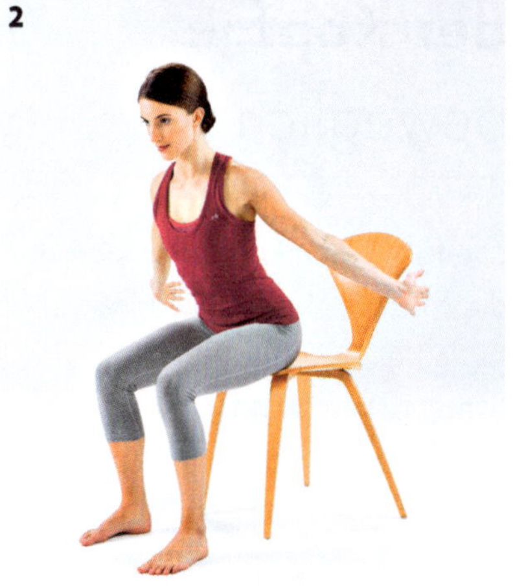

Dehnt die Brustmuskulatur, richtet die Brustwirbelsäule auf

1 Setzen Sie sich aufrecht hin, die Füße fest am Boden, den Oberkörper in leichter Vorneigung. Die Arme befinden sich neben dem Oberkörper. Nun die Arme nach vorn und dann nach oben in eine weite V-Position heben (dabei einatmen). Die Handflächen weisen nach oben, die Finger nach außen.

2 Jetzt die Schultern senken, den Unterbauch sanft nach innen ziehen und mit den Armen in Zeitlupe einen maximalen Kreis nach hinten ausführen (dabei ausatmen). Die Schulterblätter dabei zusammenziehen. Der Brustkorb bleibt aufgerichtet, der Nacken gestreckt.

- Vier Wiederholungen.

→ **HALSWIRBELSÄULE**

→ ÜBUNGEN FÜR DAS **BÜRO**

So bleibt **der Kopf** beweglich

Die folgenden Übungen lockern die Muskeln, halten die Halswirbelsäule flexibel und verbessern Stoffwechsel und Konzentration.

1. KOPF NICKEN

1
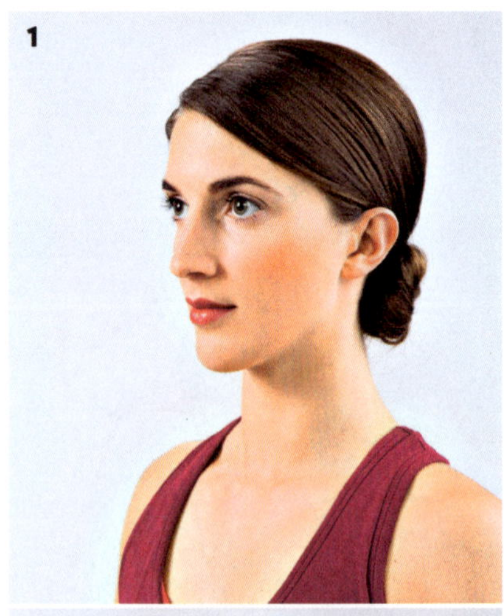

2
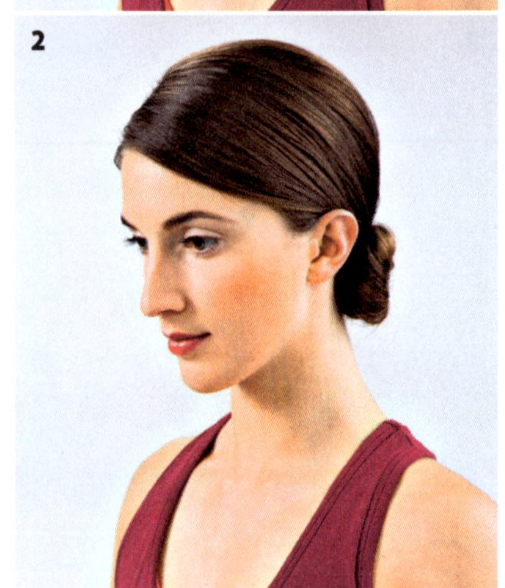

Mobilisiert die obersten beiden Halswirbel

1 Stellen oder setzen Sie sich aufrecht hin. Die Arme sind nach unten und etwas vor die Hüfte gestreckt, die Handflächen weisen nach vorn. Heben Sie den Brustkorb an, senken Sie die Schultern. Nun den Kopf ausbalancieren, den Nacken sanft strecken, der Blick richtet sich geradeaus.

2 Jetzt mit dem Kopf sehr kleine und dosierte Nickbewegungen ausführen, das Kinn bewegt sich leicht auf und ab, der Hals bleibt dabei möglichst stabil. Den Unterkiefer locker lassen, ruhig atmen.

• 20 bis 25 Wiederholungen.

2. KOPF DREHEN

1
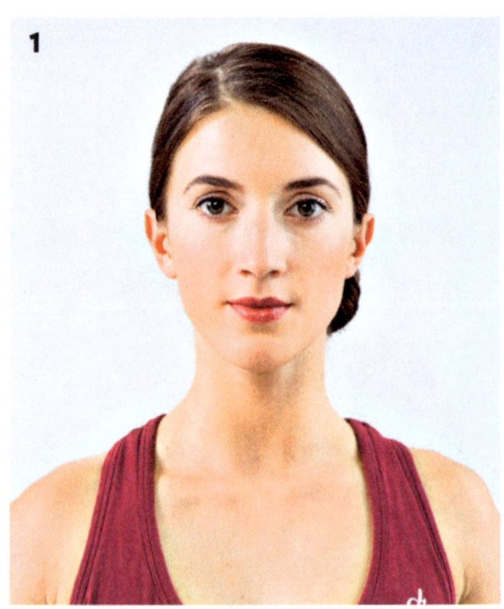

2
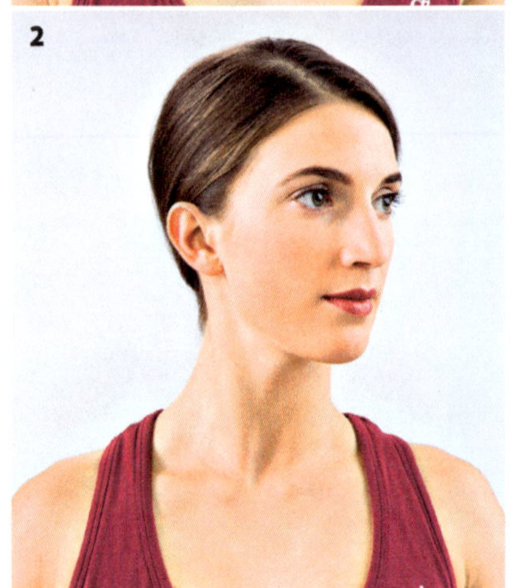

Mobilisiert die Halswirbelsäule

1 Stellen oder setzen Sie sich aufrecht hin. Die Arme sind nach unten und etwas vor die Hüfte gestreckt, die Handflächen zeigen nach vorn. Richten Sie die Halswirbelsäule auf und balancieren Sie den Kopf aus. Nun das Kinn sanft senken, den Nacken strecken, dabei geht der Blick zum Horizont.

2 Anschließend den Kopf behutsam nach rechts und nach links drehen. Ihn dabei weder senken noch abknicken, der Blick wandert auf einer horizontalen Linie entlang. Einatmen beim Kopfdrehen nach außen, ausatmen beim Zurückdrehen. Den Unterkiefer locker lassen.

• 20 bis 25 Wiederholungen.

3. KOPF ACHTERN

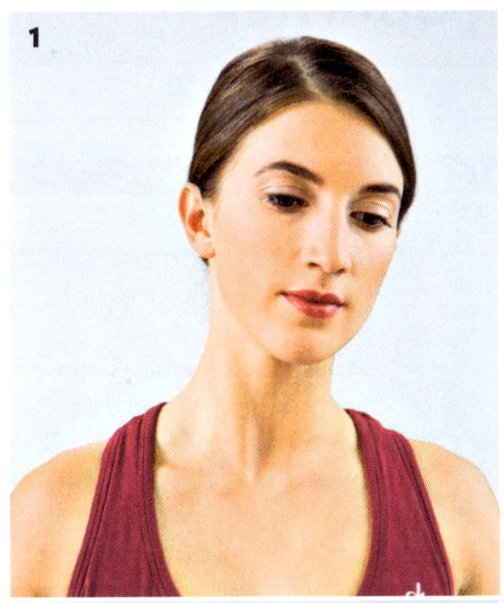
1

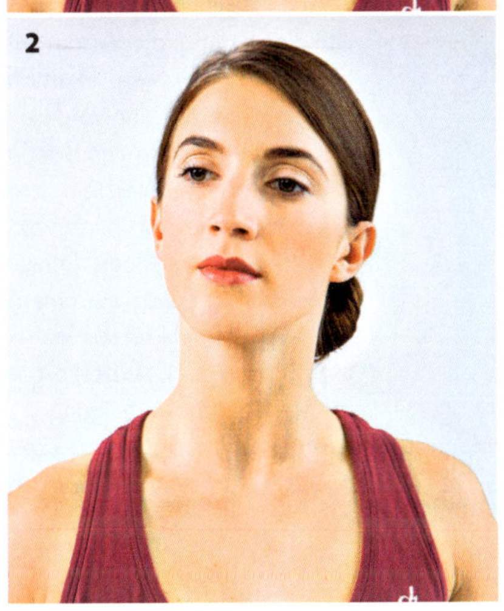
2

Lockert die tiefe Nackenmuskulatur

1+2 Stellen oder setzen Sie sich aufrecht hin. Die Arme sind nach unten und etwas vor die Hüfte gestreckt, die Handflächen weisen nach vorn. Den Nacken sanft strecken. Nun mit der Nase die Form einer waagerecht vor dem Gesicht liegenden Acht nachfahren. Die Nasenspitze zeigt zunächst auf den Mittelpunkt der Acht; sie beginnt dann mit der Bewegung nach links unten. Der Kopf führt auf diese Weise eine kleine harmonische Schleifenbewegung aus. Der Nacken bleibt immer gestreckt – er sollte nicht abknicken. Der Unterkiefer ist locker; ruhig atmen.

• 20 bis 25 Wiederholungen.

4. KOPF ZUR SEITE NEIGEN

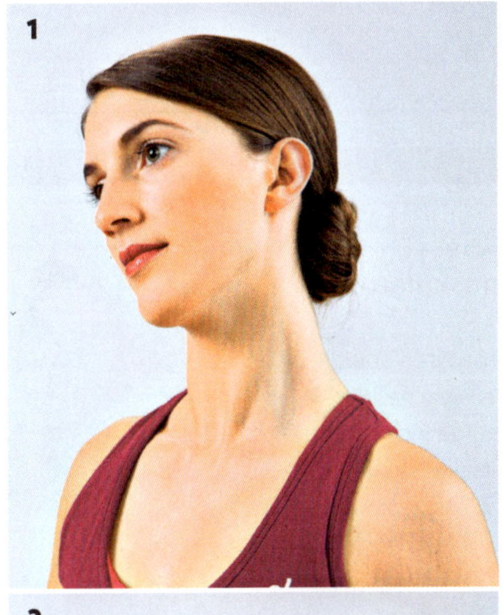
1

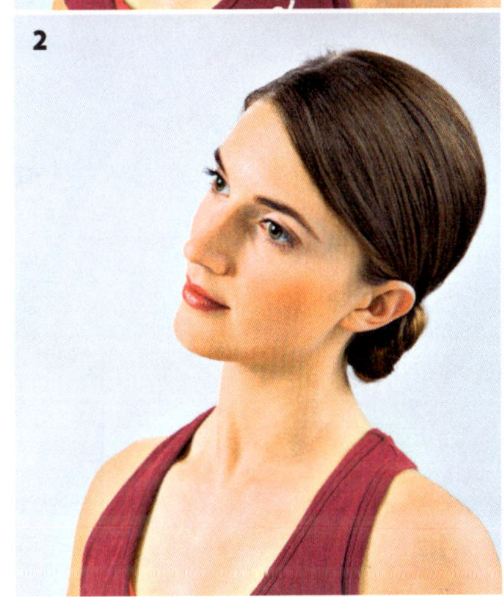
2

Dehnt die seitliche Hals- und Nackenmuskulatur

1+2 Stellen oder setzen Sie sich aufrecht hin. Heben Sie den Brustkorb, strecken Sie die Arme nach unten, leicht vom Körper abgespreizt, die Handflächen zeigen nach vorn. Die Schultern senken. Den Nacken sanft strecken. Nun den Kopf zur Seite neigen, dabei senkt sich das Ohr zur Schulter, die Gegenschulter zieht behutsam nach unten. Diese Position halten und jetzt mit dem Kopf kleine Nickbewegungen ausführen. Unterkiefer locker lassen. Die Dehnung an der seitlichen Halsmuskulatur spüren. Die Seite wechseln.

• 20 bis 25 Wiederholungen pro Seite.

5. KOPF NACH VORN NEIGEN

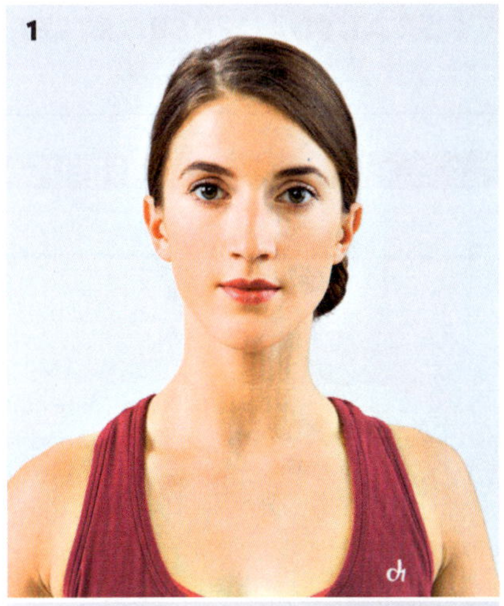
1

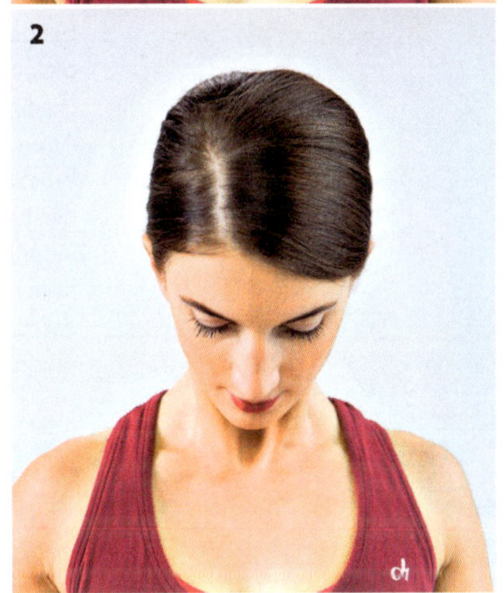
2

Dehnt die hintere Nackenmuskulatur

1 Stellen oder setzen Sie sich aufrecht hin, heben Sie den Brustkorb. Die Arme sind nach unten und etwas vor die Hüfte gestreckt, die Handflächen zeigen nach vorn. Balancieren Sie den Kopf aus. Den Hinterkopf nach oben gleiten lassen und das Kinn leicht senken.

2 Nun die Halswirbelsäule nach vorn neigen. Gleichzeitig den Brustkorb heben und die Schultern senken. Aus dieser Position mit dem Kopf kleine Drehbewegungen nach links und rechts ausführen. Die Dehnung im Bereich der Nackenmuskulatur spüren. Ruhig atmen.

• 20 bis 25 Wiederholungen.

→ RUMPFSTABILISIERUNG FÜR AUSDAUERSPORTLER

Bringt **Sportler** in Form

1. KNIEBEUGE

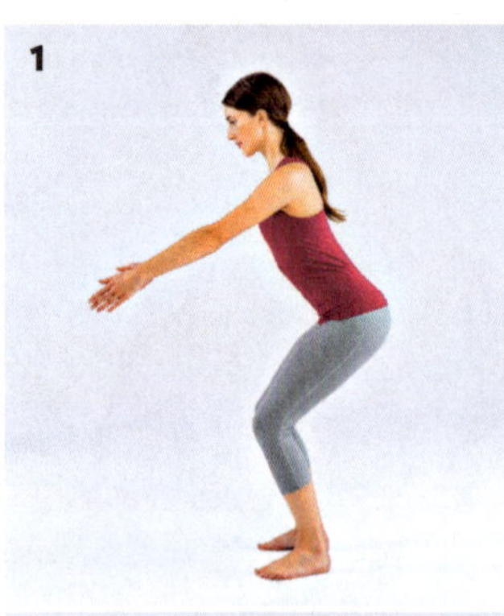

1

2

Kräftigt Gesäß- und Beinmuskulatur

1+2 Hüftgelenkweiten Stand einnehmen, Füße leicht nach außen gedreht, das Gewicht gleichmäßig auf Fersenmitte und Vorfuß verteilt. Der Oberkörper ist gestreckt. Den Unterbauch sanft nach innen ziehen. Nun die Knie beugen (dabei einatmen), Füße bleiben fest am Boden. Das Becken nach hinten schieben, die Arme nach vorn führen und den Brustkorb aufrichten. Dabei soll die Lendenwirbelsäule in ihrer natürlichen Form bleiben. Dann Knie und Hüfte wieder strecken, dabei ausatmen und die Gesäßmuskulatur fest anspannen.

- 20 bis 25 Wiederholungen, zwei Durchgänge.

2. AUSFALLSCHRITT

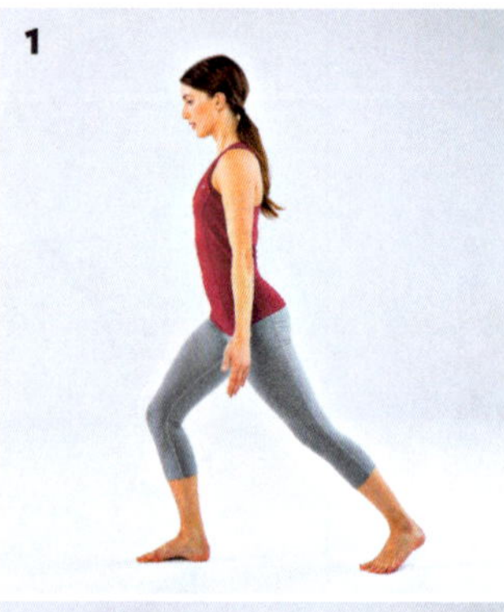

1

2

Stärkt Beinmuskulatur und Gleichgewicht

1 Hüftgelenkweiten Stand einnehmen. Gewicht auf das rechte Bein verlagern. Das linke Bein einen Schritt zurücksetzen.

2 Beide Beine beugen, bis das linke Knie dicht über dem Boden ist, gleichzeitig die Arme auf Schulterhöhe führen. Position kurz stabilisieren. Nun vorderen Fuß kraftvoll gegen den Boden drücken und dieses Bein strecken. Hinteres Bein nach vorn bewegen, bis der Oberschenkel waagerecht ist (dabei ausatmen), und wieder zurücksetzen (dabei einatmen). Der Oberkörper bleibt in leichter Vorneigung.

- Zehn bis 15 Wiederholungen pro Seite, zwei Durchgänge.

5. UNTERARMSTÜTZ

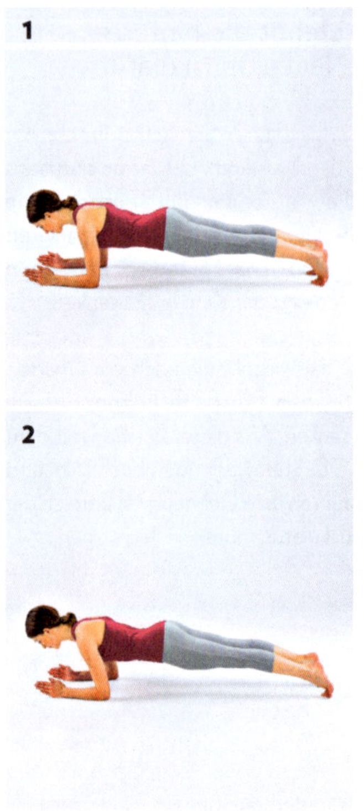

1

2

Trainiert die Ganzkörperstabilisation

1 Die Ellenbogen befinden sich unter den Schultern, die Unterarme stehen parallel, die Handflächen zeigen zueinander. Oberkörper und Beine sind lang nach hinten gestreckt, die Fußballen aufgestellt. Den Brustkorb heben, die Schulterblätter Richtung Becken ziehen. Der gesamte Körper bildet eine Linie.

2 Diese Position halten und dann den Körper aus den Füßen heraus abwechselnd etwa zehn Zentimeter vor und zurück verlagern, dabei den Unterbauch nach innen ziehen, den Rumpf stabil halten. Weiter ruhig atmen.

- 15 bis 30 Sekunden, vier Durchgänge.

6. SEITSTÜTZ

1

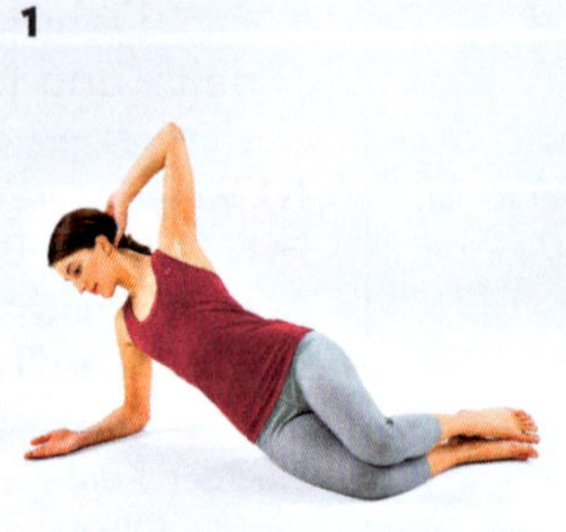

2

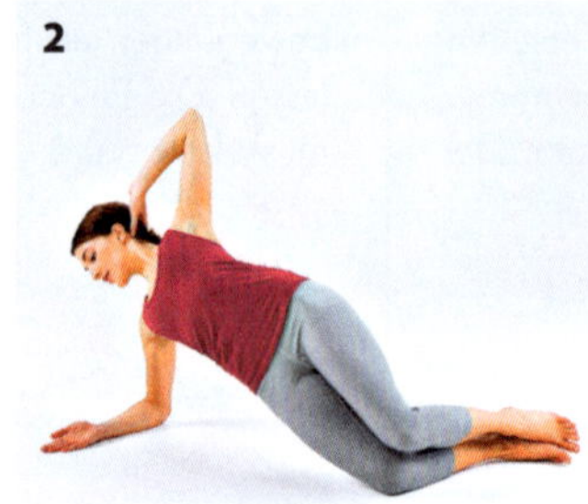

Kräftigt die schräge Bauchmuskulatur

1 Seitlage einnehmen, der rechte Ellenbogen steht unter der rechten Schulter, der Unterarm zeigt nach vorn, die Handfläche nach oben. Der Oberkörper ist gestreckt, die Unterschenkel sind nach hinten angewinkelt, die linke Hand liegt am Hinterkopf.

2 Jetzt den Unterarm gegen den Boden drücken, den Brustkorb aufrichten und die Hüfte anheben (dabei ausatmen), bis der Oberkörper und die Oberschenkel eine Linie bilden. Langsam wieder zurückbewegen (dabei einatmen). Der Brustkorb bleibt aufgerichtet.

- Zehn bis 15 Wiederholungen pro Seite, zwei Durchgänge.

Ein kraftvolles Kompakt-Training für Beine, Becken, Rücken und Bauch – es macht den gesamten Körper leistungsfähiger und schützt vor Verletzungen.

3. SCHRITTSTELLUNG

1

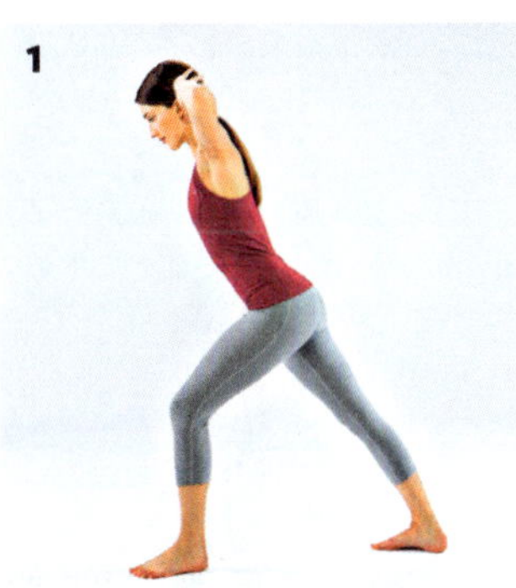

2

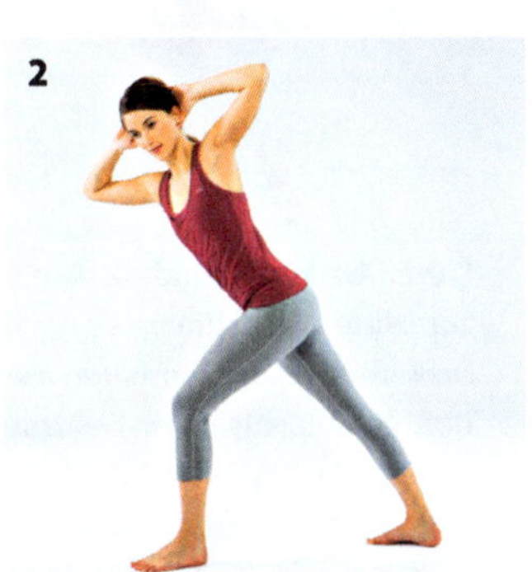

Trainiert die Rotation im Rumpf

1 Schrittstellung einnehmen: linkes Bein nach vorn, den Fuß leicht nach außen gedreht aufstellen, das Knie leicht gebeugt; das rechte Bein nach hinten stellen, das Knie ist gestreckt. Den Oberkörper in Vorneigung halten, die Hände am Hinterkopf, die Ellenbogen nach außen.

2 Den Unterbauch nach innen ziehen (dabei ausatmen) und den Brustkorb nach links rotieren. Becken und Beine stabil halten und nicht verdrehen. Dann zurückbewegen (dabei einatmen).

• Zehn bis 15 Wiederholungen pro Seite, zwei Durchgänge.

4. VIERFÜSSLERSTAND

1

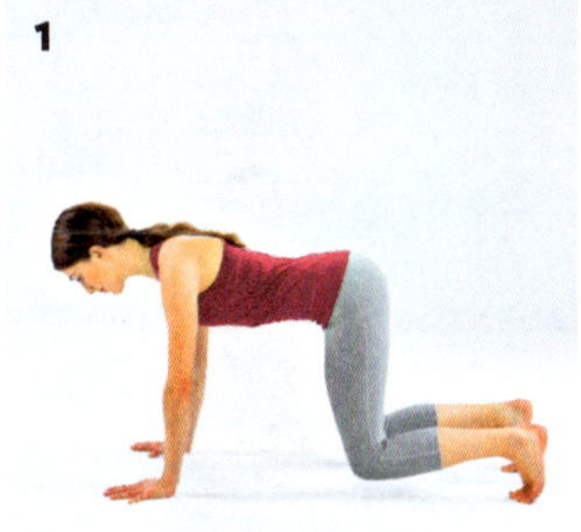

2

Fördert Rumpfkraft und Beinbeweglichkeit

1 Vierfüßlerstand einnehmen, Hände unter die Schultern, Knie unter die Hüften, Fußballen aufstellen. Nun den Brustkorb heben, Hand- und Fußballen gegen den Boden drücken und beide Knie ein, zwei Zentimeter anheben. Die Wirbelsäule dabei stabil halten. Weiter atmen.

2 Die Handballen kraftvoll gegen den Boden drücken (dabei ausatmen). Die Beine strecken und das Becken nach oben schieben, Fersen zum Boden senken. Der gestreckte Oberkörper und die Arme bilden eine Linie. Zurück in die Ausgangsstellung gehen (dabei einatmen).

• Zehn bis 15 Wiederholungen.

7. FLACHER CRUNCH

1

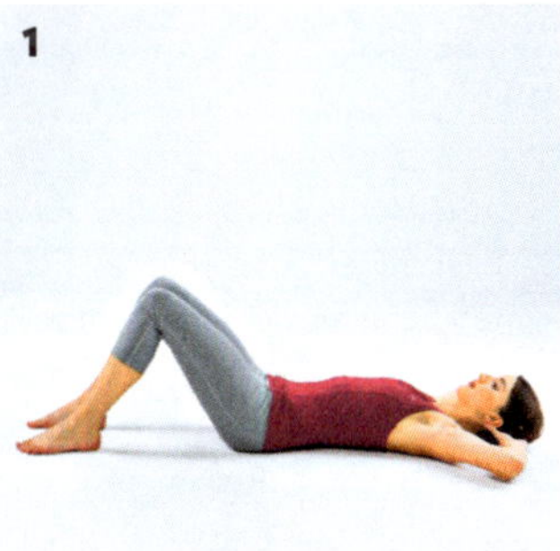

2

Aktiviert tiefe und gerade Bauchmuskulatur

1 Auf den Rücken legen, die Beine angewinkelt, die Füße hüftgelenkweit aufgestellt. Hände unter dem Hinterkopf, Becken auf dem Boden, sodass sich die natürliche Kurve im unteren Rücken einstellt.

2 Jetzt den Unterbauch sanft nach innen ziehen (dabei ausatmen) und Schultergürtel, Kopf und Arme leicht anheben, ohne dass die Lendenwirbelsäule zum Boden sinkt. Der Blick geht zu den Knien. Arme, Kopf und Schultergürtel langsam wieder senken (dabei einatmen). Den Unterbauch stets innen halten.

• 20 bis 25 Wiederholungen, zwei Durchgänge.

8. HALBER KÄFER

1

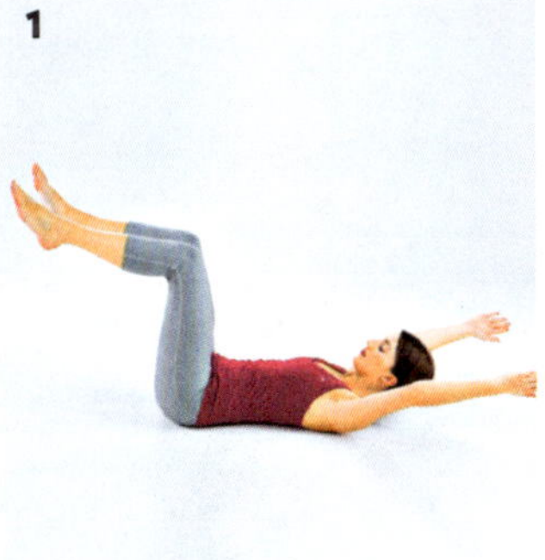

2

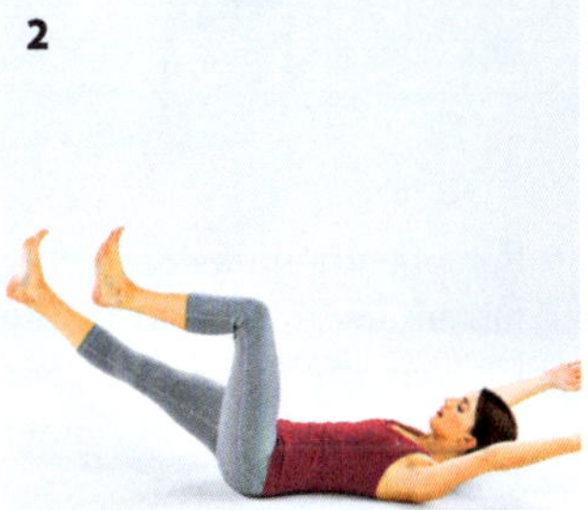

Stärkt die Rumpfmuskulatur

1 Auf den Rücken legen, die Oberschenkel sind senkrecht, die Unterschenkel parallel zum Boden, die Füße angewinkelt. Das Becken liegt auf dem Boden, sodass sich die natürliche Kurve im unteren Rücken einstellt. Die Arme befinden sich in V-Position neben dem Kopf. Unterbauch nach innen ziehen (dabei ausatmen), Kopf und Arme leicht anheben, Blick zu den Knien.

2 Jetzt wechselseitig langsam ein Bein lang nach vorn schieben und zurückbewegen. Becken und Lendenwirbelsäule stabil halten.

• 20 bis 25 Wiederholungen, zwei Durchgänge.

→ YOGA FÜR DEN RÜCKEN

Verbessert **die Haltung**

1. INNENROTATION

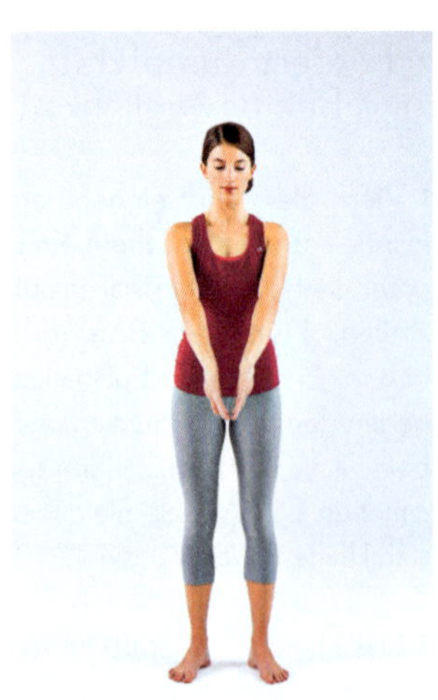

Die Füße hüftgelenkweit aufstellen, Fersen leicht nach innen, Körpergewicht gleichmäßig auf Fersenmitte und Vorfuß verlagern. Die Handrücken aneinanderlegen, der Blick geht zu den Händen. Den Unterbauch sanft nach innen ziehen.

2. STRECKUNG

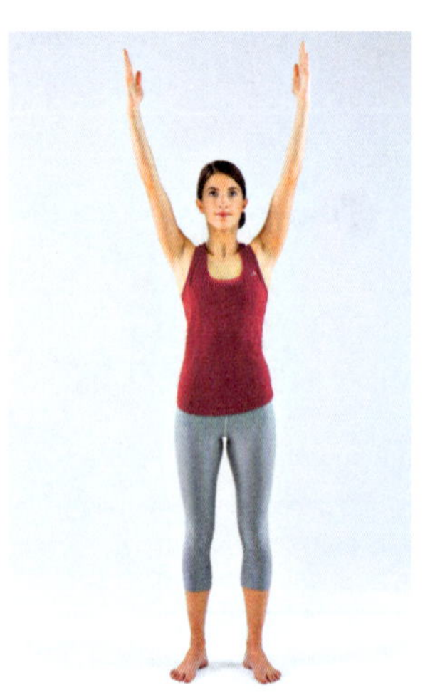

Die Arme über die Seite in eine schulterweite Position nach oben führen (dabei einatmen), Handflächen zueinander, den Brustkorb aufrichten, der Oberkörper ist in leichter Vorneigung. Nun die Schulterblätter nach unten ziehen (dabei ausatmen).

3. NEIGUNG RECHTS

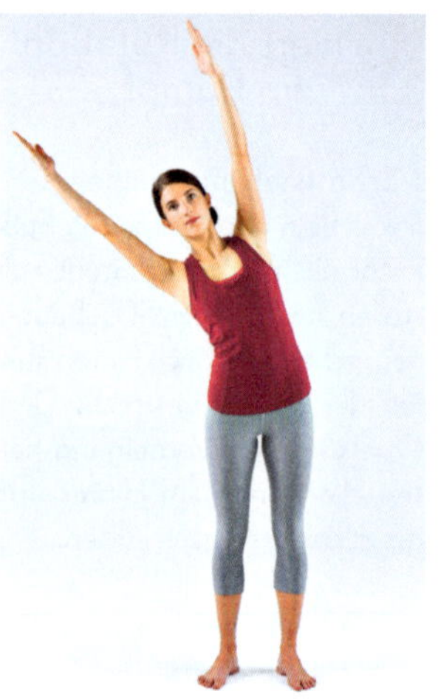

Den Oberkörper aufrecht und in leichter Vorneigung nach rechts neigen (dabei einatmen), das Gewicht bleibt auf beiden Beinen. Schultergürtel und Becken zeigen frontal nach vorn, der Abstand der Arme zueinander bleibt gleich.

4. STRECKUNG

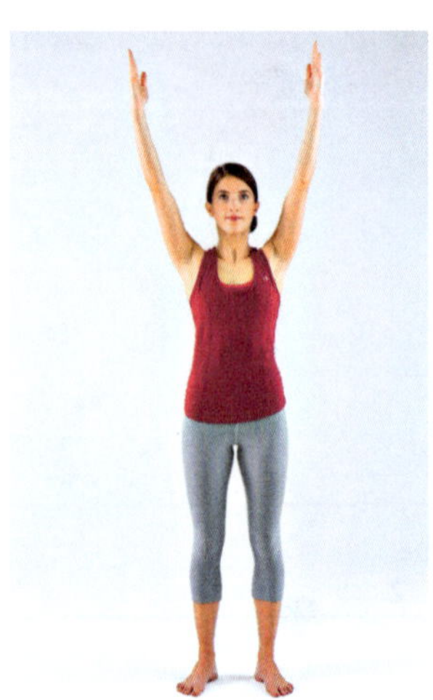

Den Oberkörper und die Arme zur Mitte zurückführen und die Schulterblätter nach unten ziehen (dabei ausatmen). Arme schulterweit geöffnet und gestreckt halten, die Handflächen zeigen zueinander. Der Blick geht zum Horizont.

9. ROTATION RECHTS

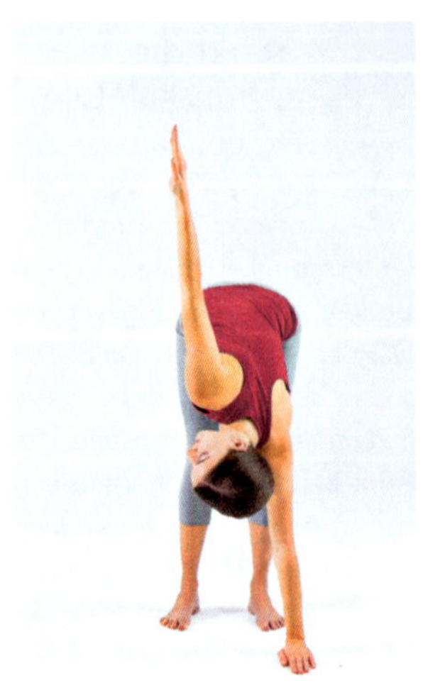

Die Hände gegen den Boden drücken und die Brustwirbelsäule strecken. Den Oberkörper nach rechts rotieren und den rechten Arm gestreckt über die Seite nach oben führen (dabei einatmen). Die Handfläche zeigt nach außen.

10. VORBEUGUNG

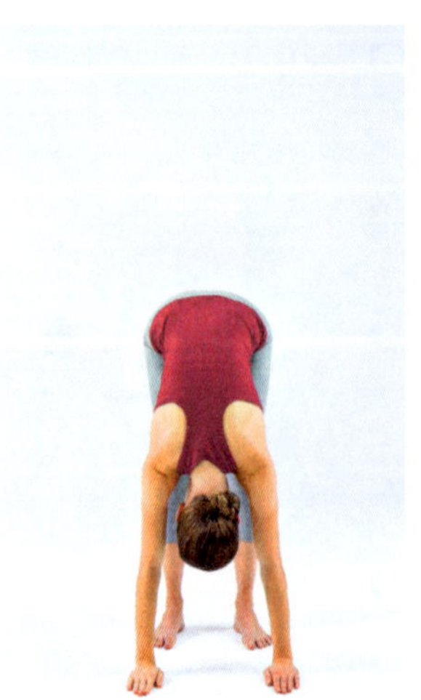

Rumpf und Arm wieder zurückführen und sich mit beiden Händen am Boden abstützen (dabei ausatmen). Das Körpergewicht weiterhin auf die Fersenmitte und den Vorfuß verteilen. Den Kopf hängen lassen.

11. ROTATION LINKS

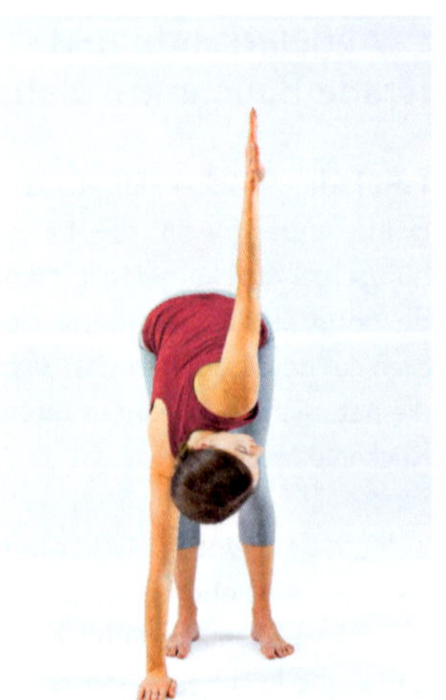

Die Hände gegen den Boden drücken und die Brustwirbelsäule strecken. Den Oberkörper nach links rotieren und den linken Arm gestreckt über die Seite nach oben führen (dabei einatmen). Die Handfläche zeigt nach außen.

12. VORBEUGUNG

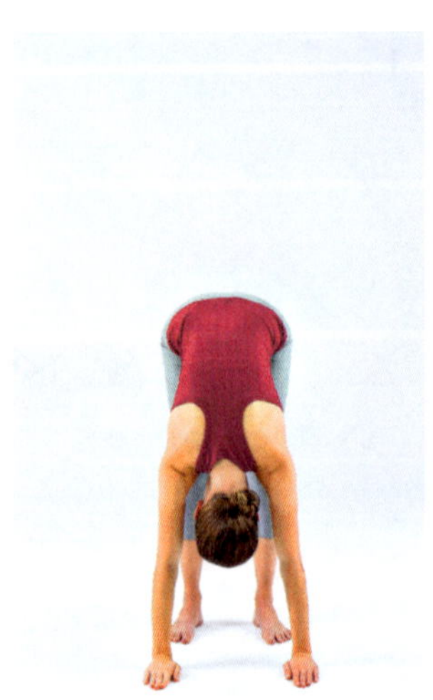

Rumpf und Arm wieder zurückführen und sich mit beiden Händen am Boden abstützen (dabei ausatmen). Das Körpergewicht weiterhin auf die Fersenmitte und den Vorfuß verteilen. Den Kopf hängen lassen.

Eine harmonische Abfolge von Bewegungen: Diese Yoga-Übungen erhalten die Wirbelsäule beweglich – und kräftigen zugleich den gesamten Oberkörper.

5. NEIGUNG LINKS

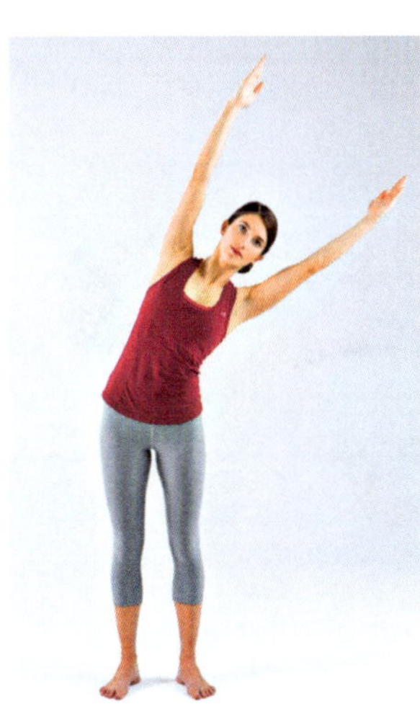

Den Oberkörper aufrecht und in leichter Vorneigung nach links neigen (dabei einatmen), das Gewicht bleibt auf beiden Beinen. Schultergürtel und Becken zeigen frontal nach vorn, der Abstand der Arme zueinander bleibt gleich.

6. STRECKUNG

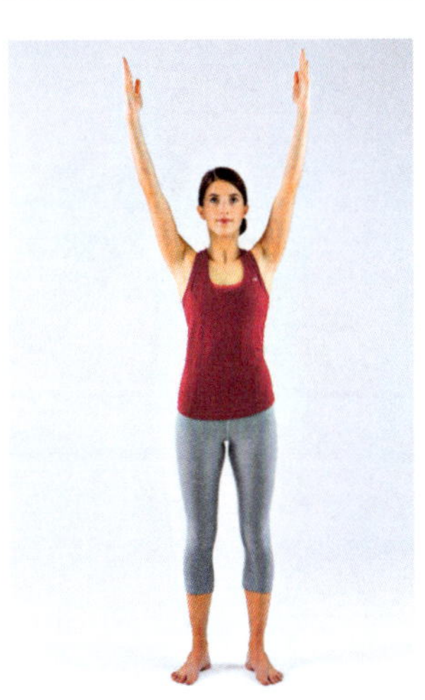

Den Oberkörper und die Arme zur Mitte zurückführen und die Schulterblätter nach unten ziehen (dabei ausatmen). Arme schulterweit geöffnet und gestreckt halten, die Handflächen zeigen zueinander. Der Blick geht zum Horizont.

7. RÜCKNEIGUNG

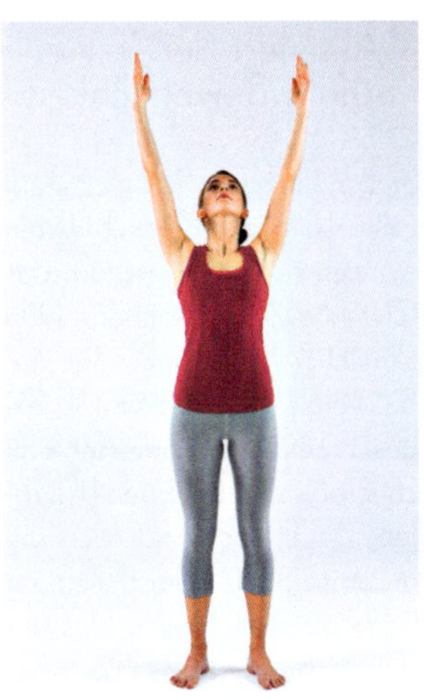

Beckenboden und Unterbauch etwas anspannen, den Oberkörper strecken (dabei einatmen). Die Brustwirbelsäule und Arme weiter strecken und andeutungsweise sanft nach hinten neigen, den Blick zu den Händen richten. Der untere Rücken bleibt stabil.

8. VORBEUGUNG

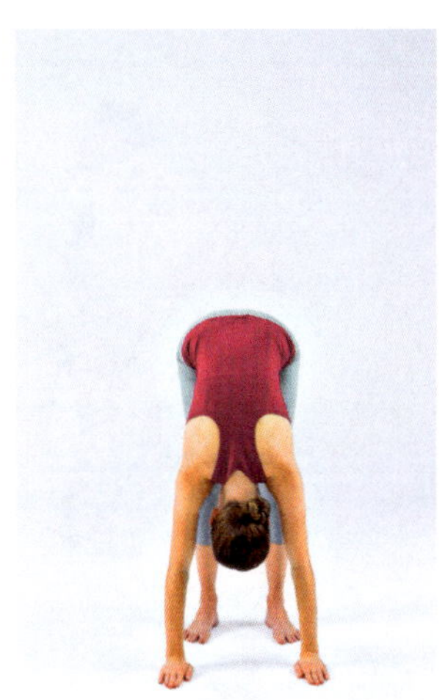

Den Rumpf mit gestreckter Brustwirbelsäule vorneigen (dabei ausatmen), Handflächen oder Fingerspitzen vor die Füße stellen, dazu eventuell die Knie leicht beugen. Alternativ: die Hände auf den Schienbeinen oder einem Hocker ablegen.

13. ARME STRECKEN

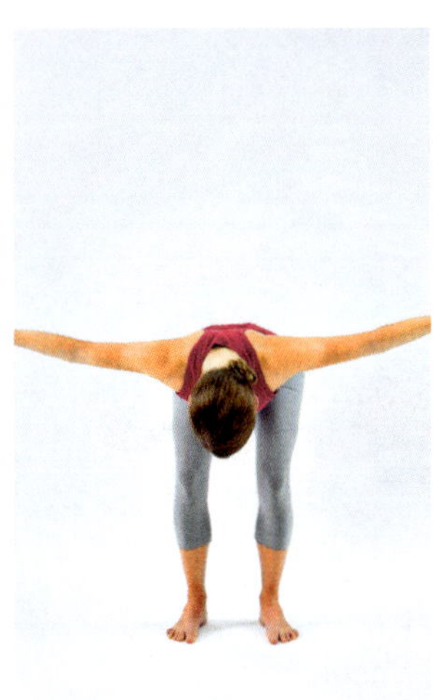

Die Knie beugen und die Brustwirbelsäule strecken, den Unterbauch an die Oberschenkel schmiegen. Dann die Arme seitlich auf Schulterhöhe heben (dabei einatmen). Der Kopf ist in Verlängerung der Wirbelsäule.

14. BEUGUNG

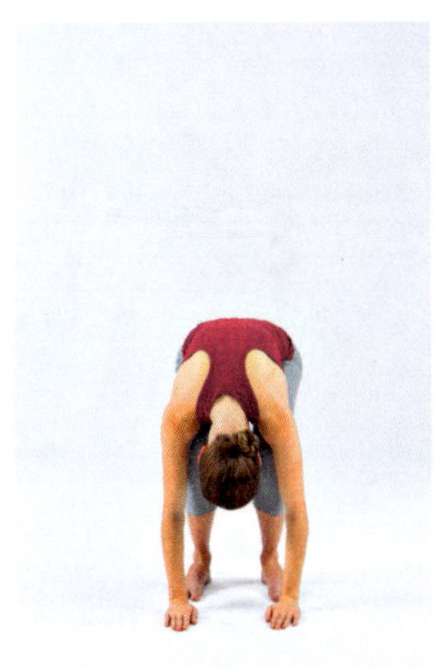

Die Arme senken, Hände vor die Füße stellen und sich abstützen (dabei ausatmen). Gewicht weiterhin auf Fersenmitte und Vorfuß verteilen. Behutsam in die Hocke gehen, die Wirbelsäule beugen und den Rücken sanft runden. Den Kopf hängen lassen.

15. AUFRICHTUNG

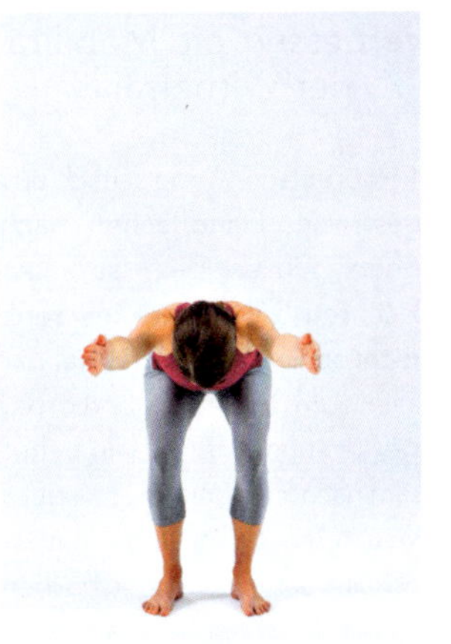

Die Füße gegen den Boden drücken (dabei einatmen), gleichzeitig die Brustwirbelsäule strecken, Arme schulterweit nach vorn anheben, Handflächen zeigen nach innen. Die Bewegung weiter nach oben führen und sich ganz aufrichten (siehe Bild 2).

16. STRECKUNG

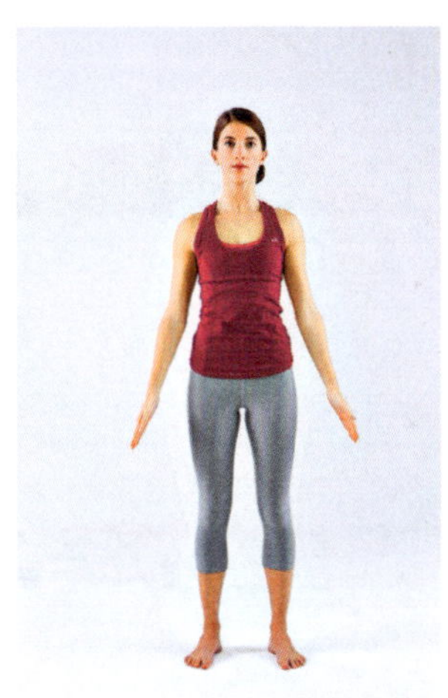

Die Arme von oben in weitem Bogen über die Seite nach unten senken (dabei ausatmen). Kopf aufrecht halten, Blick zum Horizont. Den gesamten Ablauf mehrere Male wiederholen.

→ **ENTSPANNUNG FÜR DEN RÜCKEN**

Erholung für den Körper

1. FÜSSE MASSIEREN

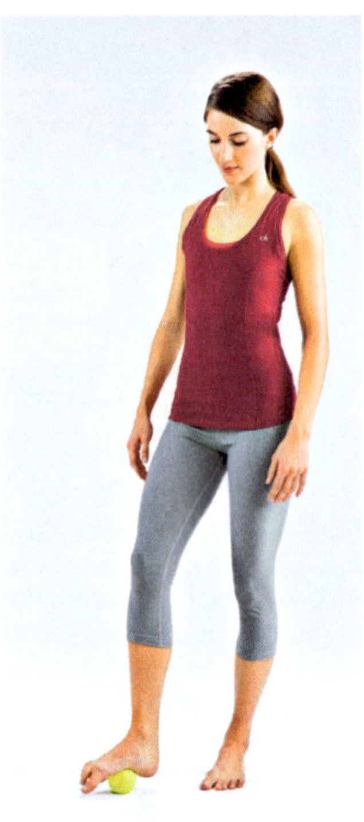

Aktiviert Fußfaszie, erhöht Beweglichkeit

Stellen Sie einen Fuß locker auf einen weichen Tennisball. Halten Sie sich eventuell fest, um das Gleichgewicht zu sichern. Nun allmählich das Gewicht auf den Ball verlagern und die Fußsohle geschmeidig mit unterschiedlicher Intensität über den Ball rollen. Dabei nach und nach die gesamte Sohle vom Ballen zur Ferse abrollen. So wird das Bindegewebe der Fußsohle stimuliert. An druckempfindlichen Stellen länger verweilen. Der Druck sollte als wohltuend empfunden werden. Ruhig atmen. Anschließend beide Füße auf den Boden stellen und der Wirkung der Massage nachspüren.

- Je Fuß eine bis zwei Minuten.

2. KREUZ ENTSPANNEN

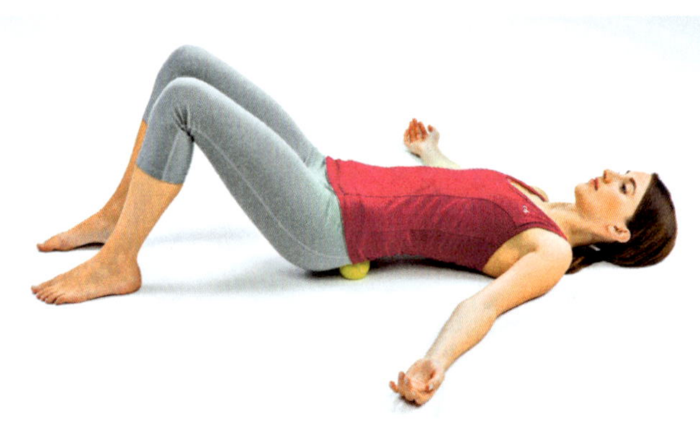

Lockert die Beckenmuskulatur

Gehen Sie in Rückenlage, die Beine sind angewinkelt, die Füße aufgestellt. Nun die Füße gegen den Boden drücken, Becken etwas anheben und zwei weiche Tennisbälle rechts und links unter das Becken legen. Das Gewicht des Beckens langsam auf die Bälle verlagern. Im Ausatmen die Anspannung lösen. Dann mit kleinen Bewegungen des Beckens auf den Bällen die Muskulatur weicher rollen. Anschließend die Bälle wegnehmen und am Boden liegend der Wirkung der Massage nachspüren.

- Drei bis vier Minuten.

5. WIRBELSÄULE DREHEN

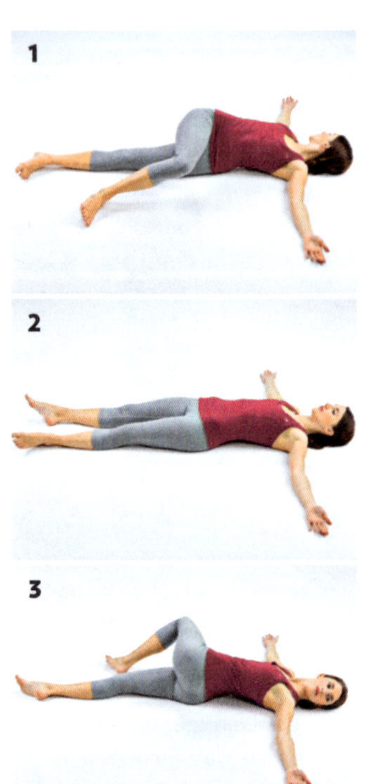

Verbessert die Mobilität der Wirbelsäule

1 Rückenlage, Arme seitlich ausgestreckt, Handflächen nach oben. Linkes Bein strecken. Rechten Oberschenkel senkrecht stellen, Unterschenkel parallel zum Boden. Oberkörper, Becken und rechtes Bein behutsam nach links rotieren, soweit es im unteren Rücken angenehm ist. Schultergürtel und Arme bleiben am Boden. Den Kopf anheben, nach rechts drehen, wieder ablegen. Einatmend Dehnung vergrößern, ausatmend entspannen.

2+3 In Rückenlage zurückdrehen, Beine strecken, einen Moment ausruhen. Dann die Bewegung zur anderen Seite ausführen.

- 60 Sekunden pro Seite.

6. BANDSCHEIBEN ENTLASTEN

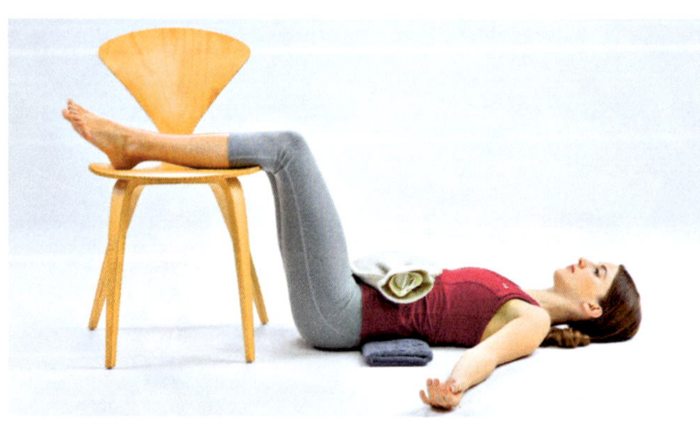

Entlastet den unteren Rücken, fördert den Stoffwechsel

Rückenlage einnehmen, Beine in Stufenlagerung auf einem Stuhl ablegen, die Oberschenkel sind senkrecht. Die Lendenwirbelsäule mit einem mehrfach gefalteten Handtuch unterstützen, damit sich die natürliche Kurve im unteren Rücken einstellen kann. Wenn Wärme angenehm ist, eine Wärmflasche auf den Bauch legen.
Nun tief in Bauch und unteren Rücken atmen. Entspannen.

- Fünf bis zehn Minuten.

Acht sanfte Übungen, die Verspannungen lindern und ein gutes Körpergefühl fördern – denn Regeneration ist ebenso wichtig wie Aktivierung.

3. RÜCKEN ROLLEN

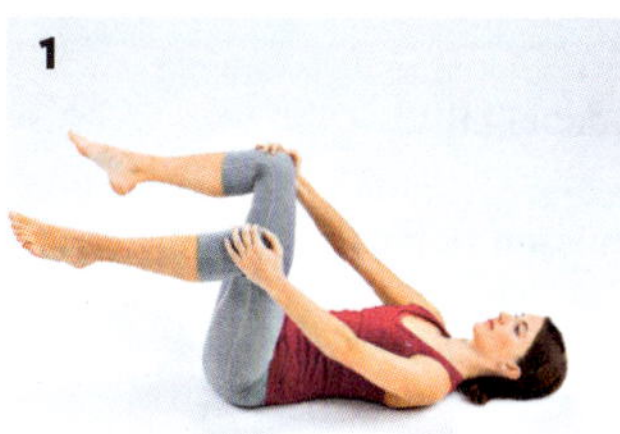

1

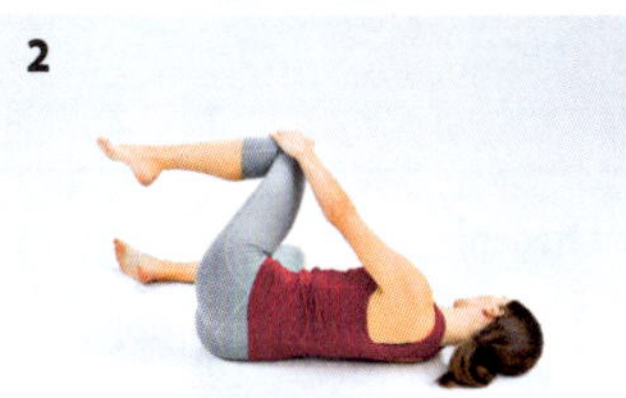

2

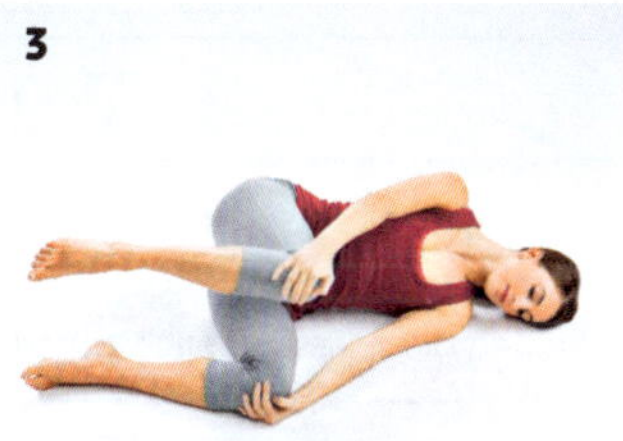

3

Senkt Anspannung im Kreuzbereich

1 Rückenlage, Beine angewinkelt. Beide Knie außen umfassen. Nun die Beine wie eine Ziehharmonika behutsam mehrmals aus- und zueinander bewegen.

2 Die Knie weit geöffnet lassen und den Körper nach rechts auf die Seite rollen – dabei zieht die rechte Hand das Bein weiter nach rechts, Becken und Rumpf folgen.

3 Dann beginnt die linke Hand das linke Bein zurück zur Mitte und weiter nach links zu führen. Die Knie bleiben geöffnet, Becken und Rumpf folgen und rollen ebenfalls auf die linke Seite.

• Fünf bis zehn Wiederholungen.

4. BEINE DEHNEN

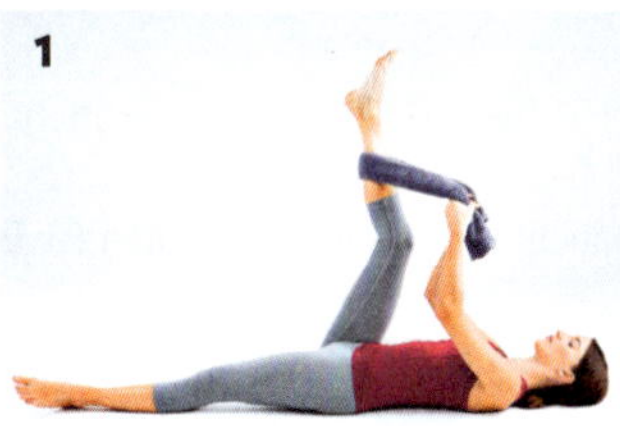

1

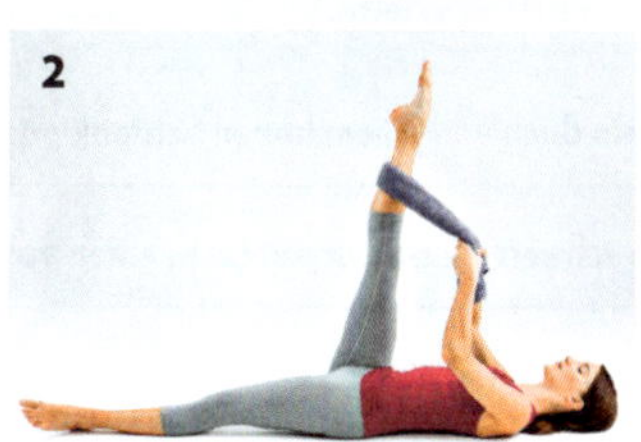

2

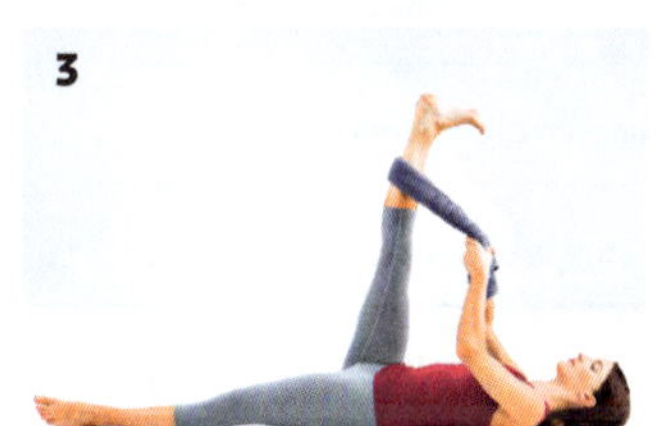

3

Verbessert Beweglichkeit der Beinrückseite

1 Rückenlage, linkes Bein am Boden, das rechte Bein senkrecht nach oben strecken. Den rechten Unterschenkel mit einem Handtuch umfassen. Nun mit den Händen das Bein in kleinen Bewegungen wiederholt zum Oberkörper ziehen (dabei ausatmen), das Knie ist dabei gebeugt. Die Lendenwirbelsäule behält möglichst ihre natürliche Kurve.

2 Das Bein strecken und mehrmals zum Oberkörper ziehen.

3 Nun das Bein gestreckt halten, nicht mehr ziehen. Den Fuß anwinkeln, Kleinzehseite Richtung Körper ziehen.

• 60 Sekunden pro Seite.

7. RÜCKEN DEHNEN

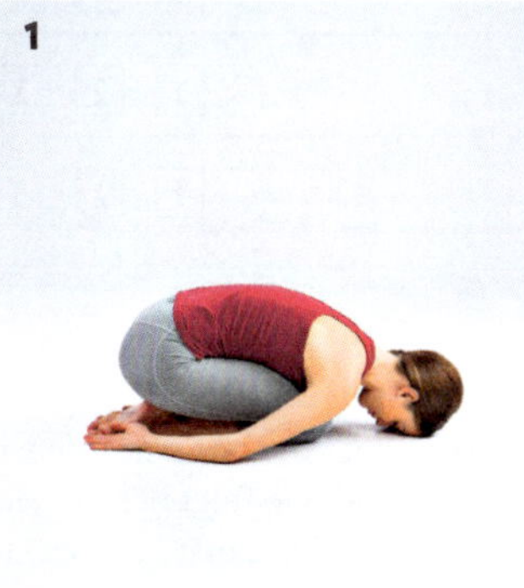

1

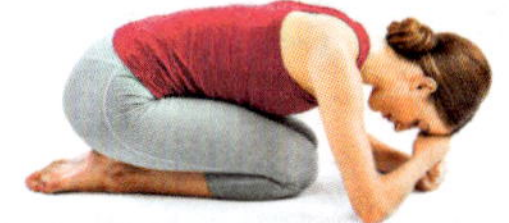

2

Entspannt die Körperrückseite

1 Fersensitz einnehmen, Sprunggelenke und Knie gegebenenfalls mit eingerollten Decken abpolstern. Den Oberkörper lang auf die Oberschenkel legen, die Stirn sinkt zum Boden. Die Arme nach hinten neben die Beine legen, die Handflächen zeigen nach oben. Der Abstand der Schultern zu den Ohren sollte so weit wie möglich sein. In dieser Haltung sowohl die Körperrückseite als auch den Bauch entspannen, dabei tief in den unteren Rücken atmen.

2 Alternativ die geschlossenen Hände übereinanderstellen und die Stirn darauf ablegen.

• Eine bis zwei Minuten.

8. ENERGIEFLUSS UNTERSTÜTZEN

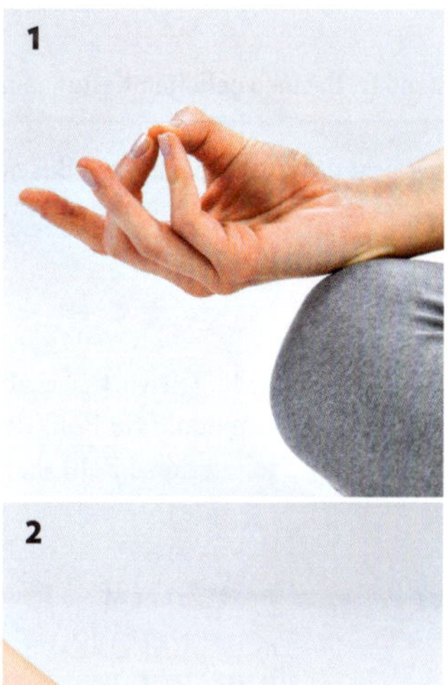

1

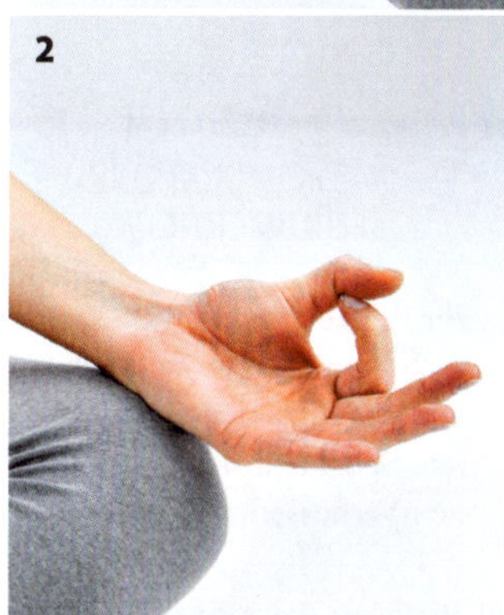

2

Vertieft die Atmung im Rücken

1+2 Aufrecht im Schneidersitz sitzen, eventuell auf einer mehrfach gefalteten Decke oder einem Meditationskissen. Oder auf einen Stuhl setzen, auf das vordere Drittel der Sitzfläche; Füße am Boden, den Oberkörper aufrichten, die Hände liegen auf den Oberschenkeln. Jetzt bei der rechten Hand die Fingerkuppen von Daumen, Mittel- und Kleinfinger sanft zusammenlegen. Bei der linken Hand das erste Daumenglied auf den Zeigefingernagel legen. In dieser Position die Aufmerksamkeit in die Wirbelsäule und den Rücken lenken, den Atem fließen lassen.

• Drei bis vier Minuten.

Model: Victoria K./Procast; Haare/Make-up: Claudia Wegener-Bracht; Styling: Nathalie von Gordon

WIE FIT IST MEIN RÜCKEN?

Die zwölf Fragen betreffen Tätigkeiten aus dem täglichen Leben. Bitte beantworten Sie jede Frage so, wie es für Sie im Moment (in Bezug auf die letzten sieben Tage) zutrifft. Sie haben drei Antwortmöglichkeiten:

1 „Nein oder nur mit fremder Hilfe“: Sie können es gar nicht oder nur, wenn eine andere Person Ihnen dabei hilft.

2 „Ja, aber mit Mühe“: Sie haben dabei Schwierigkeiten (z. B. Schmerzen), es dauert länger oder Sie müssen sich dabei abstützen.

3 „Ja“: Sie können die Tätigkeit ohne Schwierigkeit ausführen.

Bitte beantworten Sie jede Frage so ehrlich wie möglich!

Frage			
1. Können Sie sich strecken, um z. B. ein Buch von einem hohen Schrank oder Regal zu holen?	1	2	3
2. Können Sie einen mindestens 10 kg schweren Gegenstand (z. B. einen vollen Wassereimer) hochheben und 10 Meter weit tragen?	1	2	3
3. Können Sie sich von Kopf bis Fuß waschen und abtrocknen?	1	2	3
4. Können Sie sich bücken, um einen leichten Gegenstand (z. B. ein Geldstück oder zerknülltes Papier) vom Fußboden aufzuheben?	1	2	3
5. Können Sie sich über einem Waschbecken die Haare waschen?	1	2	3
6. Können Sie eine Stunde auf einem ungepolsterten Stuhl sitzen?	1	2	3
7. Können Sie 30 Minuten ohne Unterbrechung stehen (z. B. in einer Warteschlange)?	1	2	3
8. Können Sie sich im Bett aus der Rückenlage aufsetzen?	1	2	3
9. Können Sie Strümpfe an- und ausziehen?	1	2	3
10. Können Sie im Sitzen einen kleinen heruntergefallenen Gegenstand (z. B. eine Münze) neben Ihrem Stuhl aufheben?	1	2	3
11. Können Sie einen schweren Gegenstand (z. B. einen gefüllten Kasten Mineralwasser) vom Boden auf den Tisch stellen?	1	2	3
12. Können Sie 100 Meter schnell laufen (nicht gehen), etwa um einen Bus noch zu erreichen?	1	2	3

AUSWERTUNG

Für jede Antwort „Ja“ gibt es drei Punkte; für jede Antwort „Ja, aber mit Mühe“ zwei Punkte; für jede Antwort „Nein oder nur mit fremder Hilfe“ einen Punkt. Zählen Sie alle Punkte zusammen. Die Funktionskapazität Ihres Rückens können Sie anschließend wie folgt berechnen: Sie multiplizieren Ihre Punktzahl mit 100 und teilen diese Zahl dann durch 36. Der so errechnete Wert ist Ihre Funktionskapazität in Prozent.

80–100 Prozent

NORMALE FUNKTIONSKAPAZITÄT

Glückwunsch! Ihr Rücken funktioniert tadellos. Achten Sie darauf, dass dies auch künftig so bleibt – am besten mit viel Bewegung.

70–80 Prozent

MÄSSIGE FUNKTIONSBEEINTRÄCHTIGUNG

Ihr Rücken funktioniert meist recht gut, auch wenn Ihnen einige Tätigkeiten schwerfallen. Sport und Bewegung können Verbesserung bringen.

60–70 Prozent

AUFFÄLLIGER BEFUND

Viele Tätigkeiten fallen Ihnen schwer. Sie sollten auf jeden Fall etwas für Ihre Rückengesundheit tun und möglichst viel in Bewegung bleiben.

unter 60 Prozent

KLINISCH RELEVANTE FUNKTIONSBEEINTRÄCHTIGUNG

Viele Bewegungen sind Ihnen nicht mehr möglich. Falls nicht schon geschehen, sollten Sie einen Arzt aufsuchen, um die Ursachen zu klären.

Quelle: Prof. Dr. Thomas Kohlmann, Prof. Dr. Heiner Raspe, Entwickler des „Funktionsfragebogen Hannover“

Die Kunst des Essens.

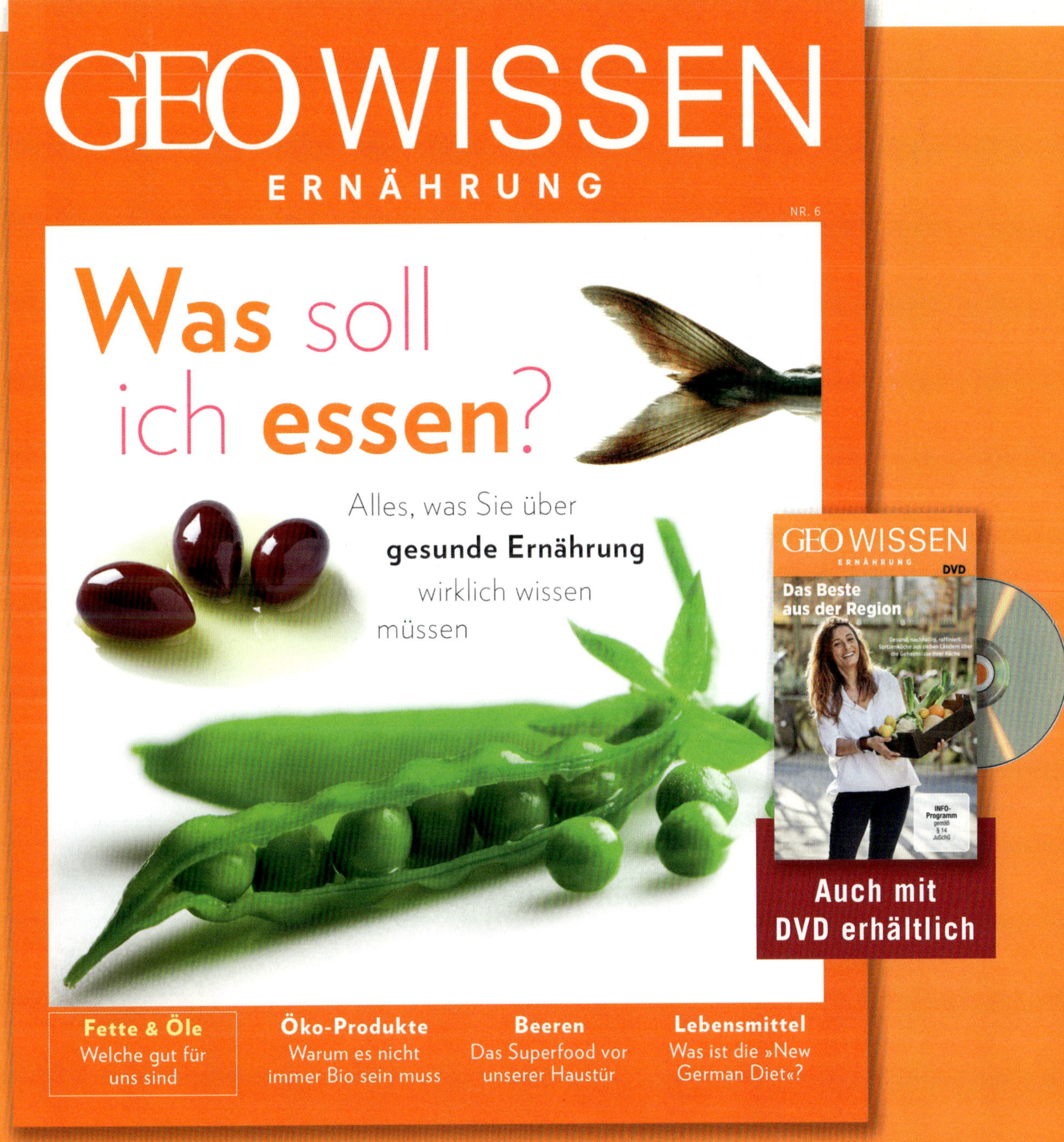

Mit WISSEN besser leben.

Jetzt im Handel.

Was hilft dem Rücken beim **Laufen, Schlafen, Sitzen?**

Brauchen meine Schuhe tatsächlich Schockabsorber? Muss mein Bürostuhl »biodynamisch« sein? Kann ich wirklich nur auf Sieben-Zonen-Kaltschaum-Matratzen entspannt liegen? Wer seiner Wirbelsäule im Alltag Gutes tun will, steht vor einem unüberschaubaren Angebot. Längst nicht alles hat auch einen medizinischen Nutzen

TEXT: **Ute Kehse**
FOTOS: **Christian Lohfink**

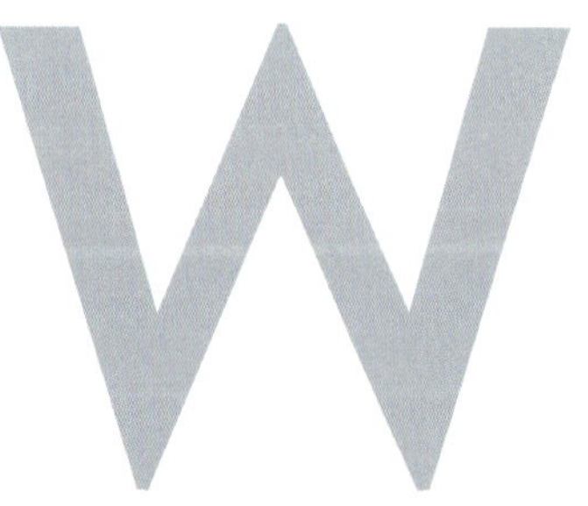

Wer in letzter Zeit eine Matratze gekauft hat, weiß, welche Vielfalt von Produkten angeboten wird. Und angeblich sind alle gut für den Rücken. Das Gleiche wird bei Bürostühlen versprochen. Und selbst manche Schuhe sollen dem Kreuz guttun. Welchen Versprechen kann man trauen, welchen nicht?

Gehen und Laufen

Bei Sportschuhen schwören manche auf dicke Dämpfer, andere laufen fast barfuß. Was sagt die Forschung?

Wenn wir beim Gehen den Boden berühren, läuft jedes Mal eine Stoßwelle durch den Körper, von der Ferse durch die Wirbelsäule bis zum Kopf. Beim Rennen wirkt kurzzeitig sogar die drei- bis vierfache Kraft des Körpergewichtes auf die Gelenke.

Normalerweise kommt unser Organismus damit gut klar. Rezeptoren im Fuß erspüren, wie wir uns bewegen und welche Beschaffenheit der Untergrund hat. Binnen Bruchteilen einer Sekunde gelangen die Informationen zum Gehirn, das wiederum die Rücken- und Gesäßmuskulatur aktiviert.

Zusammen mit den Sehnen, Bändern sowie den vielfältigen Schichten von Bindegewebe im Rumpf bilden die Muskeln einen sehr kräftigen Halteapparat, der die Wirbelsäule schützt und den Stoß weitgehend abfedert.

Ist die Rumpfmuskulatur allerdings zu schwach oder ungleichmäßig ausgebildet, kann es nach längeren Läufen zu Rückenschmerzen kommen: Die ermüdeten Muskeln sind nicht mehr in der Lage, die Wirbelsäule trotz der fortwährenden Stauchungen ausreichend zu stabilisieren.

Die Frage nach dem richtigen Schuhwerk beschäftigt viele Rückenleidende. Manchmal sind Fußfehlstellungen oder eine Beinlängendifferenz sogar mitverantwortlich für die Beschwerden.

Die Betroffenen bekommen dann zuweilen Einlagen oder spezielle ortho-

Der gesunde Gang

Ein Schuhmodell, das sich gut anfühlt, ist auch gut für den Rücken, so Experten. Selbst die oft kritisierten High Heels belasten die Wirbelsäule nicht übermäßig. Für den Fuß sind die eleganten Damenschuhe allerdings oft anstrengend

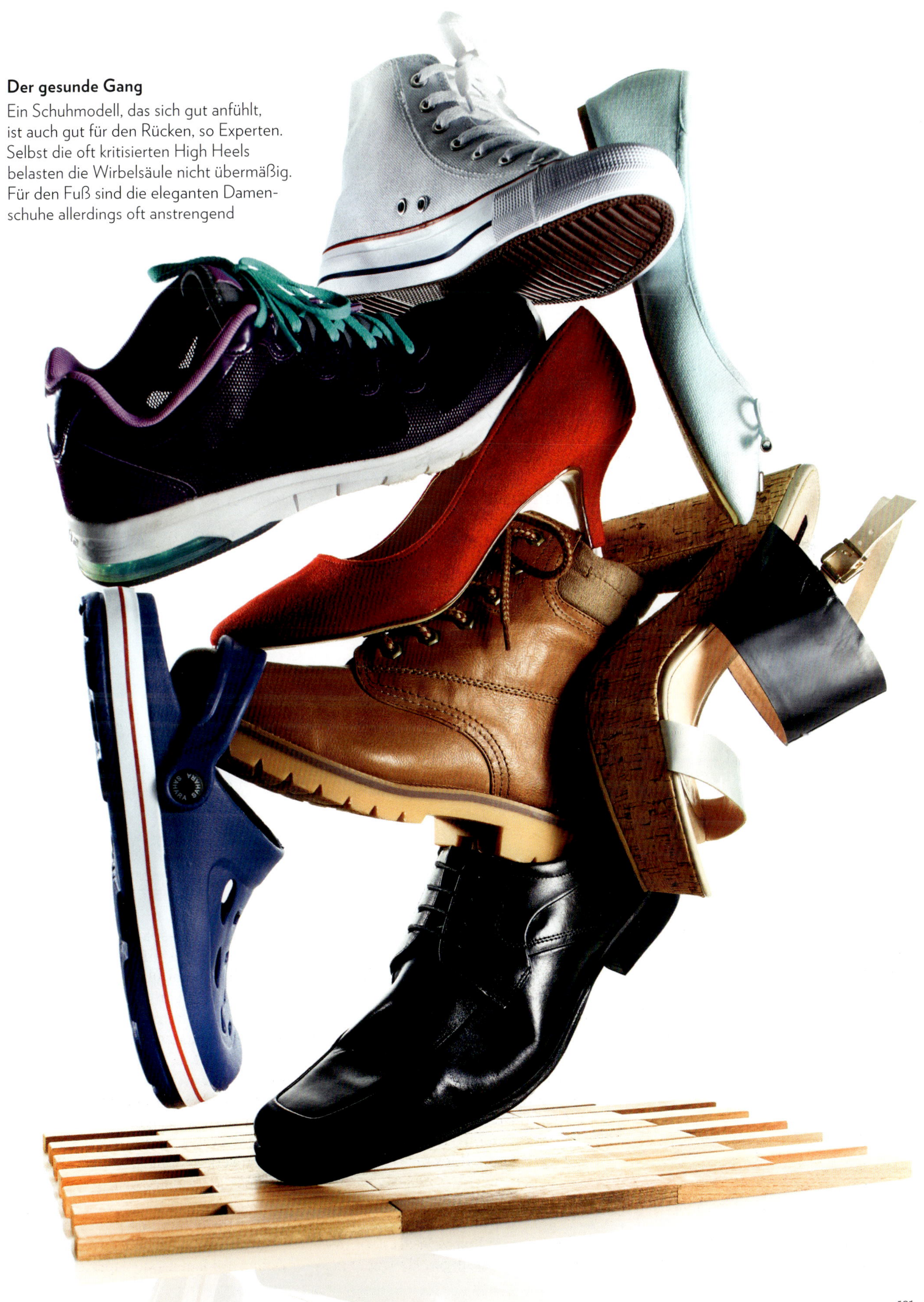

pädische Schuhe verschrieben, die mit einer Dämpfung ausgerüstet sind.

Auch viele Laufschuhe haben dicke Kissen im Fersenbereich, die mit Gel, Schaumstoff oder Luft gefüllt sind. Jahrelang überboten sich die Hersteller mit immer dickeren „Schockabsorbern".

Doch „diese Dämpfungs-Euphorie ist inzwischen etwas verflogen", sagt Bernd Kladny, Chefarzt an einer Fachklinik und Generalsekretär der Deutschen Gesellschaft für Orthopädie und Unfallchirurgie. Denn möglicherweise ist die weiche Schicht in der Sohle kontraproduktiv: Es besteht der Verdacht, dass sie den körpereigenen Aufprallschutz hemmt, weil das komplexe Zusammenspiel der Muskeln und Nerven nicht mehr ausreichend trainiert wird.

Seit einigen Jahren gibt es daher eine Gegenbewegung: das „natürliche Laufen" mit bloßen Füßen oder in sogenannten Barfußschuhen, die auf jede Dämpfung verzichten. Verfechter dieses minimalistischen Schuhwerks argumentieren, dass die Menschen jahrtausendelang mit einfachen Sandalen oder Mokassins gut zurechtgekommen seien.

Und: Seit es Sportschuhe mit Dämpfung gebe, seien die Verletzungen und Beschwerden beim Laufen nicht weniger geworden. Das liege unter anderem daran, dass die Muskeln im Fuß und im Bereich des Sprunggelenks in den üblichen Schuhen verkümmerten. Daher sollten Bekleidungsstücke, die kaum mehr sind als ein schützender Überzug für den Fuß, die vernachlässigten Muskeln aktivieren und den gesamten Bewegungsapparat trainieren – und auch den Rücken.

Doch leider gibt es kaum wissenschaftliche Untersuchungen darüber, welche Schuhe bei Rückenschmerzen empfehlenswert sind. Viele Firmen entwickeln ihre Produkte zwar gemeinsam mit Universitäten und geben anschließend dazu Studien in Auftrag – doch werden die selten veröffentlicht, was in der medizinischen Forschung ein Indiz dafür ist, dass die Untersuchungen nicht das erwünschte Ergebnis erbracht haben.

Veröffentlichte Studien wiederum erstrecken sich oft nur über wenige Wochen; zudem nehmen meist nur ein paar Dutzend Probanden teil, und häufig fehlt eine Vergleichsgruppe.

Ob Menschen mit Rückenbeschwerden beim Laufen also eher Schuhe mit Dämpfung oder Barfußschuhe tragen sollten, lässt sich daher nicht eindeutig sagen. „Mir ist keine Studie bekannt, die eine eindeutige Aussage erlauben würde", so Benno Nigg, Sportwissenschaftler und Biomechaniker an der University of Calgary.

Zwar zeigen Untersuchungen, dass erfahrene Barfußläufer kürzere, schnellere Schritte machen und eher mit dem Vorfuß aufsetzen als mit der Hacke. Und beides schont wahrscheinlich den Rücken: Denn zum einen ist der Aufprall bei kurzen Schritten weniger heftig, zum anderen wirkt, wenn der Vorfuß als Erstes aufsetzt, der Längsbogen des Fußgewölbes zwischen Ballen und Ferse wie eine Art Feder und fängt einen Teil des Stoßes ab.

Im Schlaf regenerieren sich die Bandscheiben – morgens sind wir daher ein Stück größer

Voraussetzung dafür ist allerdings, dass die Fuß- und Beinmuskulatur durch Aufbautraining an die ungewohnte Belastung herangeführt wird – und dass der Läufer die richtige Barfußtechnik beherrscht: Denn wer ohne Schuhe mit der Ferse zuerst aufkommt, setzt die Wirbelsäule bei jedem Schritt noch weit stärkeren Schockwellen aus.

Zudem ist umstritten, ob das Laufen in Barfußschuhen dem natürlichen Laufstil tatsächlich gleicht. In einigen Untersuchungen gab es mehr Gemeinsamkeiten zwischen dem Laufen in Minimal- und dem in normalen Joggingschuhen als zwischen Minimalschuh-Nutzern und echten Barfußläufern.

Will man auf Barfußschuhe umstellen, sollte man dies ohnehin nur allmählich tun, um Überlastungserscheinungen zu vermeiden. Und allein der Wechsel zu minimalem Schuhwerk reicht offenbar nicht aus, um sich die Technik des Vorfußlaufes anzueignen.

Auch sogenannte Abrollschuhe mit dicken, an der Ferse und der Fußspitze abgerundeten Sohlen sollen der Werbung zufolge die Haltung verbessern und Rückenschmerzen lindern. Das Gehen darin ist angeblich dem natürlichen Gang auf weichem Untergrund nachempfunden. Das wackelige Stehen, Gehen und Laufen auf der runden Sohle führt den Herstellern zufolge zu einer Aktivierung vernachlässigter Muskeln und verbessert die Balance. Die Rumpfmuskulatur werde gefördert und der Rücken stabilisiert und entlastet.

Doch diese Behauptung lässt sich nicht belegen. Einer herstellerfinanzierten Studie von 2009 zufolge verbesserten sich zwar die Rückenbeschwerden von Golfspielern nach sechswöchigem Tragen der Spezialschuhe deutlich, während sie in der Kontrollgruppe ungefähr gleich blieben. An der Untersuchung nahmen 36 Probanden teil, davon benutzten 17 die Abrollschuhe.

In einer weiteren Studie aber kamen Londoner Forscher 2013 zu anderen Ergebnissen. Sie hatten 115 Patienten mit Rückenschmerzen immerhin ein Jahr lang beobachtet. Mindestens zwei Stunden am Tag trug die Hälfte davon Abrollschuhe, die andere Hälfte normale Sportschuhe. Alle nahmen zu Beginn an einem Rückentraining teil – und bei allen verringerten sich die Beschwerden im Laufe der zwölf Monate. Dabei zeigten sich kaum Unterschiede zwischen den beiden Gruppen.

Doch bei denjenigen, deren Rücken vor allem beim Stehen oder Gehen schmerzte, zeigten die Probanden mit den instabilen Schuhen sogar eine etwas geringere Besserung. Die Autoren vermuten, dass die Rückenmuskulatur bei diesen Personen ohnehin so schwach war, dass die zusätzliche Wackelei eine zu große Herausforderung darstellte.

Ähnlich sieht es der Orthopäde Bernd Kladny: „Patienten mit Rückenbeschwerden würde ich diese Schuhe nicht empfehlen, sie sind mit der Instabilität eher überfordert."

Er rät dazu, einfach auszuprobieren, in welchen Schuhen man sich am wohls-

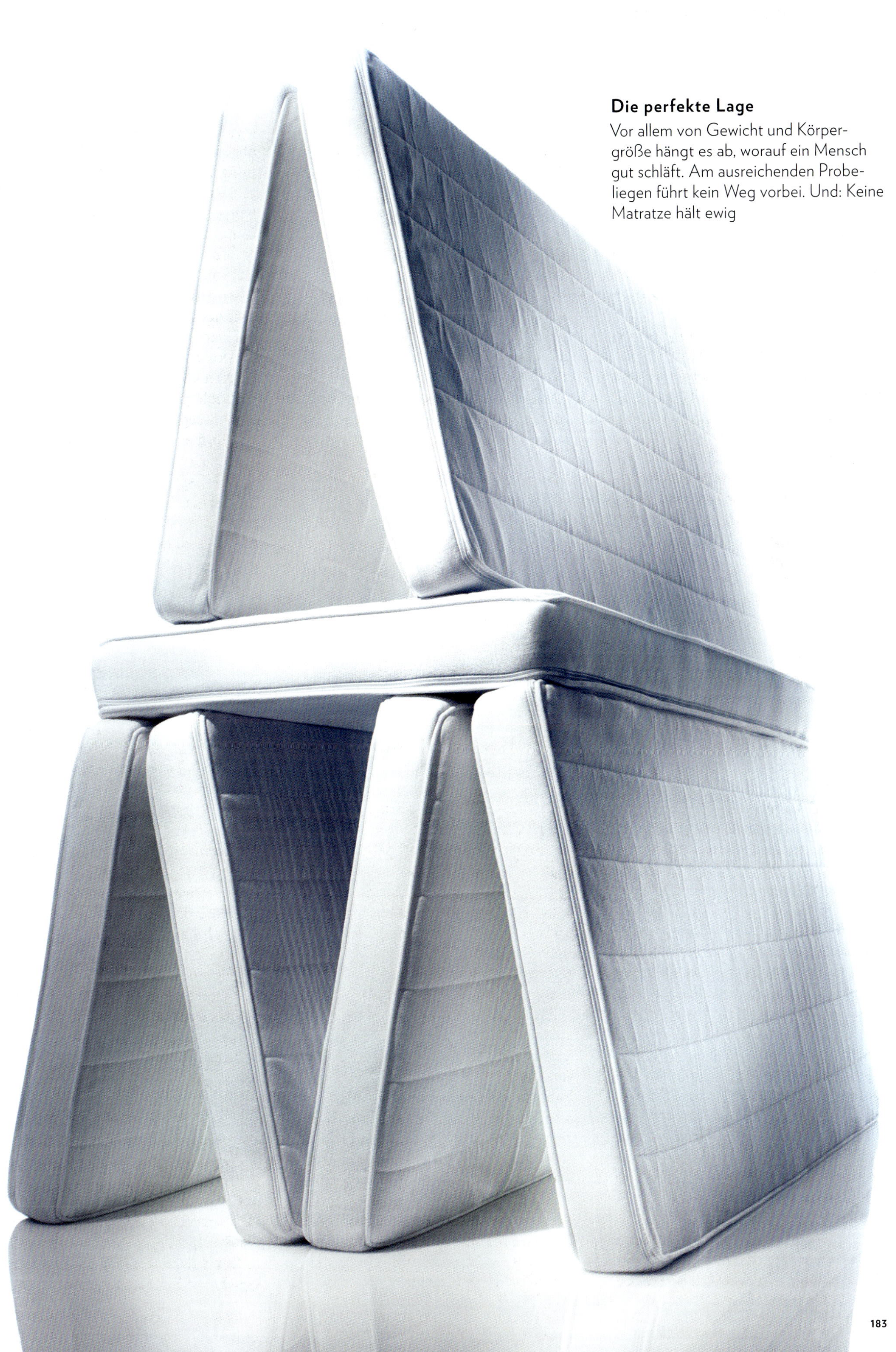

Die perfekte Lage

Vor allem von Gewicht und Körpergröße hängt es ab, worauf ein Mensch gut schläft. Am ausreichenden Probeliegen führt kein Weg vorbei. Und: Keine Matratze hält ewig

ten fühlt. „Ein Schuh, der gut sitzt und sich komfortabel anfühlt, ist auch der richtige für den Rücken", sagt er.

Dass der Körper selbst sehr genau erspüren kann, was ihm guttut, belegt eine Studie von Bewegungswissenschaftlern der University of Calgary; sie ließen kanadische Soldaten Einlagen ausprobieren, jeder sollte diejenigen wählen, die er am bequemsten fand, und sie dann vier Monate lang in seinen Militärstiefeln tragen. Das Ergebnis: Die Häufigkeit von Verletzungen und Beschwerden war bei diesen Probanden signifikant geringer als bei einer Kontrollgruppe, die keine Einlagen trug.

Solche Ergebnisse könnten erklären, weshalb manche Physiotherapeuten auf bestimmte Produkte schwören – auch wenn sich in Studien ein genereller Nutzen nicht erkennen lässt. Es gilt daher: Erlaubt ist, was sich gut anfühlt. Selbst die oft kritisierten Stöckelschuhe sind nicht tabu. Zwar stehen und gehen Frauen in High Heels anders als mit flachen Absätzen: Ihre Hüfte schiebt sich vor, die Lendenwirbelsäule wird bei manchen stärker gekrümmt. Vor allem ändert sich die Belastung der Fuß- und Kniegelenke – was mitunter zu ernsthaften Problemen führt.

„Doch den Effekt auf den Rücken kann man vernachlässigen, das spielt nur eine untergeordnete Rolle", sagt der Orthopäde Kladny. Wer eine gut trainierte Muskulatur besitze, komme damit klar: „Es spricht nichts dagegen, hochhackige Schuhe abends für ein paar Stunden anzuziehen."

Und auch Teenager, die in Turnschuhen mit offenen Schnürsenkeln herumstiefeln, müssen nicht zwangsläufig mit Fuß- oder Rückenproblemen rechnen.

Sitzen

Was ist gut für den Rücken: ein Bürostuhl mit Sitzflächenmotor oder ein Sitzball? Oder keiner von beiden?

Tag für Tag verbringen wir viele Stunden auf Stühlen, Sesseln und Sofas. Wir sitzen beim Essen, beim Autofahren, abends vor dem TV-Gerät und nicht zuletzt bei der Arbeit. Der Gesundheit tut das nicht gut, wie Studien gezeigt haben. Langes Sitzen verkürzt statistisch gesehen sogar die Lebenserwartung, weil es vermutlich das Risiko von Herz-Kreislauf-Erkrankungen und Diabetes erhöht.

In welchem Maße ausgedehntes Sitzen Rückenbeschwerden verursacht, ist allerdings umstritten. Zumindest lässt sich in den meisten Studien kein klarer Zusammenhang erkennen, dass Menschen, die viel am Schreibtisch sitzen, häufiger an Schmerzen im unteren Rücken leiden als solche in anderen Berufen. Tatsächlich geht nach wie vor ein Großteil der Rückenschäden auf Über- und Fehlbelastungen bei körperlich anstrengender Arbeit zurück.

Dennoch ist es für viele Mediziner und Krankenkassen offensichtlich, dass auch der Büroalltag am Schreibtisch den Nacken, die Schultern und das Kreuz in Mitleidenschaft zieht. „Ursache ist oft zu langes, monotones Sitzen", erklären Experten der AOK.

Nicht das Sitzen an sich ist dabei das eigentliche Problem, sondern die Bewegungslosigkeit sowie die Fehlhaltung, in die viele gerade bei der Arbeit vor dem Bildschirm verfallen. Ergonomen mühen sich daher seit Langem, Bewegung ins Büro zu bringen – das Sitzen soll heutzutage aktiv und dynamisch sein.

„Die gesündeste Sitzhaltung ist immer die nächste", so Sascha Wischniewski von der Bundesanstalt für Arbeitsschutz und Arbeitsmedizin.

Wischniewski empfiehlt, nicht stundenlang in der gleichen Position zu verharren, sondern möglichst oft die Sitzstellung zu wechseln.

Die alte Devise, sich stets gerade zu halten, gilt jedenfalls nicht mehr. Denn in der aufrechten Position müssen die Rückenmuskeln anstrengende Haltearbeit leisten. Das überfordert und ermüdet sie nach einiger Zeit. Auf Dauer können chronische Schmerzen in der Muskulatur sowie an Gelenken und Sehnenansätzen die Folge sein – obwohl der Betroffene eigentlich „richtig" sitzt.

Bei den meisten Menschen sind die Muskeln allerdings ohnehin nicht in der Lage, die aufrechte, „physiologische" Sitzposition lange zu halten. Schon nach kurzer Zeit nehmen sie dann eine nach vorn gebeugte, eingesunkene Haltung ein, die sie subjektiv als entspannt empfinden – die tatsächlich aber häufig zu Verspannungen im Nackenbereich führt und die Bandscheiben der Lendenwirbelsäule besonders stark belastet.

Probleme entstehen bei solchem „falschen" Sitzen letztlich aber genauso wie beim „richtigen" Sitzen: dann, wenn wir zu lange in einer Stellung verharren.

Abhilfe schaffen da häufige Positionswechsel, regelmäßiges Aufstehen, gelegentlich ein kleiner Gang.

Wohl niemals in der Geschichte hat der Mensch so viel und so lange gesessen wie heute

Während die Empfehlungen von Medizinern vor allem auf das Verhalten der Menschen zielen, die am Schreibtisch arbeiten, ist das Büro zugleich zu einem umkämpften Markt für ergonomische Sitzmöbel geworden. Neben konventionellen Bürostühlen und extravaganteren Exemplaren mit unterschiedlichen Zusatzeigenschaften werden auch „alternative" Sitzmöbel wie Kniestühle, Sitzbälle oder Pendelhocker angeboten, die den Rücken entlasten sollen.

Wichtig ist es nach Meinung von Fachleuten vor allem, beim Kauf eines Bürostuhls darauf zu achten, dass er sich (wie auch der Arbeitstisch) auf die eigene Körpergröße einstellen lässt.

Viele Experten halten zudem Armlehnen für sinnvoll sowie eine Rückenlehne, die der Vor- oder Rückneigung des Oberkörpers folgt und möglichst mit einer ebenfalls beweglichen Sitzfläche gekoppelt ist, etwa durch eine sogenannte Synchronmechanik. Doch nicht alle Fachleute sehen dies so: Manche sagen, es sei vor allem entscheidend, dass der Nutzer das Sitzen auf seinem Bürostuhl als angenehm empfinde.

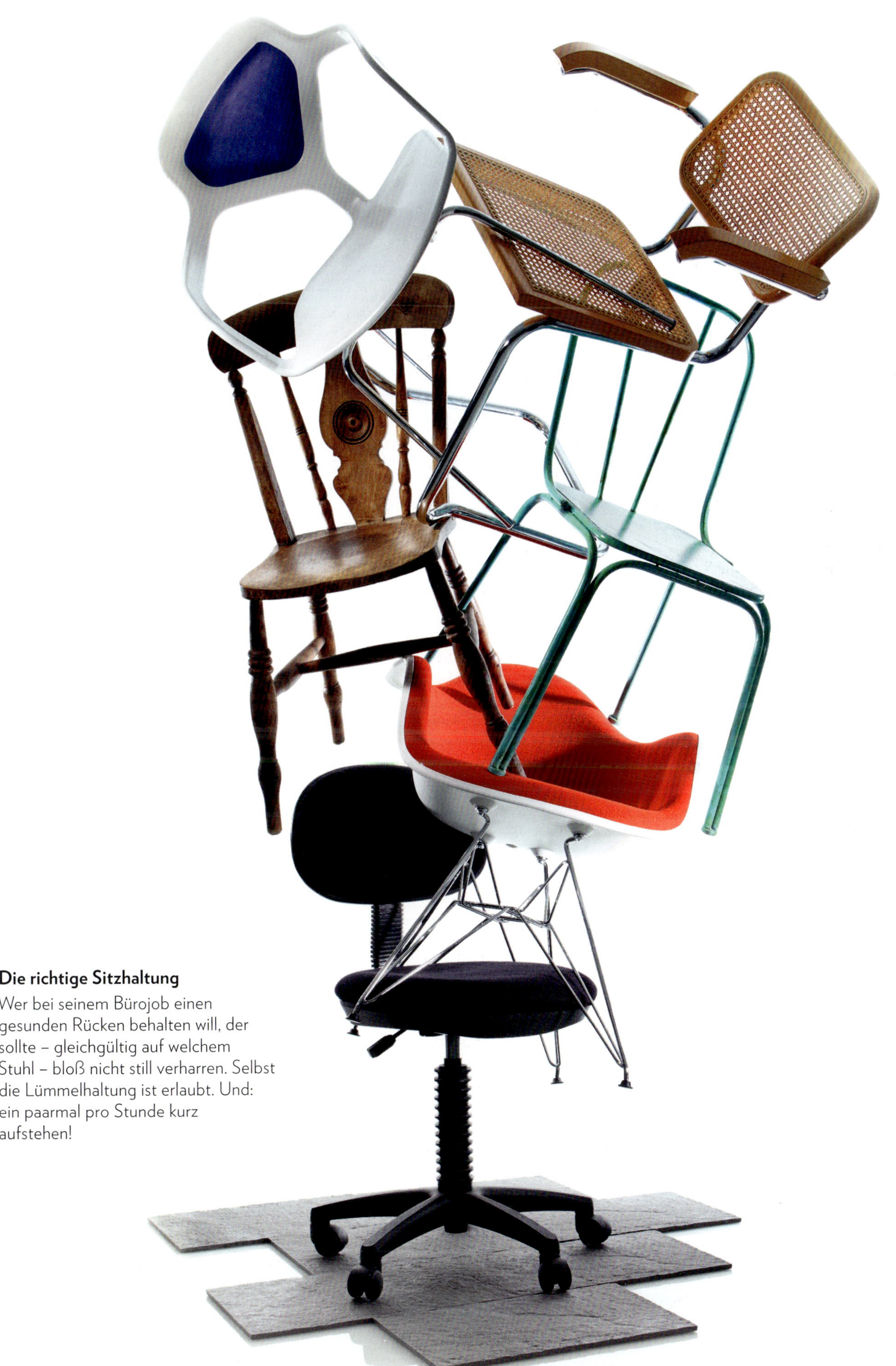

Die richtige Sitzhaltung

Wer bei seinem Bürojob einen gesunden Rücken behalten will, der sollte – gleichgültig auf welchem Stuhl – bloß nicht still verharren. Selbst die Lümmelhaltung ist erlaubt. Und: ein paarmal pro Stunde kurz aufstehen!

Gleichwohl bieten zahlreiche Hersteller teure Spezialprodukte mit Sonderfunktionen an. So gibt es Modelle mit einem Motor, der die Sitzfläche mehrmals pro Minute um 0,8 Grad dreht. Auf anderen Stühlen sitzt man angeblich „biodynamisch“: Bei diesen Produkten ist die Sitzfläche besonders beweglich und reagiert auf jede Körperbewegung mit kleinen Schwingungen. Wieder andere Stühle haben ein zusätzliches Gelenk unter der Sitzfläche.

Jede dieser Konstruktionen soll den Rücken in Bewegung halten und so unter anderem die Bandscheiben besser mit Nährstoffen versorgen.

Doch all das bringt nicht viel, wie Forscher festgestellt haben. Sie verglichen einen herkömmlichen Bürostuhl mit vier erheblich teureren Modellen, die als besonders rückenfreundlich, orthopädisch wertvoll oder gesund beworben wurden. Die Erkenntnis: „Die teureren Stühle konnten die Muskelaktivität nicht nennenswert steigern“, so Rolf Ellegast, einer der Forscher. „Man sitzt darauf immer noch zu statisch.“

Von Sitzmöbeln ohne Lehne – etwa Kniestühlen, Sitzbällen oder Sattelstühlen – raten Experten sogar generell ab. „Darauf hält man es keine acht Stunden aus“, sagt Ellegast. Nur als Abwechslung zwischendurch seien diese Stühle sinnvoll (bis auf den Sitzball, der von Berufsgenossenschaften nicht für die Büroarbeit zugelassen ist: „Damit gibt es zu viele Unfälle“, erklärt Rolf Ellegast).

Doch die Vorstellung, man könne sich allein durch die Wahl geeigneter Sitzmöbel vor Rückenbeschwerden schützen, ist letztlich ohnehin ein Irrglaube. Vielmehr gilt es, möglichst viel Bewegung in sein Sitzen zu bringen. Telefonate etwa können im Stehen geführt werden, ein paar Schritte zum Kollegen nebenan können eine E-Mail ersetzen. Auch gezielte Rückenübungen lassen sich jederzeit im Büro ausführen.

Und selbst ohne aufzustehen, können wir uns manchmal nach vorn beugen, mal nach hinten lehnen, mal das Gewicht von links nach rechts verlagern oder den Nacken strecken.

Dann brauchen wir auch keine Hightech-Stühle, um dynamisch zu sitzen.

Liegen

Drei Zonen, sieben Zonen oder Boxspring? Oder kommt es vor allem auf das Alter der Matratze an?

Unser Rücken erholt sich im Schlaf. Wenn wir liegen, werden die Bandscheiben entlastet. Sie können sich ausdehnen und Nährstoffe aufnehmen – daher sind wir morgens ein bis zwei Zentimeter größer als abends. Wer gut schläft und ausgeruht aufwacht, empfindet in der Regel am Tag weniger Schmerzen, auch im Rücken.

Viele Menschen jedoch plagt morgens ein steifer Nacken, ein Ziehen in der Schulter oder Schmerz im unteren Rücken. Daran können durchgelegene Betten schuld sein: Bildet sich in der Mitte der Matratze – dort, wo das Becken des Schläfers liegt – eine Vertiefung, werden die Bewegungen während der Nacht behindert. Die Wirbelsäule biegt sich durch, und vor allem bei Menschen, die zumeist auf der Seite oder in Bauchlage ruhen, sinkt die Schlafqualität, die Muskeln verspannen sich, und es kommt zu Schmerzen.

Dass sich Rückenbeschwerden durch die Wahl einer besonderen Matratze oder eines vermeintlich raffinierten Bettsystems vermeiden oder lindern lassen, ist aber zweifelhaft.

Die Schlafunterlage soll der Wirbelsäule dabei helfen, **in der natürlichen Doppel-S-Form** zur Ruhe zu kommen

Fabrikanten verkünden zwar mitunter, mit dem Kauf ihres Produktes brächen „goldene Zeiten für den Rücken“ an. Sie versprechen spürbare Entlastung, Vorbeugung vor Verspannungen im Kreuz- und Nackenbereich und sogar eine präventive Wirkung gegen Bandscheibenvorfälle. „Die Hersteller sind bei ihren Werbeaussagen sehr erfinderisch“, so Norbert Vogt von der Universität Kiel, dessen Forschungsgruppe die Liege-Eigenschaften und Dauerhaltbarkeit von Matratzen untersucht.

Doch es gibt kaum Studien dazu, wie sich bestimmte Matratzentypen auf Rückenschmerzen auswirken. Zwar galt es unter Orthopäden lange Zeit als gesichert, dass Menschen mit Rückenproblemen auf harten Matratzen oder besser gleich auf dem Boden liegen sollten.

Diese Urteile bezogen sich allerdings vor allem auf die mangelhafte Qualität von Bettsystemen früherer Zeiten, die in der Tat viel zu weich waren. Heute sind dagegen Matratzen und Lattenroste Standard, die ein zu starkes Einsinken des Körperschwerpunkts verhindern, ohne dabei bretthart zu sein.

Mehrere internationale Studien konnten jedenfalls nicht die Behauptung bestätigen, dass Härte gut ist für Menschen mit Rückenbeschwerden.

Bei einer Untersuchung in Dänemark schliefen 141 Versuchspersonen mit chronischen Schmerzen im Lendenwirbelbereich entweder auf einem Wasserbett, auf einer Schaumstoffmatratze oder einem harten Futon. Das Ergebnis: Nach einem Monat zeigten sich kaum Unterschiede zwischen den verschiedenen Betten, doch etliche Probanden, die auf dem Futon schlafen sollten, hatten den Versuch bereits früher abgebrochen – weil ihre Beschwerden zunahmen.

Eine spanische Studie ergab, dass sich die Symptome von Rückenpatienten auf mittelharten Matratzen stärker besserten als auf einer harten Unterlage. Und die Kanadische Agentur für Medikamente und Gesundheitstechnik konnte 2014 in einer systematischen Auswertung von wissenschaftlichen Untersuchungen und Leitlinien weltweit keine weiteren belastbaren Studien finden, in denen unterschiedliche Matratzentypen bei Rückenschmerzpatienten verglichen wurden – und kommt zu dem Ergebnis, dass eine Empfehlung auf dieser Grundlage nicht möglich ist.

Ein weiteres Problem, darauf weisen Experten hin, besteht zudem darin, dass es für die Härte von Matratzen keine

Norm gibt, die Angaben variieren von Hersteller zu Hersteller.

Was also tun beim Matratzenkauf? „Zunächst einmal sollte man sich von der Werbung und von aktuellen Modetrends nicht in die Irre führen lassen", sagt Norbert Vogt. Denn viele Modelle seien eher das Ergebnis geschickter Marketingstrategien – so die „Sieben-Zonen-Matratzen". Die geben beispielsweise an Schultern und Becken stärker nach als im Bereich des Kopfes und der Füße, damit diese Körperpartien tiefer einsinken können, und besitzen zudem einen speziellen Stützbereich für die Lendenwirbelsäule.

Eine Matratze sollte nach spätestens zehn Jahren – das sind mehr als 20 000 Liegestunden – ausgewechselt werden

Vogts Urteil: „Aus medizinisch-orthopädischer Sicht ist die Zahl von sieben Zonen keinesfalls zwingend, sondern bezieht sich vielmehr auf die Magie dieser Zahl." Das Hauptproblem, so Vogt, bestehe darin, dass die Lage der Zonen nicht für alle Menschen mit ihren unterschiedlichen Körpermerkmalen passend sei. Bei einer kleinen Person könne die härtere Lordosenzone (der Lendenwirbelbereich) dann zum Beispiel unter dem Becken liegen, wo das Material eigentlich nachgeben sollte.

„Eine Differenzierung mag zwar sinnvoll sein, aber drei Zonen reichen völlig aus", meint Vogt daher – und betont zugleich: „Auch ein homogener Matratzenkern, der überall gleich hart ist, kann gute Liegeeigenschaften aufweisen."

Wenn Körperform und -gewicht des Schläfers mit der Festigkeit und Polstercharakteristik der Matratze harmonieren, werde das notwendige Einsinken von Schulter und Becken häufig auch mit einfacheren Modellen erreicht.

Die teuren Boxspringbetten hält der Experte ebenfalls für überflüssig. Anstelle eines Lattenrostes besteht der Unterbau bei diesen Bettsystemen aus einem Kasten mit Stahlfedern – ähnlich wie bei einer Couch. Darauf liegt meist eine Taschenfederkernmatratze, den Abschluss bildet eine dicke Auflage aus Schaumstoff. „In jeder dieser Schichten können die Materialien mit der Zeit ermüden, die Defizite addieren sich", so Vogt – und das aufgrund der größeren Bauhöhe sogar schneller als bei den anderen, niedriger bauenden und meist günstigeren Systemen. Die Folge: Die Vertiefung in der Mitte prägt sich schon nach relativ kurzer Zeit besonders stark aus.

Bei einem Test der Stiftung Warentest im Februar 2018 erhielten viele Boxspringbetten beim Punkt Haltbarkeit eher schlechte Noten.

Auch Kaltschaummatratzen bilden diesem Test zufolge vergleichsweise schnell Liegemulden aus. Unter ungünstigen Bedingungen können schon nach zwei bis drei Jahren erhebliche Probleme auftreten, so Vogt.

Dagegen geben Latexunterlagen nach seiner Ansicht langsamer nach und unterstützen den Körper gut.

Welche Matratze die richtige ist, muss letztlich jeder für sich herausfinden. Experten empfehlen daher ein ausgiebiges Probeliegen im Geschäft (und auch zu Hause).

Dabei sollte ein Begleiter oder der Verkäufer darauf achten, dass die Wirbelsäule (von hinten betrachtet) beim Liegen auf der Seite möglichst eine waagerechte Linie bildet. Liegt man auf dem Rücken, sollte die natürliche Doppel-S-Form unterstützt werden. „In diesen neutralen Positionen ist die Belastung am gleichmäßigsten verteilt", sagt der Orthopäde Bernd Kladny. Erreichen lässt sich dies am besten mit Matratzen, die möglichst punktgenau dort nachgeben, wo sie belastet werden.

Latex- und Taschenfederkern-Unterlagen eignen sich prinzipiell gut dazu – doch generelle Empfehlungen sind abermals schwierig, denn auch etwaige Deckmaterialien und der Überzug beeinflussen die Druckverteilung.

Zudem nimmt jeder Mensch nachts viele unterschiedliche Schlafpositionen ein. Wenn wir in extremer Embryonalhaltung schlummern, muss die Matratze an anderen Stellen stützen, als wenn wir kerzengerade auf dem Rücken liegen.

„Die Anforderungen an die Matratze sind je nach Schlafhaltung sehr unterschiedlich", so Norbert Vogt. „Daher bleibt jeder Kauf ein Kompromiss."

Vogt empfiehlt, beim Probeliegen auf den eigenen Körper zu achten, die Wahrnehmung auf einige Regionen zu richten: Sinkt die Schulter in Seitenlage tief genug ein? Liegt der Brustkorb in Rückenlage niedriger als das Becken, sodass es (nicht gut!) zu einer Überstreckung der Wirbelsäule kommt? „Das erfordert etwas Disziplin und Körperbewusstsein, man muss vergessen, worauf man sonst liegt", so der Forscher.

„Der Rücken sagt einem, was gut für ihn ist", meint auch Bernd Kladny. Die Kunst besteht allerdings darin, die Signale des Körpers zu erspüren und zu deuten – eine Fähigkeit, die sich nicht durch modernste Matratzentechnik oder teure Bettensysteme ersetzen lässt.

Eine Empfehlung sollte jedoch jeder beherzigen: den schlichten Ratschlag nämlich, die Schlafunterlage regelmäßig auszutauschen – natürlich dann, wenn der Rücken schmerzt, nach Möglichkeit aber bereits, bevor es so weit kommt.

Denn gleichgültig, wie gut die Matratze anfangs war: Nach acht bis zehn Jahren ist sie nicht mehr die gleiche. Immerhin haben wir in diesem Zeitraum gut 20 000 Stunden oder mehr im Bett verbracht, mit unserem Gewicht auf die Matratze gedrückt, Körperwärme verbreitet und Feuchtigkeit ausgedünstet. Das lässt jedes Material erschlaffen.

US-Wissenschaftler ließen für eine Studie Probanden auf mittelharten Bettsystemen schlafen. Nach vier Wochen hatten die Teilnehmer deutlich verminderte Rückenschmerzen, empfanden weniger Stress und schliefen insgesamt besser. Doch welche Rolle der Härtegrad für die guten Resultate spielte, konnten die Forscher nicht bestimmen.

Der Hauptgrund für die Ergebnisse war vermutlich vielmehr das Alter der im Experiment verwendeten Matratzen: Die waren nämlich fabrikneu – während die Unterlagen, auf denen die Probanden sonst schliefen, im Durchschnitt seit 9,5 Jahren im Gebrauch waren. ○

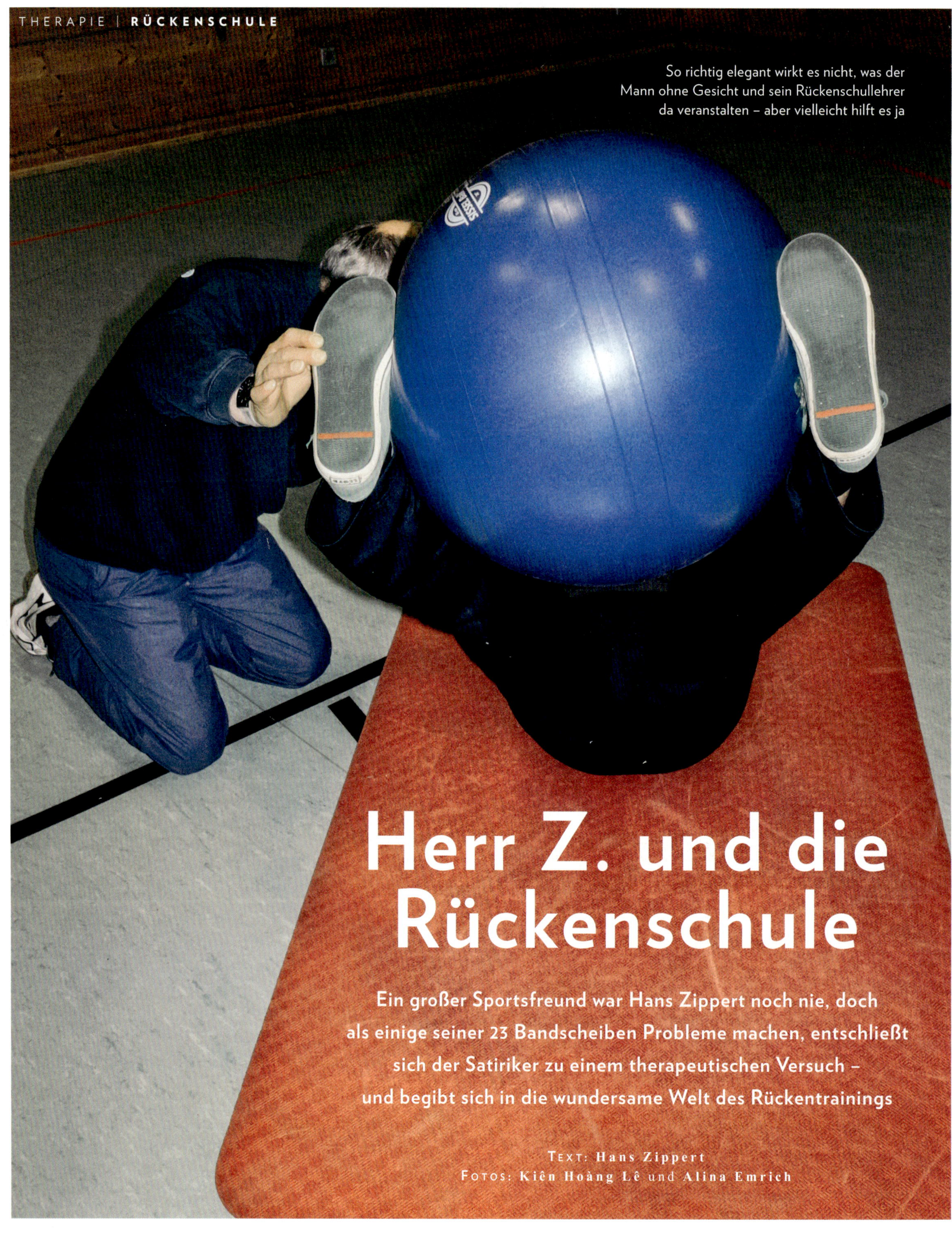

So richtig elegant wirkt es nicht, was der Mann ohne Gesicht und sein Rückenschullehrer da veranstalten – aber vielleicht hilft es ja

Herr Z. und die Rückenschule

Ein großer Sportsfreund war Hans Zippert noch nie, doch als einige seiner 23 Bandscheiben Probleme machen, entschließt sich der Satiriker zu einem therapeutischen Versuch – und begibt sich in die wundersame Welt des Rückentrainings

TEXT: Hans Zippert
FOTOS: Kiên Hoàng Lê und Alina Emrich

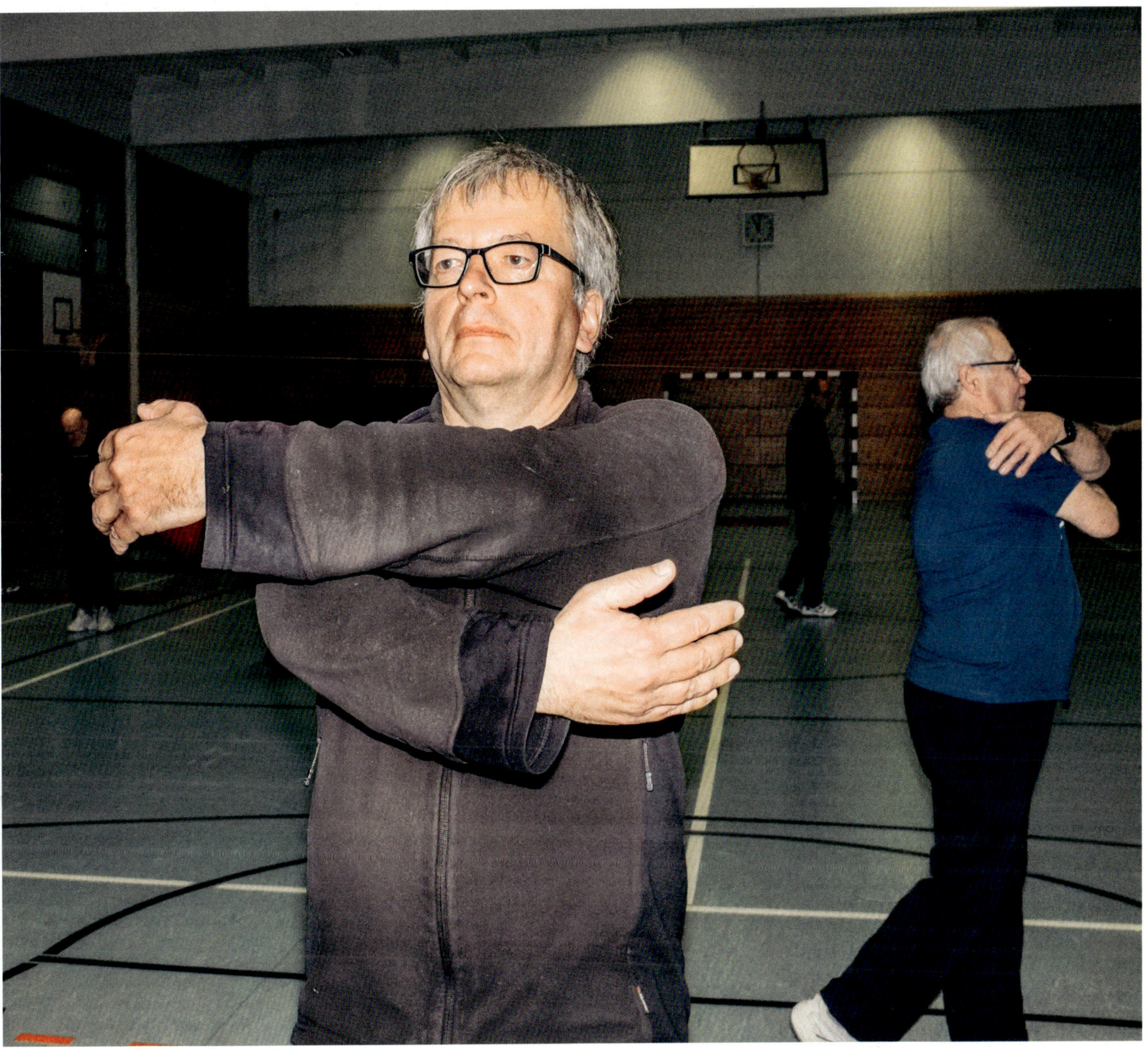

Hans Zippert konnte morgens nur gebeugt vorm Spiegel stehen, musste sich aus dem Gedächtnis rasieren, eine Qual. Auch die Rückenschule ist eine Tortur. Aber immerhin kann er sich nun wieder selbst umarmen

Eine der faszinierendsten Eigenschaften von Journalisten ist die Fähigkeit, sich in völlig fremde Themen einzuarbeiten, ja geradezu einzuleben. Als mich kürzlich die Anfrage erreichte, über Rückenprobleme zu schreiben, lehnte ich ab, weil ich keine Rückenprobleme kannte. Drei Wochen später hatte ich welche.

Ich fühlte mich, als sei ich die Nacht über zwischen den Schlafzimmerwänden langsam zusammengepresst worden. Ich ging gebeugt zum Waschbecken, und es häuften sich die Tage, an denen ich mein Spiegelbild morgens gar nicht anschaute, sondern mich einfach aus dem Gedächtnis rasierte.

Nach einer Stunde ging ich wieder mehr oder weniger aufrecht, aber es gab immer mehr Bewegungen, die ich zu vermeiden versuchte. Schon beim Anblick des Klaviers im Wohnzimmer begannen meine 23 Bandscheiben zu schmerzen.

»Mir wird klar, dass ich körperlich vollkommen verwahrlost bin«

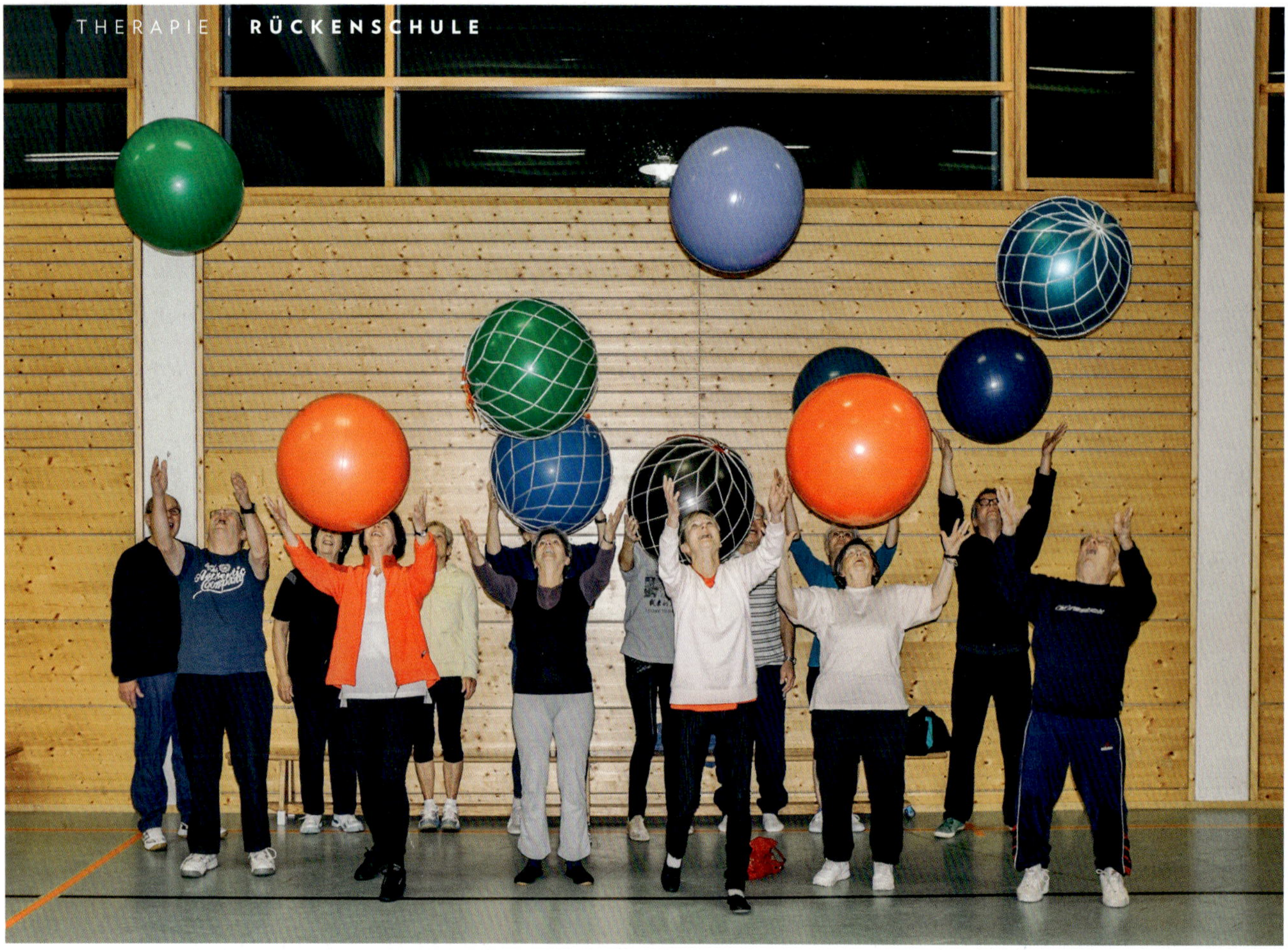

Zunächst begibt Zippert sich in die örtliche Turnhalle: Sitzbälle in verschiedenen Größen sind dort das wichtigste Hilfsmittel gegen Kreuzleiden. Später versucht es der Autor mit Krafttraining für den Rücken

In der U-Bahn nutzte ich die Haltestangen zum Aushängen, um meine Wirbelsäule durch das Gewicht des Körpers zu strecken. Im ICE die Gepäckablagen, zu Hause die Türrahmen. Gebracht hat es wenig, außer mitleidigen Blicken von Mitmenschen.

Ich brauchte Hilfe, und ich beschloss, mich ausnahmsweise nicht im Internet zu informieren. Weil es mich bestimmt deprimiert hätte zu erfahren, dass der Rücken in der Traditionellen Chinesischen Medizin als Spiegel der Seele gilt. Oder dass Rückenschmerzen Ausdruck einer bipolaren Störung sein können, also die Folge eines Wechsels zwischen Größenwahn und Depression. Ich wollte auch nicht wissen, dass ein Burnout oft Rückenschmerzen auslöst, und auf den Vortrag „Der Rücken ist die Achillesferse des Körpers" konnte ich ohnehin verzichten.

Mir ist bekannt, dass Chinesen über großartige Kenntnisse des menschlichen Körpers verfügen und mit Nadeln so gut wie jedes Leiden wegstechen können, aber da ich in einem abgelegenen Ortsteil einer hessischen Kleinstadt lebe, beschloss ich, in eine Rückenschule zu gehen. Die Lehrerin dort hatte einen russisch klingenden Nachnamen, der militärischen Drill und scharfe Kommandos verhieß.

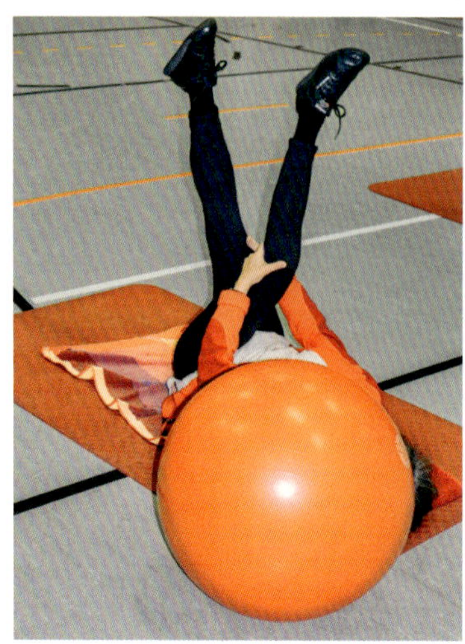

Auch wenn manche Übungen etwas albern wirken – ihr Effekt ist heilsam

Ich stellte mir eine ehemalige Tänzerin des Bolschoj-Balletts vor, die nach kompletter Abnutzung aller Kreuzbänder grausame Rache an jedem nimmt, der sich noch halbwegs bewegen kann.

Leider habe ich sie nie gesehen, denn kurz vor der ersten Stunde erhielt ich einen Anruf: Die Rückenschulsekretärin informierte mich, dass der Unterricht leider ausfallen müsse, denn die Lehrerin habe „einen Bandscheibenvorfall". Das entbehrte nicht einer gewissen Komik, zeigte mir aber auch, dass mit dem Rücken nicht zu spaßen ist. Eine ältere Dame

»Nur zwei Prozent der Männer sind im Rücken kraftloser als ich«

aus der Nachbarschaft gab mir den Tipp, ich solle es doch mal beim Turnverein versuchen, und so landete ich bei Herrn N., der seinen Kurs einmal pro Woche in der Sporthalle der örtlichen Grundschule abhält.

Dienstagabend. Meine Turnhallenphobie ist so groß, dass meine Rückenschmerzen verschwunden sind. Daher bin ich eigentlich gekommen, um Herrn N. abzusagen. Neben mir steigen vier ältere Damen aus ihren Autos. Alle tragen kugelförmige Gebilde in Netzen oder Müllsäcken: Gymnastikbälle. „Den hätten Sie mitbringen sollen", rügt Herr N. zur Begrüßung und zeigt, wo ich mich umziehen soll.

Wir teilen uns die Umkleidekabinen mit der Jugendfußballmannschaft, deren Training endet, wenn unseres startet. Zwischen uns und den Fußballern liegen 50 bis 60 Jahre und viele Schmerzen.

Bevor die Rückenschulstunde beginnt, laufen wir eine halbe Stunde in der Halle auf und ab, wärmen uns auf und bewegen die Extremitäten in alle Richtungen. Die anderen Rückenschüler nutzen den Hallenspaziergang zu einem munteren Gespräch, während ich versuche, den Kommandos von Herrn N. nachzukommen. Ich hebe und senke die Arme, mache Storchenschritte, bewege den Oberkörper nach links und rechts.

Dabei habe ich reichlich Gelegenheit, die Einrichtung der Halle zu studieren. Alle sportlichen Höchstleistungen meiner Schulzeit kommen wieder hoch. Die misslungenen oder verweigerten Sprünge

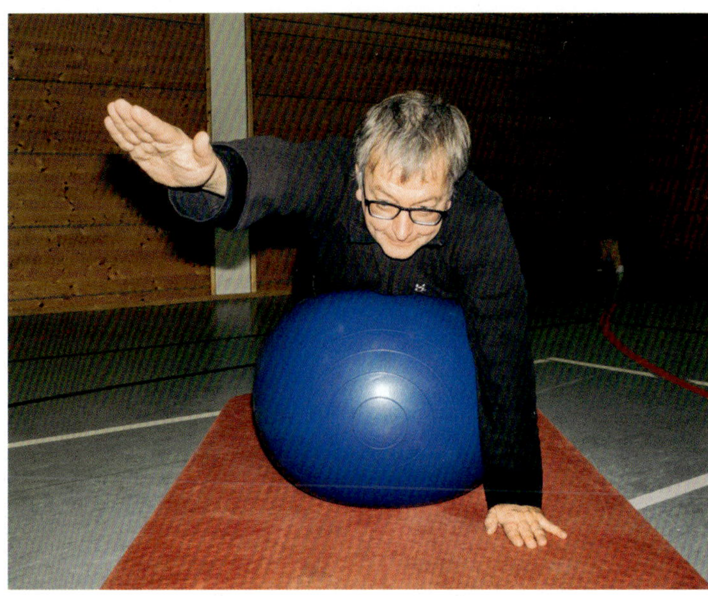

Name der Einheit: »Schildkröte im Storchengang«. Soll irgendwie helfen – auch wenn Zippert skeptisch bleibt

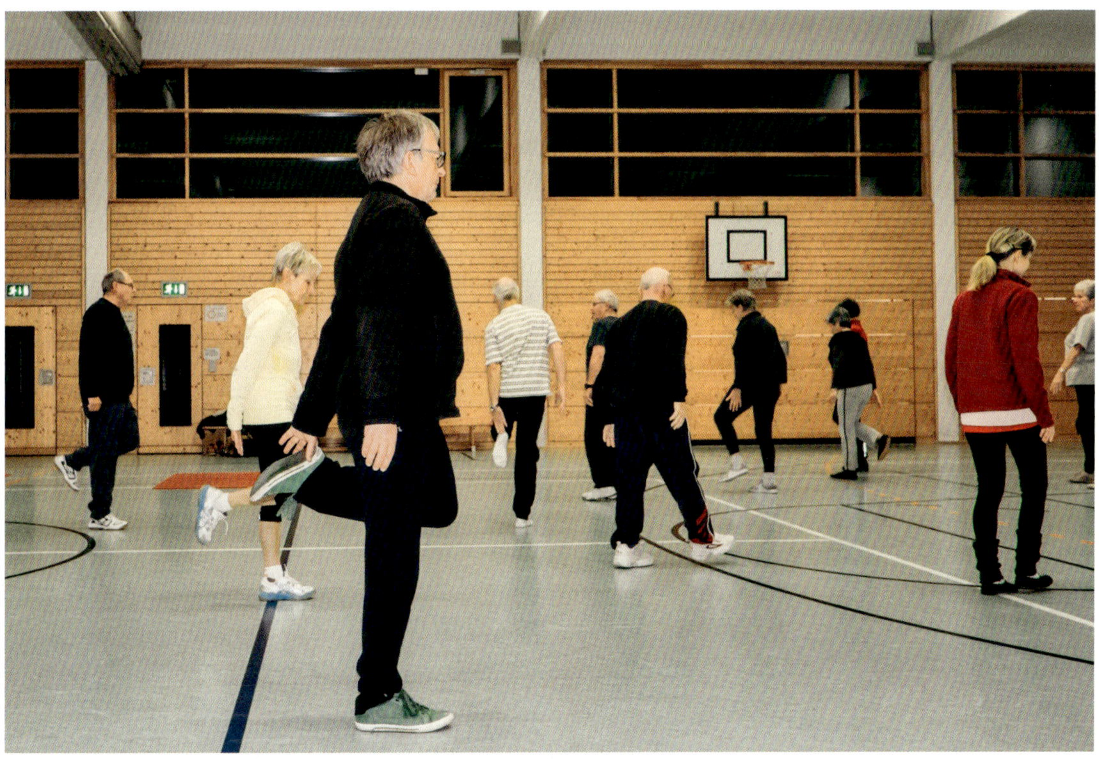

Wieder aufrecht durchs Leben gehen, das ist das Ziel aller Anstrengung. Die meisten seiner Turngenossen sind einige Jahre älter als Hans Zippert – aber, wie er zu seinem Missfallen feststellen muss, keineswegs unbeweglicher

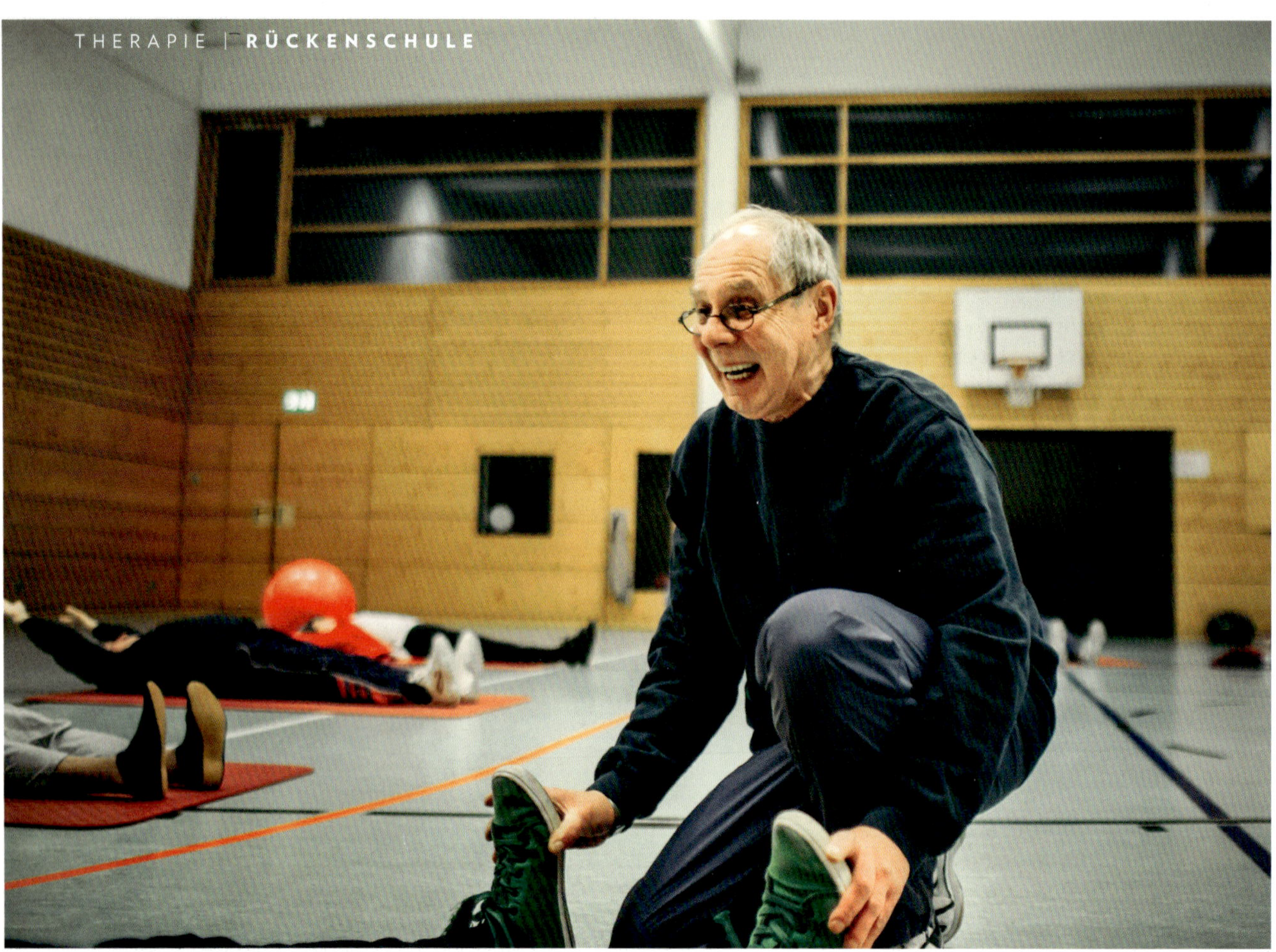

»Mein Gott, was sind Sie steif, wann haben Sie das letzte Mal Sport gemacht?«, fragt Herr N. »Den Rücken ganz auf den Boden, da geht noch was!« Er ist 72, hat eine Ausbildung als Physiotherapeut – und jahrzehntelange Erfahrung

über Böcke und Pferde. Die hilflosen Kletterversuche an Seilen und Stangen. Die verunglückten Aufschwünge am Reck. Die traurige Geruchsmischung aus Schweiß und billigen Turnschuhen.

„Die Arme ganz nach hinten", ruft Herr N. mich in die Wirklichkeit zurück, „und weitergehen, immer weitergehen!" Trotz seines gebieterischen Tons ist die allgemeine Atmosphäre entspannt.

Herr N. hat eine Ausbildung als Physiotherapeut und schult den Rücken schon „jahrzehntelang". Er ist 72, bewegt sich aber jünger, das macht Mut. Manche kommen seinen Befehlen nur angedeutet pantomimisch nach, während sie sich über ihre Enkelkinder austauschen. Einige Rückenschüler sind schon seit mehr als 20 Jahren dabei und schwören auf die heilsamen Effekte.

Nachdem wir zwei bis drei Kilometer durch die Halle gelaufen sind und die meisten Probleme unserer kleinen Dorfgemeinschaft zumindest angesprochen haben, wird auf der Matte trainiert. Nach meiner Einschätzung bin ich der Zweitjüngste in der Rückenschule, allerdings keineswegs der Zweitgelenkigste. Das merke ich sehr schnell, und auch Herrn N. entgeht das nicht: „Den Rücken ganz auf den Boden, da geht noch was", stellt er fest, nachdem ich seinen Anweisungen etwas unbeholfen nachgekommen bin. Wir malträtieren den Gymnastikball auf jede erdenkliche Weise, trommeln mit den Waden darauf, ziehen ihn zu uns ran, heben ihn hoch, legen uns drauf.

„Mein Gott, sind Sie steif, wann haben Sie das letzte Mal Sport gemacht?", fragt Herr N. kopfschüttelnd. „In genau so einer Turnhalle vor fast 40 Jahren", müsste ich antworten, traue mich aber nicht.

Mir wird klar, dass ich körperlich verwahrlost bin, und so beschließe ich, dass Rückenschule allein zu wenig ist, und melde mich bei Kieser Training an, einer Art kommerziellen Rücken-Elitegymnasium.

Erster Glaubenssatz der Kieser-Philosophie: „Ein starker Rücken kennt keinen Schmerz." Das Personal ist freundlich, strahlt aber eine gewisse unbarmherzige Strenge aus, die Schüler laufen ernst und geschäftig mit Klemmblöcken durch das Studio und tragen ihre Trainingsergebnisse ein.

Auf einem hellen Parkettboden stehen Unmengen schwarzer, leicht bedrohlich wirkender Maschinen, in denen oder auf denen graue Männer sitzen, an Hebeln ziehen, Rollen mit der Brust nach vorn drücken oder irgendwelche Gewichte bewegen. Jeder von ihnen hat ein graues Handtuch dabei, das er mal auf den Sitz und mal auf die Rückenlehne der Maschine legt. Warum, ist mir nicht ganz klar, denn die meisten Bakterien und Viren leben ja, meiner Ansicht nach, auf den schweißgetränkten Gerätegriffen. Das Handtuch soll wohl einfach signalisieren, dass man die Maschine gerade belegt hat.

Es herrscht eine hoch konzentrierte Arbeitsatmosphäre, man hört nur das Keuchen von Menschen und das Klacken von Metallteilen. An allen Geräten steht die Warnung: „Nicht in die Mechanik greifen".

Ich fühle mich plötzlich wie eine Figur aus einem Roman von Michel Houellebecq: eine irgendwie sinnlose Existenz, die ihr sinnloses Dasein durch Übungen an sinnlosen Maschinen zu verlängern sucht. Doch diese negative Grundeinstellung resultiert nur aus meiner Kraftlosigkeit.

Dagegen lässt sich etwas tun. Denn so steht es im Kieser-Evangelium geschrieben: „Um Kraft aufzubauen, muss man den Muskel beim Training vollständig erschöpfen. Die vollständige Erschöpfung aller aktiven Muskelfasern ist das Signal für den Körper, weitere Fasern zu aktivieren und vorhandene Fasern zu vergrößern." In den Ruhepausen zwischen den Trainingstagen bauen sich die Muskelmassen dann angeblich ganz von selbst auf.

Damit ich mich aber keinen Illusionen über meinen gegenwärtigen Zustand hingebe, gibt es für mich eine Rückenanalyse. Dazu fixiert man mich brachial auf einer Spezialmaschine, und ich muss in verschiedenen Stadien der Beugung möglichst viel Kraft aus dem Rücken aufbringen.

Das Ergebnis ist niederschmetternd, in der Beugung sind ganze zwei Prozent der Vergleichsmänner schlechter, in der Streckung auch nur 16 Prozent.

Das veranschaulicht mir ein deprimierendes Diagramm, in dem meine Kurve ganz unten entlangkriecht. Nach einem halben Jahr werde ich den Test wiederholen dürfen und dann hoffen, dass wenigstens drei Prozent aller Männer schlechter sein werden. Aber was müssen das für Männer sein?

»Jetzt weiß ich, dass sich ungeheure Muskelpakete in mir aufbauen«

In der Kirche der Muskelerschöpfung des Herrn K. kommen die Gläubigen ihren Pflichten mit großem Ernst nach. Herr N. dagegen braucht keine Maschinen, er sieht mit erfahrenem Blick, dass mit mir nicht viel los ist: „Die Fieß net so schepp, und des Atmen net vergessen, Herr Zippert!"

Dafür wird in der Rückenschule viel gelacht, am Anfang oft auch auf meine Kosten. Wenn ich aber weiterhin jeden Dienstagabend komme, wird bald alles besser werden. Um mir das zu beweisen, benötigt Herr N. keine Kurven und Diagramme, denn ich trainiere schließlich mit den sehr lebendigen Zeugen seiner erfolgreichen Rückenschularbeit.

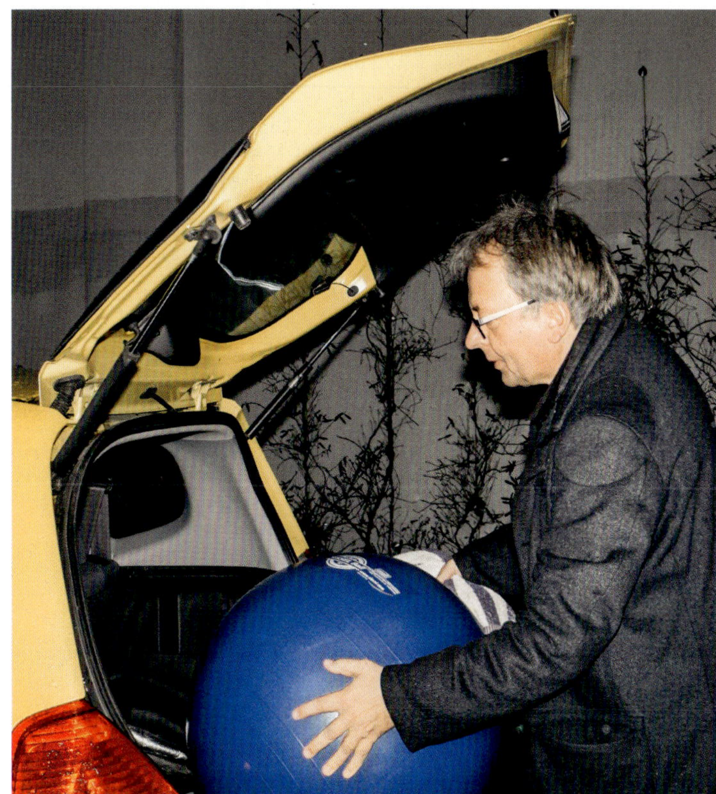

Für die Fitness wäre die Anreise mit dem Fahrrad ratsam gewesen – nur wohin dann mit dem Ball?

Im Moment überwiegen bei mir natürlich die Mängel: „Ihnen fehlt noch das richtige Ballgefühl", bestätigt Herr N. Und obwohl ich nie geglaubt hätte, dass man für einen Gymnastikball Gefühl braucht, muss ich ihm recht geben. Aber mir fehlt es auch an Kraft in der Beugung und Streckung. Es ist ein Wunder, dass ich es überhaupt schaffe aufzustehen.

Drei Monate später: Zwar sind meine Rückenschmerzen noch nicht ganz verschwunden, aber ich kann sie jetzt besser ertragen, weil ich weiß, dass sich in meinem Körper, in den Tagen, an denen ich nicht trainiere, ungeheure Muskelpakete aufbauen: Während ich die „Sportschau" gucke, bilden sich Muskeln, sogar beim „Tatort" kann ich nicht verhindern, dass die Fasern immer dicker werden.

Und diese Muskeln werden irgendwann den Schmerz in die Knie zwingen – obwohl, das wäre ja furchtbar, wenn jetzt das Knie auch noch schmerzt! Wahrscheinlich ist es vielmehr so, dass die Muskeln verhindern, dass überhaupt Schmerz entsteht, es wird also schlicht gar kein Platz mehr in meinem Körper sein für etwas anderes als Muskeln.

Leider werde ich aber nicht wissen, ob ich das Herrn N. oder Herrn K. verdanke. ○

HANS ZIPPERT, Jg. 1957, war Chefredakteur der Satirezeitschrift »Titanic« und ist für seine Texte mehrfach ausgezeichnet worden. Er lebt als Autor in Oberursel bei Frankfurt am Main.

Die Welt von GEO

Ein Blick in weitere Hefte

GEO KOMPAKT

Die Macht des Wetters

Wie Wind und Wolken unser Leben bestimmen

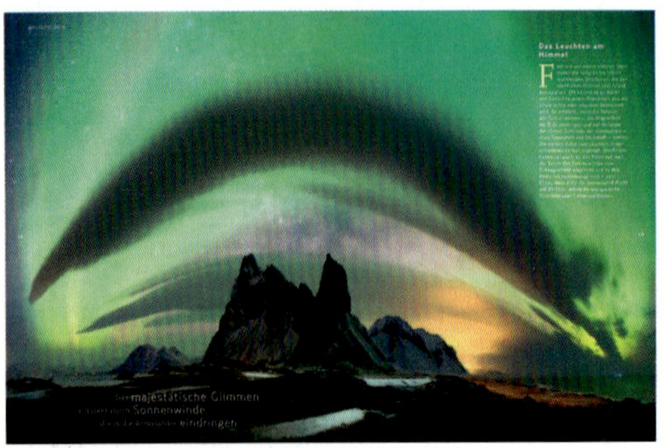

Die farbenprächtigen Polarlichter entstehen, wenn der Sonnenwind in die Atmosphäre eindringt

Warum bringen Hochs zumeist Sonnenschein und Tiefs Regen? Was sind Winde, was sind Wolken? Wie formen sich Blitze und Wirbelstürme? Um Antworten auf diese Fragen zu finden, bauen Forscher Messstationen in entlegensten Gegenden der Welt, analysieren Daten von Meeresbojen und Weltraumsatelliten. Und doch ist das Wetter noch immer vor allem eines: rätselhaft. Von einer Minute auf die nächste kann es umschlagen in Gewitter, Hagel oder Sturm; es kann Ernten florieren und Urlaubsträume platzen lassen. Wie kaum ein anderes Phänomen beeinflusst es unser Leben.

In GEOkompakt erklären Wissenschaftler, wie sie dem Wetter auf die Spur kommen, warum der Klimawandel das System aus Sonne, Wind und Regen verändert – und was jeder selber tun kann, um die Erderwärmung zu bremsen.

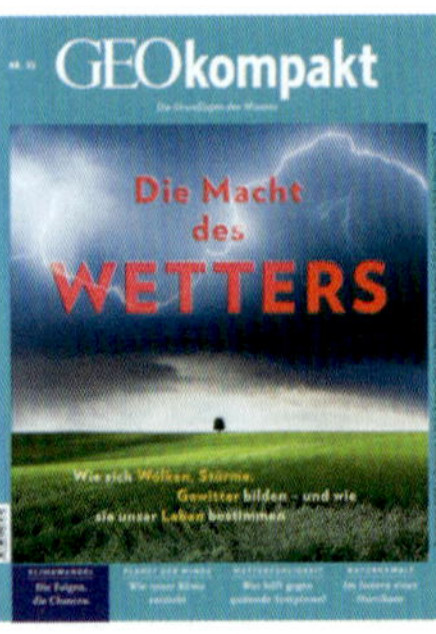

GEO KOMPAKT »Die Macht des Wetters« hat 152 Seiten und kostet 10 Euro, mit DVD (»Wildes Wetter. Gewitter, Tornados, Eiswolken«) 16,50 Euro. Weitere Themen: Die Kunst der Vorhersage • Ingenieure des Klimas • Wetterfühligkeit

GEO EPOCHE

Bayern

Die Geschichte eines ganz besonderen deutschen Staates

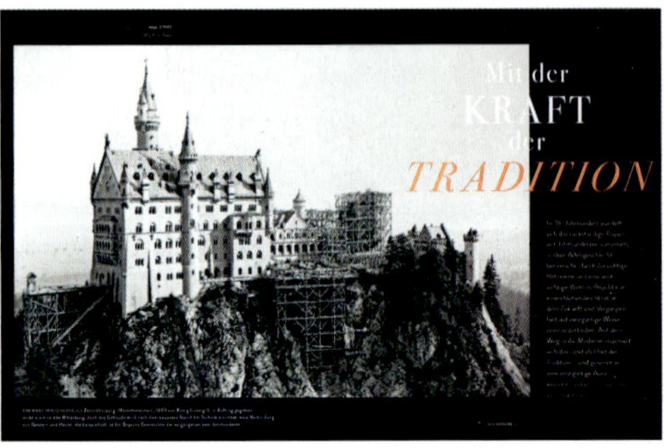

Symbol Bayerns: Schloss Neuschwanstein – außen scheinbar mittelalterlich, innen Hochtechnologie

Arm, rückständig und heillos überschuldet – das ist Bayern am Ende des 18. Jahrhunderts. Doch als das revolutionäre Frankreich Europa wenig später mit Krieg überzieht, profitiert Bayern von den Wirren: Das Kurfürstentum wird Königreich und schwingt sich in den folgenden Jahrzehnten auf zu einer der fortschrittlichsten Monarchien auf dem Kontinent. 112 Jahre bleiben die Könige und Prinzregenten aus dem Hause Wittelsbach an der Macht, bis Sozialisten 1918 einen demokratischen Freistaat ausrufen. Doch schon kurz darauf stürzt die junge Republik ins Chaos, prallen die politischen Extreme besonders gewalttätig aufeinander. Und auch nach dem Zweiten Weltkrieg geht das Land zwischen Main und Alpen immer wieder seine eigenen Wege, bis heute.

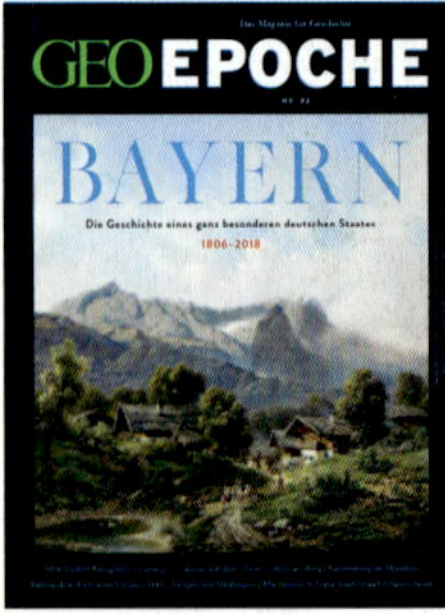

GEO*EPOCHE* »Bayern« hat 164 Seiten und kostet 12 Euro, mit DVD (»Vom Königreich zum Freistaat«) 18,50 Euro. Einige Themen: 1806 – Endlich Königreich! • 1945: Intrige und Neuanfang • Machtmensch: Franz Josef Strauß • Olympia-Attentat